Otto Ziegler / Artur Petzold

D r o g e n k u n d e

Mit einer Einleitung von
Katharina Englert und
Johannes Gottfried Mayer

REPRINT – VERLAG
LEIPZIG

Die zum Teil geminderte Druckqualität ist auf den Erhaltungszustand der Originalvorlage zurückzuführen.

Die Deutsche Bibliothek – CIP-Einheitsaufnahme

Ein Titeldatensatz für diese Publikation ist bei Der Deutschen Bibliothek erhältlich.

Volker Hennig, Goseberg 22-24, 37603 Holzminden
www.reprint-verlag-leipzig.de
ISBN 3-8262-2601-1

Reprintauflage der Originalausgabe von 1929
nach dem Exemplar des Verlagsarchives

Lektorat: Andreas Bäslack, Leipzig
Einbandgestaltung: Jens Röblitz, Leipzig
Gesamtfertigung: Westermann Druch Zwickau GmbH

Einleitung

Trotz allen technischen Fortschritts wird nicht Alles besser und schöner, und trotz des überall verkündeten Beginns der „Informationsgesellschaft“ geht neben dem Zuwachs auch Wissen verloren, sowohl in der Allgemeinbildung als auch im Spezialwissen. Das gilt gerade für die Flora und Fauna, die Welt der Tiere und Pflanzen: während der Gencode einiger Insekten und Fische weitgehend entschlüsselt ist, kennt kaum noch jemand die vielen Arten der Käfer. Während die Inhaltsstoffe einzelner Pflanzen und ihre Wirkung auf den Menschen gut untersucht sind, wissen selbst viele Ärzte nicht einmal mehr wie Schöllkraut (*Chelidonia majus* L.) aussieht und welche Hilfe es bietet.

In der vorliegenden „Drogenkunde“ von Ziegler und Petzold, die erstmalig 1911 gedruckt wurde und hier in der 11. Auflage von 1929 vorliegt, kann man sich nicht nur über die medizinische Wirkung zahlreicher Pflanzen in wenigen Worten informieren – wenn auch nicht nach dem neuesten Stand -, man erfährt zusätzlich welche Naturstoffe sich als Radiermittel oder Schuhputzcreme eignen, bzw. vor knapp 100 Jahren benutzt wurden.

Dieses Buch zeigt dem Menschen am Beginn des 21. Jahrhunderts mehrere wichtige Aspekte: Man kann ein Lehr-, Lern- und Taschenbuch für die Praxis auch sehr liebevoll gestalten, bis hinein in eine passende und angenehme Sprache. Dass es möglich ist, auf nur 30 Seiten (S. 1-30) einen Überblick über die botanischen Kenntnisse zu vermitteln, die man für die Kräuterheilkunde benötigt, was mit schönen Abbildungen illustriert wird. Auch über den Anbau, das Sammeln und die Aufbewahrung der Kräuter gibt es ein kurzes Kapitel. Danach werden die wichtigsten maschinellen Hilfen zur Herstellung pflanzlicher Arzneimittel in Wort und Bild vorgestellt.

Hier zeigt sich, auf welch hohem Niveau einmal der sogenannte Einzelhandel gewesen ist, denn dieses Handbuch war nicht für die Apotheke gedacht, sondern für den Drogisten. In ‚Meyers Konversations-Lexikon’ in der 5. Auflage von 1894 erfährt man

folgendes über diesen Beruf unter dem Stichwort „Droge“: Drogen sind demnach „alle rohen oder halb zubereiteten Produkte der drei Naturreiche [Mineralien, Pflanzen, Tiere *Anm. d. Verf.*], welche hauptsächlich in der Medizin und in der Technik benutzt werden. ... Der Inhaber einer solchen Handlung heißt Drogist, das Geschäft selbst Drogeriehandlung. Viele Drogisten in Deutschland verbinden damit den Farbewarenhandel und halten wohl auch Lager von Apothekergerätschaften. Unter ihren rohen Produkten nehmen die Wurzeln, Hölzer, Rinden, Blätter, Blüten, Früchte, Samen, Harze, Gummi-Arten und Öle die wichtigste Stelle ein.“
Die Aufzählung im letzten Satz ist für die Drogenkunde höchst interessant: nach diesen Roh-Produkten in eben dieser Reihenfolge ist nämlich der Hauptteil unseres Buches gegliedert. Es schließen sich noch Tierprodukte wie Hirschhorn, Honig und Moschus und verschiedene Wachsarten an.
Dieses Buch ist in vieler Hinsicht ein interessantes historisches Dokument des Übergangs, das uns auch heute noch berühren kann. Wir finden nicht nur die Anwendungen „zu Großmutters Zeiten“, hier wird beispielsweise noch mit Iriswurzel als Husten-, Zahn- und Putzmittel gearbeitet, was heute nicht mehr üblich ist. Schon im ‚Macer floridus‘ (Reprint im gleichen Verlag) kann man im Kapitel 43 lesen, dass die Iriswurzel in Wein genossen, den Husten stillen soll. Wir stoßen hier also noch auf Praktiken aus der Klostermedizin, andererseits werden bei Ziegler/Petzold bereits viele wichtige Inhaltsstoffe genannt. Daneben bekommt man zahlreiche interessante und amüsante Hinweise auf Techniken des Handwerks, wie sie in der 1. Hälfte des vergangenen Jahrhunderts noch ganz üblich waren.
Zum Auffinden und Verständnis des Bandes stehen mehrere Register und Glossare zur Verfügung.

Viel Freude mit diesem Buch,

Würzburg im Mai 2002

Katharina Englert (Apothekerin)
Johannes Gottfried Mayer (Medizinhistoriker)

Drogenkunde

Ein Hilfsbuch
für den Unterricht an den Drogisten-Fachschulen und zum Selbstunterricht, sowie ein Auskunftsbuch für die Praxis des Drogisten

Bearbeitet von

Otto Ziegler
Studienrat in München

und

Artur Petzold
Mitglied des Reichstages
Drogeriebesitzer in Charlottenburg

Mit einer Tabelle
zur schnellen Bestimmung der Verwendung der Drogen, sowie in den Text eingefügten Illustrationen

---

Zehnte und elfte veränderte Auflage

1929

Verlagsgesellschaft R. Müller mbH., Eberswalde

Vorwort zur ersten Auflage.

Wenn wir es unternehmen, das Gebiet der Drogenkunde zu einem kleinen, handlichen Werk zusammenzufassen, und im Titel seinen Gebrauch als für die Schule und die Praxis bestimmt bezeichnen, dann folgen wir zahlreichen an uns herangetretenen Wünschen von Männern der Praxis und denen verschiedener Fachschulen.

Die freundliche Aufnahme von Petzolds anorganischer Chemikalienkunde und die erwiesene praktische Brauchbarkeit eines solchen Buches legten es uns nahe, die der Chemie an Wichtigkeit nicht nachstehende Disziplin der Drogenkunde in Form eines ebensolchen Werkchens zu bearbeiten.

Zwar ist für die Drogenkunde eine Anzahl bedeutsamer Bearbeitungen vorhanden „Buchheisters Drogistenpraxis" in der Neubearbeitung von Herrn Georg Ottersbach, „Mercks Warenlexikon", bearbeitet u. a. von dem Vorsitzenden des Deutschen Drogisten-Verbandes, Herrn Stadtrat Ernst Dreßler, ferner „Königs Warenlexikon" sind Werke von hoher Bedeutung für den Drogisten, aber es sind Lehrbücher, deren Umfang es nicht gestattet, sie als steten Begleiter ihrer Besitzer zu bezeichnen. Neben ihnen fehlt, namentlich für den Gebrauch an unseren Fachschulen und zur schnellen Orientierung in der Praxis, ein kleines Werkchen, gewissermaßen ein „Mentor" für die in Frage stehende Materie.

Diese Lücke auszufüllen war der Gedanke, der uns bei der Bearbeitung des vorliegenden Buches leitete. Es soll den Lehrling, gleichviel ob er eine Fachschule zu besuchen die Gelegenheit hat oder nicht, anregen, mit Interesse das Studium der Drogenkunde zu betreiben. Dem Fachlehrer aber soll es durch seine einheitliche Gliederung eine Erleichterung beim Unterrichte bieten. Es soll aber auch in der Praxis ein treuer Ratgeber sein, der jede in das Gebiet fallende praktische und auch manche theoretische Frage beantwortet. Um das Buch nicht zu umfangreich zu gestalten, es also praktisch brauchbar zu erhalten, mußten wir das allzu Wissenschaftliche bei der Drogenbeschreibung ausschalten. Auf der anderen Seite aber, da es zur Erleichterung beim Unterricht und beim Lernen dient, hielten wir es für geboten, den an sich trockenen Stoff der Warenkunde etwas zu beleben.

Diesem Zweck dient in erster Linie die kurze Erläuterung der Etymologie (= Namensbildung der Bezeichnungen), weil aus ihr vielfach schon gewisse Eigenschaften der Droge oder deren Verwendung sich ableiten lassen. Ferner sollen die kurzen geschichtlichen Angaben das besondere Interesse für die einzelnen Drogen erwecken. Von praktischer Bedeutung endlich ist die Anführung nicht nur der Heimat- und Kulturländer, sondern auch die Nennung der Handelssorten (Provenienzen) in der Anordnung, daß aus ihrer Aufeinanderfolge auch ohne weiteres die Wertschätzung der einzelnen Qualitäten ersichtlich ist. Schließlich legten wir einen großen Wert auf die Anführung der Handelsformen sowie die Angabe des Verwendungszweckes, weil damit einem praktischen Bedürfnisse Rechnung getragen ist. Bei wichtigen Drogen erschien auch die Angabe einfacher Prüfungen auf Reinheit und Verfälschungen angezeigt. Daß auch in diesem Buche den gesetzlichen Bestimmungen alle Beachtung geschenkt wurde und wo immer möglich das Deutsche Arzneibuch herangezogen ist, sei nur nebenher erwähnt.

Die lateinischen Bezeichnungen sind in Anlehnung an Zieglers „Lateinisches Unterrichtsbuch" eingesetzt und wie dort die zu betonenden Silben gekennzeichnet. Dabei sei darauf hingewiesen, daß wir uns von alten, als falsch erkannten Bezeichnungen lossagten und z. B. Sucus statt Succus, maiores statt majores u. a. m. schrieben.

Eine Behandlung auch der weniger gangbaren Drogen, die nicht als Gegenstand des Fachunterrichts anzusprechen sind, auch nicht in der Gehilfenprüfung des Deutschen Drogisten-Verbandes gefordert werden, hielten wir deshalb für ratsam, weil sie in manchen Gegenden doch Handelsartikel vorstellen. Dies gilt namentlich von Kneipp-Drogen, die als solche besonders gekennzeichnet sind. Reine Farbdrogen sind nicht ausführlich behandelt worden, da sie nicht zur eigentlichen Drogenkunde gehören.

Ob es uns mit der vorliegenden Arbeit glückte, unseren Plänen die richtige Ausführung zu geben und dem Stande einen Dienst für die gleichmäßige Ausbildung unseres Nachwuchses zu leisten, das müssen wir der freundlichen Kritik unserer bewährten Fachgenossen überlassen. Lust und Liebe zum Beruf und Arbeitsfreudigkeit im Dienste unseres Berufes sind unsere Triebfedern gewesen. Halfen sie uns etwas Gutes zu schaffen, dann ist uns das der beste Lohn.

Wie jede Arbeit, so wird auch die vorliegende Gelegenheit bieten, uns Ratschläge zu erteilen, und berufene Kollegen bitten wir freundlichst, damit nicht zurückzuhalten, sondern uns solche zu übermitteln, damit sie, wenn dem Buche weitere Auflagen beschieden sind, berücksichtigt werden können.

München-Berlin, Februar 1913.

Die Verfasser.

Vorwort zur 10. und 11. Auflage.

Die neuen Auflagen sind einer gründlichen Durchsicht unterzogen, wobei vor allem auf die 6. Ausgabe des Deutschen Arzneibuches Rücksicht genommen wurde. Eine weitere Anzahl inzwischen veralteter Drogen und solcher, die unter das Verbot der Arzneimittelverordnung fallend, für uns kaum in Frage kommen, sind von der Behandlung ausgeschlossen worden. Dafür sind sie wenigstens dem Namen und der Verwendung nach in dem besonderen Anhang erwähnt, weil wir auf dem Standpunkt stehen, daß auch diese Objekte von unseren Berufsgenossen gekannt sein müssen.

Eine wesentliche Bereicherung hat das Buch erfahren, indem bei den einzelnen Drogen nicht nur die Verwendung, wie bisher, sondern auch die Anwendung angegeben worden ist. Wir wollen damit eine Lücke in unserer Fachliteratur ausfüllen. Noch in keinem der uns bekannten Bücher ist angegeben, wie und wann eine Arzneidroge verwendet werden muß. Bei der zunehmenden Beliebtheit der Erzeugnisse der Natur war das ein Uebelstand, hierüber nichts zu finden; wir hoffen, durch diese Angaben den Kollegen zu dienen. Grundsätzlich stehen wir auf dem Standpunkt, der Drogist soll kein Kurpfuscher sein, aber als Kurpfuscherei betrachten wir es auch nicht, wenn dem Käufer beim Erwerb eines vegetabilen Heilmittels auch die Anwendung bekanntgegeben wird.

Auch äußerlich zeigt sich das Buch in einer bisher nicht üblich gewesenen Form. In Uebereinstimmung mit dem Verlag haben wir das Format geändert, um es dem der meisten unserer Fachbücher anzupassen, so daß unsere Fachbibliothek auch in der Form einheitlich wird. Mit dieser Aenderung in Verbindung steht auch eine Verbilligung des Buches, indem Autoren und Verleger sich mit einem geringeren Nutzen begnügen. Davon erwarten wir eine Belebung des Absatzes im Interesse der Verbreitung möglichst intensiver Fachkenntnisse.

Wir hoffen auf eine freundliche Aufnahme auch dieses Buches, das neben dem in einer Reihe von Schulen eingeführten „Lehrgang des Deutschen Drogisten-Verbandes" immer noch eine Stätte hat, eigentlich an allen Schulen haben sollte, denn gerade die Jugend sollte sich eine eigene Fachbibliothek anschaffen, da jedes Buch seine Eigenheiten besitzt.

So hoffen wir, daß das in einem Zeitraum von 16 Jahren sich bewährende Buch auch in seiner neuen Gestalt zu den alten zahlreiche neue Freunde finden wird, um die Ausbildung immer weiter zu fördern zum Nutzen des Standes wie im Interesse der Volksgesundheit.

Berlin-München, im Mai 1929.

Die Verfasser.

Inhaltsübersicht.

Benutzte Quellen.

1. Deutsches Arzneibuch, 6. Ausgabe.
2. Dr. Anselmino und Dr. Gilg, „Kommentar zum D. A. 6".
3. Dr. Karl Braun, „Die Fette und Oele".
4. Buchheisters Handbuch der Drogistenpraxis, bearbeitet von Georg Ottersbach.
5. Dr. Ernst Gilg, „Lehrbuch der Pharmakognosie".
6. König-Frerichs, „Warenlexikon für den Verkehr mit Drogen und Chemikalien".
7. Adolf May, „Medizinisches Fremdwörterbuch".
8. Klemens Mercks Warenlexikon, bearbeitet von Prof. Dr. A. Beythien und Stadtrat Ernst Dreßler.
9. C. Rohden, „Die offizinellen ätherischen Oele und Balsame".
10. Dr. Heinrich Zörnig, „Arzneidrogen".

Zur Beachtung.

Die **für den Schulunterricht unbedingt in Betracht kommenden Waren** sind in der Ueberschrift mit einem * bezeichnet.

D. A. 6 bedeutet, daß der Artikel im Deutschen Arzneibuch, 6. Auflage, enthalten ist.

* bedeutet, daß die betr. Drogen in der Schule unbedingt behandelt werden sollten.

Kn bedeutet, daß die Droge zu Pfarrer Kneipps Arzneidrogen gehört.

A. V. B. bedeutet, daß der Artikel, weil im Verzeichnis B der Arzneimittel-Verordnung genannt, für den Drogenkleinhandel zur Zeit verboten ist.

Giftige Drogen sind nach ihrer Zugehörigkeit zu einem der drei Verzeichnisse der Verordnung über den Handel mit Giften besonders gekennzeichnet unter „Gesetzliche Bestimmungen".

Ein **!** bei der Angabe des Geschmackes soll zur Vorsicht mahnen, da giftige Bestandteile vorhanden sind.

Bei sämtlichen Artikeln mit Dichteangabe, die im D. A. 6 aufgeführt sind, ist die Dichte (D) bei $\frac{20^0}{4}$ angegeben, bei den übrigen bei $\frac{15^0}{15}$.

Einleitung.

Botanik = Pflanzenkunde.

Die Botanik oder Pflanzenkunde ist ein Teil der Naturwissenschaften, und zwar jener Unterabteilung, die wir mit Naturgeschichte bezeichnen. Ein Blick in die freie Natur zeigt die Mannigfaltigkeit der Gewächse, eine Mannigfaltigkeit, die bereits frühzeitig den Menschen anregte, eine gewisse Ordnung in das umfangreiche Gebiet der Pflanzen zu bringen. Bei näherer Beschäftigung mit der Pflanzenwelt fällt die Gestalt und deren Vielheit vorerst ins Auge. Man bezeichnet den Teil der Botanik, der sich mit diesem rein Aeußerlichen befaßt, als Morphologie. Dringt man tiefer in die Materie ein, um den Aufbau eines Pflanzenexemplars kennen zu lernen, so treibt man Anatomie. Und läßt man den Werdegang einer Pflanze vom Samen bis zur vollen Entwicklung Gegenstand der Betrachtung sein, dann beschäftigt man sich mit der Physiologie.

Endlich bliebe noch zu erwähnen die Systematik, jener Teil der Botanik, dessen Gegenstand es ist, all die Einzelindividuen der Pflanzenwelt in gewisse Gruppen zu bringen, um dadurch ein Zurechtfinden in der Pflanzenwelt überhaupt zu ermöglichen, mit anderen Worten „Pflanzen zu bestimmen".

Als praktische Menschen benötigen wir die theoretische Botanik natürlich keinesfalls in dem umfangreichen Maße eines Berufsbotanikers, aber sie ist uns in gewissen Grenzen eine notwendige Hilfswissenschaft für die Drogenkunde. Bei Erörterung der Drogen aus dem Pflanzenreiche und der damit auszusammenhängenden Drogenbeschreibung kommen so viel Ausdrücke aus der theoretischen Botanik vor, daß wir die Kenntnis dieser Ausdrücke unbedingt beherrschen müssen, soll die Drogenkunde nicht nur ein mechanisches Auswendiglernen sein.

Es ist nicht nur von historischem Interesse, die Namen jener Männer kennenzulernen, die uns das weite Gebiet des Pflanzenreichs erschlossen haben. Vielmehr müssen wir sie kennen, denn bei der Benennung der Pflanzen begegnen wir diesen Namen allenthalben wieder.

Die Ehre, der erste in der Reihe dieser Männer gewesen zu sein, gebührt dem Schweden Carl von Linné, der im Jahre 1735 das erstemal mit einer systematischen Gliederung der gesamten zu damaliger Zeit bekannten Pflanzen an die Oeffentlichkeit trat. Er baute sein System auf auf der Art, Zahl und Stellung der Fortpflanzungsorgane, der Staubgefäße und Pistille, die man auch als Geschlechtsorgane der Pflanzen bezeichnet, so daß man sein System auch Sexualsystem nannte. Die Grundlage war willkürlich gewählt, so daß sich die Bezeichnung „Künstliches System" mit Recht einbürgerte. Linné teilte die gesamte Pflanzenwelt in 24 Klassen ein, diese wieder gliedernd in „Ordnungen", „Gattungen" und „Arten"' Wird das System auch nur selten noch gebraucht, so lehrt uns aber die spätere Drogenkunde, daß zahlreiche Pflanzen noch heute nach dem Linnéschen System benannt werden, das zeigt uns der Buchstabe „L“ bei den Namen der Stammpflanzen vieler Drogen.

Die weitere Beobachtung der Pflanzengliederung nach Linnés System ergab, daß durch Willkürlichkeiten der Natur und äußere Einflüsse die grundlegenden Merkmale der Sexualorgane verändert wurden, so daß die Zuverlässigkeit des Systems keine unbedingte war. Man wandte sich anderen Merkmalen zu und so kam man allmählich zur Schaffung der „natürlichen Systeme“. Hier muß als erster der Franzose de Jussieu (1789) genannt werden, dem de Candolle (1813), Endlicher (1896), Brown (1860), Lamarck (1864), Eichler (1869) und Engler (1886) folgen. So begegnen wir bei den Namen der Stammpflanzen Zusätzen, die angeben, von welchem dieser Autoren die Pflanze bestimmt ist, und zwar Juss. = Jussieu, de Cand. = de Candolle, Endl. = Endlicher, Br. = Brown, Lam. = Lamarck, Eichl. = Eichler, Engl. = Engler. Am eingeführtesten sind jezt die Systeme der deutschen Botaniker Eichler und Engler.

Systematik.

Nur kurz sei die Gliederung nach dem natürlichen System von Engler angegeben:

1. Abteilung: **Phanerogamen = Blütenpflanzen.**

A. **Angiospermen = Bedecktsamige.**

1. Klasse Dikodyledonen = Zweisamenlappige (Abb. 1).
   - I. Choripetalen = Freikronenblättrige.
   - II. Sympetalen = Verwachsenkronenblättrige.
   - III. Apetalen = Kronenlose.
2. Klasse Monokodyledonen = Einsamenlappige (Abb. 2).

B. **Gymnospermen = Nacktsamige.**

2. Abteilung: **Kryptogamen = Blütenlose oder geheimeheliche = verborgeneheliche Pflanzen.**

Die beiden großen Abteilungen der Blütenpflanzen (Phanerogamen) kann man außer an dem keimenden Samen auch

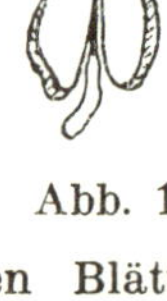

Abb. 1

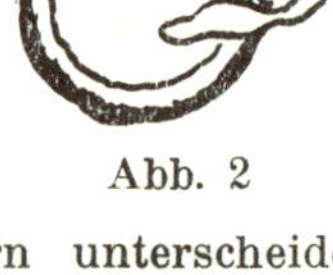

Abb. 2

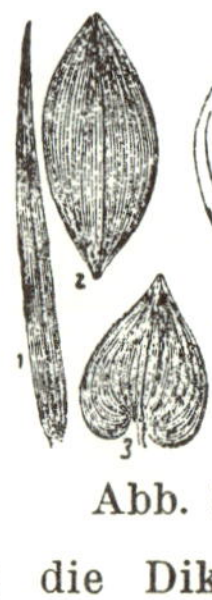

Abb. 3

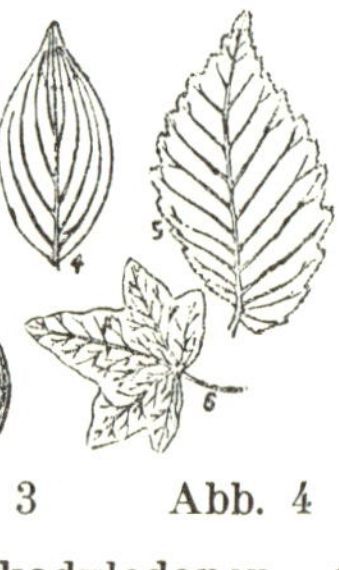

Abb. 4

an den Blättern unterscheiden; die Dikodyledonen treiben geteiltadrige Blätter (Abb. 4) und die Monokotyledonen paralleladrige Blätter (Abb. 3).

Die einzelnen Klassen der großen Abteilungen werden wieder in Familien eingeteilt, d. h. Gemeinschaften, die sich nach ihrem Habitus, d. h. dem Aeußeren, mühelos vereinigen lassen. Zumeist hat man als Merkmal der Zusammengehörigkeit zu einer Familie die Blütenform bzw. den Blütenstand herangezogen, Familien, die uns besonders reich mit Drogen versorgen, sind z. B. die Kruziferen = Kreuzblütler, die Papilionaceen = Schmetterlingsblütler, die Umbelliferen = Schirm- oder Doldenblütler, die Labiaten = Lippenblütler, die Kompositen = Korbblütler, die Gramineen = Gräser und die Solanaceen = Nachtschattengewächse.

1. **Die Kruziferen = Kreuzblütler** (Abb. 5) so genannt, weil die vier Blumenblätter sich je zwei und zwei kreuzförmig gegenüberstehen. Die Frucht ist eine zweifächerige Schote (Schötchen, siehe Abb. Nr. 64), an deren Scheidewand die

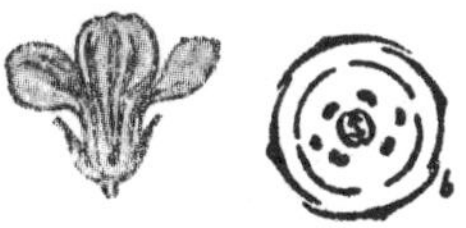

Abb. 5
a Längsschnitt
b Querschnitt

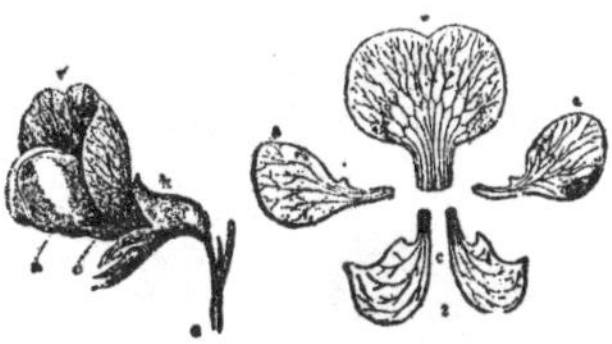

Abb. 6

Samen sitzen. Sie sind charakterisiert durch einen scharfen, brennenden Geschmack, als Folge des Gehaltes schwefelhaltigen ätherischen Oeles. Vertreter dieser Familie sind u. a. Raps (Rübsen), Senf, Löffelkraut, Hirtentäschel, Rettich, Weiße Rübe, Radieschen, alle Kohlarten.

2. **Die Papilionaceen = Schmetterlingsblütler** (Abb. 6). Fünf unregelmäßige Blumenblätter, die nicht verwachsen, sondern frei sind: das obere breitere heißt Fahne oder Segel, die beiden seitlichen die Flügel, während die beiden unteren einander zugeneigten das Schiffchen oder den Kahn bilden.
Die Blüte hat so das Aussehen eines sitzenden Schmetterlings (papilio). Die Frucht ist eine einfächerige mehrsamige Hülse (siehe Abb. 62). Die Laubblätter sind gefiedert oder gefingert (siehe Abb. 38 u. 40). Papilionaceen kennen wir als Krautpflanzen, Sträucher und Bäume. U. a. gehören zu dieser Familie Bohne, Erbse, Linse, Wicke, Klee, Luzerne, Esparsette, Goldregen, Hornklee, Honigklee, Ginster, Süßholz, Indigo, Hauhechel, Perubalsambaum.

Verwandt den Papilionaceen sind die Caesalpiniaceen (Johannisbrot, Blauholz, Rotholz, Sennesblätter) und die Mimosaceen (Arab. Gummi).

Da die Früchte aller drei Familien Hülsen bilden, faßt man sie auch mit dem Sammelnamen Leguminosae = Hülsenfrüchtler zusammen.

3. **Die Umbelliferen = Schirmblütler** oder **Doldenblütler** (Abb. 7). Der Blütenstand ist eine zusammengesetzte, seltener eine einfache Dolde (siehe Abb. 7 und 55/II f), ein dem Schirm (umbella) ähnliches Gebilde, vielfach durch Hochblätter (Hülle — Hüllchen) gestützt. Der Kelch nur angedeutet, fünfzähnig, fünf Blumenblätter, fünf Staubblätter, Fruchtknoten aus zwei Fruchtblättern gebildet, die bei der Reife in zwei gerippte Teilfrüchtchen zerfallen (siehe Abb. 60). Die Laubblätter sind meist mehrfach gefiedert und besitzen am Grunde eine tütenförmige Blattscheide (Abb. 41). U. a. gehören hierher Anis, Fenchel, Koreander, Kümmel, Dill, Engelwurzel, Meisterwurz, Sellerie,

Petersilie, Kerbel, Teufelsdreck. Die Familie ist ausgezeichnet dadurch, daß fast alle Teile der Pflanze reich sind an ätherischen Oelen.

4. **Die Labiaten = Lippenblütler** (Abb. 8). Fünf Blütenblätter, deren obere zwei zusammengewachsen die Oberlippe, deren untere drei, ebenfalls verwachsen, die Unterlippe bilden.

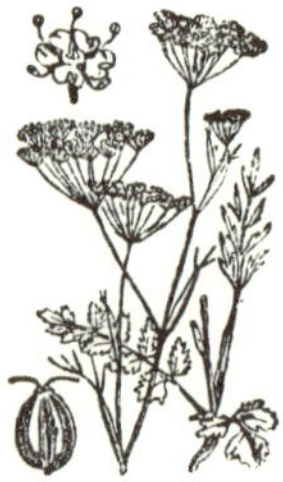

Abb. 7

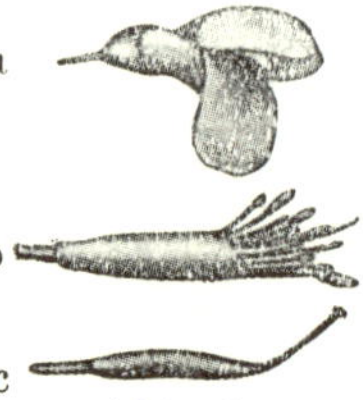

Abb. 8
a Blütenblätter
b Staubgefäße
c Pistill

Die Frucht zerfällt in vier einsamige Teilfrüchte. Der Stengel ist vierkantig (siehe Abb. 26). Laubblätter sind kreuzweise gegenständig (siehe Abb. 45). Hierher gehören u. a. Thymian, Meiran, Minze, Salbei, Dost, Feldkümmel, Lavendel, Rosmarin, Taubnessel, Melisse, Patschuli. Die Familie zeichnet sich dadurch aus, daß Blätter und zum Teil auch Blüten stark aromatisch bzw. wohlriechend sind.

5. **Die Kompositen = Korbblütler** (Abb. 9). Der Blütenstand in Form eines Körbchens ist von einem Hüllkelch (siehe

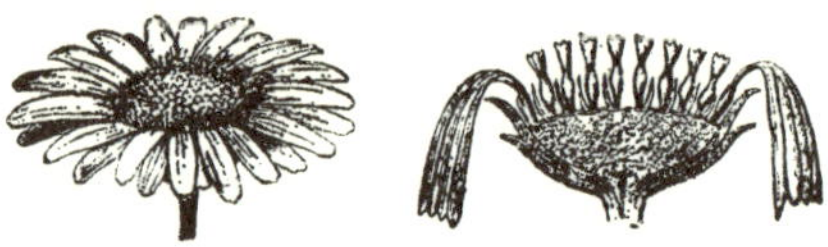

Abb. 9

Abb. 57) umgeben. Der Kelch (wenn vorhanden) haarartig = Federkelch = Pappus (siehe Abb. 75), Blumenkrone röhrenförmig (meist die inneren = Scheibenblüten, die gelben Blüten z. B. bei Chrysanthemum), oder zungenförmig (die äußeren = Strahlenblüten z. B. die weißen Randblüten bei Chrysanthemum). Die Frucht ist eine Achäne (siehe Abb. 75), vielfach mit dem Pappus gekrönt. Wohl die verbreitetste Familie, die über die ganze Erde in allen Zonen vorkommt. Es gehören hierher u. a. Kamille, Hundskamille, Kornblume, Löwenzahn, Huflattich, Arnika, Saflor, Insektenpulverblüten (Chrysanthemum, Zichorie, Distel, Schafgarbe, Sonnenblume, Salat).

6. **Die Gramineen = Gräser** (Abb. 10). Der Blütenstand stellt eine Aehre vor, jede Blüte ist von zwei lederartigen Hochblättern (Spelzen) umgeben, von denen das äußere mit einem spitzen Fortsatz (Granne) versehen ist. Drei (selten

sechs) Staubgefäße hängen zur Blütezeit aus den Aehrchen heraus. Ein Fruchtknoten bildet bei der Reife eine nackte oder bespelzte dünnhäutige Caryopse (so nennt man die Körner der Gräser). Der Stengel heißt Halm, er ist hohl und mit

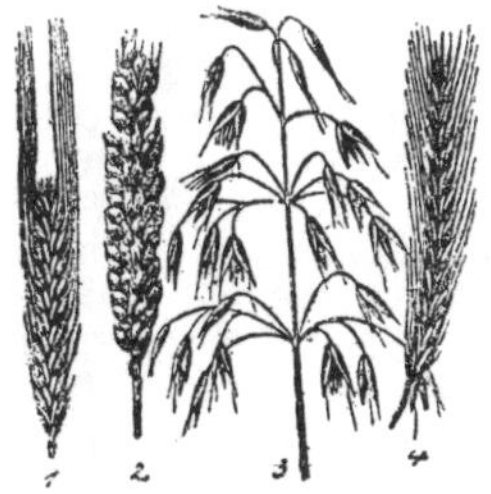

1 Gerste
2 Weizen
3 Hafer
4 Roggen

Abb. 10

Knoten versehen. Die Blätter sind lineal (siehe Abb. 23) und besitzen eine Blattscheide (Blatthäutchen). Die Gramineen sind über die ganze Erde verbreitet und gelten als wertvollste Brotfrüchte, als unersetzlich für unsere Ernährung. Außerdem dient das den Wiesen, die ja vorwiegend aus Gräsern bestehen, entnommene Heu den Tieren als Nahrung. U. a. gehören hierher der Weizen (Triticum), die Gerste (Hordeum), der Roggen (Secale), der Hafer (Avena), der Mais (Zea), der Reis (Oryza), die Hirse (Panicum) und das Zuckerrohr (Saccharum).

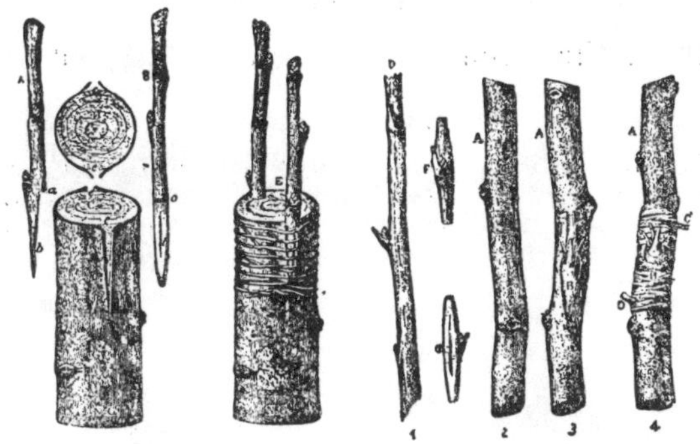

Abb. 11 und 12
Pfropfen Okulieren

7. **Die Solanaceen = Nachtschattengewächse.** Blätter sind wechselständig, ohne Nebenblätter. Die Blüten sind zwittrig, strahlig oder (selten) unregelmäßig, fünfzählig. Kelch- und Blumenblätter sind verwachsenblätterig. 5 Staubblätter. Der oberständige Fruchtknoten ist aus zwei Fruchtblättern verwachsen und durch eine Scheidewand in 2 Hälften geteilt. Der Griffel hat eine zweiteilige Narbe. Frucht ist eine Beere oder Kapsel mit zahlreichen Samen. Bei uns treten die Gattungen nur als Kräuter und Halbsträucher auf. Die größte Verbreitung haben die Solanaceen in Südamerika, in der Heimat der Kartoffel und des Tabaks. Sie zeichnen sich durch eine große Menge giftiger Alkaloide aus. U. a. gehören hierher: Solanum

dulcamara = Bittersüß, Solanum nigrum = schwarzer Nachtschatten, S. tuberosum = die Kartoffel, Atropa belladonna = Tollkirsche (Atropin), Capsicum annuum = spanischer Pfeffer, Nicotiana tabacum = Tabak (Nikotin), Hyoscyamus niger = Bilsenkraut (Hyoszyamin), Datura stramonium = Stechapfel (Daturin).

Die Pflanzen**familien** gliedern sich wieder nach besonderen Merkmalen in **Gattungen**, und diese wiederum in **Arten**. Diese Gliederung kommt auch in den botanischen Namen zum Ausdruck, z. B. Pfefferminze = Mentha (Gattung) piperita (Art) oder Mentha crispa = Krauseminze. Mentha aquatica = Wasserminze. Man spricht von einer **binären Bezeichnungsweise**. Neben den Arten gibt es auch noch die **Spielarten** oder **Varietäten**, in der Nomenklatur durch den Zusatz **variegatum** zum Ausdruck kommend. Das sind Pflanzen, die durch künstliche Eingriffe der Menschen in ihrem Habitus geändert sind, sei es in Form oder Farbe, eine gärtnerische Spielerei, die zumeist in der Blumenzucht vorkommt. Aber auch in der Obstzucht kennt man Spielarten, indem man Obstbäume **pfropft** oder **okuliert** (Abb. 11, 12), d. h. man verpflanzt zur Zeit des ersten Treibens oder kurz vor dem Vegetationsstillstand (im Herbst) das Reis eines Baumes auf einen anderen Baum. Man bedient sich zum Verschließen der an den Bäumen entstandenen Wunden des **Baumwachses** = Cera arborea oder des Lehms.

Morphologie.

Die Wissenschaft von der äußeren Gestalt der Pflanzen.

Die Wurzel = Radix.

Sie befindet sich meist unter der Erdoberfläche und wächst nach unten weiter. Sie hat zwei Aufgaben zu erfüllen, einmal die Pflanze im Erdboden zu befestigen, zum andern ihr die gelösten, also flüssigen Nährstoffe zuzuführen. Ihre Farbe

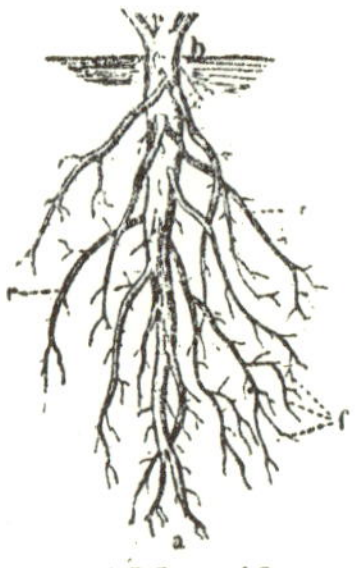

Abb. 13

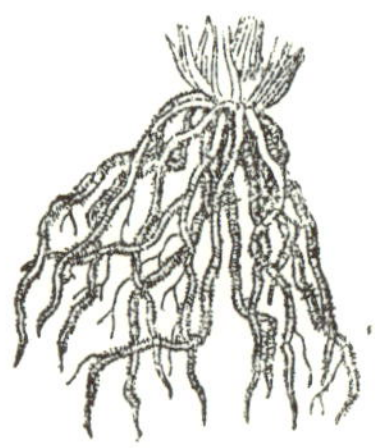

Abb. 14

ist verschieden, nie aber grün, außerdem sind weder Blätter noch Knospen vorhanden und nur in vereinzelten Fällen Mark. An der äußersten Spitze befindet sich zu deren Schutz ein Gebilde, das man **Wurzelhaube** nennt. Ein Stück von der Wurzelhaube entfernt, nach oben, befindet sich ein Kranz von haarartigen Gebilden = **Wurzelhaare** (siehe Abb. 14).

Sie dienen zur Aussaugung des Erdbodens. Zahlreiche krautige Pflanzen und selbst Bäume haben Wurzeln, die als direkte Verlängerung der Achse (= Stengel oder Stamm) in die Erde anzusprechen sind. Man nennt sie Hauptwurzel oder Pfahlwurzel (Abb. 13). Ihre seitlichen Verästelungen, wie

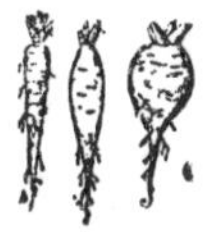

Abb. 15

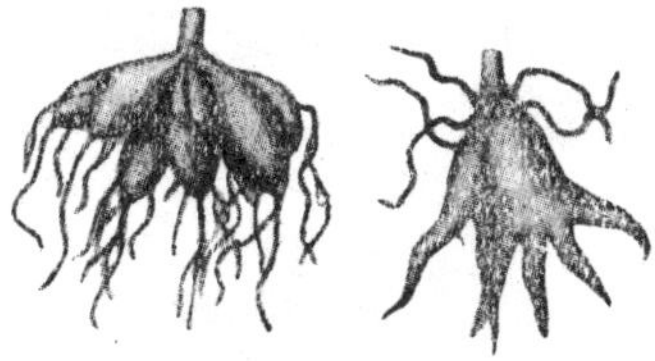

Abb. 16 und 17

überhaupt alle Verzweigungen der Wurzeln, nennt man Seitenwurzeln (Abb. 13). Vielfach, namentlich bei den Gräsern, stirbt die Hauptwurzel alsbald ab und es entstehen seitlich aus der Achse eine Menge büschel- oder faserförmiger

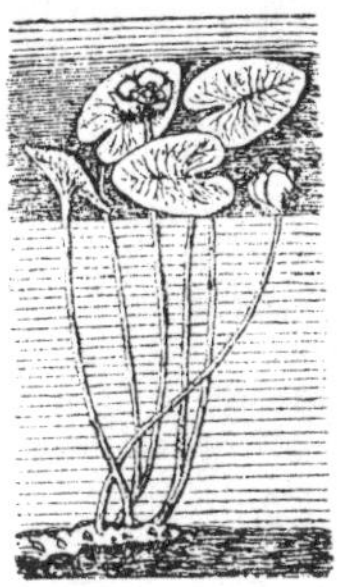

Abb. 18

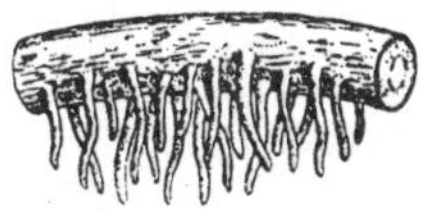

Abb. 19

Wurzeln, die man Neben- oder Adventivwurzeln nennt (Abb. 14). Ist die Hauptwurzel fleischig und dick und daher eßbar, so nennt man sie stengel-, spindel- oder rübenförmig (Abb. 15). Mitunter verwachsen auch meh-

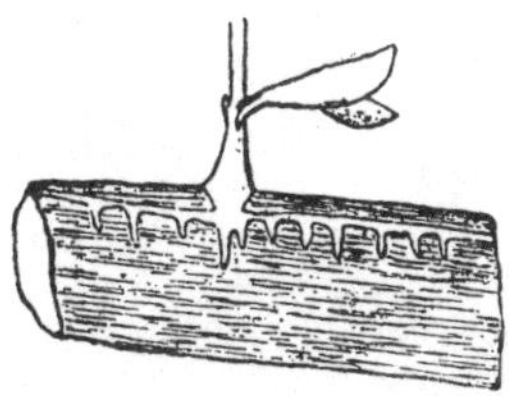

Abb. 20

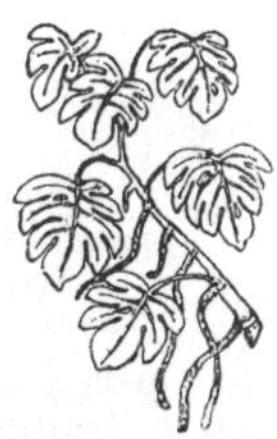

Abb. 21

rere Nebenwurzeln und wachsen sich zu mehr oder minder kugeligen Gebilden aus, so die Wurzelknollen = Tubera bildend (Abb. 16 und 17). Diese haben keine Knospen (Augen) wie wir sie bei der Kartoffel kennen, auch keine Blattbildung. — Unterschied von der Stammknolle! — Nicht alle Wurzeln dringen in die Erde ein. Bei den Wasserpflanzen liegen sie auf dem Grund der Gewässer (Abb. 18) = Wasserwurzeln; andere Pflanzen, wie z. B. der Efeu und namentlich manche tropische Gewächse, besitzen aus dem Stengel oder Zweigen wachsende sog. Haft- oder Klammerwurzeln (Abb. 21). Die Mistel (ein Schmarotzergewächs, das auf anderen Gewächsen [Bäumen] gedeiht, besitzt Saugwurzeln (Abb. 20). Aehnlich den Klammerwurzeln entstehen nur bei tropischen Gewächsen die Luftwurzeln (Abb. 19) aus den Zweigen. Sie bilden in den Urwäldern ein Gewirr von Wurzeln, die in der Luft herabhängen und nicht selten auch in den Erdboden hineinwachsen; sie nehmen Wasser aus der Luft auf.

Die Achse = Caulom.

Sie wächst meist über dem Boden, dem Lichte entgegen und verzweigt sich ebenfalls. Sie heißt gewöhnlich Sproß, Halm, Stengel oder Stamm. Wissenschaftlich faßt man alle diese Organe mit dem Sammelnamen Achse zusammen. An ihr entstehen seitliche Verzweigungen, die Aeste und Zweige, und an diesen die Laubblätter und Blüten, zwar nicht direkt, sondern aus den Knospen = Gemmae, von denen man Blatt- und Blütenknospen unterscheidet. Knospen sind unentwickelte Achsengebilde. Durch Streckung einer Blattknospe entsteht ein neuer Zweig, an dem sich dann aufs neue Sprosse bilden (Abb. 22). Die Blattknospen werden durch Knospenschuppen geschützt.

Die Achse ist bei den einzelnen Pflanzen sehr verschieden. Hauptsächlich unterscheidet man 1. den Krautstengel von geringer Festigkeit, saftig und grün, von kurzer Lebensdauer, meist einjährig = Kräuter. Der Krautstengel der Gräser und Getreidearten heißt Halm (Abb. 23). Er trägt von Strecke zu Strecke Knoten, die ihm gestatten, eine ziemliche Höhe zu erreichen. 2. den Holzstamm, innen holzig fest, für längere Zeit lebensfähig und leicht überwinternd = Bäume — Sträucher. Bei den Bäumen beginnt die Verzweigung, die schwächer als die Hauptachse ist, in einer gewissen Höhe über dem Erdboden. Bei den Sträuchern beginnt eine gleichstarke Verästelung dicht über, ja sogar im Erdboden. Als Halbsträucher bezeichnet man Sträucher mit krautigen Zweigspitzen, die im Winter absterben.

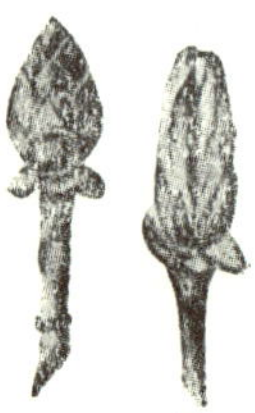

Abb. 22

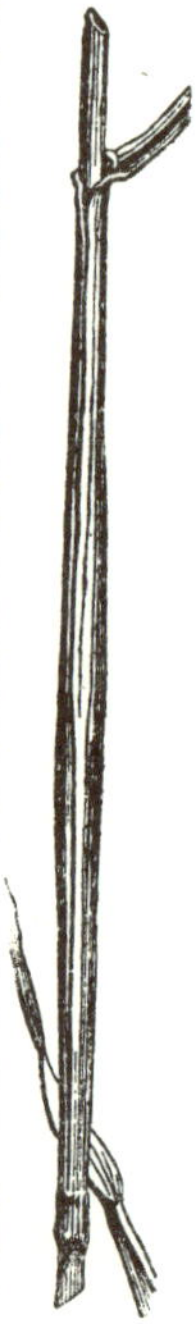

Abb. 23

Die Richtung der Achse ist u. a. aufrecht, aufsteigend, kriechend (Abb. 28), windend (Abb. 25), z. B. rechtswindend beim Hopfen, linkswindend bei der Bohne. Der Querschnitt der Achse ist rund, halbrund, dreieckig, dreikantig, viereckig, vierkantig, gerieft oder gefurcht (Abb. 26).

Besondere Achsenorgane.

Wie bei den Wurzeln, so kommen auch bei den Achsen mitunter Abweichungen vor in der Ausbildung oder in der Lage. So 1. der Dorn (Abb. 27). Es ist ein mit stechender Spitze versehener, blattloser, holziger Zweig = Schlehdorn, Schwarzdorn, dornige Hauhechel. 2. Ausläufer (Abb. 28). Es sind

Zweige, die sich zu Boden senken und an der Berührungsstelle Wurzeln schlagen, nach oben aber Knospen und Sprosse treiben. Nach einiger Zeit stirbt die Verbindung mit der

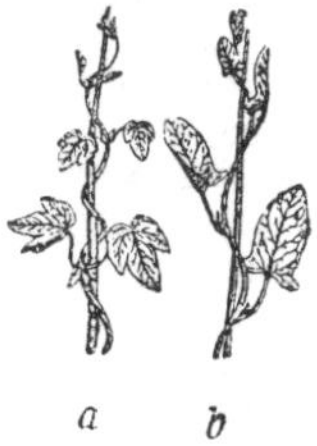

Abb. 24 und 25

a rechts } windend
b links } windend

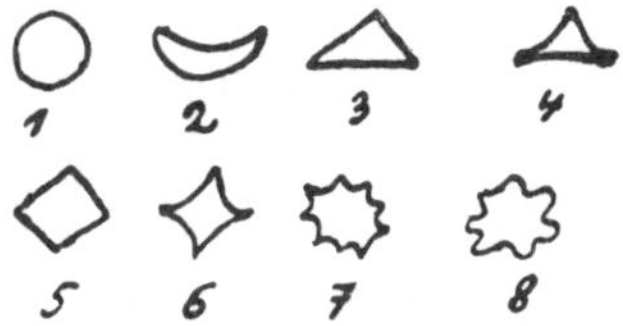

Abb. 26

1 rund 5 viereckig
2 halbrund 6 vierkantig
3 dreieckig 7 gerieft
4 dreikantig 8 gefurcht

Mutterpflanze ab und es entsteht ein selbtändiges Individuum = Erdbeere, Brombeere.

Für den Drogisten besonders wichtige Achsenorgane sind folgende:

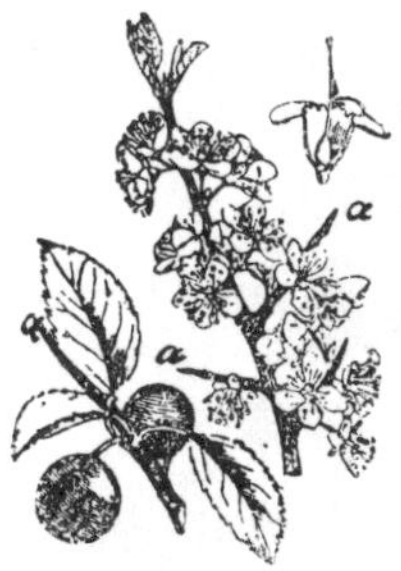

Abb. 27

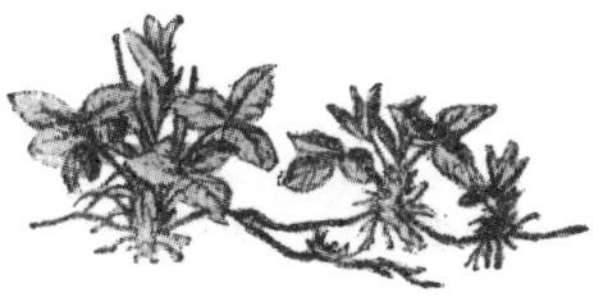

Abb. 28

Der Wurzelstock = Rhizoma (Abb. 29). Ein langer, im Boden oft wagerecht fortlaufender, meist walzenförmiger, unterirdischer Stengel, also eine unterirdische Achse, die alljährlich an der Spitze eine oder mehrere Knospen treibt, aus denen über die Erde laub- und blütentragende Sprosse emporwachsen. An der Unterseite wachsen zahlreiche Nebenwurzeln. Ein weiterer Unterschied ist der, daß das Rhizom stets Reste von Blattansätzen und Mark aufweist, vielfach auch, namentlich bei unseren heimischen Pflanzen, Blattgrün = Chlorophyll. Kalmus, Tormentill, Ingber, Wurmfarn, Huflattich, Kurkuma, Rhabarber u. a.

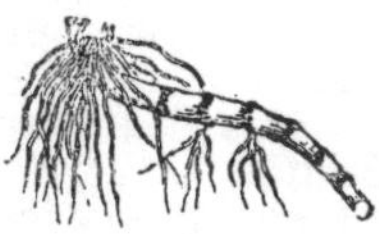

Abb. 29

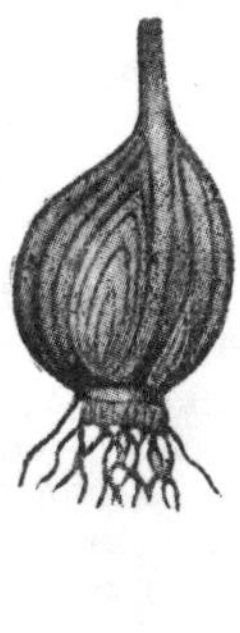

Abb. 30

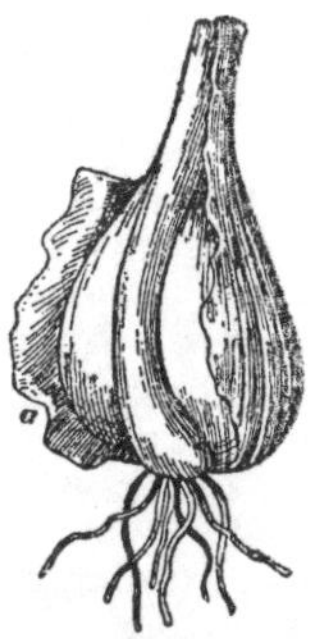

Abb. 31

Die Zwiebel = **Búlbus** (Abb. 30). Das linsenartig verbreiterte flache Ende der Achse, unterwärts mit einem Kranz von Wurzeln besetzt = die Zwiebelscheibe, oben fleischige, scheiden- oder schuppenförmige Blätter, welche die Hauptmasse der Zwiebel ausmachen. Die äußeren sind dünn, hautartig, trocken = Zwiebelschalen, die inneren fleischig = Nährblätter. Sie umschließen entweder eine Endknospe (gewöhnliche Zwiebel) oder deren mehrere (Knoblauch).

Die Zwiebelknolle = **Knollzwiebel** = **Bulbotuber** (Abb. 31). Zwiebelartige Gebilde, bei denen sich der Zwiebelkuchen knollig verdickt hat, wobei die Zahl der Zwiebelblätter und Schalen bis auf wenige zurückgetreten sind (z. B. Herbstzeitlose).

Die Stammknolle = **Tuber** (Abb. 32) ist ein stark verdickter fleischiger Stengel mit ganz kleinen Knospen, sogenannten s c h l a f e n d e n A u g e n. Aus diesen gehen alljährlich die neuen Pflanzen hervor = Kartoffel.

A u f g a b e a l l e r u n t e r i r d i s c h e n S t e n g e l o r g a n e ist es, Nährstoffe (Stärke) aufzuspeichern, die im Frühjahr bei Beginn der neuen Entwicklung der jungen Pflanze zur Nahrung und dem Aufbau ihrer Organe dienen.

Das Blatt = Folium.

Die Blätter sind die meist grünen, flachen Teile der Pflanzen, sie heißen L a u b b l ä t t e r und entstehen seitlich an der Achse. Ihre Hauptaufgabe ist, die Kohlensäure aus der Luft aufzunehmen und überschüssiges Wasser zu verdampfen.

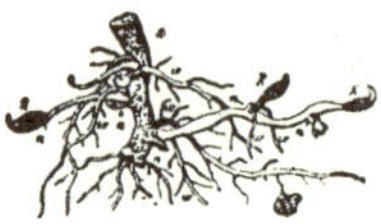

Abb. 32

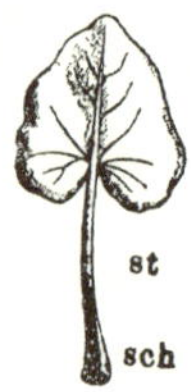

Abb. 33

Jedes vollkommen ausgebildete Blatt hat drei Teile (Abb. 33). 1. B l a t t s c h e i d e (sch), 2. B l a t t s t i e l (st), 3. B l a t t s p r e i t e (sp) oder B l a t t f l ä c h e. Die Blattscheide ist der unterste tütenförmige Teil, der oft den Stengel vollständig umhüllt. Der Blattstiel ist meist krautig, rund oder kantig und geht allmählich in die Blattfläche über. Diese letztere ist der wichtigste Teil des Blattes; er besteht aus dem B l a t t f l e i s c h und den B l a t t a d e r n oder B l a t t n e r v e n (Abb. 4), die zur Saftleitung dienen.

Die Blattnerven haben verschiedenen Verlauf. 1. Mehrere gleichstarke Nerven verlaufen vom Grunde nach der Spitze hin nebeneinander = p a r a l l e l n e r v i g e Blätter = Gräser, 2. Die Nerven gehen vom Grund nach der Spitze hin bogenförmig nebeneinander = b o g e n n e r v i g e Blätter = Wegerich (siehe Abb. 3). Ein solcher Verlauf der Nerven ist erwiesen für Monokodyledonen. 3. Vom Blattgrund aus geht ein einzelner starker Mittelnerv gegen die Spitze zu und gibt zu beiden Seiten Seitennerven ab = f i e d e r n e r v i g e Blätter = viele unserer Laubbäume. 4. vom Blattgrunde aus gehen mehrere gleichstarke Nerven nach allen Seiten hin fingerförmig auseinander = f i n g e r - oder h a n d n e r v i g e Blätter = Ahorn (siehe Abb. 36b). Derartiger Verlauf (3. u. 4.) ist ein Zeichen für Dikodyledonen.

Die Blattformen sind sehr verschieden und stets ein wichtiges Kriterium zur Bestimmung der Pflanzen. Man kennt (Abb. 34) kreisrund, pfriemenförmig (a), lineal, lanzettlich (b),

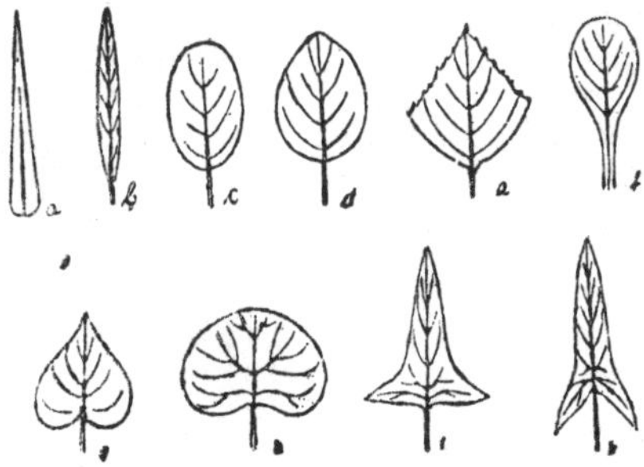

Abb. 34

elliptisch (c), eiförmig (d), verkehrteiförmig, rautenförmig (e), spatelförmig (f), herzförmig (g), nierenförmig (h), spießförmig (i), pfeilförmig (k).

Der Blattrand kann sein (Abb. 35) g a n z r a n d i g (a), g e s ä g t (fein b, doppelt c, grob d), g e z ä h n t (fein e, doppelt f, grob g), g e b u c h t e t (h), g e k e r b t (fein i, grob k).

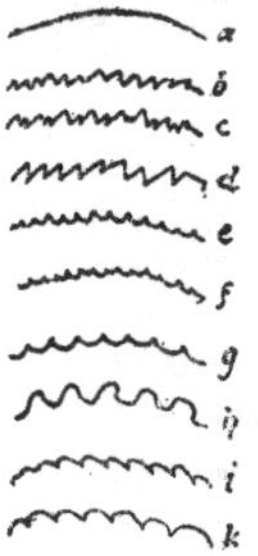

Abb. 35

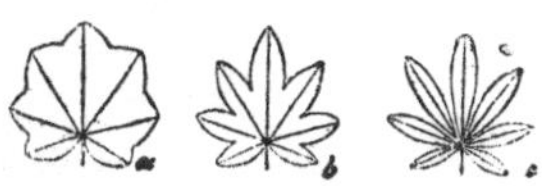

Abb. 36

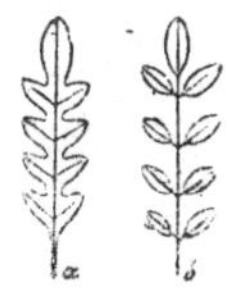

Abb. 37

Blattarten. Blätter, die aus einer einzigen Blattspreite bestehen, heißen e i n f a c h e B l ä t t e r = Linde, Buche, Apfel (Abb. 33). Wenn jedoch die Blattspreite in einzelne, oft wieder

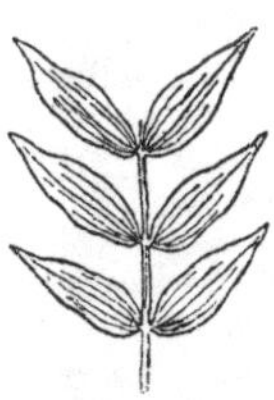

Abb. 38

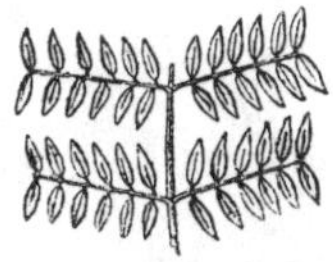

Abb. 39

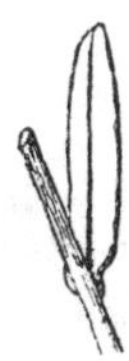

Abb. 40

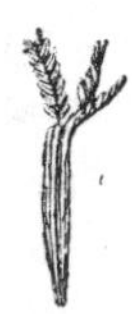

Abb. 41

gestielte Blättchen aufgelöst ist (Abb. 37), so nennt man das ein z u s a m m e n g e s e t z t e s B l a t t. Zusammengesetzte Blätter gehen n u r aus fieder- oder fingernervigen Blättern hervor, man nennt sie g e f i n g e r t e oder g e f i e d e r t e Blätter. Wenn bei einem gefiederten Blatt auf jeder Seite des Blattstieles (eigentlich des Mittelnerven) gleichviele Blättchen sitzen und der Blattstiel ohne Endblättchen abschließt, so heißt das Blatt paarig gefiedert (Abb. 38). Schließt aber das Stielende mit einem Blättchen ab, dann heißt das Blatt unpaarig gefiedert (Abb. 37). Sind die einzelnen Fiederblättchen wieder ein- oder mehrmals gefiedert, dann heißt das Blatt doppelt- oder mehrfach gefiedert (Abb. 39). — Blätter der Umbelliferen. Bei den gefingerten Blättern unterscheidet man nach der Anzahl der Teilblättchen das Blatt als 3-, 4-, 5-, 7zählig (s. Abb. 36c, 7zählig). Gefiederte und gefingerte Blätter kommen bei den Schmetterlingsblütlern vor.

Die Stellung der Blätter an der Achse, ihre Anheftung, ist eine verschiedene. Ist ein Blattstiel vorhanden, dann heißt das Blatt gestielt (s. Abb. 33), im andern Fall sitzend (Abb. 40), und wenn nur Blattscheide und Blattspreite vorhanden ist, heißt das Blatt mit scheidigem Grunde sitzend (Abb. 41). Wenn ein sitzendes Blatt mit zwei Blattlappen am Grunde den Stengel umgreift, so heißt es stengelumfassend (Abb. 42). Umschließt das Blatt den Stengel vollständig, so nennt man es durchwachsen (Abb. 43). Herablaufend heißt das Blatt dann, wenn die Blattspreite noch mit der Achse (Stengel) eine größere Strecke verwachsen ist (Abb. 44). Weiter wäre zu erwähnen, daß man von gegenständigen Blättern spricht, wenn sie in einer Höhe am

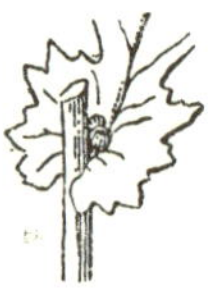

Abb. 42

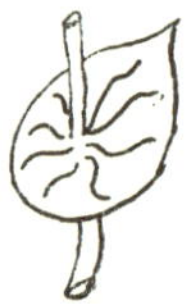

Abb. 43

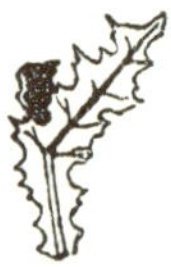

Abb. 44

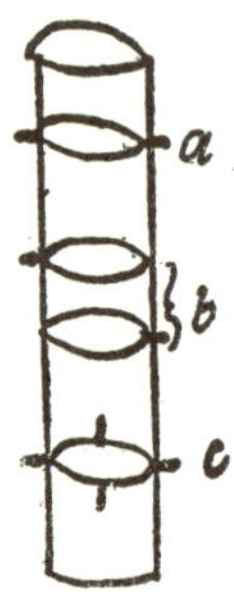

Abb. 45
a gegenständig
b wechselständig
c quirlständig

Stengel einander gegenüber angeheftet sind (Abb. 45a), wechselständig, wenn sie zwar einander gegenüber, aber in verschiedener Höhe angewachsen sind (Abb. 45b) und quirlständig, wenn vier oder mehr Blätter in einer Höhe rings um den Stengel angeheftet sind (Abb. 45c).

Die Beschaffenheit der Blätter. Man unterscheidet 1. krautartige = zart, weich, sie welken rasch = Salat; 2. lederartige = derb und hart = Bärentraube, Lorbeerblätter; 3. fleischige = dick und saftig = Aloe, auch Hauswurz.

Abweichungen bei den Blättern. Auch bei den Blättern kommen Abweichungen vor. Man unterscheidet hier 1. Niederblätter. Meist ohne Blattgrün, teils bilden sie Schutzorgane, wie die Knospenschuppen der Holzgewächse = Roßkastanie (Abb. 22), teils Nahrungsspeicher, wie die Zwiebelschalen (Abb. 30). 2. Hochblätter (Bracteen). Sie befinden sich in der Nähe der Blüten und Blütenstände, sind grün oder lebhaft gefärbt. Teils sind sie Schutzorgane, wie die Hülle oder Hüllchen der Umbelliferen (Abb. 46), oder der Hüllkelch der Körbchenblütler (Abb. 9) oder die Spelzen der Gräser (s. Abb. 10). Teils sind sie Flugapparate, wie bei der Linde (Abb. 47), teils dienen sie zur Anlockung von Insekten = Wachtelweizen. 3. Keimblätter. Bei der jungen Pflanze befinden sich neben der

Wurzel und der kleinen Achse schon Blätter vorgebildet = *Keimblätter* genannt. Sie sind weiß und dick und dienen der jungen Pflanze als Nahrungsspeicher (Abb. 48). Vielfach bleiben sie im Boden und vertrocknen sodann = Erbsen, Bohnen, oder sie erheben sich über den Boden und nehmen grüne Farbe an, was bei den meisten Pflanzen der Fall ist. Endlich sei noch das *geflügelte* Blatt erwähnt, dessen Bau aus der Abb. 49 am besten zu ersehen ist.

Die Blüte = Flos.

Blüten sind Achsenteile oder Sprosse, die der Fortpflanzung einer Pflanze dienen. Jede vollkommene Blüte besteht aus vier Kreisen mehr oder weniger umgewandelter Blätter und zwar: 1. *Kelchblätter*, 2. *Blumenblätter* oder Blumenkrone,

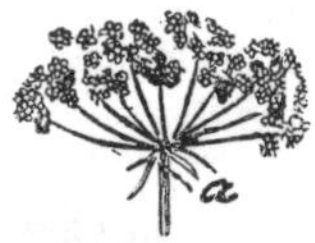

Abb. 46

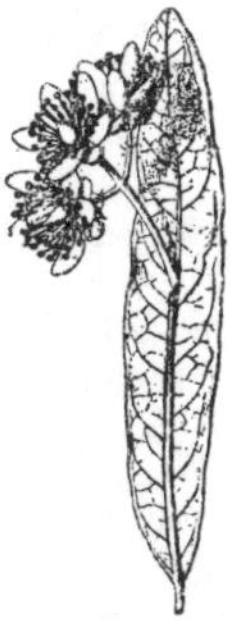

Abb. 47

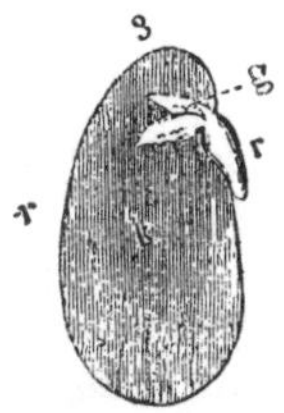

Abb. 48

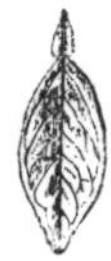

Abb. 49

3. *Staubblätter* oder Staubgefäße, 4. *Fruchtblätter* oder Stempel, auch wohl Pistill genannt. Die Staubblätter sind die *männlichen*, die Fruchtblätter die *weiblichen Geschlechtsorgane*. Es sind die *wesentlichen* Teile einer Blüte, während Kelch- und Blumenblätter *unwesentlich* sind. Alle vier Kreise stehen auf einer gemeinsamen Achse, dem *Blütenboden*. Fehlt einer der vier Bestandteile, dann ist die Blüte unvollkommen. Abb. 50 = Diagramm einer vollkommenen Blüte. Wenn *nur* Kelchblätter vorhanden sind oder *nur* Blumenblätter, mit anderen Worten, wenn *nur ein* Hüllkreis, oder auch wenn Kelch- und Blumenblätter (wie bei der Tulpe) gleich sind, so heißt eine solche Blüte ein *Perigon* oder eine *Blütenhülle* (peri = um, herum, gone = das Erzeugte). Fehlen aber Kelch- und Blumenblätter ganz, dann heißt die Blüte nackt = Esche. Wenn in *einer* Blüte Staub- und Fruchtblätter vorhanden sind, also *beide* Geschlechtsorgane, wie das zumeist der Fall ist, so nennt man die Blüte *zweigeschlechtlich* = zwittrig. Es kommt aber auch vor, daß in einem Teil der Blüten *nur* Staubblätter sind, dann nennt man sie *männliche* Blüten; in einem anderen Teil sind *nur* Fruchtblätter, dann nennt man sie *weibliche* Blüten. Solche verschiedenartigen Blüten

können nun auf einem Pflanzenexemplar verstreut sein, wie z. B. Eiche, Esche, Buche, dann nennt man die Pflanze einhäusig = monöcisch. Oder ein Pflanzenexemplar enthält nur männliche Blüten, ein anderes nur weibliche, dann spricht man von zweihäusigen = diöcischen Pflanzen = Brennessel, Baldrian. Endlich gibt es aber auch Blüten, denen beide Geschlechtsorgane fehlen, wie dem Schneeball, solche nennt man geschlechtslos. Wie die einzelnen Teile der Blüte aufeinanderfolgen, läßt Abb. 50 erkennen.

Der Kelch = Cálix.

Er ist meist grün, kann aber auch gefärbt, also blumenblattartig sein (Tulpe, Windröschen, Sturmhut). Er ist ent-

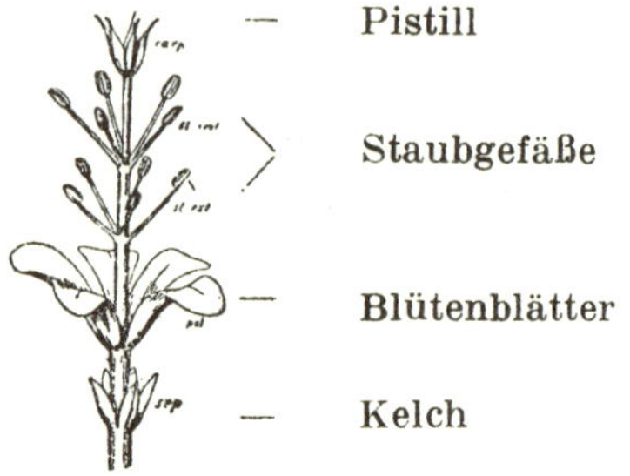

Abb. 50

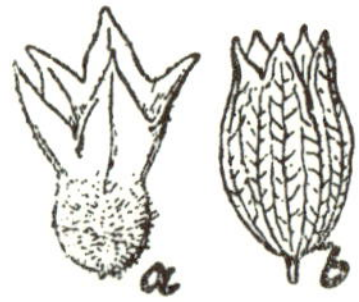

Abb. 51

weder getrenntblättrig (Abb. 50) oder verwachsenblättrig (Abb. 51a und b). Bei den Korbblütlern (Kompositen) ist an Stelle des grünen Kelches ein haarartiges Gebilde, das den Namen Haarkelch, Federkelch = Pappus führt. (Abb. 9).

Die Blumenkrone = Corólla.

Sie besteht meist aus lebhaft gefärbten Blumenblättern. Diese sind entweder einzeln (Obstbäume) oder miteinander verwachsen (Glockenblume). In letzterem Falle weist die Blütenkrone mitunter besondere Formen auf, z. B. kugelig wie bei der Heidelbeere, trichterig wie beim Stechapfel, glockig wie bei der Glockenblume, walzig-glockig wie bei der Schwarzwurz, tellerförmig wie beim Vergißmeinnicht, radförmig wie beim Ehrenpreis. Sind alle Blumenblätter gleichgroß, dann heißt die Blüte regelmäßig, im anderen Falle unregelmäßig. Die Beschreibung der Blüte einiger uns interessierender Pflanzen fanden bereits Erwähnung unter Systematik (S. 2). Nicht unerwähnt soll bleiben, daß die bunten Farben der Blütenblätter vorwiegend dazu dienen, Insekten anzuziehen, mit dem Erfolg, daß dadurch die Befruchtung herbeigeführt wird (davon später).

Die Staubblätter = Stámina.

Auch häufig Staubgefäße genannt. Sie bestehen aus einem unteren, fadenförmigen, einem Blattstiel ähnlichen Teil = Staubfaden (Abb. 52a) und den oberen zumeist verdickten Teil = Staubbeutel (Abb. 52b). Dieser besteht aus zwei Teilen und birgt in seinem Inneren den Blütenstaub = Pollen. Zur Zeit der Geschlechtsreife öffnen sich die Staubbeutel durch Löcher, Poren, Risse und der Pollen dringt an die Oberfläche.

Das Fruchtblatt = Stempel = Pistill = Pistillum.

Besteht aus drei Teilen: 1. der Narbe (Abb. 53n), 2. dem fadenförmigen Griffel (Abb. 53g) und 3. dem Fruchtknoten (Abb. 53f). Die Narbe kann verschieden geformt sein. Der Fruchtknoten ist der wichtigste Teil, er ist verdickt und in seinem Inneren sind die Samenknospen, in diesen wieder die Pflanzeneier enthalten.

Der Blütenboden = Tórus.

Er ist meist dicker als der Blütenstiel und verdient deshalb Erwähnung, weil seine Bildung zur Identifizierung (Erkenntnis, besser vielleicht Feststellung) einiger Drogen dienen kann. In der Form kann er flach, kegelförmig erhöht oder trichterig vertieft sein. Weiter kann er hohl oder gefüllt sein. So ist der

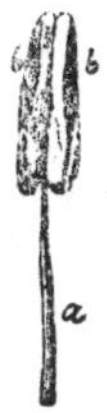

Abb. 52
a) Staubfäden
b) Staubbeutel

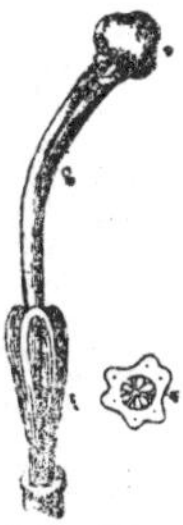

Abb. 53

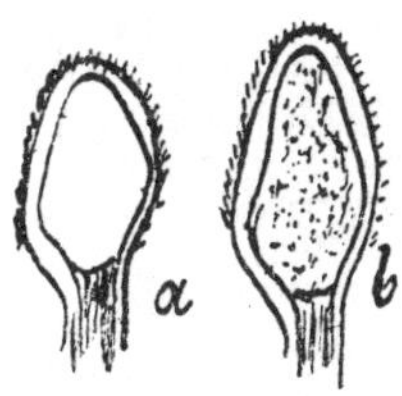

Abb. 54

Blütenboden der echten Kamille kegelförmig, aber hohl (Abb. 54a und 57), der der Hundskamille kegelförmig, im Innern markig (Abb. 54b). Bei zahlreichen Pflanzen bilden sich auf dem Blütenboden wulstige Auswüchse, Diskus genannt. An diesem Diskus scheidet sich bei manchen Pflanzen eine zuckerhaltige Flüssigkeit ab, in diesem Falle nennt man den Diskus Nectarium, er hat den Zweck, die Insekten anzuziehen.

Der Blütenstand.

Die Blüten einer Pflanze stehen nur selten einzeln. In der Regel sind sie zu mehreren vereinigt und bilden dann den Blütenstand. Handelt es sich um Blüten, die der Insektenbestäubung bedürfen, so wird durch die Vereinigung vieler Blüten zu einem Blütenstand die Anlockung der Insekten begünstigt. In manchen Fällen bilden sich sogar einzelne Blüten

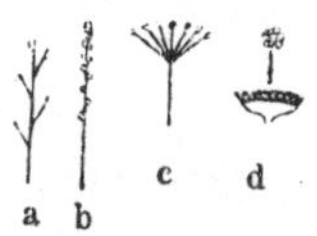

Abb. 55 I

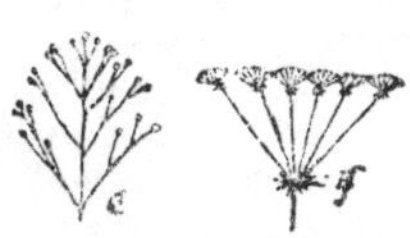

Abb. 55 II

zu sogenannten Lockblüten aus, wie das bei den Randblüten der Kompositen der Fall ist. Die Blütenstände zerfallen in die beiden Gruppen der traubigen und trugdoldigen Blütenstände. Bei den traubigen gehen von einer meist stärker entwickelten, fortwachsenden Hauptachse nacheinander schwächere Seitenachsen ab, deren Blüten sich früher entwickeln, als die an der Spitze der Hauptachse, so daß also, von oben gesehen, das Aufblühen des Blütenstandes vom Rande nach der Mitte erfolgt (Raps, Ehrenpreis, Wegerich). Man nennt solche Blütenstände zentripetal = der Mitte zustrebend. Bei den trugdoldigen Blütenständen endet die Hauptachse mit einer früh aufblühenden Gipfelblüte; die sich meist wieder verzweigenden Seitenachsen sind infolgedessen stärker entwickelt als die Hauptachse, und das Aufblühen erfolgt von der Mitte her nach dem Rande, man nennt einen solchen Blütenstand zentrifugal = nach dem Rande zustrebend. Zu den

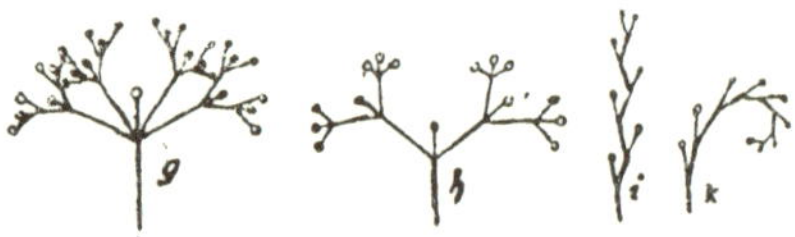

Abb. 55 III

traubigen Blütenständen gehören die Traube (Abb. 55 Ia), die Aehre (Abb. 55 Ib), die Dolde (Abb. 55 Ic), das Köpfchen (Abb. 55 Id). Zu den trugdoldigen Blütenständen gehören die Trugdolde (Abb. 55 IIIg und h) und die Schraubel (Abb. IIIi und k). Endlich wären noch zu nennen die zusammengesetzten Blütenstände, zu denen gehören die Spirre (Abb. 55 IIe) und die Doppeldolden (Abb. 55 IIf).

Die Bestäubung und Befruchtung.

Soll sich der Fruchtknoten zur Frucht, und die in ihm eingeschlossenen Samenanlagen, die Samenknospen, zum Samen entwickeln, so müssen die Eizellen (Pflanzeneier) sich mit dem Inhalt eines Pollenkornes verschmelzen. Diesen Vorgang nennt man Befruchtung (Abb. 56). Er ist kurz folgender: Durch Insekten, Wind oder Wasser wird der Blütenstaub

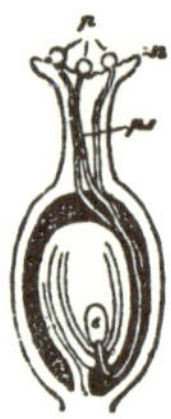

Abb. 56
p Pollenschlauch
n Narbe
ps Pollenschlauch
e Keimpunkt

(Pollen) auf die Narbe gebracht, die zumeist mit einer klebrigen Flüssigkeit bedeckt ist, um den Staub festzuhalten. Eins oder mehrere der Pollenkörnchen treiben von hier aus durch den Griffel (oder wenn dieser fehlt, direkt gegen den Fruchtknoten) einen fadenförmigen Fortsatz, den Pollenschlauch. Dieser wächst dann weiter gegen die Samenknospe, dringt in diese ein, und bei dem Pflanzenei angelangt, läßt er in das Innere der Eizelle seinen Inhalt eintreten, wodurch die Befruchtung vollzogen ist. Nun verdorrt der Pollenschlauch; Griffel, Narbe, Staubgefäße und Blumenkrone fallen ab und nur der Kelch (auch die Narbe, wenn sie sitzend war) bleiben hier und da erhalten. Alle Säfte, die früher der Blüte zugeführt wurden, kommen nunmehr ausschließlich dem Fruchtknoten und seinen Teilen zugute. Dadurch entwickelt sich im weiteren Verlauf des Wachstums das Pflanzenei zur jungen Pflanze, die Samenknospe zum Samen, der das junge Pflänzchen einschließt, und der Fruchtknoten zur Frucht, die wiederum den oder die Samen einschießt. Die Uebertragung des Pollens auf die Narbe nennt man Bestäubung. Selten ist bei den Zwitterblüten die Selbstbestäubung, vielmehr ist die Fremdbestäubung durch Wasser, Wind oder Insekten die Regel. Besonders beachtenswert ist, daß keine Befruchtung eintritt, wenn auf eine Narbe Pollen einer anderen Pflanze gelangt. Es wird immer nur der Pollen z. B. einer Pfefferminzart auf einer Pfefferminze zur Befruchtung anregen.

Die Frucht = Frúctus.

Sie ist der nach Befruchtung der Eizelle ausgewachsene und bedeutend vergrößerte Fruchtknoten. Im Innern schließt die Frucht einen oder mehrere Samen ein. Wenn sich die Frucht n u r aus dem Fruchtknoten entwickelt, heißt sie eine e c h te oder w a h r e Frucht. Sind aber noch andere Blütenteile bei der Fruchtbildung beteiligt, so namentlich der Blütenboden, so heißt die Frucht eine S c h e i n f r u c h t.

Einteilung der Früchte.

Für gewöhnlich teilt man die Früchte ein in 1. t r o c k e n e und 2. s a f t i g e. Diese werden nach ihrem Verhalten bei der Fruchtreife eingeteilt in 1. S c h l i e ß f r ü c h t e. Das sind solche, bei denen der Same von der Fruchtwand ganz oder teilweise so eingeschlossen ist, daß er bei der Fruchtreife nicht hinausfallen kann. 2. S p r i n g f r ü c h t e, bei denen der Same bei der Fruchtreife nach Oeffnung der Fruchtwand herausfällt. Es gibt also sowohl trockene als auch saftige Schließfrüchte wie auch trockene und saftige Springfrüchte. Aus der großen Anzahl der Fruchtformen seien nur einige besonders wichtige in folgendem aufgeführt:

I. Schließfrüchte.

A. Trockene Schließfrüchte.

1. A c h ä n e. Eine einsamige Frucht mit trockener, lederartiger Fruchthülle, die mit dem Samen n i c h t verwachsen ist. Der Samen liegt also frei in der Fruchtwand. An der Spitze meist mit einem Haarkelch = Pappus versehen. Fruchtform

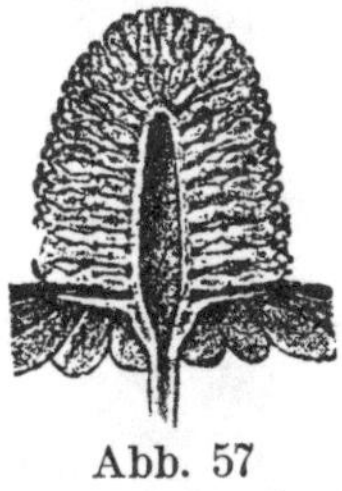

Abb. 57

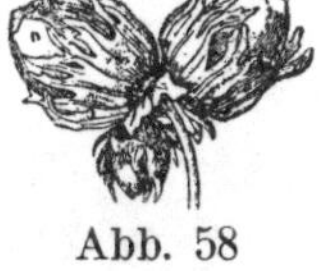

Abb. 58

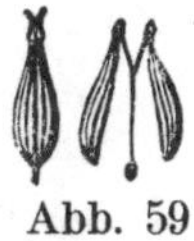

Abb. 59

der Kompositen = Kamille, Arnika, Löwenzahn (Abb. 75). 2. Die G r a s f r u c h t = C a r y o p s e, auch S c h a l f r u c h t genannt. Einsamig mit lederartiger Fruchthülle, die aber m i t dem Samen verwachsen ist. Ohne Pappus und meist mit einer Längsfurche versehen = Fruchtform der Gräser, des Getreides. 3. N u ß = N u x. Mit harter, holziger Fruchthülle, die leicht vom Samen trennbar ist. Später liegt der Same frei in der Fruchthülle = Haselnuß, Eichel (Abb. 58). 4. S p a l t - oder

Teilfrucht: Bei der Fruchtreife in zwei oder mehrere je einsamige Teilfrüchtchen zerfallend. Bei diesen Früchten ist der Same je mit einer Fruchthülle verwachsen, fällt also beim Auseinanderspringen der Frucht bei der Reife nicht heraus. (Sonst würde diese Fruchtform zu den Springfrüchten zu zählen sein.) Fruchtform der Umbelliferen = Anis, Fenchel, Kümmel u. a. (Abb. 59).

B. Saftige Schließfrüchte.

1. Steinfrucht: Ist einsamig und einfächerig. Fruchthülle besteht aus drei Schichten: einer äußeren häutigen, einer mittleren fleischigen und einer inneren holzigen Schicht, Stein genannt. Dieser schließt den Samen ein. Fruchtform des Steinobstes = Zwetsche, Kirsche, Aprikose (Abb. 60). 2. Beere = Báca: Einfächerig, mehrsamig. Fruchthülle aus zwei Schichten bestehend: einer äußeren häutigen und einer inneren musartigen. Im Mus liegen die Samen. Fruchtform des Beerenobstes: Johannisbeere, Stachelbeere. 3. Kürbisfrucht: Ist eine große Beere mit sehr vielen wandständigen Samen = Kürbis Koloquinten, Gurke Luffa. (Abb. 61).

II. Springfrüchte.

A. Trockene Springfrüchte.

1. Balgfrucht: Die Fruchthülle ist einfächerig, hat einen oder mehrere Samen und springt durch eine Längsnaht =

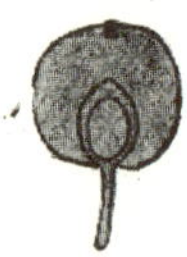
Abb. 60

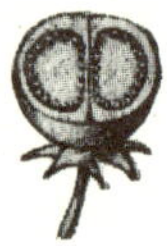
Abb. 61

Abb. 62

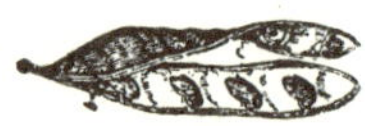
Abb. 63

Bauchnaht auf. Meist sind mehrere Balgfrüchte miteinander zu einer Sammelfrucht vereinigt = Sternanis (Abb. 62). 2. Die Hülse = Legúmen: Einfächerig, mehrsamig, springt bei der Reife sowohl an der Bauchnaht als auch an der Rückenaht auf. Fruchtform der Schmetterlingsblütler = Erbse, Bohne, Linse (Leguminosen), die Samen befinden sich

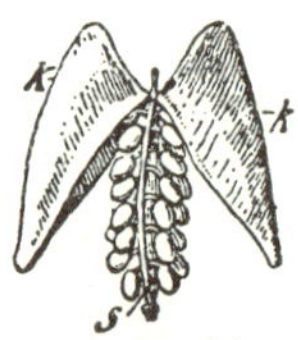
Abb. 64

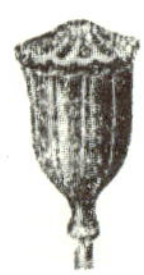
Abb. 65

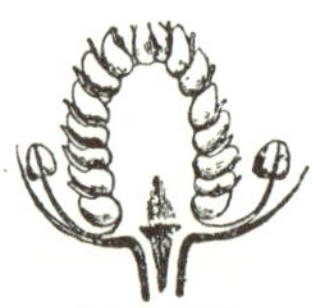
Abb. 66

zu beiden Seiten der Fruchtwandungen (Abb. 63). 3. Die Schote = Síliqua: Zweifächerig, mehrsamig. Bei der Reife löst sich die Fruchtwand in zwei Klappen voneinander und von der auf dem Boden stehenbleibenden Scheidewand, an der die Samen stehen. Fruchtform der Kreuzblütler = Raps, Senf, Löffelkraut (Abb. 64). 4. Die Kapsel = Cápsula: Meist mehrfächerig und vielsamig, von länglicher oder kugeliger Gestalt. Sie öffnet sich entweder durch Klappen = Kornrade, oder durch Löcher = Mohn, oder auch durch einen Deckel = Bilsenkraut (Abb. 65).

B. Saftige Springfrüchte.

1. Walnußfrucht: Fruchthülle aus einer grünen, unregelmäßig aufspringenden und einer holzigen Schicht bestehend. 2. Roßkastanienfrucht: Frucht aus einer Schicht bestehend, die bei der Reife in zwei oder drei Teile zerspringt.

Die scheinbare Einzelfrucht der Himbeere und der Brombeere besteht aus vielen, dichten, aneinandergedrängten Steinfrüchten; sie bildet also eine Sammelfrucht (Abb. 66).

III. Scheinfrüchte.

1. Die Apfelfrucht: Mehrsamig und mehrfächerig. An der Fruchtbildung hat sich der Blütenboden beteiligt, der fleischig geworden und mit der gefächerten Frucht verwachsen ist. Der Kelch ist erhalten geblieben. Fruchtform des Apfels,

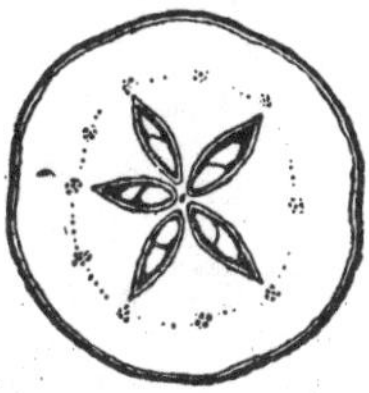

Abb. 67

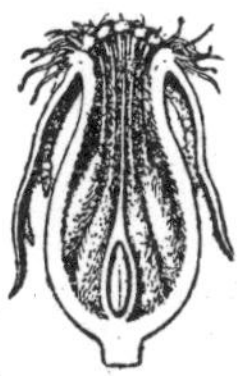

Abb. 68

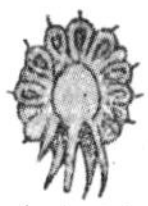

Abb. 69

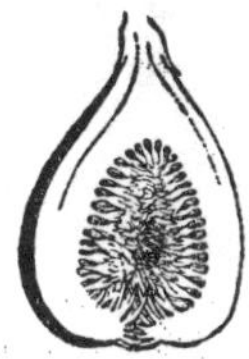

Abb. 70

der Birne, Mispel u. a. (Abb. 67). 2. Die Hagebutte: Hier ist der ausgehöhlte Blütenboden fleischig geworden und umschließt die vielen Nüßchen krugartig. Der Kelch bleibt ebenfalls erhalten (Abb. 68). 3. Die Erdbeere: Der kegelförmige Blütenboden ist fleischig geworden und trägt an seiner Oberfläche in kleinen Vertiefungen zahlreiche Nüßchen (Abb. 69). 4. Die Feige: Blütenstiel und Blütenboden sind fleischig geworden.

Die Fruchtform der Nadelholzgewächse. Sie ist entweder der Zapfen oder die Zapfenbeere. Die Blüten der Nadelhölzer sind eingeschlechtig, die Gewächse selbst einhäusig. Die weiblichen Blüten bilden einen Zapfen (Cónus), dieser besteht aus flachen, schuppenartigen Blättern, Fruchtschuppen genannt, die an einer Achse dicht in spiraliger Anordnung stehen und auf der Oberseite die Samenanlagen (Eichen) tragen. Bei der Reife verholzen die Fruchtschuppen entweder, wie bei der Tanne, Kiefer, Fichte (Abb. 71), oder sie werden fleischig, wie bei dem Wacholder (Abb. 72).

Bei manchen Pflanzen erhebt sich aus dem Blütenstiel ein eigenartiger, die Frucht umhüllender Ringwulst = Becher = Cápula genannt wie bei der Eichel (Abb. 73).

Der Samen = Sémen.

Er entsteht nach der Befruchtung der Eizelle (s. Abb. 74) aus der Samenknospe durch deren Vergrößerung. Er besteht aus der Samenschale und dem Samenkern und birgt in seinem Inneren das aus der befruchteten Eizelle hervorgegangene junge Pflänzchen, den Keimling (Abb. 74). Dieser sieht einer heranwachsenden jungen Pflanze sehr unähnlich, meist sind das Wurzel- und Achsenorgan nur winzige Zäpfchen und die Blätter so unförmig, daß man sie kaum als Blätter erkennen kann = Bohne, Mandel, Eichel. Man nennt diese Blätter Keimblätter. Zum Keimen des Samens ist eine gewisse Temperatur und Feuchtigkeit notwendig. Durch Wasseraufnahme quellen die Keimblätter auf und sprengen die Samenschale. Das Würzelchen biegt sich abwärts, während die junge Pflanze nach oben, dem Lichte zustrebt. Bis das Würzelchen sich soweit entwickelt hat, daß es selbständig Nahrung aus dem

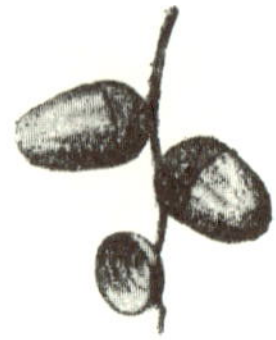

Abb. 73

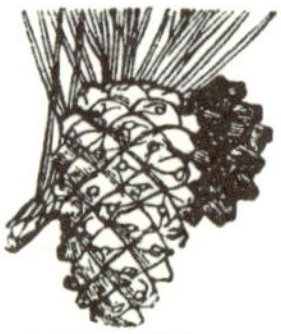

Abb. 71

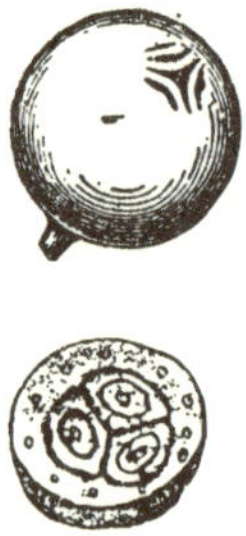

Abb. 72

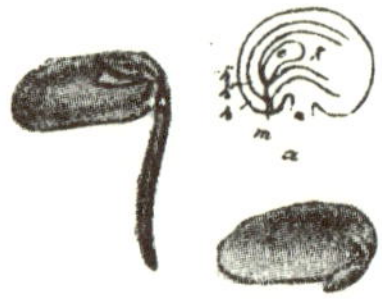

Abb. 74

Boden aufnehmen kann, und solange die Achse nicht über den Boden getreten ist und Blätter entwickelt, dienen der jungen Pflanze die im Samen bzw. den Keimblättern aufgespeicherten Stoffe = Stärke, Eiweiß, zur Nahrung.

Die Verbreitung der Pflanzen durch Samen geschieht auf die verschiedenste Weise, so durch das Wasser, durch Vögel u. a. Vielfach sind die Früchte aber auch mit Einrichtungen versehen, die einer weiten Verbreitung Vorschub leisten, so die Früchte der Kompositen und Rosaceen, die mit

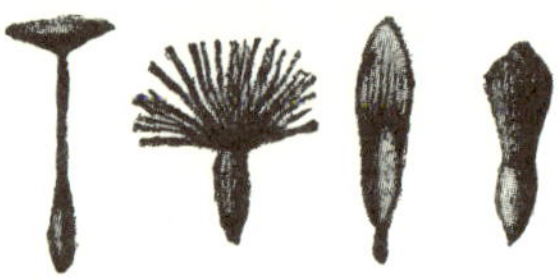

Abb. 75

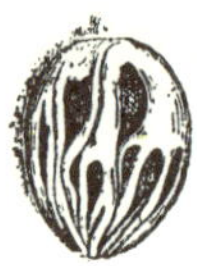

Abb. 76

Flughaaren versehen sind, die der Esche, Buche u. a., die Flügel besitzen, so daß der Wind sie weithin vertragen kann (Abb. 75).

Bei einigen Pflanzen bildet sich über der den Samen einschließenden Steinschale noch ein lederartiges Gebilde, Samenmantel oder Arillus genannt, wie bei der Muskatnuß (Macis) Abb. 76).

Schutzmittel einiger Pflanzenteile.

Von der Weisheit der Vorsehung zeugt es, daß einzelne Pflanzenorgane mit besonderen Schutzmitteln versehen sind, um äußere Einwirkungen oder sonstige Feinde abzuhalten. Erinnert sei an die Pechnelke, die gegen den Besuch von kriechenden Insekten unterhalb der Blüte einen Ring einer harzigen Masse aufweist, über den keine Ameise oder dergleichen hinwegkommt. Nur fliegende Insekten können die Blüten besuchen. Namentlich aber sind Schutzmittel:

Stacheln, Dornen und haarartige Gebilde = Haare, die sowohl den Blüten als auch den Blättern und den Achsen zum Schutze dienen. Die Haare insbesondere spielen eine Rolle bei den Blättern und viele unserer Drogen sind durch starke Behaarung der Blätter ausgezeichnet. Nicht zum Schutze gegen Insekten, sondern zum Schutze gegen die Einwirkung der Sonnenstrahlen, also zur Erhaltung einer gewissen Feuchtigkeit und damit zur Verhütung des Austrocknens der Pflanze. Ein typisches Beispiel ist das Gnaphálium dióicum L. = das Katzenpfötchen (Flor. Stóechados citr.) Die ganze auf trockenem Boden an sonnigen Hängen gedeihende Pflanze ist an allen Teilen mit wolligen Haaren besetzt, so daß die wenige vorhandene Feuchtigkeit geschützt ist. Mitunter sind die Haare auch innen gefüllt, so die der Brennessel mit Ameisensäure zum Schutze gegen größere Kriechtiere.

Bisher beschäftigten wir uns mit dem äußeren Aufbau der Blütenpflanzen, der Phánerogamen. Es sei einiges Wenige auch über die blütenlosen Pflanzen, den

äußeren Aufbau der Kryptogamen

gesagt. Sie zerfallen in die drei großen Gruppen der

A. Lagerpflanzen = Tallophýten
mit 1. Pilzen = Fúngi,
2. Flechten = Líchenes,
3. Algen = Algae.

B. Moosartige Pflanzen = Bryóphyten
mit 1. Lebermoose = Hepáticae,
2. Laubmoose = Músci.

C. Gefäßkryptogamen = Ptéridophyten
mit 1. Farne = Fílices,
2. Schachtelhalme = Equisatacéen,
3. Bärlappe = Lycopodiacéen.

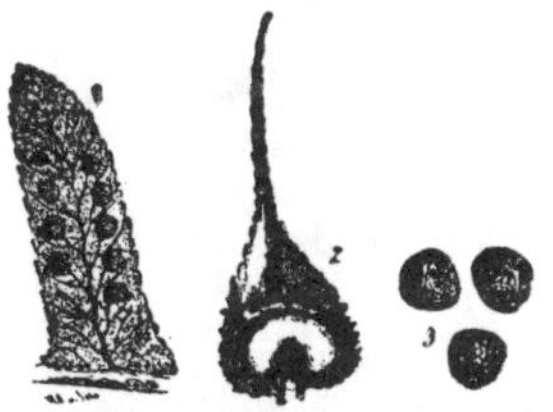

Abb. 77.

1 Blatt mit Sporenträger
2 Sporenträger
3 Sporen

Der wesentlichste Unterschied zwischen den Phanerogamen und den Kryptogamen besteht in der Art der Fortpflanzung. Sie geschieht nicht mittels Samen, die in Blüten erzeugt, sondern mittels Sporen, die in Sporenträgern = Sporángium erzeugt und aufgestapelt und zur Zeit der Reife in ungezählten Mengen über die Umgebung eines Pflanzenindividuums ausgestreut werden (Abb. 77). Die Thallophýten, als die niedrigsten dieser drei Gruppen, haften nicht mit Wurzeln in der Erde, sondern mit dem sog. Thallus-Lager, einem haarartigen Gewebe, auf dem die Pflanzen gedeihen, auf der Erde. Algen haften mit einem Saugapparat auf dem Grund des Wassers. Stengel und Blatt läßt diese niedrigste

Gruppe nicht erkennen (Secále cornútum, Bolétus cervínus, Líchen isländicus, Carraghéen). Die Brýophyten oder Moosgewächse lassen schon Fasern an Stelle von Wurzeln sowie Stengel und Blätter erkennen. Ihre Sporen entstehen schon in gestielten Kapseln, auch Ansätze von Geschlechtsorganen sind vorhanden (Múscus corallínus, Agar). Die Ptéridophyten oder Gefäßkryptogamen weisen Wurzeln, Stengel und Blätter auf und die Geschlechtsorgane sind schon weiter gebildet (Rhiz. Fílicis. Ha. Equiséti, Lycopódium).

Anatomie.

Die Kenntnis von dem inneren Bau der Pflanzen.

Alle Pflanzenteile bestehen aus kleinen Kämmerchen, Zellen genannt. Jede Zelle besteht aus der Zellwand,

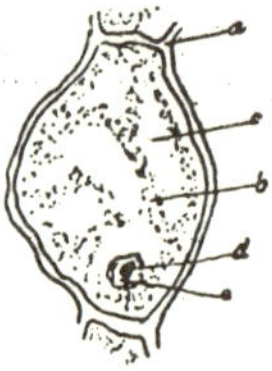

a Zellwand
b } Plasma
c }
d Zellkern
e Kernkörperchen

Abb. 78

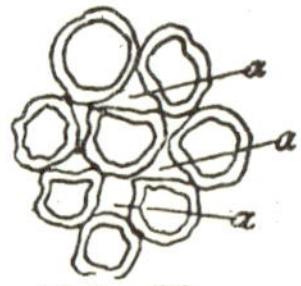

Abb. 79

dem Zellinhalt, einer eiweißhaltigen Flüssigkeit, Plasma oder Protoplasma genannt, und dem Zellkern mit den Kernkörperchen (Abb. 78). Jugendliche Zellen leben, und zwar vollzieht sich das Leben im Plasma durch Atmung, Ernährung, Wachstum und Teilung der Zellen, also durch ihre Vermehrung.

Die Zellen sind ursprünglich rund, werden aber später durch den gegenseitigen Druck eiförmig, vieleckig usw. Häufig lösen sich bei hinter- oder übereinanderliegenden Zellen die Zwischenwände auf, und es entstehen röhrenförmige Zellen, die man als Gefäße bezeichnet. Durch das Wachstum entstehen auch Leerräume ohne Inhalt, die man als Interzellularräume (Abb. 79) bezeichnet. Durch reichliches Vorhandensein solcher Räume wird das ganze Gebilde locker und schwammig. Der Zellkern ist von besonderer Bedeutung, weil von ihm aus die Zellteilung erfolgt und damit aus einer Mutterzelle zwei Tochterzellen entstehen. Diese Zellenvermehrung nennt man Zellsprossung. Wie bedeutend eine solche Sprossung sein kann, lehrt uns die Hefezelle, die an einem Tage über 2000 Tochterzellen hervorzubringen vermag.

Reihen sich gleichartige Zellen mit je einer Endfläche aneinander, so entsteht eine Zellreihe, ein fadenförmiges Gebilde. Breiten sich die Zellen nach zwei Richtungen des Raumes aus, dann entsteht eine Zellfläche. Sind die Zellen neben-, über- und untereinander gelagert, dann spricht man von einem Zellkörper.

Eine besondere Zellvermehrung tritt bei der freien Zellbildung auf. Hierbei zerfällt der Kern der Mutterzelle nicht in zwei, sondern in viele Tochterkerne, die sich mit Plasma umlagern und mit einer Zellhaut umgeben, ohne den Inhalt der Mutterzelle völlig zu ihrer Bildung heranzuziehen. Schließlich liegen diese neuen Zellen frei im Innern der Mutterzelle. Diese freie Zellbildung kommt z. B. vor in den Sporenschläuchen (Sporenträger) der Pilze.

In den Zellen liegen die Lebensvorgänge der Pflanze, bei deren Wachstum sich neben dem Protoplasma auch noch andere Stoffe ansammeln. So z. B. in den grünen Pflanzenteilen das Blattgrün oder Chlorophýll. Zellen, die diesen Stoff enthalten, nennt man plasmatische Farbstoffträger oder Chromatophóren.

Anfangs bestehen die jungen Pflanzen nur aus wenigen zarten Zellen, die nur mit dem Plasma gefüllt sind. Im weiteren Prozeß des Wachstums tritt aber das Plasma an die Zellwand zurück und dient zu deren Verdickung. Daher sind ältere Zellen hohl und es dringt in sie durch die Wurzeln der sog. Zellsaft ein, also die in Wasser gelösten Salze, die sich nicht selten in kristallisiertem Zustande abscheiden und in den Zellen abgelagert werden, somit einen neuen Inhalt bildend (Abb. 80). Aber nicht nur Salze sind im Zellsaft gelöst, sondern auch die während des Vegetationsprozesses entstehenden Pflanzensäuren, wie Apfel-, Zitronen-, Weinsäure sowie Zucker und Farbstoffe (bei den Blüten). Daneben findet man Stärke und aus dieser entstanden ätherisches Oel, Balsame, Harze, Gummi, Gummiharze, kurz alle Stoffe, die wir als Bestandteile der zahlreichen, namentlich medizinischen Pflanzen kennen. Während Stärke fast in allen Zellen junger Pflanzen vorhanden ist, verliert sie sich bei vielen vollständig und kommt dann nur noch vor in den Zellen der Rhizome, Knollen, Zwiebeln,

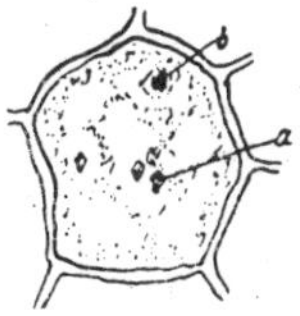

Abb. 80

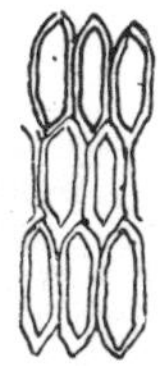

Abb. 81

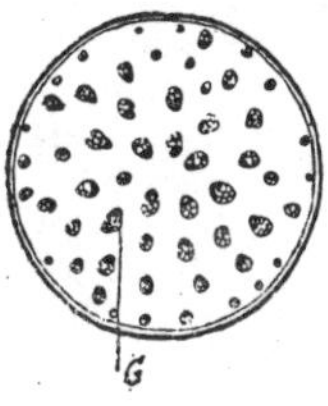

Abb. 82

den Samen und hier und da auch im Stamm. In manchen Zellen, so namentlich in denen der Samen der Leguminosen (Bohnen, Linsen, Erbsen) finden sich auch größere Mengen stickstoffhaltiger sogenannter Eiweißkörper vor.

Die Pflanzen sind aus Gruppen mehr oder minder gleichartiger Zellen, die zusammenhängen, gebildet, man spricht dann von einem Zellgewebe. Haben die Zellen eines Gewebes rundliche oder vieleckige Form und befinden sich zwischen ihnen die bereits erwähnten Zellzwischenräume (Interzellularräume) (s. Abb. 79), dann nennt man es ein Parenchýmgewebe = Würfel = Mark- oder Fleischgewebe. Es ist weich. Sind dagegen die Zellen eines Gewebes langgestreckt und an den Enden spitz ineinandergeschoben, so daß keine Zellzwischenräume vorkommen, so heißt das Gewebe ein Prosenchýmgewebe (Abb. 81) = Fasergewebe = Holzgewebe. Es ist hart. Parenchymgewebe findet sich in allen weichen, Prosenchymgewebe in allen harten Teilen.

Der ganze Pflanzenkörper besteht aus drei großen Gewebeschichten, und zwar: 1. dem äußeren Hautgewebe; 2. dem Stranggewebe und 3. dem Grundgewebe.

Alle ganz jungen Pflanzen bestehen in ihrer Grundmasse aus Grundgewebe, das aus Parenchymzellen gebildet ist. Dieses Grundgewebe wird außen von einem Hautgewebe umschlossen. Nach kurzer Zeit entstehen in dieser weichen Grundmasse strangartige Gebilde, die man Gefäßbündel nennt (Abb. 82). Sie dienen der Pflanze zur Stütze und zur Beförderung der flüssigen Nährstoffe. Im allgemeinen sind auf diese Weise die Krautpflanzen gebaut. Bei den Bäumen, den Holzgewächsen, verläuft der Aufbau anfangs ebenso, aber im Verlauf der Jahre treten wesentliche Aenderungen ein. Die Bildung der Gefäßbündel nimmt zu. Bei unseren Bäumen und Sträuchern drängen sie das Grundgewebe allmählich in die Mitte zurück auf einen kleinen Raum = das Mark (Abb. 84), während die

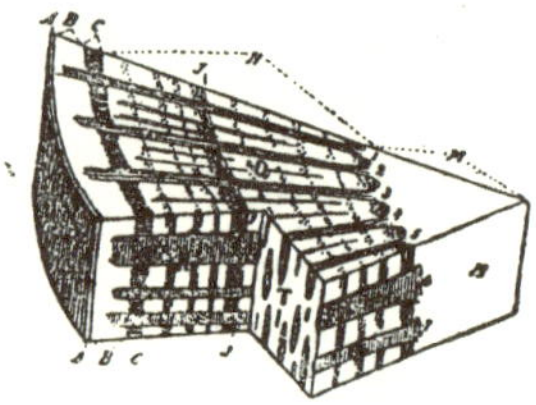

Abb. 84

A Oberhaut
B Bast
C Kambium
H Holz
J Jahresringe
M Mark
1—7 Markstrahlen

Gefäßbündel den Holzteil (Abb. 84 H) bilden, in den nicht selten das Mark keilförmig eingeschoben ist als sog. Markstrahlen (Abb. 84). Durch das Dickenwachstum bedingt, kann die äußere Haut, Oberhaut = Epidérmis genannt, den auf ihr lastenden inneren Druck nicht mehr aushalten, sie wird zersprengt und blättert vielfach ab, während unter ihr ein neues Hautgewebe, Kork genannt, entsteht. Anfänglich sind diese Korkzellen noch wasserdurchlässig, sie verhärten aber bald und bei weiterem Dickenwachstum des Baumes wird der Korkgürtel zersprengt und fällt als Borke (Abb. 84) ab. — Bei manchen Bäumen — den Korkeichen — ist die Korkbildung so stark, daß diese Schicht gewonnen wird für Flaschenverschlußzwecke und ähnliches infolge ihrer Gas- und Wasserundurchlässigkeit und wegen der Leichtigkeit zu Schwimmgürteln u. ä.

Bei den Bäumen scheidet sich das im Grundgewebe gebildete Stranggewebe (das bei den Kräutern gleichartig gebaut ist) bald in zwei Teile, und zwar in einen inneren = Holzteil und einen äußeren = Bastteil (Abb. 84). Ein grundlegender Unterschied besteht in der Anordnung dieser beiden Teile zwischen Bäumen, die aus einsamenlappigen Samen (Monokotyledonen = z. B. Palmen und solchen, die aus zweisamenlappigen Samen (Dikotyledonen) hervorgegangen sind z. B. unsern einheimischen Bäumen.

Bei den Palmen bleibt der Holzteil und der Bastteil aneinanderliegend und das sich bildende Stranggewebe schließt sich nie ganz zusammen, sondern die einzelnen Stränge werden vom Grundgewebe umgeben (Abb. 85).

Bei unseren Bäumen jedoch trennt sich der Holzteil und der Bastteil. Zwischen beiden bildet sich ein lebendes, also plasmatisches Zellgewebe, das während der Vegetationszeit, also im Sommer, in steter Zellteilung begriffen ist. Gegen das Innere des Baumes werden in dieser Zeit immer neue Zellen gebildet, die sich als Holzgewebe eng aneinanderschließen und so den

Holzkörper der Pflanze bilden. Nach außen aber entstehen gleichzeitig neue Bastzellen, die den Bast bzw. Korkteil bilden. Durch dieses plasmahaltige Gewebe, das auch Bildungsgewebe oder Kámbium (Abb. 84) heißt, kommt das Dickenwachstum unserer einheimischen Bäume zustande, während es andererseits erklärlich wird, daß die Palmen, die ein solches Gebilde nicht besitzen, also nicht in die Dicke wachsen können, dafür desto mehr in die Höhe wachsen. Das Kambium ist ein überaus wichtiger Teil eines Baumes, denn es befördert auch die Nährstoffe aus dem Boden nach oben. Eine Verletzung größerer Flächen des Kambiums kann das Eingehen eines Baumes zur Folge haben.

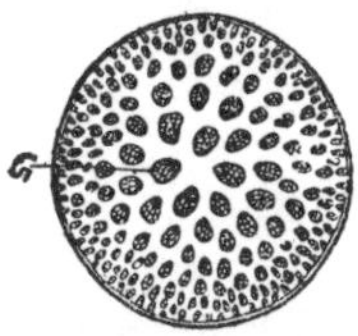

Abb. 85

Durch die jährliche Bildung neuen Holzgewebes kommen die Jahresringe zustande, an deren Zahl man das Alter eines Baumes erkennen kann. Das junge Holz an einem Stamm nennt man Splint, das alte Kernholz (Abb. 84).

Der Bau der Palmen ist also folgender: Im Innern das Stranggewebe, gebildet aus Holz und Bastteil, beide umgeben vom Grundgewebe, darauf das Hautgewebe, so daß der Querschnitt wie eine punktierte, von einer Linie umgebene Scheibe aussieht (Abb. 85).

Der Bau unserer Bäume dagegen weist auf: Im Innern das Mark (mitunter nach dem Rande hin ausstrahlend), umschlossen vom Holz, einem Kreis des Kambiums, einem solchen von Bast, Kork, Borke (also Rinde), so daß der Querschnitt eine durch mehrere Ringe gezeichnete Scheibe vorstellt (Abb. 84). Das Grundgewebe ist meist ein plasmahaltiges, also lebendes Gewebe. Es findet sich im Blattfleisch und allen Pflanzenteilen, die im Wachstum begriffen sind; aber auch in allen schwammigen und weichen Teilen der Pflanzen (Mark, Apfel, Kartoffel).

Physiologie.

Die Kenntnis der Lebensvorgänge der Pflanzen.

Im vorhergehenden haben wir die einzelnen Organe der Pflanzen kennengelernt, auch ihre Zweckbestimmung, nicht aber, durch welche Vorgänge sie dieser Bestimmung dienen. Das ist Gegenstand der Pflanzenphysiologie. Sie beweist, wie aus anorganischen Elementen organische Stoffe entstehen. Können wir auch diesen Teil der Pflanzenkunde nur kurz erörtern, so werden wir aber doch kennenlernen, wie wunderbar das Leben der Pflanze ist. Von den einzelnen Elementen sind vorwiegend beteiligt der Kohlenstoff = C, der Wasserstoff = H und der Sauerstoff = O. Aus diesen drei Elementen vermag die Pflanzenwelt ungezählte verschiedene Verbindungen herzustellen. Daneben sind beteiligt der Stickstoff = N, der Schwefel = S, der Phosphor = P, das Kalium = K, das Calcium = Ca, das Magnesium = Mg, das Eisen = Fe, seltener das Natrium = Na, das Aluminium = Al, das Silizium = Si, das Chlor = Cl, das Jod = J, das Brom = Br, das Fluor = Fl.

Aus dem C, H, O bilden die Pflanzen die Kohlehydrate = Stärke, Zucker; unter Hinzutritt von N die Eiweißstoffe, aber auch die so sehr giftigen Alkaloide, unter Mitwirkung des S eine Reihe ätherischer Oele usw. Voraussetzung für die Lebensvorgänge ist das Vorhandensein der Blätter und der Wurzeln oder wurzelähnlicher Gebilde. Erstere besorgen die Aufnahme der gasförmigen Nahrung. Sie atmen und sind zu diesem Zwecke mit Atmungsorganen, den *Spaltöffnungen* und *Atmungshöhlen* versehen (Abb. 86). Die Wurzeln sind bestimmt zur Aufnahme der gelösten Nährmittel, also Flüssig-

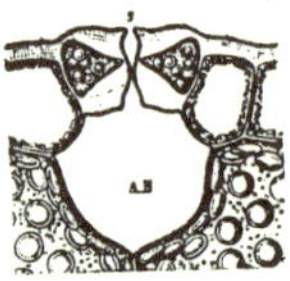
Abb. 86

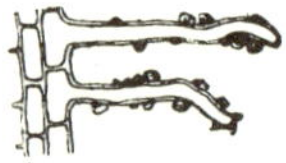
Abb. 87

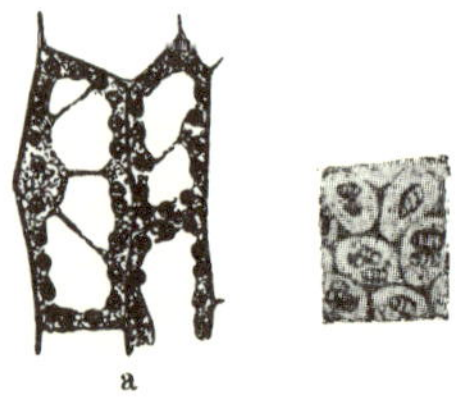
Abb. 88

keiten, zu welchem Zweck sie mit zahlreichen *Saughaaren* besetzt sind (Abb. 87). Die Aufnahme der Nährstoffe nennt man die *Atmung* und *Aufsaugung*, die Verarbeitung der aufgenommenen Stoffe zu anderen Stoffen *Assimilátion*.

Die Atmung der Pflanzen. Wie bemerkt, wird sie durch die Spaltöffnungen der Blätter vorgenommen. Das gasförmige Nährmittel ist die Kohlensäure—Kohlendioxyd $= CO^2$, jenes Gas, das von Mensch und Tier ausgeatmet wird. Die Pflanzen verarbeiten die Kohlensäure, assimilieren den Kohlenstoff $=$ C und atmen den Sauerstoff $=$ O *aus*. Eine Tatsache, die erstmalig von *Priestley* 1744 experimentell nachgewiesen wurde. Mit dieser so wichtigen Tätigkeit werden die Pflanzen zu *Luftregulatoren*, indem sie immer wieder die Luft von dem giftigen Kohlendioxyd befreien. Im wesentlichen übernimmt die Zerlegung der Kohlensäure das *Chlorophýll* oder Blattgrün, eine Verbindung, die sich nur in Gegenwart von Magnesium und Eisen (ohne daß letzteres im Chl. nachweisbar ist) und durch Mitwirkung des Lichts bilden kann. Welche Rolle das *Licht* spielt, erkennt man daran, daß junge Pflanzen, denen man das Licht entzieht, die also im Dunkeln wachsen (Kartoffelkeime im Keller), eine gelbe, aber keine grüne Farbe besitzen, aber, wenn ans Licht gebracht, sehr schnell grüne Farbe annehmen. Die Chlorophyllkörnchen sind in sog. Ballungen, den *Chlorophyllträgern*, zumeist am Innern der Zellwandungen angelagert (Abb. 88a). Daher streben auch alle Pflanzen dem Lichte zu. Man nennt das *Heliotropísmus* (von Helios $=$ die Sonne). Unter Mitverwendung des aufgenommenen Wassers wandelt das Chlorophyll den C, H und O in *Stärke* um, die in besonderen Körnchen in den Zellen abgelagert (Abb. 88b), und vielfach weiter in *Zucker* umgesetzt wird. Die Atmung geht nur am Tageslichte vor sich, daher die Pflanzen während des Nachts ausruhen. Das heißt, nur scheinbar, denn während der Nacht werden die eingeatmeten Gase und sonst aufgenommenen Nährstoffe assimiliert, also verarbeitet. So hat der Pflanzenorganismus abwechselnd seine Arbeit, ist also in irgendwelchen Teilen immer tätig.

Die Aufnahme flüssiger Nahrung geschieht nur vereinzelt durch die Blätter, vorwiegend durch die Saugvorrichtungen der Wurzelhaare. Die Lösung der Nährstoffe erfolgt durch die aufschließende Wirkung der Feuchtigkeit und

Luft im Erdboden. Viel gelöste Nährstoffe (namentlich Ammoniak), werden auch durch das Regenwasser dem Erdboden zugeführt. Genügen die vorhandenen löslichen Nährmittel nicht, dann verkümmern die Pflanzen, es sei denn, daß man ihnen künstlich solche Nährstoffe zuführt, was man Düngen nennt. Unbewußt, d. h. ohne tiefere Kenntnis, geschah das Düngen von alters her durch den Landmann mittels Stalldünger. Erst dem großen Chemiker Justus von Liebig war es vorbehalten, wissenschaftlich die Notwendigkeit und Zweckmäßigkeit der Zusammensetzung künstlichen Düngers nachzuweisen. Seitdem vollzieht sich diese Art der Düngung in der ganzen Welt, nicht nur im großen, sondern auch im kleinen, in den Haushaltungen (Blumendünger)*).

Daneben hat man für Zimmerpflanzen noch das Physiologische Nährsalz**). Zur Düngung im großen unterscheidet man: 1. Stickstoffdünger: Chilisalpeter, Kalksalpeter. Schwefelsaures Ammoniak, Kalkstickstoff. 2. Kalidünger: Kainit, Carnallit. 3. Phosphordünger: Thomasschlacke, Superphosphat, Guano (letztere auch N.-Dünger). 4. Kalkdünger: Kalkstein, Mergel, Gips.

Neben dem Licht ist es auch die Wärme, die zur Ernährung der Pflanzen notwendig ist (Thermotropismus), ferner das Wasser (Hydrotropismus).

Die Fortschaffung der flüssigen Nährstoffe von der Aufnahmestelle zu anderen Teilen der Pflanze geschieht durch verschiedene Einrichtungen. Leitungsbahnen sind die Gefäßbündel, was man daran erkennen kann, wenn man eine weiße Tulpe in eine Teerfarbstofflösung stellt. Die Blüte wird dadurch gefärbt und im Querschnitt des Stengels sieht man die Gefäßbündel gefärbt. An der Oberfläche der Blätter verdunstet lebhaft das Wasser, man nennt das Transpiration der Pflanze. Die so wasserarm gewordenen Zellen entnehmen den unteren Zellen durch die Zellwandungen hindurch Flüssigkeit, um sich wieder zu füllen, und so wird von einer Zelle zur andern die Nahrung von der Wurzel an nachgezogen. Man nennt das Durchtreten von Flüssigkeiten durch die Zellwände Osmose. Auf der anderen Seite bewegen sich die Gase durch die zwischen den Zellen befindlichen Hohlräume; in die Zelle gelangen sie aber nur, wenn sie gelöst sind. Um aus dem Zellsaft in die Zwischenzellräume und von diesen wieder ins Freie zu gelangen, werden sie beim Passieren des Zellsaftes durch die Zellwand ausgeschieden. Dieser Durchtritt von Gasen durch die mit Flüssigkeit getränkte Zellwand beruht auf der Diffusion, d. h. der Mischung von Gasen mit verschiedenem spezifischen Gewicht. Der ganze Assimilationsprozeß im Pflanzenreich läßt einen Kreislauf erkennen, der den wunderbaren Aufbau des organischen Lebens ausmacht. Die Pflanze erzeugt die Nahrung für den Pflanzenfresser, deren Umwandlungsprodukte den Fleischfressern zur Nahrung dienen. Diese atmen Kohlendioxyd aus, das wiederum der Pflanze zur Nahrung dient.

---

*) I. Guano 1000,0, Natr. nitr. 15000,0, Magnes. sulf. 50,0, Kal. sulfur. 50. II. Calc. phosphor. 40 % 1000,0, Ammon. nitr. 50,0, Kal. nitr. 150 g, Ferr. sulf. crud. pulv. 80,0, Calc. sulfur. ust. 110,0, Ammon. chlorat. 30,0.

**) Physiologisches Nährsalz: 4 Teile Calc. nitric., 1 Teil Kal. nitric., 1 Teil Magnes. sulfur., 1 Teil Kal. sulfuric., 1 Teil Dikaliumphosphat, Spuren Eisenchlorid und Chlornatrium.

Der Anbau und das Sammeln von Drogen.

Weit entfernt, etwa genaue Anleitung zum Anbau von Medizinalpflanzen zu geben, möchten wir doch nicht unterlassen, darauf hinzuweisen, daß da, wo Land zur Verfügung steht, der Anbau bei den derzeitigen Preisen als lohnend bezeichnet werden muß. Apotheker Th. Meyer, Colditz, sagt in seinem allen Interessenten empfohlenen Buch „Arzneipflanzenkultur und Kräuterhandel", Verlag Julius Springer, Berlin: „Der Anbau eignet sich seiner ganzen Art nach mehr für den kleinen als für den großen Grundbesitzer. Er braucht sich nicht um teure Maschinen zu sorgen, ohne die es heutzutage kaum mehr geht in der Landwirtschaft, wie Sä-, Mäh- und Dreschmaschinen usw. Lediglich mit Hacke, Spaten und Harke, d. h. den bekannten Gartengeräten, wird er zu hantieren haben, bei größeren Anlagen höchstens mit einem leichten Pflug. Er ist nicht gezwungen, lediglich des Düngers wegen sich einen bestimmten Viehstand zu halten, was meistens über seine pekuniären Verhältnisse hinausgeht. Er kann seine Familienmitglieder beschäftigen mit den vielerlei Handarbeiten; Frauen, sogar Kinder genügen für die leichte Arbeit." Das gleiche gilt natürlich für den Besitzer größerer Gartenflächen. Ist nun die Kultur von Arzneipflanzen an die Voraussetzung des Grundbesitzes gebunden, so nicht das Sammeln von Arzneipflanzen bzw. Pflanzenteilen. Fast alle Regierungen und zahlreiche Gesellschaften empfehlen heute mehr denn je das Sammeln, um die Schätze des Landes auszubeuten, uns vom Ausland unabhängig zu machen. Um das Sammeln zu unterstützen, hat der „Ausschuß" zur staatlichen Förderung der Sammlung und des Anbaus arzneilich, wirtschaftlich und technisch verwertbarer Pflanzen zu Dresden*) ein kleines Schriftchen herausgegeben, das weiteste Verbreitung in unseren Berufskreisen verdient. Es heißt darin u. a. über das Sammeln:

„Man sammle nur von Pflanzen, die man an ihren charakteristischen Blättern und Blüten mit Sicherheit als die richtigen festgestellt hat. Für den richtigen Zeitpunkt des Sammelns ist maßgebend, daß die Pflanzen während oder kurz vor der Blüte am meisten wirksame Stoffe enthalten. Man sammle nur an trockenen Tagen.

Durch das Ausgraben von Wurzeln und Wurzelstöcken wird der Bestand der Pflanzen am meisten geschädigt. Man sammle die Wurzeln deshalb nur da, wo wirklich große Bestände vorhanden sind. Schwächere Pflanzen lasse unberührt. Von starken Wurzelstöcken sollen sachgemäß abgetrennte Teile zur Erhaltung des Standortes wieder eingeflanzt werden. Das Ausgraben erfolgt mit wenigen Ausnahmen am besten im Herbst. Man befreit die Wurzeln gründlich von der anhaftenden Erde und spült sie mit Wasser ab.

Unter Kraut versteht man den gesamten oberirdischen Teil der Pflanze. Im allgemeinen erfolgt das Sammeln vor

---

*) Anfragen sind zu richten an Herrn Otto Schleising, Dresden-A., Krenkelstr. 23.

dem Fruchtansatz und während der Blüte, vom Mai bis September.

Man achte beim Pflücken der Blätter darauf, daß man nur gut ausgebildete, aber nicht zu alte Blätter erntet. Da sich fortwährend neue Blätter bilden, kann von derselben Pflanze etwa dreimal geerntet werden. Die Ernte erfolgt während der Blütezeit.

Die empfindlichsten Pflanzenteile, die Blüten, sammle man nur nach der Abtrocknung des Taues in den Mittagsstunden trockener Tage. Man ernte nur solche Blüten, die sich eben entfaltet haben. Da die Blütenfolge verschieden ist, kann die Ernte von denselben Pflanzen in Abständen weniger Tage wiederholt werden.

Früchte sammle man in reifem Zustande. Unreife und überreife Früchte sind meist unbrauchbar und dem Verderben leichter ausgesetzt. Die Samen ernte man kurz vor der Reife. Man verhindert so das Ausfallen.

Das Sammelgut wird, locker aufeinandergeschichtet, in Körben oder luftdurchlässigen Säcken nach Hause gebracht. Das Einpressen in Holz- oder Blechgefäße ist unzweckmäßig. Durch diese Verfahren erhitzt sich das Sammelgut leicht, wodurch Zersetzungen in den Pflanzenteilen stattfinden können, die den Wert des Sammelguts beeinträchtigen. Bei Blüten von Taubnesseln, Schlehdorn, Königskerzen, Flieder usw, verbietet sich das Einpressen von selbst, da dadurch das Aussehen der Blüten leidet. Frisch eingebrachtes Sammelgut darf nie in Haufen liegen bleiben.

Das frische Sammelgut muß sofort nach dem Einbringen getrocknet werden. Die Kunst des Trocknens besteht darin, die natürliche Farbe der Pflanzenteile zu erhalten. An warmen Sommertagen trocknet man am besten an windgeschützten Stellen im Freien. Dem direkten Sonnenlicht darf das Trockengut nicht lange ausgesetzt werden, da sonst ein Ausbleichen der Farbe eintritt. Farbige Blüten, besonders blaue und rote, trockne man nur im Schatten.

Zuverlässiger als das Trocknen im Freien ist das Trocknen auf luftigem Dachboden, das weniger von den Witterungsverhältnissen abhängig ist. Das Trocknen in bewohnten Räumen ist streng zu vermeiden. Man breitet das Sammelgut in dünner Schicht auf dem mit Sackleinen ausgelegten Boden aus. Besser noch sind schwebende Matten oder Trockenhorden (mit dünnem Stoff oder Sackleinen bezogene Holzrahmen). Sie haben den Vorteil, daß der Raum besser ausgenutzt werden kann. Um ein gleichmäßiges Trocknen zu erreichen, muß das Trockengut täglich mindestens einmal aufgelockert und gewendet werden. Frisch eingebrachte Pflanzenteile dürfen nie mit halbtrockenen vereinigt werden. Bei sehr saftreichen Kräutern empfiehlt es sich, die Unterlagen öfters zu wechseln. Fleischige Wurzeln werden der Länge nach gespalten, und, an Fäden gereiht, aufgehängt. Blüten von Königskerzen, Taubnesseln usw. preßt man in halbtrockenem Zustande durch Aufdrücken eines Brettes. Auf diese Weise verhindert man beim weiteren Trocknen das Einschrumpfen und erhält den Blüten ein gutes Aussehen.

Bei feuchter Witterung und Regenzeiten muß bei künstlicher Wärme getrocknet werden. Besonders ratsam ist die Anwendung künstlicher Wärme bei wertvollen Blüten, wie Stiefmütterchen, Taubnessel, Königskerze usw. Zum Trocknen bei künstlicher Wärme eignet sich jede Pflaumendarre, im Notfall auch ein schwach geheizter Backofen oder Küchenherd. Grudeöfen und Dampfrohrleitungen lassen sich ebenfalls für den Zweck verwenden. Man lasse anfangs mäßige Wärme auf die dünn beschickten Trockenhorden einwirken und steigere die Wärme langsam auf 70°, bis völlige Dürre eingetreten ist. Dabei ist reichliche Lüftung unerläßlich, damit das Trockengut nicht gedämpft wird. Aromatische Kräuter, wie Pfefferminze, Meiran usw., müssen ganz besonders vorsichtig getrocknet werden, da sie bei großer Wärme durch Verlust an Oelgehalt minderwertig werden.

Giftige Pflanzen müssen stets für sich getrocknet werden.

Das gut getrocknete Sammelgut hängt man in luftdurchlässigen Säcken auf luftigem Boden auf. Trotz aller Vorsichtsmaßregeln läßt es sich nicht verhindern, daß die Kräuter nach einiger Zeit „schwitzen". Läßt man sie in diesem Zustande, so treten Schimmelbildung, Zersetzung und Mißfärbung auf, die zur Unverkäuflichkeit der Ware führen. Es muß deshalb nach Verlauf einiger Wochen eine Nachtrocknung stattfinden, die nach Bedarf zu wiederholen ist. Für empfindliche und wertvolle Blüten empfiehlt sich das Aufbewahren in mit Papier ausgeschlagenen Fässern und Kisten über einer Schicht von frischgebranntem, ungelöschtem Kalk. Die Blüten werden in einem lose gewebten Sack so in die Kisten gebracht, daß sie nicht mit der Kalkschicht in Berührung kommen. Die in künstlicher Wärme gut durchgetrockneten wertvollen Blüten kann man auch in dichtschließenden Blechbüchsen aufbewahren."

Medizinische Kunstausdrücke für verschiedene Krankheitsformen.

Abführmittel = Laxans, Laxativum, Purgans.
„ mildes, reinigendes = Catharticum.
„ leicht abführend = Aperitivum.
„ heftig wirkend = Drasticum.
Abortiva = Fruchtabtreibende Mittel.
Adstringens = Zusammenziehendes Mittel.
Aetzmittel = Causticum, Cauterium.
Afterknoten, -blutung = Haemorrhoiden.
Anaesthetica = Betäubende Mittel.
Anregendes Mittel = Alterans, Analepticum, Excitans.
Anreizendes Mittel = Stimulans.
Anthelminthica = Wurmwidrige Mittel.
Antifebrilia = Fieberwidrige Mittel.
Antispasmodicum = Krampfstillendes Mittel.
Aperientia = Abführmittel leichter Art.
Atemnot, Engbrüstigkeit = Asthma.
Aufsaugendes Mittel = Absorbens.
Augenmittel = Ophthalmicum.
Ausschlag = Ekzema.
Austrocknendes Mittel = Siccans.
Auswurf beförderndes Mittel = Expectorans.

Badezusatzmittel = Balnearium.
Bähung, Umschlag = Cataplasma.
Bandwurmmittel = Taenifugum.
Belebendes Mittel = Analepticum.
Beruhigendes Mittel = Sedativum.
Betäubendes Mittel = Narcoticum.
Bitteres Magenmittel = Amarum.
Blähungtreibendes Mittel = Carminativum.
Blasenmittel = Cysticum.
Blasenziehendes Mittel = Vesicans.
Bleichsucht = Chlorose.
Blutandrang = Congestio.
Blutarmut = Chlorose.
Blutreinigendes Mittel = Depurans, Haemocatharticum.
Blutstillendes Mittel = Haemostaticum, Stypticum.
Blutung (Fäule) des Zahnfleisches = Scorbut.
Brechmittel = Emeticum, Vomitivum.
Brechreiz beseitigendes Mittel = Antemeticum.
Breiumschlag = Cataplasma.

Carminativum = Blähungswidrige Mittel.
Catharticum = Abführmittel.

Depurantia = Blutreinigende Mittel.
Diät = die bei Erkrankungsfällen notwendige **L**ebensweise.
Diarrhoe = Durchfall.
Diuretica = Wassertreibende Mittel.
Drüsenanschwellung durch Zellwucherung enstanden = Skrophulose.
Durchfall = Diarrhoe.

Durchfall = Mittel gegen = Antidiarrhoicum.
Dyspepsie = Verdauungsschwäche.
Eingeweidewürmer = Helminthen.
„ , Mittel gegen = Anthelminthicum.
Emeticum = Brechmittel.
Engbrüstigkeit, Atemnot = Asthma.
Englische Krankheit = Rachitis.
Entseuchungsmittel — Desinficiens.
Entzündungswidriges Mittel = Temperans, Antiphlogisticum.
Ernährendes Heilmittel = Nutriens.
Erregendes Mittel = Excitans.
Erweichendes Mittel = Emolliens.
Expectorantia = Auswurf befördernde Mittel.
Fallsucht = Epilepsie.
„ , Mittel gegen = Antiepilepticum.
Fäulniswidriges Mittel = Antisepticum.
Febrifuga = Fiebermittel.
Fieber = Febris.
„ , Mittel gegen = Antifebrile, Antipyreticum.
Galactophora = Mittel zur Förderung der Milchabsonderung.
Gallabführendes Mittel = Cholagogum.
Gärungswidriges Mittel = Antifermentavium.
Gefühllos machendes Mittel = Anelgeticum.
Geruchlosmachung = Desodorisation.
Geschmack verbesserndes Mittel = Corrigens.
Geschlechtskrankheiten = Morbi genitalum.
Gichtmittel = Antarthriticum.
Gliederreißen = Rheumatismus.
„ , Mittel gegen = Antirheumaticum.
Griesleiden = Urolithiasis.
Gurgelmittel = Gargarisma.
Hämatocathartica = Blutreinigende Mittel.
Haemostatica = Blutstillende Mittel.
Haemorrhoiden = Afterknoten.
Harntreibendes Mittel = Diureticum.
Helminthica = Wurmmittel.
Hustenlinderndes Mittel = Expectorans.
Hysterie = Nervensystemerkrankung.
Irritantia = Reizende Mittel.
Katarrh = Schleimhautentzündung.
Keimtötendes Mittel = Desinficiens.
Keuchhusten = Pertussis.
Knochenerweichung = Rachitis.
Kolik = Leibschneiden.
Kopfschmerz, halbseitiger = Migräne.
Krätze = Scabies.
„ , Mittel gegen = Antiscabiosum.
Krampfstillendes Mittel = Antispasmodicum.
Krankheitserregerunschädlichmachung = Desinfection.
Laxativa = Abführmittel.
Leberleiden, Mittel gegen = Hepaticum.
Leibschneiden = Kolik.
Luftröhrenentzündung = Bronchitis.
Lustramenta = Reinigungsmittel.
Lustseuche = Syphilis.
Magenmittel = Stomachicum.
„ bitteres = Amarum.
„ würziges = Aromaticum.

Magensäurevertreibendes Mittel = Antacidum.
Menstruation = Monatsreinigung.
„ beförderndes Mittel = Emmenagogum.
„ schmerzhafte = Dysmennorrhöe.
„ besonders starke = Mennorrhagie.
Migräne = halbseitiger Kopfschmerz.
Milchabsonderung beförderndes Mittel = Galactophorum.
Monatsregel, Monatsreinigung = Menstruation.
Mucilaginosa = Schleimige Mittel.

Nährmittel = Nutriens, Nutrimentum.
Narcotica = Betäubende Mittel.
Nervenberuhigendes Mittel = Nervinum.
Nervenentzündung = Neuritis.
Nervenkrankheit = Neurose.
Nervenschmerz = Neuralgie.
„ , Mittel gegen Antineurasthenicum.
Nervenschwäche = Neurasthenie.
„ , Mittel gegen Antineurasthenicum.
Nervensystemerkrankung = Hysterie.
„ , Mittel gegen = Antihystericum.
Nervina = Nervenmittel.
Nierenentzündung = Nephritis.
Niesemittel = Sternutatorium.
Neuralgie = Nervenschmerz.
Neurasthenie = Nervenschwäche.
Nutrimenta = Nährmittel.

Palliativmittel = Linderungsmittel.
Paragorica = Besänftigungsmittel.
Pectoralia = Hustenmittel.
Periode = Monatsregel.
Prophylactica = Vorbeugungsmittel.
Quetschung = Contusion.

Rachitis = Knochenerweichung, engl. Krankheit.
Reizmittel = Stimulans.
Rheumatismus = Gliederreißen.
Roborantia = Stärkende Arzneimittel.
Ruhr = Dysenterie.

Saures Mittel =Acidum.
Schlafmittel = Hypnoticum.
Schleimhautentzündung = Katarrh.
Schleimiges Mittel = Mucilaginosum.
Schleimlösende Mittel = Expectorans.
Schmarotzer, Mittel gegen = Antiparasiticum.
Schnupfen = Coryza.
Schönheitspflegemittel = Cosmeticum.
Schweißtreibendes Mittel = Diaphoreticum.
Schwindsucht = Phtysis.
Sedativum = Beruhigungsmittel.
Skorbut = Blutung (Fäule) des Zahnfleisches.
Skrophulose = Drüsenanschwellung durch Zellwucherung entstanden.
Stärkendes Mittel = Roborans, Tonicum.
Steinleiden = Lithiasis.
Stimulatitia = Reizmittel.
Stomachica = Magenmittel.
Stopfendes Mittel = Adstringens.
Stuhlgang beförderndes Mittel = Aperiens.
Styptica = Blutstillende Mittel.

Taenifuga = Wurmmittel.
Tonica = Anregungsmittel.
Tripper, männlich = Gonorrhöe.
„ , weiblich = Blennorrhöe..
Tuberkulose = Infektionskrankheit, die durch Eiterknötchen eine Zerstörung des Gewebes bewirkt.
Umschlag = Cataplasma.
Uretica — Harntreibende Mittel.
Unempfindlich machendes Mittel = Anaestheticum.
Unschädlichmachung von Krankheitserregern = Desinfection.
Verdauung beförderndes Mittel = Digestivum.
Vesicantia = Blasenziehendes Mittel.
Vomitiva = Brechmittel.
Wassersucht = Hydrops.
Weißer Fluß = Fluor albus.
Wurmmittel = Helminthicum, Anthelminthicum, Vermifugum, Taenifugum.
Zuckerharnruhr = Diabetes.
Zusammmenziehendes Mittel = Adstringens.

Anleitung

zur schulmäßigen Prüfung und Beurteilung der Drogen.

Bei der schulmäßigen Beurteilung einer Droge sind, wo immer möglich, folgende Proben anzustellen:

1. Farbe der Droge von außen,
2. Form, Beschaffenheit und Schwere der Droge,
3. Farbe von innen,
4. Innerer Aufbau (weich, fest, holzig, porös, faserig, mehlig, körnig, Oel-, Harz-, Balsambehälter usw.),
5. Geruch,
6. Geschmack. Hier kommt in Betracht:

   a) süß, b) bitter (Gefühl auf der Zungenmitte), c) herb = zusammenziehend (Gefühl an der Zungenspitze), d) kratzend (Gefühl an der Zungenwurzel und dem Zäpfchen), e) schleimig, f) pfefferig = scharf würzig, g) salzig, h) würzig.

   Es sei bemerkt, daß Drogen mit giftigen Bestandteilen, bei denen die Geschmacksprobe nicht ganz ohne Gefahr ist, in der Abhandlung bei der Angabe des Geschmackes ein (!) aufweisen, das also zur Vorsicht mahnen soll.

7. Die Droge enthält daher:

   a) Zucker, b) Bitterstoff, c) Gerbsäure, e) Schleim, f) ätherische Oele und Weichharze, g) Salze, h) ätherische Oele, Harze, Balsame.

8. Die Droge kann also verwendet werden. Hierzu dienen folgende Anhaltspunkte:

   a) Drogen, die Schleim enthalten, können Verwendung finden zu Umschlägen, als hustenlindernde Mittel, zum Steifmachen (appretieren) von Geweben,
   b) Drogen mit ätherischem Oel, Harz, Balsam finden Verwendung für die Likörfabrikation, als magenstärkende Mittel, als Gewürz, als Zusatz zu Bädern, manche in der Lackfabrikation,
   c) Drogen mit Bitterstoff als Magenmittel,
   d) Drogen mit Gerbsäure als stopfende Mittel bei Durchfall, als blutstillende Mittel bei inneren Blutungen, als zusammenziehende Mittel bei nässenden Hautausschlägen, technisch zum Gerben und in der Tintenfabrikation,
   e) Drogen mit Zucker als Hustenmittel. Manche zuckerhaltige Drogen liefern durch Vergärung und Abdestillieren (Brennen) Branntwein.

Zusammenstellung

der in Preislisten häufig gebrauchten lateinischen Abkürzungen für die rohen (naturellen) und die bearbeiteten Drogen und deren deutsche Bedeutung.

NB.: Bei zweisilbigen Drogen ist der Ton immer auf der e r s t e n Silbe.

ad us. med. = ad úsum medicinálem = zum arzneilichen Gebrauch.
ad us. vet. = ad úsum veterinárium = zum Gebrauch für Tiere.
alb. = álbus, a, um = weiß.
albiss. = albíssimus, a, um = sehr weiß.
bisdep. = bisdepurátus, a, um = doppelt gereinigt.
bismund. = bismundátus, a, um = doppelt geschält.

c. calic. = cum calícibus = mit den Kelchen.
c. bract. = cum brácteis = mit den Deckblättern.
c. flor. = cum flóribus = mit den Blüten.
conc. = concísus, a, um = zerschnitten.
cont. = contúsus, a, um = zerstoßen.
dep. = depurátus, a, um = gereinigt.

e bac. = e bácis = aus den Beeren.
e fruct. = e frúctibus = aus den Früchten.
elect. = eléctus, a, um = ausgelesen, elegiert.
electss. = electíssimus, a, um = sehr genau ausgelesen.
e lign. = e lígno = aus dem Holze.
e res. = e resína = aus dem Harze.
e sem. = e semínibus = aus den Samen.
excort. = excorticátus, a, um = ausgeschält, entschält.
express. = expréssus, a, um = ausgedrückt, ausgepreßt.
expulp. = expulpátus, a, um = vom Fleische befreit, expulpiert.
exsicc. = exsiccátus, a, um = ausgetrocknet.
fiss. = físsus, a, um = gespalten.

gross. = gróssus, a, um = grob.
gross. mod. p. = grósso módo pulverátus, a, um = grob gepulvert.
gross. p. = gróssus pulverátus, a, um = grob gepulvert.
i. bacul. = in báculis = in Stengeln, in Stangen.
i. bacill. = in bacíllis = in Stengelchen, in Stäbchen.
i. fasc. = in fáscibus = in Bündeln, in fascículis = in Bündelchen.
i. fol. = in fóliis = in Blättern.
i. fragm. = in fragméntis = in Bruchstücken.
i. gran. = in gránis = in Körnern.
i. lacr. = in lácrimis = in Tränen.
i. mass. = in mássis = in Massen.
i. sort. = in sórtibus = naturelle, nicht verlesene Ware.
i. tab. = in tábulis = in Tafeln.
inspiss. = inspissátus, a, um = eingedickt.

mai. oder maj. = maior, maius oder maióres, maióra = die größere (Sorte).
maxim. = máximus, a, um = die größte (Sorte).

med. = médius, a, um = die mittlere (Sorte).
min. = minor, minus oder minóres, minóra = die kleinere (Sorte).
min. conc. = minútim concísus, a, um = ganz zerschnitten.
mund. = mundátus, a, um = geschält.
natur. = naturális, e = natürlich, naturelle Ware, nicht verlesen.
opt. = óptimus, a, um = die beste (Sorte).
pro pec. = pro pécude = fürs Vieh.
pro us. med. = pro usu medicinále = zum arzneilichen Gebrauch.
pr. us. vet. = pro usu veterinário = zum Gebrauch für Tiere.
pulv. = pulverátus, a, um, pulverisátus, a, um = gepulvert.
pulv. = púlvis = das Pulver.
pulv. gross. = pulverátus, a, um, gróssus, a, um = grob gepulvert.
rasp. = raspátus, a, um = geraspelt.
recntr. = recénter = neue, frische Ware.
sicc. = siccátus, a, um = getrocknet.
s. = síne = ohne.
s. bract. = sine brácteis = ohne Deckblätter.
s. calic. = sine calícibus = ohne Kelche.
s. epiderm. = sine epidérmite = ohne Oberhaut.
s. fibrill. = sine fibrillis = ohne Wurzelfasern.
s. sem. = sine semínibus = ohne Samen.
spiss. = spíssus, a, um = trocken, eingetrocknet, eingedickt.
s. stipit. = sine stipítibus = ohne Stengel.
subt. p. = subtílis pulverátus, a, um = fein gepulvert.
subtlss. p. = subtilíssime pulverátus, a, um = aufs feinste gepulvert.
tornat. = tornátus, a, um = gedreht.
techn. = téchnicus, a, um oder téchnice = gewerblich verwendbar.
tost. = tóstus, a, um = geröstet.
tot. = tótus, a, um = ganz.
ust. = ústus, a, um = gebrannt.
ven. = venális, e = käuflich = Ware, wie sie gewöhnlich verkauft wird.
ver. = vérus, a, um = echt, wahr.
veter. = véteres. a = alte (Ware).
veter. = veterinárius, a, um = tierisch.
vulg. = vulgáris, e = gewöhnlich.

Bei den Handelsformen heißt die gewöhnliche, unbearbeitete Droge, die naturelle Ware = naturális, manchmal (bei Harzen) auch in sórtibus.

Wird die Droge sortiert, so heißt sie: eléctus, depurátus, bisdepurátus, in fóliis, in fragméntis, in granis, in lácrimis, cum — sine calícibus u. a. m.

Wird die Droge bearbeitet, so ergeben sich folgende Bezeichnungen: mundátus, bismundátus, concísus, minútum concísus, contúsus, fissus, raspátus tornátus u. a. m.

Beim Pulvern kommt je nach dem Feinheitsgrad in Betracht: grossus pulverátus, pulverátus, subtílis pulverátus, subtilíssime pulverátus, alcoholisátus.

Der Verwendungszweck wird angegeben durch: ad usum medicinálem, ad usum veterinárium, pro pécude, téchnicus oder téchnice.

Drogenappretur.

Unter Drogenappretur verstehen wir die Zubereitung der Drogen für den Handverkauf oder die Fabrikation. Nur wenige Drogen kommen in dem Zustande, wie ihn die Natur bietet, in den Handel. Eine ganze Anzahl, namentlich Wurzeldrogen, werden geschält. Eine Arbeit, die alsbald nach dem Sammeln vorgenommen wird, da, solange die Pflanzenteile frisch sind, das Schälen leicht zu bewirken ist. Das gilt auch von den Fruchtschalen, z. B. Zitronen-, Apfelsinenschalen, die man von dem inneren weichen Teil, dem Parenchym, befreit, solange die Schale noch frisch ist.

Einige Drogen werden durch besondere Manipulationen auch von bestimmten Bestandteilen befreit. So z. B. Isländisch Moos von dem Bitterstoff = abamarítie, Sennesblätter von dem harzigen Bitterstoff = deresináta, Schellack von dem Gehalt an Wachs = deceráta. Das sind Arbeiten, die in den Drogenappreturanstalten durch Extraktion mittels eines Lösungsmittels, das nur den zu entfernenden Bestandteil löst, vorgenommen werden. Die dazu benötigten Extraktionsapparate (Perkolatoren) (Abb. 89) sind in verschiedenen For-

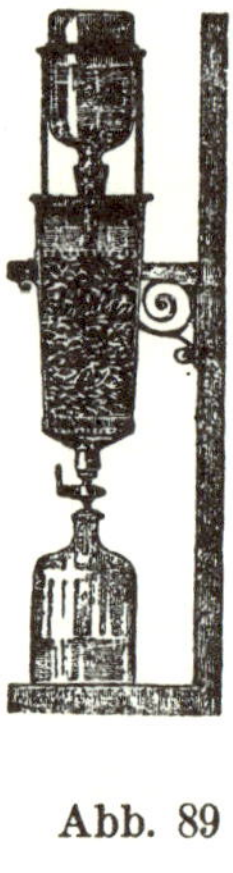

Abb. 89

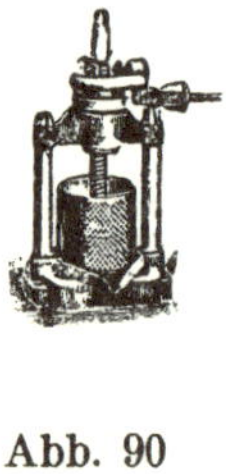

Abb. 90

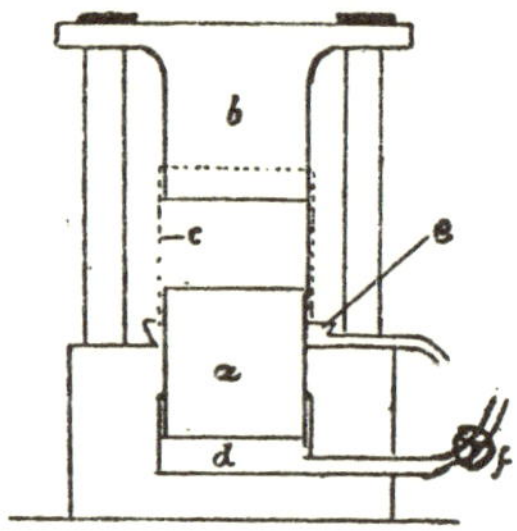

Abb. 92

a Unterer Stempel
b Oberer Stempel
c Siebmantel
d Druckwasser
e Ablaufschale
f Ventil zur Wasserzufuhr

men hergestellt, die im Prinzip aber übereinstimmen. Die in Frage kommenden Objekte werden entweder durch langsames Hindurchlaufen des Lösungsmittels von dem zu entfernenden Bestandteil befreit. Oder man überläßt die betr. Droge, mit dem Lösungsmittel bedeckt, längere Zeit sich selbst, zieht nunmehr die Lösung ab und verfährt mehrere Male hintereinander so, bis alles zu Extrahierende ausgezogen ist. Gleichviel, ob dieser oder jener Weg angewandt worden ist, muß die extrahierte Droge von dem Extraktionsmittel befreit werden, was durch Pressung geschieht. In kleineren Betrieben bedient man sich dazu der Handpressen (Abb. 90), in größeren der sog.

hydraulischen Pressen (Abb. 92). Um die letzten Reste anhaftenden Lösungsmittels zu entfernen, bedarf man der Austrocknung, zu der meist Warmtrockenschränke verwendet werden (Abb. 93). Auf Hürden, das sind Rahmen, die je nach der Natur der Drogen mit Drahtnetz oder Leinen bespannt sind, werden die Drogen ausgebreitet, und die warme Luft reißt alles Flüchtige mit sich fort. Die mit den löslichen Stoffen angereicherten Lösungsmittel, sofern sie wertvollere Stoffe vorstellen als Wasser, wie z. B. Benzin, Spiritus und der-

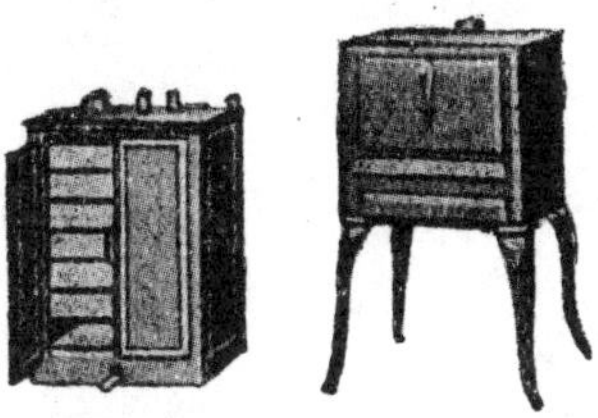

Abb. 93 a u. b

gleichen, werden immer wieder gewonnen, indem man von ihnen in Destillationsapparaten (Abb. 94, 95) die gelösten Stoffe abdestilliert. Die Destillationsrückstände, soweit sie wertvoll, wie z. B. das Wachs aus dem Schellack, werden natürlich auch gesammelt.

Die Haupttätigkeit der Appreturanstalten besteht aber im Schneiden und Mahlen der Drogen.

Das Schneiden der Drogen: Es wird nur selten vom Produzenten selbst, also im Produktionsgebiet vor-

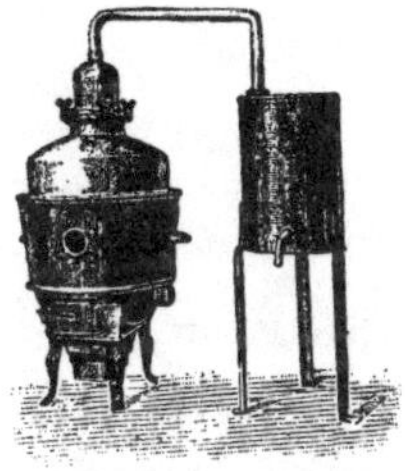

Abb. 94

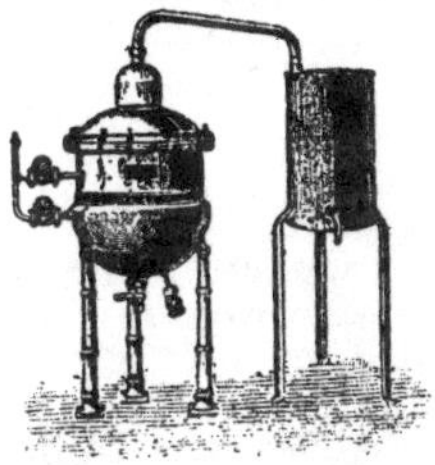

Abb. 95

genommen. Es hat den Zweck, die Drogen in eine kleinere Form zu bringen, beim Herstellen von Aufgüssen das wirksame Prinzip leichter und gründlicher auszuziehen. Man hat für diese Zwecke Anlagen für Handbetrieb (Abb. 96) und solche für Maschinenbetrieb. Erstere sind geeignet, hier und da auch in Drogengeschäften Anwendung zu finden. Das Schneiden selbst setzt voraus, daß man darauf bedacht sein muß, die Menge des Abfalls auf ein Mindestmaß zu beschränken. Deshalb muß das Schneidegut in den meisten Fällen in angefeuchtetem Zustande geschnitten werden, um ein Splittern zu vermeiden, es sei denn, daß man den Abfall weiter zur Pulverisierung verwenden kann. Auf Tennen oder Böden wird das Gut mit der Gießkanne benetzt, gewendet und nach 24 Stunden, wenn genügend durchfeuchtet, geschnitten. Für die Größe der Fragmente maßgebend ist das Deutsche Arzneibuch, das durch Angabe der Maschenweite drei Arten geschnittener Drogen kennt. Das Maß der Zerkleinerung ist in der Weise bestimmt, daß

grob zerschnittene Drogen mittels eines Siebes von 4 mm Maschenweite (Sieb Nr. 1),
mittelfein zerschnittene Drogen mittels eines Siebes von 3 mm Maschenweite (Sieb Nr. 2),
fein zerschnittene Drogen mittels eines Siebes von 2 mm Maschenweite (Sieb Nr. 3)

festgestellt werden. Was durch Sieb Nr. 3 hindurchgeht, ist Grus, der entweder als solcher verkauft wird oder weiter zu Pulver gemahlen werden kann. Geschieht das Schneiden ohne besondere Rücksichtnahme auf die Form des erhaltenen Schnittes, dann sind die einzelnen Fragmente verschieden geformt, wie das bei Blättern, Kräutern meist der Fall ist. Bei Rinden, Wurzeln, Hölzern dagegen wird, um eine dem Auge besonders

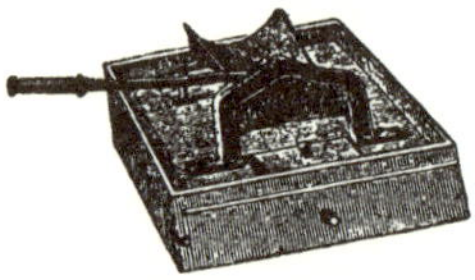

Abb. 96

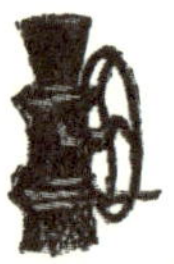

Abb. 97

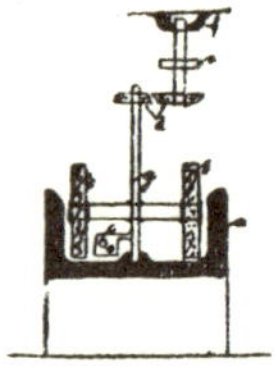

Abb. 98

wohlgefällige Form zu erhalten, der sog. Kubusschnitt angewendet, Da er besondere Sorgfalt in der Auswahl des Schneidegutes wie der Arbeit selbst erfordert, verteuert er die Ware natürlich auch erheblich.

Geschnittene Drogen bezeichnet man mit

concísus = conc. = cc. grob = gróssus = gross.
mittelfein = mf.
fein = minútum = min.
□ = Kubusschnitt in cubulis = in cub.

Drogen, die vor dem Schneiden ein Anfeuchten erfahren, müssen nachdem wieder getrocknet werden. Dabei ist zu beachten, daß aromatische Drogen mit Gehalt an flüchtigen Bestandteilen, z. B. Pfefferminze, Königskerzen usw. keine Wärme vertragen können. Weniger empfindliche Drogen werden auf Hürden in Trockenkammern oder Trockenschränken unter Anwendung von Wärme oder aber auf Dachböden unter häufigem Wenden getrocknet. Empfindliche Drogen aber, wie z. B. die obengenannten, in sog. Kalttrockenschränken. Das Prinzip dieser Kalttrockenschränke besteht darin, daß in ihnen ein hygroskopisches = wasseranziehendes Mittel zur Anwendung kommt, das den Vegetabilien nur Feuchtigkeit entzieht. Als solches dient Chlorkalzium oder gebrannter Kalk. Das erstere wird durch Erhitzen immer wieder von dem aufgenommenen Wasser befreit, das letztere ist wertlos geworden, oder höchstens zu Kalkwasser, in größeren Mengen zu Bauzwecken zu verwenden.

Das Mahlen der Drogen: Erforderte das Schneiden der Drogen vielfach ein Anfeuchten, so gilt allgemein für das Mahlen oder Pulverisieren der Drogen, daß sie gut getrocknet sein müssen. Hinsichtlich des Trocknens gilt das gleiche, was wir beim Schneiden sagten, d. h. aromatische Drogen müssen auf kaltem Wege ausgetrocknet werden. Harze und harzähnliche Drogen können nur bei niederer Temperatur, am besten in der Kälte gemahlen werden, weil sie dann spröde genug sind. Zum Mahlen hat man verschiedene Einrichtungen. Ganz einfache nach Art der Kaffeemühlen für Handbetrieb (Abb. 97) und größere für Maschinenbetrieb. Von letzteren wieder kommen vier Arten in Betracht, nämlich 1. der Kollergang (Abb. 98), bestehend aus zwei rotierenden, um sich selbst drehbaren Mühl-

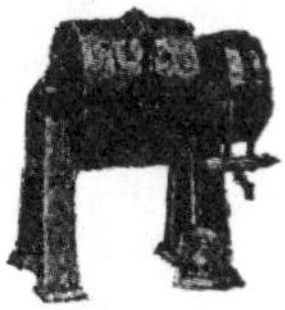

Abb. 99

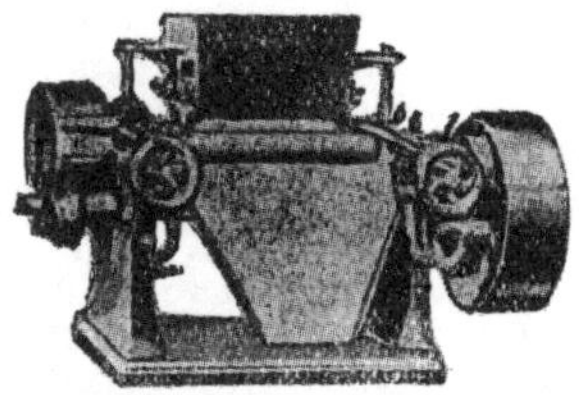

Abb. 100

steinen, 2. die Trommel- oder Kugelmühle (Abb. 99), eine um ihre Achse drehbare Trommel, in der sich zahlreiche Stahlkugeln befinden, ferner 3. die Schlagmühle (Abb. 100) und 4. die Excelsiormühle (Abb. 101). Der Kollergang ist für sprödes Mahlgut, die anderen für zähes, z. B. Süßholz. Die Mahlung erfolgt natürlich nicht gleichmäßig, vielmehr sind verschiedene Körnungen vereinigt. Sie werden durch Siebmaschinen (Abb. 102 für Handbetrieb, Abb. 103 für Dampfbetrieb) voneinander getrennt, und das Gröbere wird evtl. nochmals in die Mühle gegeben. In der Siebmaschine sind Siebe mit verschiedenen Maschenweiten übereinander, so daß auf diese

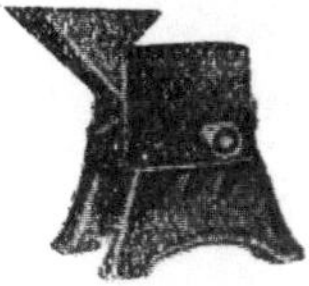

Abb. 101

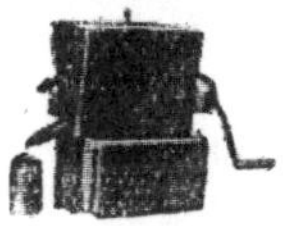

Abb. 102

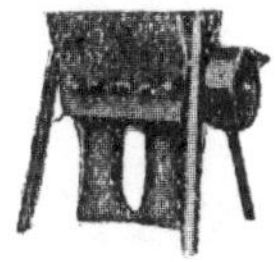

Abb. 103

Weise die Trennung mühelos erfolgen kann. Für die Körnung maßgebend ist das Deutsche Arzneibuch. So erhält man:

grob gepulverte Arzneimittel mittels eines Siebes von annähernd 0,75 mm Maschenweite (Sieb Nr. 4),

mittelfein gepulverte Arzneimittel mittels eines Siebes von annähernd 0,30 mm Maschenweite (Sieb Nr. 5),

fein gepulverte Arzneimittel mittels eines Siebes von annähernd 0,15 mm Maschenweite (Sieb Nr. 6).

Bei der Herstellung der Pulver in den verschiedenen Feinheitsgraden sind die Arzneimittel unter möglichster Vermeidung zu weit gehender Zerkleinerung restlos in die vorgeschriebene Korngröße zu bringen, eine Forderung, die damit zu begründen ist, daß sonst die zarteren, leicht pulverisierbaren Teile einer Pflanze schließlich im feinen Pulver enthalten wären, während widerstandsfähigere Teile im gröberen Pulver enthalten sind.

Gemahlene Drogen bezeichnet man mit
pulverátus, a, um oder pulverisátus = pulv. = plv.
und zwar grob = gróssus = gross.
mittelfein = mf.
feinstes = subtilíssime = subtss. = sbtss.

Nicht unerwähnt darf bleiben, daß beim Mahlen besondere Vorsichtsmaßregeln beobachtet werden müssen, wenn es sich um giftige oder wenigstens nicht ungefährliche Drogen handelt, z. B. Euphorbium, Nieswurzel, Spanischer Pfeffer. Einmal muß die Mahlstube gut gelüftet sein, zum anderen müssen die Arbeiter Schutzvorrichtungen vor den Atmungsorganen (Mund und Nase), sog. Respiratoren, tragen, bei Euphorbium auch Schutzgläser vor den Augen.

Bei Drogen mit besonders zähen Geweben, z. B. Spanischer Pfeffer, kann man mit den erwähnten Einrichtungen (dem Kollergang bzw. der Kugelmühle) nichts erreichen. Man verwendet zum Vorarbeiten das Stampfwerk. Endlich sei noch eine Zubereitungsform erwähnt, das Quetschen, das bei manchen Drogen, z. B. Bacae Juniperi, zur Anwendung kommt. Man bezeichnet eine solche Droge als contúsus = cont. und gelangt zu diesem Zustand bei ganz kleinen Mengen in der Reibschale, bei größeren im Kollergang oder dem Stampfwerk. Drogen, die weder geschnitten noch gemahlen oder gequetscht sind, nennt man
tótus, a, um = tot. = ganz.

In einer dieser Formen wird jede Droge gehandelt, viele auch in drei oder auch allen vier Formen, je nach der Zweckbestimmung.

Verwendungsart der Drogen nach Stichworten.

Abführende Mittel: Aloë (Drastikum) / Cortex Frangulae (1jährig) / Cortex Rhamni Purshianae (Cascarae Sagradae) A. V. B. / Folia Sennae (Drastikum) / Folliculi Sennae / Flores Acaciae / Fl. Calcatrippae / Fl. Calendulae / Fl. Genistae / Fl. Primulae / Fructus Cassiae fistulae / Fr. Caricae / Fr. Ceratoniae / Fr. Colocynthidis (Drast.) Gift III / Fr. Rhamni catharticae maturi / Fr. Tamarindorum / Fungus Laricis (Drastikum) A. V. B. / Gummi-Resina Gutti (Drastikum) Gift II / Herba Absinthii / Ha. Cardui benedicti / Ha. Centaurii / Ha. Chelidonii / Ha. Gratiolae (Drastikum) A. V. B. Gift II / Ha. Linariae / Ha. Polygalae amarae / Ha. Violae tricoloris / Lignum Guajaci / Manna / Oleum Ricini / Radix Bryoniae / Rad. Hellebori nigri (Drast.) Gift II / Rad. Hellebori viridis (Drast.) Gift II / Rad. Taraxaci / Rhiz. Graminis / Rhiz. Rhei A. V. B. / Tubera Jalapae (Drast.) A. V. B. Gift II / Semen Arecae.

Afterknoten — Haemorrhoiden: Cortex Frangulae / Cort. Hamamelidis A. V. B. / Folia Urticae / Gemmae Populi / Herba Cynoglossi / Ha. Fumariae / Ha. Genistae / Ha. Linariae / Radix Helenii.

Atemnot — Engbrüstigkeit — Asthma: Cortex Quebracho / Flores Lavandulae / Folia Belladonnae A. V. B. Gift II / Fol. Eucalypti / Fol. Hyocyami A. V. B. Gift II / Fol. Salviae / Fol. Stramonii A. V. B. Gift II / Gummi Resina Asa foetida / Herba Droserae rotundifoliae / Ha. Lactuacae virosae Gift II / Ha. Pulmonariae maculatae / Lignum Quebracho / Lignum Sassafras / Lactucarium A. V. B. Gift II Radix Angelicae / Rad. Valerianae.

Augenmittel: Flores Chamomillae vulgaris / Flores Rosae / Fructus Foeniculi / Fungus Sambuci / Herba Euphrasiae / Ha. Rubi fructicosi / Lapides Cancrorum / Semen Cydoniae.

Auswurf befördernde Mittel siehe Hustenmittel.

Ausschlag (A), G e s c h w ü r e (G), W u n d e n (W). Araroba-Chrysarobinum (A) A. V. B. / Balsamum Peruvianum (W A Frostbeulen) / Flores Arnicae (Quetschwunden Tinkt.) / Fl. Acaciae (A) / Fructus Caricae (G) / Gemmae Populi (Verbrennungen) / Gipsum-Calcium sulfuric. ustum (Verbände) / Guttapercha (WTraumaticin) / Herba Cynoglossi (G) / Ha. Hederae terrrestris (G) / Ha. Hypperici (W Oel) / Ha. Marrubii albi (Kopfgrind) / Ha. Rutae hortensis (A) / Ha. Saniculae (W A) / Ha. Scabiosae (A) / Ha. Scolopendrii (W) / Ichthyolum (A) / Lycopodium (Wundsein) / Oleum Lini (Brandwunden) / Ol. Rusci (A) / Pix liquida (A) / Rad. Helenii (A) / Rad. Saponariae alba et rubra (A) / Styrax liquidus (A).

Appreturmittel siehe Steifmachende Mittel.

Badezusatzmittel, Kräuterkissen, Kräuterumschläge: Caryophylli / Cortex Quercus / Extractum Pini silvestris / Flores Arnicae / Fl. Chamomillae vulg. / Fl. Foeni-Graminis / Fl. Lavandulae / Fl. Sambuci / Fl. Tiliae / Folia Eucalypti / Fol. Juglandis / Fol. Menthae crispae et piperitae / Fol. Rosmarini / Fol. Salviae / Fructus Carvi / Fr. Juniperi / Herba Abrotani /

Ha. Agrimoniae / Ha. Asperulae / Ha. Majoranae / Ha. Origani vulg. / Ha. Saturejae / Ha. Serpylli Ha. Thymi / Radix Angelicae / Rad. Levistici / Rad. Valerianae / Rhizoma Calami naturale / Semen Sinapis nigrae (Fußbäder) / Turiones Pini.

Bähungen siehe Umschläge.

Bakterien siehe Nährflüssigkeit für Bakterien.

Bandwurmittel: Cortex Granati A. V. B. / Flores Koso A. V. B. / Kamala A. V. B. / Rhizoma Filicis A. V. B. / Rhiz. Pannae A. V. B. / Semen Arecae / Sem. Cucurbitae.

Beizmittel für Holz: Aloë / Catechu / Cortex Juglandis Nucum / Gallae / Lignum Quebracho.

Bierbrauerei: Flores Humuli Lupuli / Lignum Quassiae.

Bindemittel für Wasserfarben: Carrageen / Gummi Arabicum / Tragacantha.

Blähungtreibende Mittel: Cortex Cinnamoni / Crocus / Flores Chamomillae v. / Folia Eucalypti / Fol. Melissae / Fol. Menthae crispae et piperitae / Fol. Salviae / Herba Pulegii / Ha. Majoranae / Ha. Rosmarini / Ha. Thymi / Fructus Anethi / Fr. Anisi stellati et vulgaris / Fr. Aurantii immaturi / Fr. Carvi / Fr. Coriandri / Fr. Cumini / Fr. Foeniculi / Fr. Juniperi / Fr. Petroselini / Fr. Phellandrii / Radix Angelicae / Rad. Levistici / Rad. Valerianae / Rhizoma Calami / Rhiz. Imperatoriae / Rhiz. Zingiberis / Semen Myristicae / Sem. Nigellae.

Blasenziehende Mittel: Cantharides A. V. B. Gift II / Cortex Mezerei A. V. B. / Fructus Anacardii occidentalis.

Blutreinigungsmittel: Flores Acaciae / Fol. Juglandis / Fol. Trifolii fibrini / Herba Absinthii / Ha. Asperulae / Ha. Centaurii / Ha. Cochleariae / Ha. Ericae / Ha. Fragariae / Ha. Fumariae / Ha. Genistae / Ha. Lycopodii / Ha. Marrubii albi / Ha. Matricariae / Ha. Millefolii / Ha. Nasturtii recens / Ha. Pulsatillae / Ha. Taraxaci / Ha. Urticae / Ha. Violae tricoloris / Lignum, Resina Guaiaci / Lignum Sassafras / Radix Aristolochiae longae et rotundae / Rad. Bardanae / Rad. Bryoniae / Rad. Cichorii / Rad. Sarsaparillae A. V. B. / Rad. Taraxaci c. Herba / Sucus Dauci recens / Summitates Juniperi.

Blutstillende Mittel: Cortex Granati fructus / Cort. Hamamelidis A. V. B. / Cort. Quercus / Flores Lamii albi / Fl. Rosae / Folia Matico / Fungus Chirurgorum / Herba Bursae Pastoris / Ha. Equiseti arvensis / Ha. Hyperici / Ha. Millefolii / Ha. Rubi Idaei / Kino / Penghawar Djambi / Radix Bistortae / Rad. Caryophyllatae / Rad. Ratanhiae / Rhiz. Hydrastis Canadensis A. V. B. / Rhiz. Tormentillae.

Blutungen (Fäule) des Zahnfleisches) — Skorbut: Herba Cochleariae / Ha. Spilanthis oleraceae.

Branntwein- und Likörfabrikation: Amygdalae amarae Cumarinum / Crocus / Cortex Angosturae / Cort. Canel. lae albae / Cort. Cascarillae / Cort. Chinae A. V. B. / Cort. Cinnamomi / Cort. Fructus Aurantii amarus, dulcis, viridis / Cort. Fruct. Citri / Cort. Juglandis Nucum / Cort. Ligni Sassafras / Flores Arnicae / Fl. Cassiae / Fl. Salviae / Fl. Sambuci / Fl. Tanaceti / Fl. Violae odoratae / Fol. Juglandis / Fol., Oleum Menthae crispae et piperitae / Fol., Oleum Rosmarini / Fol. Trifolii fibrini / Fol. Aurantii / Fructus Anethi / Fr., Oleum Anisi stellati et vulgaris / Fr. Aurantii immaturi / Fr. Cardamomi / Fr. Caricae / Fr. Carvi / Fr. Ceratoniae / Fr. Coriandri / Fr. Cumini / Fr., Semen Cynosbati / Fr., Oleum Foeniculi / Fr., Oleum Juniperi / Fr. Lauri / Fr. Myrtilli / Fr. Phellandrii / Fr. Vanillae / Fungus Laricis A. V. B. / Ha. Absinthii / Ha.

Abrotani / Ha. Agrimoniae / Ha. Artemisiae / Herba. Asperulae / Ha. Basilici / Ha. Betonicae / Ha. Capillorum Veneris / Ha. Cardui benedicti / Ha. Centaurii / Ha. Fragariae / Ha. Fumariae / Ha. Ivae moschatae / Ha. Hysopi / Ha. Majoranae / Ha. Mari veri / Ha. Marrubii albi / Ha. Matricariae / Ha. Meliloti / Ha. Origani vulgaris et Cretici / Ha. Polygalae amarae / Ha. Ptarmicae / Ha. Pulegii / Ha. Pulmonariae / Ha. Rutae hortensis / Ha. Saniculae / Ha. Saturejae / Ha. Scabiosae / Ha. Spilanthis oleraceae / Ha. Tanaceti / Ha. Thymi / Ha. Urticae / Ha. Verbenae / Ha. Veronicae / Ha. Vincae pervincae / Lignum Quassiae / Mastix (Raky) / Radix Angelicae / Rad. Arnicae / Rad. Artemisiae / Rad. Asari / Rad. Bryoniae / Rad. Carlinae / Rad. Caryophyllatae / Rad. Chinae / Rad. Colombo / Rad. Gentianae / Rad. Ginseng / Rad. Helenii / Rad. Ivarancusae / Rad. Levistici / Rad. Liquiritae / Rad. Mei. / Rad. Morsi Diaboli / Rad. Paeoniae / Rad. Pareirae bravae / Rad. Petroselini / Rad. Peucedani / Rad. Pyrethri / Rad. Ratanhiae / Rad. Rhabontici / Rad. Ser. pentariae / Rad. Sumbuli / Rad. Taraxaci / Rad. Valerianae / Rad. Victorialis / Rhizoma Aronis / Rhiz. Calami / Rhiz. Galangae / Rhiz. Imperatoriae / Rhiz. Polypodii / Rhiz. Rhei A. V. B. / Rhiz. Tormentillae / Rhiz. Zedoariae / Rhiz. Zingiberis / Semen Abelmoschi / Sem. Cacao / Sem. Coffeae / Sem. Foenugraeci / Sem. Myristicae / Sem. Oryzae (Arrak) / Sacchar, officinarum (Rum) / Vanillinum.

Brechenerregende Mittel: Bulbus Scillae siccatus A. V. B. / Cortex Coto / Cort. Frangulae recens / Herba Lobeliae A. V. B. Gift III / Rad. Asari / Rad. Ipecacuanhae A. V. B. Gift III / Rhiz. Veratri A. V. B. Gift II.

Brennöle: Ol. Arachidis / Ol. Rapae raffinatum / Ol. Sesami / Ol. Olivar. virid.

Buchbinderei, Buchdruck, Vervielfältigung: Carrageen (marmorierte Buchschnitte) / Carbo Suberis (Druckerschwärze) — / Gluten (auch Hektograph).

Chemische Analyse: Lignum Campechianum (Tinct.) / Lign. Guaiaci (Tinct.) / Rhizoma Curcumae (Charta).

Dachpappe: Resina Lithanthracis / Res. Pini.

Denaturierungsmittel: Herba Absinthii (Salz) / Ol, Rosmarini, Caryophylli (Olivenöl).

Durchfall: Amylum Marantae / Cortex Cinnamomi / Cort. Coto / Cort. Quercus / Flores Arnicae / Fl. Rosae / Fl. Verbasci / Folia Melissae / Fol. Menthae crispae et piperitae / Fol. Rubi Idaei / Ha. Urtica / Radix Arnicae / Rad. Ratanhae / Rhizoma Tormentillae / Semen Lini / Semen (Extractum) Quercus tostum / Stipites Cerasorum / Tubera Salep (Durchfall d. Kinder) / Herba Hyperici / Ha. Rubi fruticosi / Fructus Avenae excorticatus (Farina) / Fr. Belae / Fr., Vinum Myrtilli / Gummi Arabicum / Gi. Tragacantha.

Engbrüstigkeit siehe Atemnot.

Englische Krankheit: Cortex Quercus / Folia Farfarae / Fol. Juglandis / Herba Bursae Pastoris / Ha Equiseti / Ha. Urticae / Radix Taraxaci.

Erfrischungsmittel siehe Nährmittel.

Färbemittel für Fette, Oele, Lacke, Spirituosen, Gewebe, siehe auch Gerbemittel: Coccionella / Crocus / Flores Calendulae / Fl. Genistae / Fl. Malvae arboreae / Fl. Rhoeados / Fl. Violae odoratae / Fructus Anacardii / Fr. Myrtilli / Lignum Campechianum (Extractum) / Lignum citrinum (Extractum) / Lign. Fernambuci (Extractum) / Lign. Santali rubrum / Oleum Ricini

(Türkischrotöl) / Radix Alcannae (Alcannin) / Rhizoma Curcumae (Curcumin) / Rhiz. Rhei.

Fallsucht: Flores Arnicae / Fl. Paeoniae / Radix Angelicae / Rad. Artemisiae / Rad. Dictamni / Rad. Ivae moschatae / Rad. Paeoniae / Rad. Valerianae.

Feuerwerkerei: Lacca in Tabulis / Lycopodium.

Fiebermittel: Cortex Angosturae / Cort. Chinae A. V. B. / Cort. Pruni Padi / Cort. Quebracho / Flores Arnicae / Fl. Chamomillae / Fl. Cyani / Fl. Millefolii / Folia Eucalypti / Fol. Trifolii fibrini / Fructus Citri recens (Sucus) / Herba Absinthii / Ha. Bursae Pastoris / Ha. Centaurii / Ha. Hederae terrestris / Ha. Ledi palustris / Radix Actaeae rasemosae / Rad. Gentianae / Rhizoma Calami / Semen Cardui benedicti / Sucus (Sirupus) Rubi Idaei.

Filtermittel: Asbest / Talcum Venetum / Terra silicea / Carbo Ligni / Carbo animalis.

Firnis und Oelmalerei: Oleum Ligni Sinensis / Ol. Lini naturale et coctum / Colophonium / Ol. Lini album (Künstlerfarben) / Ol. Nucum Juglandis (Künstlerfarben) Ol. Papaveris (Künstlerfarben).

Flaschenlack, Siegellack: Colophonium / Lacca in Tabulis / Resina Pini / Terebinthina.

Fleckemittel siehe Waschmittel.

Gallenleiden siehe Leberleiden.

Gelbsucht siehe Leberleiden.

Genußmittel siehe Nährmittel.

Gerbmittel-Färberei: Aloë / Catechu / Cortex Granati Fructus / Cort. Quassiae / Cort. Quercus / Cort. Syzygii Jambolani / Dividivi / Gallae / Herba Rhois Toxicodendri / Kino / Lignum / Quebracho / Myrobalani / Oleum Jecoris Aselli crudum.

Geschmacksverbesserungsmittel: Cortex (Ol.) Aurantii Fructus / Cort. (Ol.) Citri Fructus / Fructus Coriandri / Oleum Foeniculi / Ol. Neroli / Ol. Rosae.

Geschwüre siehe Ausschlag.

Gewebeschutz: Asbest (unverbrennbar).

Gewürze und Hilfsmittel für Küche, Bäckerei, Konditorei, Schokoladefabrikation, Schlachterei usw.: Amygdalae amarae et dulces / Aqua Aurantii Florum / Aqua (Oleum) Rosae / Asa foetida (Curry powder) / Bulbus Allii sativi / Colla Piscium / Cortex, Confectio Aurantii / Cortex, Confectio Citri / Cort. Cinnamomi / Caryophylli / Crocus / Flores Cassiae / Folia Lauri / Fructus Amomi / Fr. Anethi / Fr. Anisi stellati et vulgaris / Fr. Cardamomi / Fr. Capsici / Fr. Carvi / Fr. Coriandri / Fr. Cumini / Fr. Foeniculi / Fr. Sucus Juniperi / Fr. Lauri / Fr. Phellandrii (Käse) / Fr. Cydoniae / Fr. Sambuci (Essig) / Fr. Vanillae / Gelatina / Herba Abrotani / Ha. Artemisiae / Ha. Basilici / Ha. Dracunculi / Ha. Majoranae / Ha. Mari veri / Ha. Origani cretici (Anchovis) / Ha. Pulegii / Ha. Saturejae / Ha. Thymi / Macis / Oelum Amygdalar. amar. sine Acido hydrocyanico / Ol. Citri / Ol. Foeniculi / Ol. Menthae ppt / Ol. Neroli / Piper album, longum, nigrum / Rhizoma Curcumae (Curry powder) / Rhiz. Galangae / Rhiz. Zedoariae / Rhiz. Zingiberis / Semen Myristicae / Sem. Nigellae / Sem. Papaveris / Sem. Sinapis albae (Erucae) / Sem. Sinapis nigrae / Vanillinum.

Gichtmittel: Camphora / Flores Arnicae / Flor. Stoechados citrinae / Flores Trifolii albi / Folia Betulae / Fol. Trifolii fibrini / Fructus Alkekengi / Fr. Juniperi / Herba Ballotae lanatae / Ha. Equiseti / Ha. Fumariae / Ha. Gratiolae A. V. B.

Gift II / Ha. Urticae / Ha. Veronicae / Ha. Violae tricoloris / Lignum Guaiaci / Lign. Sassafras / Mentholum / Radix Chinae / Rad. (Bulbus) Colchici A. V. B. Gift II / Rhizoma Polypodii / Tubera Aconiti A. V. B. Gift II.

Gießform für Metalle und Streupulver hierfür: Ossa Sepiae / Lycopodium.

Gliederreißen — Rheumatismus: Camphora / Fructus Capsici / Fr. Juniperi / Flores Chamomillae vulg. / Fl. Primulae / Herba Agrimoniae / Ha. Artemisiae / Ha. Ballotae lanatae / Ha. Pulsatillae / Ha. Veronicae / Ha. Violae tricoloris / Lignum. Resina Guaiaci / Lign. Sassafras / Menthol / Oleum Eucalypti / Ol. Juniperi e ligno / Ol. Lauri expressum / Radix Actaeae racemosae / Sucus Citri / Tubera Aconiti A. V. B. Gift II.

Grießleiden und Steinleiden: Fructus Cynosbati / Fr. Juniperi / Fr. Petroselini / Herba Equiseti / Ha. Violae tricoloris.

Gurgelmittel: Flores Chamomillae vulgaris / Fl. Malvae arboreae et silvestris / Fl. Rosae / Fl. Tiliae / Folia Eucalypti / Fol. Salviae / Herba Agrimoniae / Ha. Majoranae / Ha. Vincae pervincae / Radix Althaeae / Rad. Morsi Diaboli / Rad. Pimpinellae.

Haarpflegemitel siehe Schönheitsmittel.

Hämorrhoiden siehe Afterknoten.

Harntreibende Mittel: Bulbus Allii sativi / Bulbus Scillae siccatus A. V. B. / Cortex Sassafras / Flores Calcatrippae / Fl. Cyani / Fl. Genistae / Fl. Humuli Lupuli / Fl. Stoechados citrinae / Folia Betulae / Fol. Bucco / Fol. Rosmarini / Fol. Uvae Ursi / Fructus Alkekengi / Fr. Cubebae A. V. B. / Fr. Juniperi / Fr. Petroselini / Fr. Cynosbati / Fr. Phellandrii / Fr. Rhamni catharticae maturi / Herba Bursae Pastoris / Ha. Chelidonii / Ha. Cochleriae / Ha. Droserae rotundifoliae / Ha. Equiseti arvensis / Ha. Fumariae / Ha. Herniariae / Ha. Linariae / Ha. Myrtilli / Ha. Polygoni arvensis / Ha. Saniculae / Ha. Stoechados citrinae / Ha. Verbenae / Lignum Sassafras / Legumina Phaseoli / Ol. Juniperi e bacis. / Radix Bryoniae / Rad. (Rhizoma) Caricis / Rad. Ebuli / Rad. Helenii / Rad. Levistici / Rad. Ononidis / Rad. Pareirae bravae / Rad. Petroselini / Rad. Peucedani / Rad. Sarsaparillae A. V. B. / Rad. Serpentariae / Rad. Vincetoxici / Rhizoma Polypodii / Semen Milii solis / Stipites Cerasorum / Stipites Dulcamarae A. V. B. / Summitates Juniperi / Turiones Pini.

Hautpflegemittel siehe Schönheitsmittel.

Holzerhaltung (-Konservierung): Oleum Fagi aethereum / Pix liquida.

Hustenmittel: Carrageen / Cetaceum / Cortex Quillaiae / Extractum Malti / Extr. (Sucus) Liquiritiae / Flores Altacae / Fr. Arnicae / Fl. Malyae arboreae et silvestris / Fl. Rhoeados / Fl. Verbasci / Fl. Violae odoratae / Folia Althaeae / Fol. Eucalypti / Fol. Farfarae / Fol. Malvae / Fol. Rosmarini / Fol. Salviae / Fol. Urticae / Fructus, Oleum Anisi stellati et vulgaris / Fr. Caricae / Fr. Ceratoniae / Fr., Oleum Foeniculi / Fr. Iujubae / Fr., Sucus Juniperi / Fr. Phellandrii / Gummi Arabicum / Gi. Resina Galbanum / Herba Basilici / Ha. Capillorum Veneris / Ha. Fragariae / Ha. Galeopsidis / Ha. Lobeliae A. V. B. Gift II / Ha. Plantaginis / Ha. Polygalae amarae / Ha. Polygoni arvensis / Ha. Pulmonariae maculatae / Lichen Islandicus / Mel / Mentholum / Oleum Eucalypti (Inhalation) / Ol. Pini Pumilionis et silvestris (Inhalation) / Ol. Terebinthinae (Inhalation) / Ol. Thymi (Inhalation) / Radix Althaeae / Rad.

Angelicae / Rad. Consolidae / Rad. Helenii / Rad. Ipececuanhae A. V. B. Gift III / Rad. Liquiritiae / Rad. Saponariae / Rad. Senegae A. V. B. / Rad. Pimpinellae / Rhizoma Iridis / Semen Foenugraeci / Semen Lini / Stipites Cerasorum / Cornu Cervi raspatum.

Insektenmittel: 1. Allg. Ungeziefermittel: Flores Chrysanthemi (Pyrethri) / Herba Ledi palustris / 2. Feuerkäfer: Radix Angelicae / 3 Fliegen: Cortex, Lignum, Extractum Quassiae / Folia Stramonii A. V. B. Gift II / Oleum animale foetidum / Ol. Caryophyllorum / Ol. Eucalypti / Ol. Lauri aethereum / Ol. Lauri expressum / Ol. Spicae / Piper longum / 4. Läuse: Fructus Cocculi Gift II / Oleum Foeniculi / Ol. Rosmarini / Semen Sabadillae Gift II / Semen Staphidis agriae Gift III / 5. Motten: Flores Lavandulae / Flor. Stoechados citrinae / Camphora / Folia Patchouli / Fructus Capsici / Lign. Sassafras / Oleum Caryophyllorum / Piper nigrum / Radix Ivarancusae / Moschus / 6. Pflanzenschädlinge: Folia Nicotianae / 7. Ratten und Mäuse: Bulbus Scillae recens / 8. Wanzen: Fructus Colocynthidis / Radix Actaeae racemosae.

Isoliermittel siehe Schutzmittel.

Juchtenleder siehe Leder.

Kegelkugeln: Lignum Guaiaci.

Kerzenfabrikation: Cera / Cera Carnauba / Cera Japonica / Cera Candelillae / Paraffinum.

Keuchhusten, Krampfhusten: Cortex Pruni Padi / Crocus / Coccionella / Folia Eucalypti / Herba Ledi palustris / Ha. Serpylli / Ha. Thymi / Ha. Verbenae / Oleum Cupressi / Ol. Eucalypti (Inhalation) / Radix Serpentariae.

Kitte und Klebmittel: Balsamum Canadense (Glaslinsen) / Cautschuk / Colla Piscium / Dextrinum / Gelatina / Gluten / Gummi Arabicum / Gummi-Resina Ammoniacum / Guttapercha (Hufkitt) / Guttapercha alba (Zahnkitt) / Lacca in Tabulis / Mastix / Oleum Ligni Cedri (Glaslinsen) / Resina Pini / Pix liquida.

Kosmetische Mittel siehe Schönheitsmittel.

Kraetze: Balsamum Peruvianum / Fructus Lauri p. (Salbe) / Rhizoma Veratri A. V. B. Gift II / Styrax liquidus.

Krampfstillende Mittel: Asa foetida / Castoreum A. V. B. / Cortex Cinnamomi / Crocus / Flores Chamomillae vulgaris et Romanae / Fl. Humuli Lupuli / Fl. Primulae / Fl. Tiliae / Fructus Carvi / Fr. Foeniculi / Folia Melissae / Fol. Menthae crispae et pip. / Fol. Rosmarini / Herba Serpylli / Ha. Thymi / Radix Angelicae / Rad. Valerianae.

Kräuterkissen, Kräuterumschläge siehe Badezusätze und auch Bähungen.

Künstliche Blumen: Paraffinum.

Kunsttischlerei siehe Schreinerei.

Lacke, Lederappreturen, Polituren, Porzellanmalerei usw.: Asphaltum / Balsamum Copaivae / Bals. Gurjunicum / Bals. Tolutanum / Colophonium / Benzoës (Hutlack) / Camphora / Copalum / Damara / Elemi / Gummi-Resina Gutti (auch zu Wassermalerei) / Lacca in Tabulis (auch zu Lederappretur) / Kautschuk / Mastix / Oleum Camphorae leve / Ol. Ligni Sinensis / Ol. Lavandulae / Ol. Pinolini / Ol. Spicae / Ol. Terebinthinae / Olibanum / Resina Acaroides / Res. Draconis / Res. Laccae / Res. Lithanthracis / Res. Pini / Sandaraca / Sucinum / Terebinthina Veneta.

Lebermittel, Gallenmittel, Gelbsucht: Folia Boldo / Herba Agrimoniae / Ha. Chelidonii / Ha. Cochleariae / Ha. Euphrasiae / Ha. Fumariae / Ha. Droserae rotundi / foliae / Ha. Hepaticae / Ha. Lactucae virosa Gift II / Ha. Marrubii albi / Ha. Ptarmicae / Ha. Origani vulgaris-Ha. Verbenae / Semen Cardui benedicti / Sem. Cardui Mariae / Sem. Nigellae.

Leder siehe auch Gerbmittel: Pix betulina (Ol. Rusci) / Oleum Jecoris Aselli crudum.

Liköre siehe Branntweine.

Lockmittel siehe Witterung.

Lötmittel: Colophonium.

Luftröhrenkatarrh: Carrageen / Flores Arnicae / Fl. Malvae arboreae et silvestris / Fl. Verbasci / Fl. Violae ordoratae / Folia Eucalypti / Fol. Salviae / Fol. Farfarae / Fructus Anisi vulgar. / Fr. Caricae / Fr. Ceraton. / Fr. Foeniculi / Fr. Phellandrii / Herba Capillor. Veneris / Ha. Galeopsidis / Ha. Marrubii albi / Ha. Pulmonariae / Ha. Scolopendrii / Ha. Veronicae / Lichen Islandicus / Lichen pulmonarius / Oleum Eucalypti (Inhalation) / Ol. Pini pumilionis et silvestris (Inhalation) / Radix Althaeae / Rad. Liquiritiae / Rad. Pimpinellae / Semen Lini.

Magenmittel — Verdauung befördernde Mittel. St. = Stimulans, T = Tonikum: Cortex Angosturae / Cort. Canellae albae / Cort. Cascarillae / Cort. Fructus Aurantii / Cort. Fructus Citri / Cort. Chinae A. V. B. / Cort. Condurango A. V. B. / Flores Calendulae (St) / Fl. Chamomillae vulgaris / Fl. Humuli Lupuli (T) / Folia Melissae / Fol. Menthae crispae et piperitae / Fol. Rosmarini / Fol. Salviae (T) / Fol. Trifol. fibrini / Fructus Aurantii immaturi / Fr. Coriandri (T) / Fr. Carvi (T) / Fr. Anisi (T) / Fr. Foeniculi (T) / Herba Absinthii (St) / Ha. Artemisiae / Ha. Cardui benedicti (St) / Ha. Centaurii / Ha. Chenopodii ambrosioidis / Ha. Hysopi (T) / Ha. Ivae moschatae / Ha. Mari veri / Ha. Millefolii (St) / Ha. Polygalae amare / Ha. Vincae perincae (T) / Lichen Islandicus / Lignum Quassiae / Radix Angelicae (St) / Rad. Colombo / Rad. Gentianae / Rad. Mei / Rad. Taraxaci / Rad. Ginseng (St) / Rhizoma Calami (St) / Rhiz. Galangae / Rhiz. Imperatoriae / Rhiz. Rhei / Rhiz. Zedoariae / Rhiz. Zingiberis / Semen Colae (St).

Maschinenwellenlager: Lignum Guaiaci.

Mikroskopische Präparate Einschließung: Balsamum Canadense / Oleum Ligni Cedri.

Milchabsonderung befördernde Mittel: Fructus Anethi / Fr. Anisi vulg. / Fr. Carvi / Fr. Foeniculi / Fr. Nigellae.

Monatsreinigung (E = Emmenagogum, D = Dysmenorrhöe, M = Menorrhagie): Cortex Cinnamomi (M) / Crocus (E) / Flores Chamomillae Romanae (D und E) / Fl. Lamii albi (M) / Folia Eucalypti (M) / Fol. Melissae (D) / Fol. Menthae piperitae (D) / Fol. Rosmarini (E und D) / Fructus Foeniculi (D) / Herba Chenopodii ambrosioidis (E) / Ha. Hyperici (M) / Ha. Pulegii (E) / Ha. Rutae hortensis (E) / Ha. Urticae (M) / Ha. Verbenae (E) / Radix Pareirae bravae (E) / Ha. Puecedani (E) / Rad. Valerianae (D).

Mundwasser siehe Zahnpflege.

Nährflüssigkeit für Bakterien: Agar Agar / Gelatina.

Nährmittel — Genußmittel: Agar Agar / Amylum Maranthae / Amyl. Maydis / Amyl. Oryzae / Amyl. Solani / Amyl. Tritici / Cortex Cacao / Extractum Malti / Farina Avenae / Fructus Avenae excorticatae / Colla Piscium / Gelatina / Caricae tostae (Kaffeesatz) / Fr. Cynosbati (Marmelade, Wein) / Folia Mate /

Fol. Theae / Herba Meliloti coerulei (Kräuterkäse) / Ha. Fragariae. Rubi fruticosi, Rubi Idaei, Verbenae (Tee-Ersatz) / Kefir / Mel / Oleum Arachidis / Ol. Cocos / Ol. Galam / Ol. Gossypii / Ol. Jecoris Aselli / Ol. Lini / Ol Nucum Juglandis / Ol. Olivarum / Ol. Papaveris / Ol. Palmae / Ol. Rapae recens / Ol. Sesami / Ol. Sínapis expressum / Placenta Cannabis (Kindermehl) / Semen Cacao / Sem. Ceratoniae (Kaffee-Ersatz) / Sem. Coffeae / Sem. Colae / Sem. Cynosbati (Kaffee- und Tee-Ersatz) / Sem. Phaseoli / Sem. Oryzae / Sago / Sucus Citri / Sucus Cerasorum / Sucus Rubi Idaei / Tubera Salep / Yoghourt.

Nervenmittel (S = Nervina sedativa, St. = Nervina stimulantia): Camphora (St) / Flores Aurantii (Aqua) (S) / Fl. Chamomillae vulg. (S) / Fl. Arnicae (St) / Fl. Millefolii (St) / Folia Aurantii (S) / Fol. Melissae (St) / Fol. Menthae piperitae (St) / Fol. Salviae (St) / Fol. Rosmarini (St) / Gummi Resina Ammoniacum (S) / Gummi Resina Asa foetida (St) / Herba Chenopodii ambrosiodis (St) / Crocus (St) / Moschus (St) / Pasta Gurana A. V. B. / Radix Angelicae (S) / Rad. Valerianae (S).

Nierenmitel — Blasenmittel (N = Nierenmittel, B = Blasenmittel): Cortex Rhois aromaticae (Bettnässen) / Flores Malvae silv. (B) / Fl. Stoechados citrinae (N) / Folia Betulae albae (N und B) / Fol. Urticae (N) / Fol. Uvae Ursi (N u. B) / Fructus Cannabis (B) / Fr. Petroselini (B) / Fr. Cynosbati (N) / Herba Anagallidis (N) / Ha. Basilici (B) / Ha. Ericae (N) / Ha. Hyperici (Bettnässen) / Ha. Equiseti (N und B) / Ha. Herniariae (B) / Ha. Violae tricoloris (B) / Ha. Verbenae (N) / Veronicae offic. (N und B) / Legumina Phaseoli (B) / Lichen Islandicus (N) / Lignum Sassafras (N) / Lycopodium (B) / Radix Althaeae (B) / Rad. Ebuli (N) / Rad. Ononidis (N und B) / Rad. Pimpinellae (N) / Rad. Levistici (B) / Rad. Ratanhiae (B) / Rhizoma Graminis (B) / Rhiz. Polypodii (B) / Semen Cynosbati (N) / Sem. Lini (B).

Niesmittel siehe Schnupfenmittel.
Oelmalerei siehe Firnis.
Parfümerie siehe Wohlriechende Mittel.
Photographie: Gelatina / Chromleim.
Poliermittel siehe Reinigungsmittel.
Polituren siehe Lacke.
Porzellanmalerei siehe Lacke.
Putzmittel siehe Reinigungsmittel.
Radierpulver: Sandaraca.
Räuchermittel siehe Wohlriechende Mittel.

Reinigungs-, Polier-, Putzmittel: Conchae praeparatae / Herba Equiseti arvensis et maioris / Lapis Pumicis / Lapis Smiridis / Ossa Sepiae / Terra tripolitana.

Rheumatismus siehe Gliederreißen.

Ruhr: Cortex Simarubae / Fructus Belae / Radix Ipecacuanhae (A. V. B. Gift III) / Rhizoma Tormentillae.

Schädliche Tiere siehe Insektenmittel.
Schießpulver: Carbo Frangulae / Camphora.
Schleimlösende Mittel siehe Hustenmittel.
Schlichtemittel: Gluten / Semen Cydoniae / Sem. Lini.

Schmiermittel: Graphites / Oleum Olivarum commune / Ol. Palmae / Ol. Rapae / Ol. Ricini / Ol. Sesami / Ol. Sinapis pingue / Ol. Tauri Pedum / Ol. Paraffini album et flavum / Ol. Vaselini / Talcum Venetum / Vaselinum.

Schnupfenmittel: Flores Convallariae / Herba Betonicae / Ha. Majoranae / Ha. Mari veri / Mentholum / Radix Asari / Rad.

Hellebori nigri et viridis Gift II / Rad. Pyrethri / Rhizoma Veratri A. V. B. Gift II / Thymolum.

Schönheitspflegemittel: Adeps Lanae / Adeps suillus / Adeps benzoatus / Balsamum Peruvianum / Benzoës (Tinctura) / Cortex Chinae (Haarwässer) A. V. B. / Cort. Juglandis Nucum (Haarfärbung) / Cort. Quillaiae / Flores Arnicae — Radix Arnicae (Haarwässer) / Fl. Chamomillae vulgaris et Romanae (Haaröl, -wässer) / Farina Amygdalarum / Folia Hennae (Haarfarbe) / Fol. Jaborandi A. V. B. (Haarwasser) / Gemmae Populi / Herba Indigoferae tinctoriae (Haarfarbe) / Ha. Urticae / Menthol (Kopfwässer) / Oleum Amygdalarum / Ol. Cacao / Ol. Cocois / Ol. Ricini / Ol. Betulini aethereum / Ol. Menthae piperitae / Ol. Pimentae acris (Bay Rum) / Ol. Rosae / Olea aetherea diversa / Radix Bardanae / Rhizoma Iridis / Semen Cydoniae / Sem. Psyllii / Cera alba et flava / Cera Japonica / Ceresinum / Cetaceum / Paraffinum / Oleum Paraffini / Vaselina alba et flava.

Schreinerei: Lignum Rhodii / Lign. Santali albi.

Schuhcreme: Cera / Cera Carnauba / Cera Gandelillae / Cera Sinensis.

Schutzmittel: Asbest.

Schweißtreibende Mittel: Cortex Sassafras / Bulbus Allii sativi / Flores Chamomillae vulgaris et Romanae / Fl. Sambuci / Fl. Tiliae / Fl. Primulae / Folia Bucco A. V. B. / Fol. Jaborandi A. V. B. / Fol. Melissae / Fol. Rosmarini / Fructus Sambuci / Herba Adianthi aurei / Ha. Fumariae / Ha. Saniculae / Ha. Scordii / Ha. Violae tricoloris / Lignum Guaiaci / Lign. Juniperi / Lign. Sassafras / Radix Artemisiae / Rad. Ivarancusae / Rad. Saponariae rubra / Rad. Serpentariae / Stipites Dulcamarae A. V. B.

Seifenbereitung: Colophonium / Oleum Arachidis / Ol. Cocois / Ol. Gossypii / Ol. Lini / Ol. Olivarum / Ol. Palmae / Ol. Galam / Ol. Rapae / Ol. Sesami / Ol. Sinapis pingue / Ol. Jecoris Aselli / Ol. Amygdalaum amararum / Ol. Mirbani / Ol. Camphorae ponderosum / Ol. Citronellae / Ol. Palmaerosae / Ol. Lemongras / Ol. Ligni Cedri / Ol. Ligni Rhodii / Ol. Linaloe / Ol. Melissae / Ol. Pimentae / Ol. Rosmarini / Ol. Santali Westindicum / Ol. Sassafras / Ol. Thymi et alia Olea aetherea / Resina Pini / Pix liquida / Sebum / Adeps suillus et Adeps Lanae.

Siegellack siehe Flaschenlack.

Skrofeln: Carbo Spongiae / Flores Lamii / Folia Juglandis / Fucus vesiculosus / Herba Nasturtii / Ha. Origani vulgaris / Ha. Urticae / Radix Vincetoxici / Semen Quercus tostum.

Skorbut siehe Blutung des Zahnfleisches.

Steifmachende Mittel: Agar Agar / Amylum Oryzae, Solani et Tritici / Cetaceum (Wäsche) / Gelatina / Gluten / Gummi Arabicum / Gummi Cerasorum / Gummi Tragacantha / Semen Psyllii / Tubera Salep.

Steinleiden siehe Grießleiden.

Tabakbereitung: (Beizen, Parfümierungsmittel): Cortex Cascarillae / Flores Stoechados citrinae / Folia Liatris odoratae / Fructus Cassiae fistulae / Fr. Ceratoniae / Fr. Tamarindorum / Herba Meliloti / Semen Nigellae / Sem. Tonco.

Tierarznei- und Tiernährmittel: Aloë / Asa foetida / Boletus Cervinus / Bolus alba et rubra / Cortex Quercus / Fructus Ceratoniae / Fr. Cumini / Fr. Foenugraeci / Fr. Juniperi / Fr. Lauri / Fr. Phelandrii / Herba Absinthii / Ha. Conii maculati (Krampfmittel) A. V. B. Gift II / Ha. Urticae (Hühnerfutter) /

Oleum Cadinum / Ol. Jecoris Aselli / Placenta Seminis Gossypii, Lini, Papaveris / Rapae / Semen Quercus / Radix Carlinae / Rad. Levistici / Rad. Liquiritiae / Rad. Rhei Rhapontici / Rad. Vincetoxici / Rhizoma Calami / Rhiz. Imperatoriae / Rhiz. Tormentillae / Semen Nigellae.

Tiere, schädliche, siehe Insektenmittel.

Tintenbereitung: Gallae / Fructus Anacardii / Lignum Extractum Campechianum / Myrobalani.

Tischlerei siehe Schreinerei.

Umschläge, erweichende, zerteilende: Flores Chamomillae vulgaris / Fl. Lavandulae / Fl. et Folia Malvae / Fl. Sambuci / Folia Rosmarini / Fol. Salviae / Fructus Papaveris immaturi A. V. B. / Gallae (Frostbeulen) / Herba Basilici / Ha. Meliloti / Ha. Majoranae / Ha. Origani / Ha. Serpylli / Ha. Thymi / Radix Althaeae / Rad. Angelicae / Semen Foenugraeci / Sem. Lini / Sem. Phaseoli.

Ungeziefer siehe Insektenmittel.

Verdauung befördernde Mittel siehe Magenmittel.

Viehwaschmittel: Folia Juglandis / Fol. Nicotianae / Fol. Stramonii A. V. B. Gift II / Radix Peucedani / Rhizoma Veratri A. V. B. Gift II.

Vogelfutter: Fructus Cannabis / Fr. Canariensis / Ova Formicarum / Ossa Sepiae (zum Schnabelwetzen) / Semen Cucurbitae / Sem. Helianthi / Sem. Lini / Sem. Milii solis / Sem. Napi / Sem. Papaveris.

Vogelleim: Colophonium / Oleum Rapae / Terebinthina.

Wäsche- und Fleckemittel: Alumen plumosum / Bolus alba / Cortex Quillaiae / Folia Menthae / crispae (Aqua) / Fol. Rosmarini / Radix Saponariae alba et rubra.

Warzen: Herba Chelidonii (Sucus recens).

Waschmittel, Waschpulver siehe Schönheitspflegemittel.

Wasserfarbenbindemittel siehe bei B.

Wassersucht: Bulbus Scillae siccatus A. V. B. / Folia Betulae / Flores Stoechados citrinae / Herba Adonidis vernalis A. V. B. Gift II / Ha. Cochleariae / Ha. Dracunculi / Ha. Droserae rotundifoliae / Ha. Genistae / Ha. Lactucae virosae Gift II / Radix Hellebori nigri et viridis Gift II.

Weinartige, weinähnliche Getränke, Hilfsmittel zur Weinbereitung: Alumen plumosum = Asbest (Filterstoff) / Albumen Ovi / Colla Piscium / Cumarin (Maiweinessenz) / Fructus Cynosbati / Fr. Myrtilli / Gelatina / Herba Asperulae / Ha. Absinthii / Mel / Semen Tonco (Maiweinessenz).

Weißer Fluß: Cortex Quercus / Flores Lamii / Folia Salviae / Herba Urticae / Ha. Equiseti / Folia Uvae Ursi / Fructus Cydoniae siccati.

Witterungsmittel: Herba Mari veri / Lignum Rhodii (Oleum) / Moschus / Zibethum.

Wohlriechende Mittel. Zusätze zu Räuchermitteln (R), Pudern, Waschpulvern, wohlriechenden Wässern usw.: Ambra / Amylum Solani, Oryzae, Tritici / Balsamum Peruvianum (auch R) / Bals. Tolutanum (R) / Benzoës (auch R) / Camphora / Cortex Cascarillae / Castoreum A. V. B. / Cumarinum / Flores Aurantii (Aqua, Oleum) / Fl. Calcatrippae (R) / Fl. Calendulae (R) / Fl. Cyani (R) / Fl. Lavandulae (R) / Fl. Paeoniae (R) / Fl. Rosae (R) (Aqua) / Fl. Verbasci (R) / Fl. Violae ordoratae (R) / Farina Amygdalarum / Folia Liatris odoratae / Fol. Melissae / Fol. Patchouli / Fol.

Rosmarini / Fructus Vanillae / Fr. Juniperi (R) / Gummi Resina Myrrhae (R) / Gummi Resina Olibanum (R) / Lignum Juniperi (R) / Lign. Rhodii (R) / Lign. Santali album (R) / Mastix (R) / Moschus verus artificialis / Heliotropinum / Iononum / Oleum Amygdalarum amararum / Ol. Bergamottae / Ol. Aurantii Corticis Fructus dulcis / Ol. Citri / Ol. Ligni Cedri / Ol. Gaultheriae / Ol. Neroli / Ol. Lavandulae / Ol. Lemongras / Ol. Linaloe (Maiglöckchenparfüm) / Ol. Palmarosae / Ol. Patchouli / Ol. Sassafras / Ol. Salviae / Ol. Serpylli / Ol. Pini silvestris / Ol. Templinum / Ol. Pini pumilionis / Ol. Thymi / Ol. Unonae / Radix Ivarancusae / Rad. Sumbuli / Rhizoma Iridis / Sandaraca (R) / Semen Abelmoschi / Sem. Tonco / Styrax / Sucinum (R) / Resina Tacamahaca / Res. Anime / Terpineolum / Vanillinum / Zibethum.

Wunden siehe Ausschlag.

Wurmmittel: Bulbus Alii sativi / Flores Calcatrippae / Fl. Cinae A. V. B. / Fl., Herba Tanaceti / Ha. Absinthii / Ha. Scordii / Semen Arecae / Sem. Cucurbitae.

Zahnhalsbänder: Semen Paeoniae.

Zahnpflegemittel: Carbo Tiliae / Caryophylli / Catechu / Carminum / Coccionella / Conchae praeparatae / Cortex Cascarillae / Cort. Chinae / Cort. Cinnamomi / Folia, Oleum Eucalypti / Fol. Salviae / Fructus Anisi stellati / Gummi Resina Myrrha / Herba Cochleariae / Ha. Spilanthis oleraceae / Kino / Lignum Guaiaci / Oleum Menthae piperitae / Mentholum / Ossa Sepiae / Radix Angelicae / Rad. Pimpinellae / Rad. Pyrethri / Rad. Ratanhiae / Rhizoma Calami / Rhiz. Iridis p. / Rhiz. Tormentillae / Rhiz. Zingiberis / Sandaraca / Thymolum.

Zahnweh: Oleum Cajeputi / Ol. Caryophyllorum / Ol. Origani Cretici.

Zelluloid: Camphora.

Zuckerharnruhr: Cortex und Fructus Syzigii Jambolani / Folia Myrtilli / Herba Violae tricoloris / Legumina Phaseoli.

Wurzeln — Radices.

(Siehe Seite 6.)

Ueber Einsammeln siehe Seite 28.

*** Radix Alcánnae seu Radix Anchúsae tinctóriae.**
Alkannawurzel, rote Ochsenzungenwurzel.

Stammpflanze: Alcánna tinctória seu Anchúsa tinctória.
Familie: Borraginéae (Boretsch- oder Boragengewächse).
Heimat: Südeuropa, Mittelmeergebiet.
Kulturländer und Handelssorten: Ungarn.
Beschreibung: Die bis 15 cm lange Wurzel ist spindelförmig, wenig verzweigt, vielköpfig. Sie besitzt eine braunrote bis dunkelviolette, leicht abblätternde, dünne Rinde, die einen weißlichen Holzkörper umgibt. Da der Farbstoff nur in der Rinde sitzt, so ist eine der Rinde beraubte Wurzel zu verwerfen. Der Speichel wird rot gefärbt.
Bestandteile: Alkannin oder Anchusin (= Anchusarot) ist rein eine harzähnliche, dunkelrotbraune, schmierige Masse, die durch Alkalien blau wird. Sein Geruch ist unangenehm. Alkannin ist nicht in Wasser, aber leicht in Weingeist, Aether, fetten Oelen, Fetten mit schön roter Farbe löslich. Man erhält es als Rückstand, wenn man die Rinde mit Petroleumäther auszieht und den Auszug der Destillation unterwirft.
Wirkung und Verwendung: Zum Färben von Fetten, Oelen, Firnis, Polituren, Mundwässern usw.
Anwendung: Je nachdem man ölige oder alkoholische Objekte färben will, stellt man, wenn man nicht das Extractum Alkannae (aetherea = für ölige, oder spirituosa = für alkoholische Erzeugnisse) verwenden will, einen öligen oder alkoholischen konzentrierten Auszug her, von dem man jeweils entsprechende Mengen zum Färben verwendet.

*** Radix Althaéae. Radix Hibísci.** D. A. 6. Kn.
Eibischwurzel, Altheewurzel.

Stammpflanze: Althaéa officinális, eine Staude.
Familie: Malvacéae (Malvengewächse).
Heimat: Mitteleuropa, Rußland, Mittelasien. Sie liebt salzhaltigen Boden und findet sich in Deutschland in Hessen, Sachsen, Thüringen Franken, aber nirgends besonders häufig.
Kulturländer und Handelsorten: Man unterscheidet im Handel bayerische, belgische, französische, ungarische. Als beste Sorte gilt die bayerische, die namentlich in der Gegend von Schweinfurt und Nürnberg angebaut wird. Die Wurzeln werden im November und Dezember von zweijährigen Pflanzen gewonnen.
Beschreibung: Die im frischen Zustande fleischigen Wurzeln werden für den Arzneigebrauch geschält und oft auch gespalten. Sie sind getrocknet gelblich-weiß, bis 30 cm lang, bis 2 cm dick, fast gerade, längsfurchig, oft gedreht mit zahlreichen bräunlichen Narben, von Wurzelfasern herrührend, besetzt. Der Bruch ist körnig-mehlig, dabei staubt die Wurzel. Bis auf die hellbräunliche Kambiumzone muß der Bruch weiß sein. Verholzte Wurzeln sind zu verwerfen. Geruch eigenartig, schwach, Geschmack schleimig, fade. Die Schnittfläche färbt sich durch

Ammoniakflüssigkeit gelb. Pulver gelblich-weiß. Da die Wurzel leicht schimmelig und sauer wird, muß sie sehr trocken aufbewahrt werden.

Bestandteile: Stärkemehl, Schleim, Asparagín, Zucker, etwas Gerbstoff.

Wirkung und Verwendung: Wegen des Schleimgehaltes als einhüllendes Mittel bei Husten und Heiserkeit.

Anwendung: Meist nur in Mischungen mit anderen Vegetabilien (z. B. als Brusttee), aber auch für sich, indem man 1 Teelöffel schnell mit Wasser abspült (um den Kalk zu entfernen), dann mit $^1/_5$ Liter Wasser während einer Stunde stehen läßt, durchseiht und mit 180 Gramm Kandis kocht. Der entstehende, fadenziehende Sirup wird gegen Husten, vorwiegend bei Kindern, gebraucht.

Verwechselungen: Wurzeln anderer Althaeaarten sind meist holzig und auf dem Querschnitt gelb.

Verfälschung: Die geschnittene Ware wird, um ihr ein schönes weißes Aussehen zu geben, hier und da gekalkt. Man prüft sie hierauf, indem man eine Probe der Wurzel mit Wasser aufschüttelt, abgießt und das Abgegossene mit verdünnter Essigsäure schüttelt, filtriert, und das Filtrat mit Ammoniumoxalatlösung versetzt, es darf höchstens schwach getrübt werden (Kalziumoxalat).

* Radix Angélicae. D. A. 6. Kn.
Angelikawurzel, Engelwurzel, Theriak- oder Brustwurzel.

Stammpflanze: Archangélica officinális (Archangélica vom griech. archángelos = Erzengel), ein Kraut.

Familie: Umbelliférae (Doldenblütler).

Heimat: Nordostdeutschland, Irland, Skandinavien, Sibirien, wild.

Kulturländer und Handelssorten: Wird in Deutschland bei Kölleda (nördl. von Erfurt), Jenalöbnitz, Schweinfurt, im Erz- und Riesengebirge angebaut. Man handelt sächsische und Thüringer Wurzeln.

Beschreibung: Die Droge stellt die getrockneten Wurzeln und Wurzelstöcke vor. Der Wurzelstock ist gewöhnlich der Länge nach durchgeschnitten, oft sind die Nebenwurzeln zopfartig zusammengeflochten. Der Wurzelstock trägt am oberen Ende noch Blattreste. Die Nebenwurzeln sind längsfurchig, querhöckerig. Farbe graubraun bis rötlich, Querschnitt schwammig, deutlich mit strahlenförmig auseinandergehenden Markstrahlen durchzogen. Der Holzkörper ist gelb oder grau und in der Rinde befinden sich große weit gestellte Balsamgänge mit gelbrotem Inhalt. Geruch würzig, Geschmack scharf, würzig und bitter. Die Wurzel ist hygroskopisch (zieht Wasser an) und sehr dem Insektenfraße ausgesetzt, muß daher in Blechgefäßen aufbewahrt werden.

Bestandteile: Oleum Angélicae aethéreum, wird aus der Wurzel durch Dampfdestillation gewonnen. Anfangs ist es farblos und wird später bräunlich. Ferner enthält die Droge Harz, Angelikasäure, Angelizin, Rohrzucker und Baldriansäure.

Wirkung und Verwendung: Würziges Magenmittel (Aromátikum), Zusatz zu Bädern, zur Bereitung von Spiritus Angélicae compósitus, der zu Zahnwässern und als Zusatz zu Bädern Verwendung findet. In der Likörfabrikation, namentlich zu Chartreuse, großer Verbrauch. Vieharzneimittel, ferner zur Vernichtung von Feuerkäfern.

Anwendung: Als Magenmittel werden ca. 10 g während 10 Minuten mit ⅛ Liter heißem Wasser ausgezogen und nur wenig gesüßt schluckweise im Laufe eines Tages getrunken. Zu Bädern kocht man kurz 100 g mit 1 Liter Wasser aus und gebraucht diesen Auszug für ein Vollbad; wirkt allgemein anregend. Gegen Feuerkäfer wird das feine Pulver ausgestreut.

Verwechslungen: Die Wurzeln von Angélica silvéstris sind kleiner, dünner, holzig und haben einen viel weniger würzigen Geruch. Die Radix Levístici, Liebstöckelwurzel, hat viel enger stehende Balsamgänge und die Markstrahlen sind nur sehr schwach entwickelt.

* Radix Bardánae. Kn.
Klettenwurzel.

Stammpflanze: Lappa officinális, Lappa maior, Lappa minor, Lappa tomentósa (filzig). Lappa vom griech. lábo = ich erfasse, nämlich die Kleider der Vorübergehenden.

Familie: Compósitae (Körbchenblütler).

Heimat: In ganz Europa wild, an Wegen, Zäunen, Schuttstellen.

Beschreibung: Die Wurzel ist meist der Länge nach gespalten. Sie ist unverzweigt, fingerdick, runzelig, graubraun. Innen blaßbräunlich mit Höhlungen, die mit einer weißen, wolligen Substanz ausgekleidet sind. Der Holzkörper ist strahlig, das scheinbare Mark (Parenchym) ist schneeweiß. Geruch schwach, Geschmack schleimig, süßlich, hinterher bitterlich. Die Wurzel ist sehr dem Wurmfraß ausgesetzt und schimmelt leicht, Aufbewahrung daher in Blechgefäßen.

Bestandteile: Inulin, Schleim, Zucker, Gerbstoff, Spuren von fettem und ätherischem Oel.

Wirkung und Verwendung: Hier und da als Zusatz zu blutreinigenden Mitteln.

Anwendung: Im Frühjahr oder Herbst stellt man durch Abkochen von 50 g Wurzel mit ¼ Liter Wasser einen Auszug her, den man am besten ungesüßt, täglich einen Eßlöffel voll, abends einnimmt.

Bemerkung: Unter dem Namen „Klettenwurzelöl" versteht man heute kaum mehr ein aus Klettenwurzeln hergestelltes Oel, sondern es ist ein Gattungsname für Haaröl geworden.

* Radix Gentiánae. D. A. 6. Kn.
Enzianwurzel.

Stammpflanze: Gentiána lútea (gelbe), Gentiána pannónica (ungarische), Gentiána purpúrea (purpurrote), Gentiána punctáta (getüpfelte).

Familie: Gentianéae (Enziangewächse).

Heimat: In mittlerer Höhe der Berge von Portugal, der Pyrenäen, der Apenninen, der südlichen Donauländer, der Karpathen, des Böhmer Waldes, wild.

Beschreibung: Die Wurzel von Gentiana lutea ist gelbbraun bis rotbraun, bis 60 cm lang und bis 4 cm dick. Die Wurzeln der anderen Arten sind heller und etwas dünner. Am Wurzelstock befinden sich manchmal noch Blatt- und Stengelreste. Das Rhizom ist quergeringelt, die Nebenwurzeln sind längsrunzelig, oft gespalten. Der Bruch ist glatt, nicht faserig oder mehlig, gelblich bis hellbraun. Werden die frischen Wurzeln auf Haufen geschichtet, so machen sie eine Art Gärung durch und färben sich dann innen rötlich. Diese Behandlung verwirft das D. A. 6. In Wasser quellen die Wurzeln stark auf und werden zähe und biegsam. Geruch eigenartig. Geschmack anfangs süß, dann aber stark bitter.

Bestandteile: Der bittere Geschmack der Wurzel kommt vom Glykosid Gentiopikrin = Enzianbitter. Die Wurzel enthält ferner Gentianasäure = Gentianin oder Gentisin, fettes Oel, Schleim, im frischen Zustande Rohrzucker, sowie die Zuckerart Gentianose und äther. Oel.

(Glykosid ist ein Stoff, der unter dem Einfluß von verdünnten Säuren, verdünnten Alkalien, sogar schon durch Erhitzen mit Wasser in Traubenzucker und in ein oder mehrere andere Produkte zerfällt.)

Wirkung und Verwendung: Als magenstärkendes Mittel = Amárum, in großer Menge bei der Likörfabrikation und als Tierarzneimittel. Auch der Enzianschnaps wird daraus hergestellt, und zwar dadurch, daß man die frische Wurzel auskocht, die zuckerhaltige Flüssigkeit gären läßt, worauf sie gebrannt = abdestilliert wird.

Anwendung: Als magenstärkendes Mittel werden ca. 10 g mit ⅛ Liter heißem Wasser ausgezogen, und nur wenig gesüßt, im Laufe eines Tages getrunken.

Radix Helénii, Radix Ínulae seu Énulae. Alantwurzel, Glockenwurzel.

Stammpflanze: Inula helénium (Inula vom griech. inóo = ich leere aus; wegen der abführenden Wirkung der Wurzel).

Familie: Compósitae (Körbchenblütler = zusammengesetzte Blüten).

Heimat: Im mittleren und nördlichen Deutschland, in England, Italien, Frankreich, auch im Himalaja und Südsibirien wild wachsend.

Kulturländer: In Nordholland, einigen Gegenden der Schweiz, besonders aber bei Kölleda an der Unstrut, nördlich von Erfurt kultiviert.

Beschreibung: Die lange, ästige Wurzel ist außen graubraun, manchmal der Länge nach gespalten, Bruch der trockenen Wurzel spröde, hornartig, Farbe gelblichgrau, mit zahlreichen glänzenden Oelbehältern versehen. Geruch eigentümlich, Geschmack würzig bitter.

Bestandteile: Inulin, eine Stärkemehlart, etwas äther. Oel, Alantkampfer oder Helenin und scharfes Weichharz.

Helenin oder Alantkampfer bildet farblose Kristalle. Er findet Verwendung als innerliches Antiseptikum bei Malaria, Tuberkulose, Keuchhusten.

Wirkung und Verwendung: Gegen Husten und als harntreibendes Mittel = Diurétikum, äußerlich bei Hautausschlägen, Krätze, ferner Zusatz zu Bitterlikören.

Anwendung: 1 Teelöffel der Droge wird mit $^1/_5$ Liter Wasser kurz abgekocht und der Absud schluckweise des Vormittags getrunken als wassertreibendes oder Hustenmittel. Gegen Ausschläge kocht man 2 Teelöffel mit $^1/_5$ Liter Wasser mehrere Minuten aus und macht mit dem durchgeseihten Absud feuchte Umschläge.

* Radix Ivarancúsae (Radix Vetivér) = Ivaranchusawurzel, Mottenwurzel.

Stammpflanze: Andrópogon ivarancúsa.

Familie: Graminéae (Grasgewächse).

Heimat: Ostindien.

Beschreibung: Der etwa 6 bis 8 cm lange Wurzelstock ist mit unzähligen Nebenwurzeln schopfig besetzt, äußerlich geblichbraun, stark stäubend von anhängenden Erdeteilchen, im Innern weißlich, holzig, zähe. Geruch stark, an Zedernholz (Bleistiftholz) erinnernd, Geschmack brennend, würzig.

Bestandteile: Aetherisches Oel, Harz, Bitterstoff.

Wirkung und Verwendung: Wirkt schweißtreibend, wird aber nur wenig medizinisch gebraucht; dagegen in der Parfümerie (das Oel) und seit einigen Jahren als Mittel zur Vertreibung der Motten.

Anwendung: Als schweißtreibendes Mittel werden ca. 5 g = ½ Teelöffel der geschnittenen Droge mit ⅛ Liter siedendem Wasser ausgezogen und ungesüßt getrunken. Gegen Motten bindet man die ganze Wurzel in Gaze ein, klopft zum Entstauben ordentlich aus und hängt den Beutel in den Schrank.

* Radix Levístici, Radix Ligústici. D. A. 6.
Liebstöckelwurzel.

Stammpflanze: Levísticum officinále.

Familie: Umbelliférae (Doldenblütler).

Heimat: Stammt ursprünglich aus Südeuropa.

Kulturländer und Handelssorten: Bei uns und in der Schweiz vielfach in Bauerngärten vorkommend; in großer Menge bei Kölleda angebaut.

Beschreibung: Es werden die getrockneten Wurzelstöcke und Wurzeln verwendet. Der kurze Wurzelstock ist geringelt, hellgraubraun, meist der Länge nach gespalten, oben oft mit Blattresten besetzt. Nach unten geht der Wurzelstock in die wenig verzweigten Wurzeln über. Diese sind von gleicher Farbe, oben geringelt, unten längsfurchig. Der Querschnitt zeigt eine weiße Rinde, die einen dünnen, gelben Holzkern umschließt. Man erkennt deutlich die eng gestellten Balsamgänge. Geruch eigenartig würzig, Geschmack anfangs süßlich, dann brennend würzig und etwas bitter. Die Wurzel ist sehr dem Wurmfraß ausgesetzt und hygroskopisch, muß daher gut ausgetrocknet in Blechgefäßen aufbewahrt werden.

Von der Radix Angelicae unterscheidet sich die Radix Levistici dadurch, daß die Strahlen des Querschnittes bei Levisticum viel feiner und schmaler sind, ferner stehen die Balsambehälter viel enger beisammen, auch hat der Wurzelstock weniger Aeste.

Bestandteile: Oleum Levístici aethéreum, Harz, Gummi, Zucker, Apfelsäure, wahrscheinlich auch Angelikasäure.

Wirkung und Verwendung: Als harntreibendes Mittel (Diurétikum) und Zusatz zu Likören, auch in der Tierheilkunde.

Anwendung: Als harntreibendes Mittel wird 1 Eßlöffel mit ⅛ Liter heißem Wasser ausgezogen und wenig gesüßt im Laufe des Vormittags getrunken. In der Tierheilkunde wird nur das Pulver gemischt mit anderen Vegetabilien verwendet.

* Radix Liquirítiae Hispánicae seu Radix Glycyrrhizae Hispánicae.
Spanisches oder deutsches Süßholz.

Stammpflanze: Glycyrrhíza glabra (unbehaart, glatt). Varietät: typica, eine mannshohe Staude.

Familie: Papilionacéae (Schmetterlingsblütler).

Heimat: In Südeuropa wildwachsend.

Kulturländer und Handelssorten: In England, Böhmen, Mähren, Südfrankreich, Italien, Spanien und bei Bamberg und

Schweinfurt angebaut. Das in Mitteleuropa gebrauchte Süßholz kommt größtenteils aus Alikante (in Valenzia) und Tortosa (in Katalonien), beide in Spanien. Schönste Ware stammt von Tortosa. Kommt in Ballen von 35 bis 40 kg in den Handel.

Beschreibung: Bis 90 cm lange, fingerdicke, außen graubraune, längsfurchige und querrunzelige Wurzeln. Sie sind zähe und brechen faserig. Innen sind sie gelb, holzig, strahlig. Geruchlos, Geschmack süß und kratzend. Die Wurzel ist schwerer als Wasser.

Bestandteile: Glyzyrrhizín = Süßholzzucker, das an Ammoniak und Kalk gebunden ist, ferner Stärkemehl, fettes Oel, Harz und Asparagin.

Wirkung und Verwendung: Bei Husten und Heiserkeit als schleimlösendes Mittel, auch in der Tierheilkunde, ferner zur Bereitung von Sucus Liquiritiae, das Pulver zur Herstellung von Pillenmassen, in der Bierbrauerei.

Anwendung: Allein selten, meist im Gemisch mit anderen hustenlindernden Vegetabilien an Stelle von Zucker, da das Glyzyrrhizín besser wirkt als Zucker. Man kann Süßholz bei der Abgabe aller hustenlindernden Mittel, wie z. B. Althee, Leinsamen, Isl. Moos, Huflattich usw. empfehlen.

* Radix Liquirítiae Rússicae seu Glycyrrhizae mundáta seu Rússica. D. A. 6.
Geschältes oder russisches Süßholz.

Stammpflanze: Glyzyrrhíza glabra und glandulífera (eicheltragend).

Familie: Papilionacéae (Schmetterlingsblütler).

Heimat: Südeuropa, Westasien, Südsibirien.

Kulturländer: Wird hauptsächlich in Rußland auf den Inseln in den Wolgamündungen und bei Batum angebaut, dann nach Moskau und Petersburg gebracht und dort geschält. Es kommt von hier in mit Lindenbastmatten umhüllten Ballen von 80 bis 100 kg in den Handel.

Beschreibung: Das russische Süßholz, die Ware des D. A. 6, besteht aus Wurzeln und Wurzelausläufern. Die Wurzeln sind unverzweigt, oft über 1 m lang, bis 4 cm dick, spindelförmig, oben oft etwas verdickt. Die Ausläufer sind walzenförmig. Die Droge ist hellgelb, der Bruch ist faserig und grobsplitterig. Der Querschnitt zeigt ein gelbes Holz, das zahlreiche Risse aufweist. Geruch schwach, Geschmack süß. Diese Wurzel ist leichter als Wasser.

Bestandteile: Die gleichen wie bei Radix Liquirítiae Hispánicae.

Wirkung und Verwendung: Wie bei Radix Liquirítiae Hispánicae.

Anwendung: Wie vorstehende Droge.

* Radix Onónidis (Radix réstis bóvis). D. A. 6.
Hauhechelwurzel, Ochsenstrickwurzel.

Stammpflanze: Onónis spinósa (spinósus = stachelig).

Familie: Papilionacéae (Schmetterlingsblütler).

Heimat: Wild fast in ganz Europa.

Beschreibung: Es werden die getrockneten Wurzelstöcke und Wurzeln gehandelt. Der Wurzelstock ist kurz, mehrköpfig und geht nach unten in eine lange, graue, bis schwarzgraue Hauptwurzel über. Diese ist holzig, sehr zähe, gedreht, längsfurchig, kantig und oft platt. Die sehr dünne, fest ansitzende Rinde umschließt einen gelblichen Holzkörper, der Jahresringe erkennen läßt und Markstrahlen aufweist. Beim Befeuchten mit Salmiakgeist färbt sich das Holz stark gelb. Geruch schwach, an Süßholz erinnernd, Geschmack etwas herb, süßlich und kratzend.

Bestandteile: Das Glykosid Ononin und das dem Glyzyrrhizin sehr ähnliche Ononid. Ferner Rohrzucker, Stärke, Eiweiß, Harz, ätherisches und fettes Oel.

Wirkung und Verwendung: Ein harntreibendes Mittel (Diurétikum).

Anwendung: 1 Eßlöffel der Droge wird mit ⅛ Liter Wasser während 10 Minuten anhaltend gekocht, durchgeseiht und mit wenig Zucker gesüßt, im Laufe des Vormittags getrunken.

Radix Petroselíni = Petersilienwurzel.

Stammpflanze: Petroselínum sativum.
Familie: Umbelliférae (Doldenblütler).

Heimat: Ganze gemäßigte Zone.
Kulturländer: Ganz Deutschland, besonders Thüringen.

Beschreibung: Die nur gespalten gehandelte Droge ist rübenförmig, bis 25 cm lang, etwa 2 cm dick, mit zahlreichen Quer- und Längsrunzeln bedeckt, außen gelblichbraun, innen gelblich, porös. Geruch würzig, nur schwach an Petersilie erinnernd, Geschmack süßlich, würzig, schleimig. Erfordert ihrer hygroskopischen Eigenschaft wegen gut verschlossene Aufbewahrung.

Bestandteile: Aetherisches Oel, Zucker, Schleim, Apiin.

Wirkung und Verwendung: Wird als Diurétikum (wassertreibendes Mittel) gebraucht.

Anwendung: 1 Teelöffel der Droge wird mit ¹/₅ Liter heißem Wasser ausgezogen, durchgeseiht und im Laufe des Vormittags getrunken.

* Radix Pimpinéllae. D. A. 6. Kn. Bibernellwurzel, Pimpinellwurzel.

Abstammung: Pimpinélla saxífraga (saxifragus = steinbrechend) und Pimpinélla magna.
Familie: Umbelliférae (Doldenblütler).

Heimat: Wild in ganz Europa auf sonnigen Hügeln und Wiesen.

Beschreibung: Die getrockneten Wurzelstöcke und Wurzeln. Der Wurzelstock ist derb, mehrköpfig, graugelb, fein geringelt, mit groben Warzen versehen. Er trägt noch Reste der hohen Stengel. Nach unten geht er in die lange, hellgraugelbe, wenig verzweigte Hauptwurzel über. Diese ist oben fein geringelt, nach unten grob längsrunzelig. Die weiße, mit Lücken und Balsambehältern versehene Rinde umschließt ein gelbes, fein strahlenförmig gestreiftes Holz. Geruch eigenartig würzig, Geschmack anfangs würzig, dann scharf brennend.

Bestandteile: Blaues, äther. Oel, Harz, Zucker und das bittere Pimpinellin.

Wirkung und Verwendung: Ein die Verdauung beförderndes Mittel, auch gegen Heiserkeit, ferner Gurgelmittel und Zusatz zu Zahnpasten.

Anwendung: Bei Heiserkeit am besten die Tinktur mit 10 bis 15 Tropfen auf Zucker. — Zu Gurgelungen 1 Teelöffel mit $^1/_5$ Liter Wasser kurz aufgekocht.

* Radix Ratánhiae. D. A. 6.
Ratanhiawurzel. Peruanische, rote oder Payta-Ratanhia.

Stammpflanze: Kraméria tríandra (dreimännige).
Familie: Caesalpiniacéae. (Nach dem italienischen Botaniker Caesalpini).
Heimat: Abhänge der brasilianischen und namentlich der peruanischen Anden.
Handelsware kommt hauptsächlich aus den Häfen von Payta und Callao in Seronen (Ochsenhäuten) zu 80 bis 100 kg verpackt.

Beschreibung: Die lange, runde, etwa 3 cm dicke, etwas hin und her gebogene, holzige Wurzel ist wenig verzweigt. Das rötlichbraune Holz wird von einer sehr dünnen Rinde umgeben. Diese ist runzelig, aber nicht warzig, an den jüngeren Teilen ist sie hell braunrot und fast glatt, die Rinde der älteren Teile ist dunkel braunrot. Sie läßt sich vom Holze leicht ablösen und gibt auf Papier einen braunen Strich. Geschmack der Rinde stark zusammenziehend, Holz dagegen fast geschmacklos.

Mit Weingeist liefert die Wurzel einen roten Auszug, der mit überschüssiger, weingeistiger Bleiazetatlösung einen roten Niederschlag gibt, während die abfiltrierte Flüssigkeit rot gefärbt erscheint. Andere, nicht offizinelle Ratanhiasorten geben einen violettgrauen Niederschlag und ein farbloses Filtrat.

Bestandteile: Ratanhiagerbsäure (mit Eisenoxydsalzen einen dunkelgrünen Niederschlag gebend), Gummi und Zucker, Ratanhiarot.

Wirkung und Verwendung: Infolge ihres Gerbstoffgehaltes als zusammenziehendes Mittel (Adstríngens) bei Durchfall und bei inneren Blutungen, ferner zu Mund- und Zahnwässern.

Anwendung: Bei Durchfall und inneren Blutungen wird ein Teelöffel der Droge mit $^1/_5$ Liter Wasser aufgekocht und schluckweise getrunken. Zu Mund- und Zahnwässern kommt die spirituöse Tinktur in Frage.

* Radix Saponáriae alba Levántica.
Weiße oder levantinische Seifenwurzel.

Stammpflanze: Gysophíla strúthium.
Familie: Caryophylléae (Nelkengewächse).
Heimat: Südeuropa, Nordafrika, Ungarn.
Handelsware kommt meist über Triest.

Beschreibung: Die Wurzeln sind über daumendick, bis 6 cm, unverzweigt, bis 40 cm lang. Außen graugelb bis bräunlich, längsrunzelig gefurcht, innen gelblichweiß mit strahligem Holzkörper.

Bestandteile: Saponin, aber weniger wie bei der roten Seifenwurzel.

Verwendung: Wie die Rad. Saponaria rubra, und zwar in weit höherem Maße. Außerdem in der Zuckerwarenfabrikation, z. B. zum türkischen Honig und zur Bereitung der seidenglänzenden Bonbons.

Die Radix Saponáriae Hungárica kommt meist in dünnen, weißlichen Scheiben in den Handel. Sie ist sehr leicht und wenig gehaltvoll.

Anwendung: Als Waschmittel wird die Wurzel (etwa 100 g) mit 2 Liter Wasser während 10 Minuten ausgekocht, der Absud mit weiterem Wasser verdünnt, reicht für ½ kg Stoff. In der Zuckerbäckerei soll ein Absud in stärkerer Konzentration Verwendung finden.

* Radix Saponáriae (rubra). D. A. 6.
Rote Seifenwurzel. Waschwurzel.

Stammpflanze: Saponária officinális.

Familie: Caryophylléae (Nelkengewächse).

Heimat: Mittleres und südliches Europa, an Zäunen, Ufern, Hecken und in Laubwäldern wachsend.

Kulturgegend: Thüringen.

Beschreibung: Die sehr lange Wurzel ist federkieldick, rotbraun, längsrunzelig. Der Querschnitt zeigt eine innen weiße Rinde, die ein fast zitronengelbes Holz umgibt. Geruchlos, beim Kauen Schaum erzeugend, von süßlich-schleimigem, dann bitterlichem und anhaltend kratzendem Geschmack.

Bestandteile: Bis 5 % Saponin, Stärkemehl.

Wirkung und Verwendung: Da das Saponin wie Seife, Fette, Harze usw. löst, so findet die Droge hauptsächlich Verwendung als mildes Wasch- und Fleckereinigungsmittel für zarte Stoffe, jedoch seltener als die R. S. alba.

Anwendung: Wie vorige.

* Radix Sarsaparíllae = Sarsaparillwurzel. D. A. 6.

Stammpflanze: Smilax útilis.

Familie: Liliacéae (Liliengewächse) Smilacéae.

Heimat: Honduras, Nikaragua, Guatemala, Mexiko.

Handelssorten: Honduras, Verakruz, Guatemala, Para und Mexiko.

Beschreibung: Die offizinelle Wurzel ist die Hondurassarsaparille. Sie ist sehr lang (bis 1¼ m), walzenförmig, selten verzweigt und bis 5 mm dick. Außen graubraun bis rötlichgelb, mit flachen Längsfurchen, spärlichen Wurzelfasern, biegsam, beim Brechen stäubend. Geruch fast nicht wahrnehmbar, der Geschmack ist schleimig, hinterher schwach kratzend. Eine wässerige Anschüttelung schäumt stark. Mit Jodlösung färbt sich die Rinde und das Mark blauschwarz, die anderen Teile gelbbräunlich.

Ihr folgt an Güte die Verakruzsarsaparille, die stärker und tiefer gefurcht ist. Farbe rot oder graubraun, teilweise ist die Wurzel ohne Rinde.

Guatemala-, der Verakruzsarsaparille ähnlich und von auffallend gelbroter Farbe.

Para- (auch Lissabon- oder Maranhosarsaparille genannt) ist der Honduasware in Stärke der Wurzeln gleich, von dunkelgrauer Farbe (infolge Räucherung beim Trocknen), vielfach mit anhängender Erde.

Mexikosarsaparille ist die geringste Qualität; aus dem etwas knollenförmigen Wurzelstock und anhängenden, langen Nebenwurzeln bestehend. Von graugelber Farbe, längsfurchig, holzigem Bruch. Kommt in sogen. Seronen, d. s. Ochsenhäute, deren Haarseite bei Sarsaparille zum Unterschied von Ipecacuánha nach außen gekehrt ist, in den Handel.

Bestandteile: Sarsaponin, Parillin, Smilasaponin. Alle drei sind sog. Sapotoxine, die das starke Schäumen verursachen; außerdem Stärke und Spuren äther. Oeles.

Wirkung und Verwendung: Wirkt außerordentlich blutreinigend und wassertreibend und galt lange Zeit als bestes Antisyphilitikum und Mittel gegen Wassersucht.

Gesetzliche Bestimmungen: A. V. B.

Anwendung: Für sich allein oder im Gemisch mit anderen Bestandteilen (in Blutreinigungstee) wird 1 Teelöffel der Droge mit ¹/₅ Liter heißem Wasser angesetzt, kurz aufgekocht und das

Durchgeseihte mit Zucker wenig gesüßt, morgens nach dem 1. Frühstück getrunken. Für eine Kur rechnet man 20 bis 30 Tage. Zur Zeit ist die Droge sowohl für sich als in Mischungen dem freien Verkehr entzogen.

Radix Sénegae. D. A. 6.
Senegawurzel.

Stammpflanze: Polýgala sénega.
Familie: Polygalacéae (Kreuzblumengewächse).
Heimat: Ein Kraut Nordamerikas.

Beschreibung: Gehandelt werden die Wurzelstöcke mit den Nebenwurzeln. Der kurze Wurzelstock trägt zahlreiche Narben von Stengelresten. Die Wurzel ist graugelb, nicht oder nur schwach verzweigt. Sie ist gedreht und gekrümmt. Die inneren Krümmungsflächen sind mehr oder weniger scharf gekielt, die Außenflächen mit Querwülsten versehen. Bruch uneben, Farbe des Holzes gelblichweiß. Geruch schwach ranzig, Geschmack scharf kratzend. Die wässerige Abkochung schäumt beim Schütteln stark.

Bestandteile: Das Glykosid Senegin, dem Saponin ähnlich und die Polygalasäure. Ferner braunes Oel, etwas Harz, Methylsalizylsäure, Baldriansäure und Traubenzucker.

Wirkung und Verwendung: Schleimlösendes Mittel bei Husten.

Gesetzliche Bestimmungen: A. V. B.

Anwendung: 1 Teelöffel der Droge wird mit 1/5 Liter heißem Wasser während 10 Minuten ausgezogen, stark gesüßt mehrmals am Tage getrunken.

* Radix Taráxaci cum Herba. Kn.
Löwenzahnwurzel mit dem Kraut.

Stammpflanze: Taráxacum officinále.
Familie: Compósitae (Körbchenblütler).

Heimat: In ganz Europa in Aeckern und Wiesen bis in die höheren Berglagen, meist in Massengesellschaft auftretend.

Beschreibung: Die ganze Pflanze wird im Frühjahr vor der Blütezeit gesammelt und getrocknet. Die wenig verzweigte Wurzel ist spindelförmig, graubraun, längsfurchig. Der kurze Wurzelstock ist geringelt und oft mehrköpfig. Die Wurzel bricht staubfrei mit ebenem Bruch. Der Querschnitt zeigt einen rein gelben Holzkörper, der von der weißen Rinde umgeben ist. Geschmack schwach bitter. Die rings um den Kopf des Wurzelstockes stehenden Blätter sind einfach, lanzettlich, schrotsägezähnig, mit einem großen, dreieckigen Endlappen versehen. Da die Droge sehr dem Wurmfraß ausgesetzt ist, muß sie gut getrocknet, am besten in Blechgefäßen aufbewahrt werden.

Bestandteile: Inulin, Bitterstoff, Taraxazin, Salze, Zucker, Harz, Kautschuk.

Wirkung und Verwendung: Als gelindes Abführmittel, appetitanregend und blutreinigend.

Anwendung: Als Abführmittel wird 1 Teelöffel mit 1/5 Liter Wasser gekocht, abends getrunken; als appetitanregendes Mittel 1½ Teelöffel mit 1/5 Liter heißem Wasser ausgezogen, eine Stunde vor dem Mittagesen getrunken; als blutreinigendes Mittel 2 Teelöffel mit 1/5 Liter Wasser gekocht morgens und abends je zur Hälfte getrunken.

* Radix Valeriánae. D. A. 6.
Baldrian, Balderjan.

Stammpflanze: Valeriána officinális.

Familie: Valerianéae (Baldriangewächse).

Heimat: Ganz Europa, mittleres Asien, Japan.

Kulturländer: In Deutschland bei Kölleda, Aschersleben, Ballenstedt, Jenalöbnitz und Schweinfurt angebaut, ferner in Holland, England und Sibirien. Für den deutschen Handel kommen kauptsächlich die Thüringer und die Harzer Wurzeln in Betracht.

Handelssorten: Die Radix Valeriánae Thuríngica wird meist kultiviert, sie ist größer und kräftiger entwickelt als die von wilden Pflanzen gesammelten kleineren Harzer Wurzeln, — Radix Valeriánae Hercynica. Die Harzer Wurzel ist kräftiger wirkend wie die kultivierte.

Beschreibung: Die Handelsdroge ist der mit den zahlreichen Nebenwurzeln besetzte Wurzelstock. Dieser ist bis 5 cm lang, bis 3 cm dick, schwach geringelt, meist halbiert und vielfach mit hohlen Stengelresten besetzt. Der Wurzelstock und die zahlreichen langen, stielrunden, brüchigen Wurzeln sind grau bis bräunlichgelb. Geruch stark eigentümlich unangenehm, Geschmack süßlich, würzig und etwas bitter. Der Geruch entwickelt sich erst beim Trocknen der Wurzel. Am besten sind die von trockenen Standorten gesammelten Wurzeln.

Bestandteile: Blaßgelbes, später braun und dickflüssig werdendes Oleum Valeriánae aethéreum (A. V. B.) und Baldriansäure. Auch Gerbsäure enthält die Wurzel.

Wirkung und Verwendung: Ein beruhigendes, krampfstillendes, antiepileptisches (gegen Fallsucht), auch wurmwidriges Mittel.

Verwechselungen: Dem echten Baldrian werden oft unterschoben:

1. Die Wurzelstöcke oder Wurzeln von Valeriana Phu = Radix Valeriánae maióris. Dessen Wurzelstock ist fast nochmal so lang, wie der des echten Baldrians und dicht geringelt, auch sind die Nebenwurzeln nicht rings herumgestellt, sondern nur seitlich.

2. Der Wurzelstock von Valeriana diocia (zweihäusiger Baldrian) ist viel dünner und weit länger, seine Nebenwurzeln sind sehr dünn, faserig und besitzen schwachen Geruch.

Andere Wurzeln, welche zur Verfälschung dienen, haben überhaupt keinen Baldriangeruch.

Anwendung: Am besten 2 Teelöffel mit $^1/_5$ Liter Wasser abends kalt angesetzt und am folgenden Abend ohne Zucker getrunken; oder die gleiche Menge kurz vor dem Gebrauch am Abend mit siedendem Wasser übergossen und nach 10 Minuten durchgeseiht.

Rhizomáta — Wurzelstöcke.

(Siehe Seite 9.)

* Rhizóma Cálami = Kalmus. D. A. 6. Kn.

Stammpflanze: Acórus cálamus.

Familie: Aracéae (Arongewächse).

Heimat: Ursprünglich Orient (Asien), wächst jetzt aber in ganz Europa an Flußufern und Sümpfen.

Handelsware von Deutschland und Ostindien. Deutsche soll im Herbste von etwas trockenen Stellen gesammelt werden.

Beschreibung: Kalmus ist ungeschält = naturell, geschält und verzuckert im Handel. Der ungeschälte Wurzelstock = Rhizóma Cálami crudum ist platt gedrückt, gegliedert, braun mit deutlichen Blatt- und Wurzelnarben. Bruch ist körnig, markig und zeigt gelblichweiße Farbe. Das D. A. 6 verlangt das Rhizom geschält. Es ist dann der Länge nach gespalten, außen von gelblichweißer Farbe mit rötlichem Anflug. Geruch würzig, Geschmack bitterwürzig. Der verzuckerte oder kandierte Kalmus ist geschält und darauf in starker Zuckerlösung gekocht — Conféctio seu Candítum Cálami.

Bestandteile: Bis 5 % Oleum Calami aethereum, durch Dampfdestillation aus den Wurzeln und Rindenabfällen gewonnen, gelbbraun und dickflüssig; ferner Cholin und das Glykosid Akorin.

Wirkung und Verwendung: Medizinisch als magenstärkendes Mittel, Zusatz zu würzigen Bädern (hierzu nimmt man ungeschälte Wurzel, da sie, weil sich der Sitz der äther. Oeles vorwiegend in der Rinde befindet, ölreicher ist); ferner in der Likörfabrikation, zu Zahntinkturen und Zahnpulvern. Die ungeschälte pulverisierte Ware in der Tierheilkunde zu Freßpulvern. Die Conféctio als Magenmittel (Stomáchikum).

Anwendung: Als magenstärkendes Mittel werden 2 Teelöffel der Droge mit $^1/_5$ Liter siedendem Wasser übergossen, nach 10 Minuten durchgeseiht und der Aufguß im Laufe eines Tages schluckweise vor dem warmen Essen getrunken. Zu Bädern kocht man 200 g mit 2 Liter Wasser aus und setzt den Absud, durchgeseiht, einem Vollbad zu; für Kinder die Hälfte.

* Rhizóma Cúrcumae.
Kurkumawurzel. Gelbwurzel, Gelbsuchtwurzel.

Stammpflanze: Cúrcuma longa.

Familie: Zingiberacéae (Ingwergewächse).

Heimat: Südostasien.

Kulturländer und Handelssorten: Ostindien, China, Japan, Insel Bourbon = Réunion, Westindien.

Handelssorten: Chinesische Kurkuma ist die beste und farbstoffreichste Sorte, meist nur Seitenknollen, außen gelb, innen rotgelb, Pulver hochgelb.

Java-, Bengal- und Madraskurkuma ziemlich gleichwertig, außen graugelb, auf dem Bruch gelblich.

Beschreibung: Man unterscheidet 1. runde Kurkuma = Rhizóma Cúrcumae rotúndum. Es ist der eiförmige bis walnußgroße innere Wurzelstock, die Haupt- oder Mittelknolle. Diese ist quer geringelt und mit Narben besetzt, herrührend von den abgeschnittenen Seitenknollen. — 2. Lange Kurkuma = Rhizóma Cúrcumae longum. Es sind die ursprünglich an der Hauptknolle sitzenden Seitenknollen. Sie sind walzenförmig oder schwach gebogen, ebenfalls etwas geringelt, von der Dicke und Länge eines kleinen Fingers. Farbe der beiden Sorten gelb oder graugelb, Querbruch gelb bis orangerot, wachsähnlich, was daher kommt, daß das in dem Rhizom enthaltene Stärkemehl durch Eintauchen in siedendes Wasser verkleistert ist. Schlechte Ware ist auf dem Querbruch braun. Das Kurkumapulver ist hell- bis feuriggelb. Geruch würzig, erinnert etwas an Ingwer, Geschmack brennend und würzig, auch etwas bitter. Der Speichel wird gelb gefärbt.

Bestandteile: Aetherisches Kurkumaöl, das den Geruch bedingt, Stärkemehl und der harzige Farbstoff Kurkumin. Da Harze im Wasser unlöslich sind, so löst sich auch das Kurkumin nicht in Wasser auf. Es ist aber in Weingeist (Tinctura Curcumae), ätherischen und fetten Oelen mit hochgelber Farbe löslich.

Wirkung und Verwendung: Kurkuma ist ein Bestandteil des als Gewürz dienenden englischen Curry powder. Dient sonst ausschließlich zum Färben von Backwaren, Butter, Käse, Oelen (Firnis) Fetten. Obwohl nicht lichtbeständig, wird sie doch zum Färben von Wolle, Baumwolle, Seide angewendet. Mit Kurkumatinktur gefärbtes Papier = Charta exploratória flava dient zum Nachweis von Alkalien (das Papier wird dadurch braunrot) und von Borsäure (nach dem Trocknen ist das Papier rotbraun). Das Kurkumapulver wird hier und da noch von Tischlern zum Gelbpolieren verlangt, meist mit dem Namen Gurkenmehl.

Anwendung: Zum Färben von Fetten und Oelen stellt man im Verhältnis 1:4 mit Oel oder Schmalz eine konzentrierte Farbe her.

* Rhizóma Fílicis. D. A. 6.
Farnwurzel, Wurmfarnwurzel, Johanniswurzel.

Stammpflanze: Dryópteris filix mas.
Familie: Polypodiacéae Tüpfelfarne) vom griech. polis = viel, pódion = Fuß, also Vielfuß.
Heimat: Wild in feuchten Wäldern Europas. Nordamerikas und Nordasiens.

Beschreibung: Der im Herbste gesammelte Wurzelstock wird von den Wurzeln befreit und nach dem D. A. 6 ungeschält und unzerschnitten in den Handel gebracht. Er ist 10 bis 30 cm lang, bis 2 cm dick, außen dunkelbraun, mit dachziegelförmig aufsteigenden Blattresten umhüllt und ist mit braunen bis gelbbraunen dünnhäutigen Spreuschuppen bekleidet. Der vielkantige Querschnitt ist grünlich und zeigt acht bis zwölf größere, kreisförmig angeordnete und zahlreiche kleinere, zerstreute Gefäßbündel. Geruch schwach, Geschmack süßlich, etwas herb und kratzend. Pulver gelbgrün. Pulver und Wurzel sind über gebranntem Kalk zu trocknen, in gut verschlossenen Gefäßen, vor Licht geschützt aufzubewahren, nicht länger als ein Jahr.

Bestandteile: Aetherisches und grünes fettes Oel, Zucker, Filixsäure, der wirksame Stoff, ferner Filixgerbsäure, deren Zersetzungsprodukt das Filixrot ist, das die braune Farbe der älteren Wurzeln bedingt.

Wirkung und Verwendung: Die Droge ist das beste Bandwurmmittel (Taenifúgum) und wird namentlich in Form des Extráctum Fílicis aethéreum angewendet. Hat häufig giftige Nebenerscheinungen.
Gesetzliche Bestimmungen: A. V. B.
Anwendung: Nur nach ärztlicher Vorschrift, da nicht unbedenklich in der Wirkung.

* Rhizóma Galángae. D. A. 6.
Galgant.

Stammpflanze: Alpína officinárum (Alpinia nach dem Venetianer Alpini genannt).
Familie: Scitaminéae (Gewürzliliengewächse).
Heimat: Südostasien, Insel Hainan.
Kulturländer: China und Siam (Hinterindien). Kommt über Shanghai und Singapore in Ballen in den Handel.

Beschreibung: 5—6 cm lange, braunrote, bis 2 cm dicke, manchmal verzweigte Stücke. Die Stücke sind mit ringförmig um sie verlaufenden, kahlen oder gefransten, gelblichweißen Narben oder Blattresten besetzt. Bruch faserig, Fläche zimtbraun. Holzkörper klein, von einer breiten Rinde umgeben. Geruch würzig, Geschmack brennend würzig.

Bestandteile: Aetherisches Oleum Galangae, ein scharfes Weichharz und Kaempferid.

Wirkung und Verwendung: Stark würziges Magenmittel (Aromátikum) und Zusatz zu Magenlikören.

Im Handel befinden sich kleine und große Wurzeln, die durch Auslesen gesondert werden, aber von der gleichen Pflanze stammen.

Anwendung: Als anregendes Mittel darf nur etwa ½ Teelöffel des Pulvers oder geriebener Galgant täglich genommen werden, am besten mit Zuckerwasser, weil sonst den Appetit schädigt.

* Rhizóma Íridis, Rhizóma Íreos. D. A. 6.
Veilchenwurzel, Violenwurzel.

Stammpflanze: Iris germánica, Iris pállida (blasse) und Iris florentína.

Familie: Iridacéae (Schwertliliengewächse).

Heimat: Mittelmeergebiet und Orient.

Kulturländer: Italien, namentlich bei Florenz und Verona, Afrika. In Deutschland ist die Schwertlilie Zierpflanze.

Beschreibung: Der geschälte, weißgelbliche Wurzelstock ist meist gabelig verzweigt, gliederartig eingeschnürt, bis 10 cm lang, bis 4 cm breit, etwas flachgedrückt. Auf der Unterseite zeigt er bräunliche Wurzelnarben. Die Droge ist schwer und hart wie ein Knochen. Der Bruch ist glatt, dessen Farbe weißlich, Beschaffenheit mehlig. Der Geruch ist veilchenartig. Bei der frischen Wurzel fehlt der angenehme Geruch, er tritt erst nach dem Trocknen auf. Geschmack schwach würzig, schleimig, etwas kratzend. Das Pulver ist gelblichweiß.

Besonders große und schöne Wurzeln werden zugedrechselt und zugeschliffen und kommen als Zahnwurzeln in den Handel = Rhizoma Iridis pro Infántibus.

Handelsware: Beste Sorte von Florenz. Veroneser Ware ist etwas länger und dünner. Gleichwertig mit dieser ist die Wurzel von Mogadór (feste Hafenstadt Marokkos, am Atlantischen Ozean gelegen).

Bestandteile: Butterartiges, gelbes, äther. Oel, Oleum Iridis, dessen riechender Bestandteil Iron heißt. Ferner ein braunes Harz, Stärke und das geruchlose Glykosid Iridin.

Wirkung und Verwendung: Als hustenlinderndes Mittel, das Pulver als riechender Zusatz zu Zahn-, Wasch-, Streu- und Räucherpulvern. Die gedrechselten und zugeschliffenen Wurzeln als Zahnmittel für kleine Kinder.

Anwendung: Als hustenlinderndes Mittel und Bestandteil von Brusttee.

* Rhizóma Rhei, Rhizóma Rhei Sienénis. D. A. 6.
Rhabarber.

Stammpflanze: Rheum palmátum var. tangúticum und verschiedene andere Rheumarten.

Familie: Polygonacéae (Knöterichgewächse).

Heimat: China, und zwar die Hochebene von Tibet und die Höhenzüge in Zentralchina.

Kulturländer: England, Oesterreich..

Handelssorten: Außer dem Grad der Schälung unterscheidet man von chinesischem Rharbarber noch drei Sorten, deren besondere Merkmale von Caesar & Loretz wie folgt geschildert werden:

Shensi-Rhabarber, in volleren, flachen oder runden Stücken von sehr verschiedener Schälung, zeigt auf der angeschlagenen Bruchfläche, selbst bei leichteren, poröseren Stücken, eine körnige, fast bröckelnde Struktur von scharf markierter Marmorierung und lebhaft roter Färbung der nach der Außenfläche hin regelmäßiger geordnet erscheinenden Strahlenkreise; Geruch eigenartig mild, ohne widerlich zu sein; Geschmack beim Kauen schwach würzig-bitter mit stark hervortretendem Knirschen zwischen den Zähnen.

2. Kanton-Rhabarber, in runder oder flachrundlicher Form von fast ganzer Mundierung (Schälung), besitzt eine zähe, faserige, mehr schwammige Struktur mit verschwommener Marmorierung, ohne ausgeprägte Strahlenkreise, schwächerem Hervortreten der weißen Grundmasse und blaßrötlicher Färbung der Markstrahlen; Geruch beim Anhauchen brenzlich-räucherig; Geschmack beim Kauen stark bitter, eigentümlich zusammenziehend (gerbend) auf der Zunge bei wenig bemerkbarem Knirschen zwischen den Zähnen.

3. Shanghai-Rhabarber, meist ausgeprägt flache, dünnere Stücke von durchweg guter Mundierung, teilweise faserig zäher, teilweise fester, dichter Struktur; Bruchfläche ziemlich lebhaft gelbrot mit hervortretender weißer Grundmasse, zwar vielfach verschwommener Marmorierung, aber doch häufig auch regelmäßiger Anordnung der Strahlenkreise; Geruch noch stärker brenzlich-räucherig wie bei der Kantonsorte; Geschmack beim Kauen unangenehm brenzlich, lange anhaltend bitter und auffallend schleimig.

Daneben gibt es im Handel noch den österreichischen Rhabarber = Rhizóma Rhei Austríacum, in zylindrischen, außen gelben, innen bräunlichen, derben Stücken und den englischen Rhabarber = Rhizóma Rhei Anglicum in flachen, außen grauen, innen bräunlichen Stücken. Beide stammen von kultivierten verschiedenen Rheumarten; sie haben für den allgemeinen Handel keine Bedeutung, doch wird ihr Pulver nicht selten zu Fälschungszwecken verwendet. Der chinesische Rhabarber kommt in Kisten, die außen mit Papier beklebt sind, das chinesische Schrift- und Bildzeichen aufweist und die innen einen dünnen Blechkasten enthalten, in den Handel, namentlich über die Stapelplätze Hongkong, Kanton, Peking, Tientsin nach den Verladeplätzen Shanghai, Kanton, Shansi.

Beschreibung: Vor der von Juni bis August dauernden Blütezeit werden in China die Wurzeln von acht bis zehn Jahre alten Pflanzen gegraben, im frischen Zustande geschält und meist in zwei Teile der Länge nach geschnitten, auf Schnüre gezogen und entweder an der Luft, seltener über freiem Feuer getrocknet. Nachdem werden die Stücke nochmals geschält, vor allem um die durch das Räuchern entstehende schwarze Oberfläche zu entfernen. Rh. ist von mehr oder weniger lebhaft gelber Farbe, auf der Oberfläche netzartig geadert, bei den besten Sorten mit feinen Zeichnungen, auf dem Bruche körnig, von dunklen Gefäßbündeln durchzogen und vielfach Kristalle von Chrysophansäure erkennen lassend. In den Handel kommt der Rh. in $1/1$, $3/4$, $1/2$ geschältem oder mundiertem Zustande.

Bestandteile: Chrysophansäure, Emodin, Kathartinsäure, Rheumgerbsäure, Farbstoff; nach einigen Autoren auch Kristalle von oxalsaurem Kalk.

Wirkung und Verwendung: In kleinen Mengen appetitanregend, bei mehr abführend, so daß er sowohl als Stomáchikum, als auch als Laxans gebraucht wird; hier und da auch zu Färbezwecken.

Gesetzliche Bestimmungen: A. V. B.

Anwendung: Als Pulver oder in Tabletten 1—3 Gramm mit Wasser genommen; geschnitten 1 bis 3 g gekaut. Wirkt in etwa 2—3 Stunden abführend.

* Rhizóma Tormentíllae. D. A. 6. Kn.
Tormentillwurzel, Ruhrwurzel, Heideckerwurzel, Blutwurzel.

Stammpflanze: Potentílla silvéstris.

Familie: Rosacéae (Rosengewächse).

Heimat: Deutschland, in Wäldern, Wiesen, auf trockenen Anhöhen.

Beschreibung: Das Rhizom ist dunkelrotbraun, höckerig, runzelig, schwer und hart, walzenförmig, meist gewunden, hier und da auch knollig, mit Wurzelnarben versehen. Der Querschnitt bildet eine braunrötliche oder gelbrotbraune, etwas glänzende Fläche. Geruchlos. Geschmack stark zusammenziehend.

Bestandteile: Gerbsäure bis 20 Prozent, Tormentillrot, Harz, Stärkemehl, Ellag- und Chinovasäure.

Wirkung und Verwendung: Wegen des Gerbsäuregehaltes ein gutes Mittel gegen Durchfall bei Mensch und Tier. Außerdem Zusatz zu Zahnpulvern und Zahnwässern. Stillt innerliche Blutungen.

Anwendung: Das Pulver oder die geriebene Wurzel wird in Substanz bei Durchfall oder Blutungen mit 5—10 g genommen.

* Rhizóma Verátri. D. A. 6.
Weiße Nieswurz, Krätzwurzel, Germerwurzel.

Stammpflanze: Verátum album.

Familie: Liliacéae (Liliengewächse).

Heimat: Wild in gebirgigen Gegenden der meisten Länder Europas und Nordasiens, sowie auch Japan.

Beschreibung: Der mit gelblichem oder hellgelblich-braunen, grob querrunzeligen Wurzeln besetzte Wurzelstock ist walzenförmig, schief, nach oben unverzweigt oder mehrköpfig und mit den braunen Resten abgestorbener vorjähriger Blattscheiden besetzt. Er läßt deutliche Ringel erkennen. Farbe graubraun oder schwarzbraun. Innen ist das Rhizom weißlich. Die Schnittfläche wird mit Schwefelsäure befeuchtet erst orangegelb, dann ziegelrot. Geschmack (!) etwas bitter und anhaltend scharf, kratzend. (Pulver reizt zum Niesen.)

Bestandteile: Jervin, Rubijervin, Pseudojervin, Veratralbin, Veratroidin, Protoveratrin. Das Niesen bewirken die Alkaloide Rubijervin und Veratralbin.

Wirkung und Verwendung: Aeußerlich gegen Krätze. Zusatz zu Nießpulver. Ein Brechmittel.

Anwendung: In Niespulver dürfen nur 3 Prozent enthalten sein, da sonst für die Schleimhäute gefährlich. Als Brechmittel kaum noch angewendet.

Gesetzliche Bestimmung: A. V. B. Gift Abteil. II.

Im östlichen Nordamerika sowie in Kanada wächst eine der weißen Nieswurz verwandte g r ü n e N i e s w u r z = V e r á -

trum víride. Der Wurzelstock ist dem der weißen Nieswurz ganz ähnlich. Bestandteile und Wirkung die gleichen wie bei der Veratrum album.

* Rhizóma Zedoáriae, Zitterwurzel D. A. 6.

Stammpflanze: Cúrcuma zedoária.
Familie: Zingiberacéae (Ingwergewächse).
Heimat: Nicht bekannt, wahrscheinlich Südasien.
Kulturländer: Vorderindien und Ceylon.
Beschreibung: Es sind die getrockneten Querscheiben oder auch die Längsviertel des Wurzelstockes. Dieser ist knollig, hart und hat einen bis 4 cm messenden Querdurchmesser. Die graue, runzelige Außenseite zeigt zahlreiche Wurzelnarben. Der Bruch ist glatt, hornartig, die Querscheiben sind 5—8 mm dick, ihre Farbe hellgrau. Geruch schwach nach Kampfer. Geschmack kampferartig, brennend, bitter.
Bestandteile: Oleum Zedoáriae aethéreum, es enthält Zineol. Ferner Weichharz, Stärke, Gummi.
Wirkung und Verwendung: Ein anregendes Magenmittel (Stomáchikum), Zusatz zu Likören.
Anwendung: Als magenstärkendes Mittel werden 2 Teelöffel der Droge mit ¼ Liter Wasser gekocht, nach 10 Minuten durchgeseiht, und von dem Aufguß jeweils mehrmals am Tage ein Schluck getrunken.

* Rhizóma Zingiberis. D. A. 6. Ingwer.

Stammpflanze: Zíngiber officinále.
Familie: Zingiberacéae.
Heimat: Südasien.
Kulturländer: Wird in allen tropischen Gegenden angebaut, namentlich in China, Hinterindien, Westindien, Brasilien, Westafrika.
Handelssorten: Man unterscheidet im Handel den ungeschälten Ingwer (mit Korkschicht) und den geschälten Ingwer. Dieser geschälte Ingwer wird vielfach mit schwefliger Säure oder Chlorkalklösung gebleicht und mit Gips eingerieben. Da in der Korkschicht hauptsächlich Harz und ätherisches Oel sitzt, so ist der nur schwach geschälte Ingwer dem geschälten vorzuziehen.

Nach der Herkunft unterscheidet man 1. Bengal-Ingwer graubraun oder schmutziggrau. Er kommt mit mehligem und hornartigem (gebrüht) Bruche in den Handel. 2. Kochin- und Jamaika-Ingwer sind geschält, außen gelblichweiß, fein längsstreifig, innen weiß, mehlig, sie sind vielfach gebleicht. Die Chinesen weichen auch frische Rhizome in Seewasser ein, darauf kochen sie die Rhizome in starker Zuckerlösung und diese Ware wird dann, in Töpfe oder in Fässer verpackt als Conféctio seu Cándítum Zingíberis in den Handel gebracht.

Beschreibung: Der Wurzelstock ist verzweigt, seitlich zusammengedrückt, bis 10 cm lang und ungefähr 2 cm breit und geringelt. Das Rhizom ist mit einer grauen oder bräunlichgrauen, runzeligen Korkschicht bedeckt, an den flachen Seiten ist diese meist entfernt, so daß der Wurzelstock hier glatt und dunkler erscheint. Bruch ist weißlich bis hellgrau, körnig, uneben. Beim Handelsingwer ist der Bruch vielfach auch hornartig glänzend. Es kommt dies daher, daß der Ingwer, um ihn schneller zum Absterben zu bringen, in kochendes Wasser eingetaucht wurde, wodurch das Stärkemehl verkleisterte. Die

Ware des D. A. 6 ist der geschälte Jamaika- oder westindische Ingwer. Mit Schwefelsäure befeuchtet wird Ingwerpulver rotbraun.

Bestandteile: Fett, rotes Weichharz, über 50 Prozent Stärke, ferner Oleum Zingiberis aethereum — durch Dampfdestillation daraus gewonnen, ist grüngelb, dickflüssig, enthält Phellandren und Gingerol, das den scharfen Geschmack des Ingwers bedingt. Das D. A. 6 verlangt mindestens 1,5 % äth. Oel.

Wirkung und Verwendung: Gewürz für die Küche, ferner in der Likörfabrikation, medizinischer Zusatz zu magenstärkenden Tinkturen, auch zu Mundwässern. Verzuckerter oder kandierter Ingwer Rhizóma Zingíberis cándítum = Conféctio Zingíberis, ähnlich wie Conféctio Cálami als Magenmittel.

Jamaika-Ingwer steht im Preis am höchsten.

Anwendung: Als Gewürz, insbesondere für eingelegten Kürbis, wird weißer Ingwer mit Wasser abgewaschen und in den Gläsern verteilt. Man rechnet auf 1 Kilo Kürbis 10 bis 20 g Ingwer.

Knollen — Túbera, Zwiebeln — Bulbi.

(Siehe Seiten 7 und 10.)

* Túbera Salep D. A. 6.
Salep.

Stammpflanze: Von verschiedenen Arten der Orchidacéae, namentlich von Orchis máscula, Orchis militáris, Orchis mório, Orchis ustuláta und anderen Arten, die aber runde oder längliche und ungeteilte Knollen haben müssen. Sie werden zur Blütezeit gesammelt.

Familie: Orchidacéae (Knabenkrautgewächse) vom griech. orchis = Hode.

Heimat: Deutschland (Rhön, Taunus, Odenwald), Thessalien, Kleinasien, Persien.

Handelsware: Die meiste Ware kommt aus Kleinasien, und zwar über Smyrna und Konstantinopel.

Beschreibung: Gehandelt wird die neue, vollsaftige, lebenstätige Knolle der Pflanzen, während die alte, eingeschrumpfte, auf welcher der blühende Stengel aufsitzt, wertlos ist. Die Knollen sind fast kugelig oder eiförmig, bis länglich, schwer und hart, 2—4 cm lang und bis 3 cm breit, teils glatt, teils rauh, gelblich bis gelbbräunlich, schwach durchscheinend. Dies kommt daher, daß die frischen Knollen in siedendem Wasser gebrüht wurden, wodurch eine Verkleisterung des Stärkemehls eingetreten ist. Bruchfläche fast hornartig. Salep ist geruchlos, schmeckt fade und schleimig. Das Pulver ist weißlich bis gelblichweiß. Frische Salepknollen riechen unangenehm, beim Trocknen verliert sich der Geruch vollständig.

Bestandteile: Hauptbestandteil Schleim (Bassorin), Stärke, Zucker, Eiweiß.

Wirkung und Verwendung: Im Orient als Nahrungsmittel, bei uns hauptsächlich in Form des Salepschleimes = Mucilágo Salep als Mittel gegen Durchfall bei kleinen Kindern.

Anwendung: Um den Schleim herzustellen, verreibt man das Saleppulver mit der fünffachen Menge kalten Wassers und mischt dann sofort das übrige Wasser, aber kochend heiß, zu. Verhältnis: 1,0 : 100,0 Wasser. Von diesem Schleim wird den

Kindern mehrmals teelöffelweise eingeflößt oder die Hälfte einem Fläschchen beigegeben. Auch zum Steifen (appretieren) feiner Gewebe findet Salep Anwendung.

* Búlbus Scíllae D. A. 6.
Meerzwiebel.

Stammpflanze: Urgínea marítima.

Familie: Liliacéae (Liliengewächse).

Heimat: An den Küsten des größten Teils des Mittelmeergebietes und an den Kanarischen Inseln.

Handelsware kommt meist über Triest in frischem Zustande zu uns und kann, in Sand eingeschlagen, längere Zeit aufbewahrt werden.

Beschreibung: Die Meerzwiebel des D. A. 6 sind die getrockneten, in Streifen geschnittenen, mittleren, fleischigen Blätter, und zwar der Spielart mit weißer Zwiebel. Es sind gelblichweiße, etwas hornig durchscheinende und glasig brechende Stücke. Sie ziehen leicht Feuchtigkeit an, sind mehrkantig, gerade oder gekrümmt, fast geruchlos, von schleimigem und widerlich bitterem Geschmack. Die Droge muß vor Feuchtigkeit geschützt aufbewahrt werden, nachdem sie über gebranntem Kalk gut nachgetrocknet ist.

Die ganzen Meerzwiebeln sind oval, bis 2 kg schwer, außen mit trockenen rotbraunen Häuten umgeben.

Bestandteile: Szillipikrin, sehr bitter und harntreibend, Szillitoxin, greift das Herz an und Szillin, ein reizender, aber ungiftiger Stoff; ferner ätherisches Oel.

Wirkung und Verwendung: Getrocknete Meerzwiebeln wirken brechenerregend, harntreibend und sind ein Herzgift. Die frischen Zwiebeln sind ein bekanntes Vertilgungsmittel für Ratten und Mäuse.

Gesetzliche Bestimmungen: Bulbus Scillae siccátus A.V.B.

Anwendung: Als Rattenmittel wird die Meerzwiebel fein gehackt und mit der gleichen Menge Hackfleisch und Fett gebraten. Die Stücke mit vielen Nägeln auf Brettern geheftet ausgelegt.

Fruchtstiele — Pedúnculi.
Stengel — Stípides.

(Siehe Seite 8.)

Pedúnculi Cerasórum. Fälschlich Stípites Cerasórum.
Sauerkirschenstiele.

Stammpflanze: Prúnus cérasus = die Sauerkirsche.

Familie: Amygdaléae — Prunéae. (Mandelgewächse. — Abteilung: Pflaumengewächse).

Kulturländer: In Europa kultiviert.

Beschreibung: Es sind die braunen Fruchtstiele der Sauerkirschen — daher Pedúnculi die richtige Bezeichnung — von etwas zusammenziehendem Geschmack.

Bestandteile: Etwas Gerbsäure.

Wirkung und Verwendung: Gegen Durchfall, auch als Diurétikum = harntreibendes Mittel.

Stípites Dulcamárae = Bittersüßstengel.

Stammpflanze: Sólanum dulcamára.

Familie: Solanacéae (Nachtschattengewächse).

Heimat: Ganz Deutschland.

Beschreibung: Etwa federkieldick, fünfkantig, längsrunzelig, mit verstreuten Blatt- und Zweignarben und deutlich sichtbaren Lentizellen (Rindenporen). Außen grünlichgelb, im Innern heller gelb und hohl. Geruch nicht wahrnehmbar, Geschmack anfangs bitter, hinterher süßlich.

Bestandteile: Solanin, Dulkamarin.

Wirkung und Verwendung: Wirken wasser- und schweißtreibend und werden sowohl als Diurétikum, wie auch als Diaphoretikum und als Spezifikum gegen Rheumatismus gebraucht. In geringen Mengen werden sie auch in der Branntweinfabrikation benutzt.

Gesetzliche Bestimmungen: A. V. B.

Rinden — Córtices.

(Siehe Seite 25.)

Cortex Angostúrae = Angosturarinde.

Stammpflanze: Cuspária trifoliáta.

Fámilie: Rutacéae (Rautengewächse).

Heimat: Südamerika.

Kulturländer: Westindien.

Beschreibung: Bildet flache, rinnenförmige, zurückgebogene Stücke von ca. 15 cm Länge, 5 cm Breite und 1—3 mm Dicke. Außen von blaßockergelber Farbe, vielfach mit einer ebensolchen, leichtzerreiblichen Epidermis (Oberhaut) bedeckt; an der Innenseite matt, glatt, rötlichgelb. Leicht zerbrechlich, Bruch glatt. Geruch aufdringlich würzig, der Geschmack ist bitter, gewürzhaft.

Bestandteile: Angosturin, äther. Oel, einige Bitterstoffe.

Wirkung und Verwendung: Wirkt fieberwidrig und wird, wenn auch selten, als Fiebermittel (Febrifúgum) gebraucht, mehr als Bittermittel (Amárum) in der Branntweinfabrikation.

Anwendung: Als Fiebermittel wird 1 Teelöffel der Droge mit $^1/_{10}$ l Wasser heiß ausgezogen und teelöffelweise geschlürft.

* Cortex Cascarillae = Cortex Elutériae. Kaskarillrinde, Graue Fieberrinde.

Stammpflanze: Croton Eluteria.

Familie: Euphorbiacéae (Wolfsmilchgewächse).

Heimat: Bahamainseln.

Beschreibung: Die getrocknete Zweigrinde. Es sind röhrenförmige, federkieldicke, bis 10 cm lange, fein quer- und längsrissige, außen weißliche bis hellgraue, auf der Innenseite graubraune Stücke. Der Bruch ist glatt, hornartig, ölglänzend. Geruch würzig, etwas an Moschus erinnernd, Geschmack würzig, brennend und bitter. Die Rinde darf keine Holzstücke enthalten.

Bestandteile: Bitterstoff Kaskarillin, äther. Oel, Gallussäure.

Wirkung und Verwendung: Als appetitanregendes Mittel (Stomáchikum), außerdem zu Likören und Tabaksbeizen, auch als Zusatz zu Räucherpulvern.

Anwendung: Als appetitanregendes Mittel wird 1 Teelöffel der zerkleinerten Droge mit $^1/_5$ Liter Wasser aufgekocht und das Durchgeseihte schluckweise vor den Mahlzeiten getrunken.

* Cortex Chínae = Chinarinde. D. A. 6.

Stammpflanze: Zahlreiche Zinchonaarten.

Famlie: Rubiacéae (Krappgewächse).

Heimat: Ostabhänge des nördlichen Teils der südamerikanischen Kordilleren (Venezuela, Kolumbia, Ecuador, Peru, Bolivia).

Kulturländer: Außer in den eben genannten Ländern = der Heimat, im holländischen und englischen Ostindien, Westindien (Jamaika), Mexiko, portugiesisch Westafrika, Ceylon, Java.

Handelssorten: Heute teilt man die Chinarinden ein nach ihrem Aeußeren in die besseren Drogisten- oder Apothekerrinden und in die weniger schöne Fabrikrinde. Während man früher Ch. ausnahmslos nach der Herkunft beurteilte, ist dies heute von untergeordneter Bedeutung, da nur der Gehalt an Chinin maßgebend ist. Dennoch finden wir auch heute noch Herkunftsbezeichnungen, so: Kalisaya, Karthagena, Loxa, Guajaquil, Huanuco, Puerto Kabello; daneben dient auch die Farbe der Rinde zur näheren Bezeichnung, und zwar Cortex Chinae fuscus, ruber, flavus. Die südamerikanischen Rinden kommen über Hamburg in Seronen, die vorderindischen und Javarinden in flachen Kisten in den Handel.

Beschreibung: Die officinelle, von den Zweigen und dem Stamm der angebauten Cínchona sucirúbra stammende Rinde Cortex Chinae sucirúbrae bildet Röhren oder Halbröhren von 1 bis 4 cm Durchmesser und 2 bis 5 mm Dicke. Die graubräunliche Außenseite zeigt grobe Längsrunzeln und feinere Querrisse, die rotbraune Innenseite ist fein längsstreifig. Die Rinde bricht mürbe, im äußeren Teil ziemlich glatt, im inneren Teile kurzfaserig. Die Längsbruchfläche läßt unter der Lupe besonders deutlich zahlreiche weiße Punkte in der rotbraunen Grundmasse erkennen. Der Geruch ist schwach, eigenartig, Geschmack stark bitter und zusammenziehend.

Bestandteile: Chinin, Zinchonin, Chinidin u. a. Chinaalkaloide, Chinagerbsäure, Chinarot, Chinasäure. Das D. A. 6 verlangt einen Mindestgehalt von 6,5 % Alkaloide berechnet auf Chinin und Zinchonin.

Wirkung und Verwendung: Wirkt fieberwidrig, appetitanregend, wie überhaupt allgemein anregend, insbesondere äußerlich auf die Kopfnerven. In der Medizin wird sie als Febrifúgum und Stomáchikum verwendet, in der Kosmetik zur Bereitung von Haarwässern.

Gesetzliche Bestimmungen: A. V. B.

Anwendung: Nur auf ärztliche Verordnung.

* Cortex Cinnamómi Cássiae.
Cortex Cinnamómi Sinénsis.
Chinesischer oder Kassienzimt.

Stammpflanze: Cinnamómum Cássia.

Familie: Lauracéae (Lorbeergewächse).

Heimat: Südchina und Cochinchina.

Kulturländer: China, Java, Sumatra, Ceylon, Malabar = Westküste Vorderindiens.

Handelsware: Kommt von Kanton über Hamburg in sogenannten Gontjes (aus Rohrmatten gebildete Umhüllungen), die eine Anzahl ½ kg schwerer, mit Bast verschnürter Bündel enthalten, oder in Kisten verpackt in den Handel.

Gewinnung: Von fünf- bis sechsjährigen Bäumen schneidet man ungefähr 2 cm dicke Zweige ab und löst von diesen in Entfernungen von 50 cm die Rinde ab, worauf noch eine oberflächliche Abkratzung der äußeren Rindenpartien erfolgt. Nach dem Trocknen werden sie mit Bast in Bündel von 50 cm Durchmesser zusammengebunden.

Beschreibung: Röhren oder Halbröhren. Die Stärke der Rindenstücke ist 1 bis 2 mm. Wenn die Korkschicht und ein

Teil der Außenrinde entfernt ist, dann ist der chinesische Zimt hell- bis dunkelbraun. Ist aber der Kork schlecht entfernt, dann ist die Farbe graubraun. Querbruch ist körnig. Geruch würzig, aber weniger fein wie bei Ceylonzimt, Geschmack stark würzig, etwas zusammenziehend und etwas schleimig. Als Chips bezeichnet man die Abfälle, die zumeist mitgemahlen werden, woraus es sich erklärt, daß u. U. gemahlener Zimt billiger als ganzer ist.

Bestandteile: Oleum Cinnamómi Cássiae, das in China aus Abfällen gewonnen und in Kanistern aus Blei, die mit Papier überklebt sind, in den Handel gebracht wird. Das Oel ist gelb bis gelbbraun, dickflüssig, schwerer wie Wasser, hat süßen, später scharfen Geschmack. Es enthält Zimtaldehyd. Ferner enthält chinesischer Zimt, wie der Ceylonzimt: Gerbsäure, Stärke und Gummi, von letzteren aber mehr.

Verwendung: Als Gewürz, gegen Durchfall, Magenmittel, in der Likörfabrikation und als Zusatz zu Zahntinkturen.

Anwendung: Bei Durchfall in Form von Pulver ½ Teelöffel in Substanz oder in Form von Glühwein; als Magenmittel jeweils 1 Messerspitze vor der Mahlzeit.

* Cortex Cinnamómi Ceylánici. D. A. 6.
Ceylonzimt, Kaneel.

Stammpflanze: Cinnamómum ceylánicum.

Familie: Lauracéae (Lorbeergewächse).

Heimat: Ceylon.

Kulturländer: Der meiste Ceylonzimt des Handels wird seit geraumer Zeit von in sogenannten Zimtgärten auf Ceylon, Ostindien, Java, Sumatra, auch in Westindien, angebauten Bäumen gewonnen.

Handelsware: Kommt in Bündeln zu 40 kg Gewicht (sogenannten Fardehlen) in den Handel. Der Javazimt ist etwas dunklerbraun und nicht ganz so feurig wie der auf Ceylon gezogene. Der von Réunion (Insel Bourbon) kommende Ceylonzimt ist wenig würzhaft. Die westindischen und südamerikanischen Rinden haben auch geringe Bedeutung.

Gewinnung: Von den abgeschnittenen, etwa zweijährigen, rutenförmigen Schößlingen werden ungefähr 1 m lange Rindenstücke abgeschält. Diese werden durch Abschaben von der Außen- und Mittelrinde befreit. Die so erhaltenen Baströhren steckt man, da sie sich schnell einrollen, zu vier bis fünf Stück ineinander und trocknet sie.

Beschreibung: Die einzelnen Rindenstücke sind höchstens 0,7 mm dick, hellbraun und fein weißlich längsstreifig. Die Rinden sind entweder einfach oder meist von zwei Seiten gegeneinander eingerollt. Es sind immer mehrere ineinander geschoben. Die Rinde bricht splitterig. Geruch würzig, Geschmack feurig würzig, süßlich brennend, dann herb, kaum schleimig.

Bestandteile: Oleum Cinnamómi Ceylánici aethéreum, durch Dampfdestillation in Europa aus den Rindenabfällen gewonnen. Es ist hellgelb, von würzigem Geruch, ebensolchem und gleichzeitig brennendem Geschmack, schwerer wie Wasser. Es enthält Zimtaldehyd, Eugenol, Safrol und Phellandren. Ferner enthält der Zimt Gerbstoff, Harz, Stärke, Schleim, Zucker.

Wirkung und Verwendung: Mit heißem Rotwein aufgebrüht bei Durchfall, Hauptverwendung als Gewürz in der feinen Bäckerei. Sonst wie Cortex Cinnamómi Cássiae.

Anwendung: Wie vorige Droge.

* Cortex Condurángo. D. A. 6.
Kondurangorinde.

Stammpflanze: Marsdénia cundurángo, eine Liane.
Familie: Asclepiadacéae (Seidenpflanzengewächse).
Heimat: An den Westabhängen der Anden von Ekuador und Kolumbia.

Beschreibung: Es sind 2 bis 5 mm dicke röhren- oder rinnenförmige Stücke. Außenfarbe braungrau mit großen Korkzellen besetzt, Innenseite ist hell graubraun, grob längsstreifig. Querbruch ist körnig, am äußersten Rindenrande manchmal faserig. Geruch schwach würzig, Geschmack bitterlich kratzend.

Bestandteile: Kondurangin, ein Glykosid, etwas Bitterstoff.

Wirkung und Verwendung: Häufig ein den Magen anregendes Mittel (Stomáchikum).

Gesetzliche Bestimmungen: A. V. B.

Anwendung: Meist als Auszug mit Wein im Verhältnis 1 : 10.

* Cortex Frángulae, Cortex Avórni. D. A. 6.
Faulbaumrinde, Pulverholzrinde.

Stammpflanze: Rhámnus frángula.
Familie: Rhamnacéae (Kreuzdorngewächse).
Heimat: Europa und Mittelasien, auch im Norden Afrikas fast überall wild.

Handelsware: Bevor die Rinde arzneiliche Verwendung findet, muß sie mindestens ein Jahr lagern, weil sie sonst brechenerregend wirkt.

Beschreibung: Es sind die höchstens 1,2 mm dicken Zweigrinden des Baumes. Auf der Außenseite graubraun, mit zahlreichen quergestellten Korkzellen. Die Innenseite ist rotgelb bis bräunlich. Beim Betupfen mit Salmiakgeist nimmt die Rinde eine schöne rote Farbe an. Geschmack süßlich, schleimig und bitterlich.

Bestandteile: Das Glykosid Frangulin, das bei seiner Spaltung in Rhamnodulcit (eine Zuckerart) und Frangulinsäure zerfällt. (Die Frangulinsäure ist dem Emodin des Rhabarbers gleich.)

Wirkung und Verwendung: Mildes Abführmittel.

Anwendung: 1 Eßlöffel der Droge wird mit $^1/_5$ Liter Wasser gekocht und der Absud ohne Zucker am besten morgens getrunken. Wirkt in 2 bis 3 Stunden.

* Cortex Quércus. D. A. 6. Kn.
Eichenrinde.

Stammpflanze: Quercus robur (robur = Kraft), Quercus pedunculáta (pedunculatus = gestielt) = Stieleiche, Quercus sessiliflóra (mit sitzenden Blüten) = Steineiche. Die zwei letzten sind Spielarten = Varietäten von Quercus robur.
Familie: Fagacéae (Buchengewächse).
Heimat: Deutschland, Mittelrußland, Oesterreich, auch Frankreich und Südeuropa.

Beschreibung: Die Rinde junger Stämme und Zweige. Die außen bräunlich bis silbergraue, sogenannte Spiegelrinde ist 1 bis 2 mm dick, zusammengerollt, mit weißlichen, quergestellten Korkzellen besetzt. Die Innenseite ist matt braunrot. Bruch ist splitterig. Der Querschnitt wird beim Befeuchten mit Eisenchloridlösung schwarzblau. Geruch loheartig, Geschmack stark zusammenziehend, etwas bitter. Soll vor Licht geschützt aufbewahrt werden, da sonst ein bedeutender Rückgang an Gerbstoff eintritt.

Bestandteile: 10 bis 15 % Gerbsäure, Gallussäure, Querzid, roter Farbstoff.

Wirkung und Verwendung: Innerlich namentlich in der Tierheilkunde als zusammenziehendes Mittel (Adstríngens) bei Durchfall, die Abkochung zu Bädern und Waschungen, namentlich bei Ausschlag.

Anwendung: Gegen Durchfall wird ½ bis 1 Teelöffel der Droge in Substanz genommen; zu Frostbädern werden 50 g im Gemisch mit 10 g Alaun 10 Minuten gekocht mit 2 Liter Wasser; gegen Ausschlag 50 g der Droge mit 20 g Pottasche in 1 Liter Wasser.

* Cortex Quilláiae. D. A. 6.
Seifenrinde, Panamarinde, Panamaspäne.

Stammpflanze: Quilláia saponária, ein Baum.

Familie: Rosacéae (Rosengewächse).

Heimat: Chile, Peru und Bolivia, wild.

Handelsware: Sie kommt außer in großen tafelförmigen Stücken auch in Form dünner Späne oder grob gepulvert in den Handel. Beim Verkauf muß man sie sehr vorsichtig einwiegen, da der Staub die Schleimhäute stark reizt. Haupteinfuhr über Hamburg.

Beschreibung: Es ist die von der braunen Borke befreite Stammrinde. Sie ist flach, gelblichweiß, oft über 10 cm breit, 1 m lang, nur bis 1 cm dick. Auf der Außenseite grob längsgestreift, auf der Innenseite ziemlich glatt. Bruch zähe und grobsplitterig. Der sich dabei entwickelnde Staub reizt zum Niesen. Die Rinde, namentlich die Bruchstellen, zeigen schon mit bloßem Auge, besser mit der Lupe, zwischen den einzelnen Holzlagen ganze Beläge von Kristallen oxalsauren Kalkes. Ohne Geruch, Geschmack schleimig, kratzend. Die wässerige Abkochung der Rinde schäumt stark beim Schütteln.

Bestandteile: Etwas Stärke, 9 % Prozent Saponin, das Schäumen bedingend, die sehr giftige Quillaiasäure und das ebenfalls giftige Sapotoxin.

Wirkung und Verwendung: In kleinen Gaben ist sie bei Katarrh ein schleimlösendes Mittel, die Tinctúra Quilláiae wird vielen Kopfwässern als schaumerzeugender Zusatz beigegeben.

Anwendung: Als mildes Reinigungsmittel und Waschmittel für empfindliche wollene und farbige Stoffe, die weder im Gewebe noch in der Farbe angegriffen werden. Für weiße und hellfarbige Stoffe darf die Rinde nicht mit heißem Wasser ausgezogen werden, sondern man bereitet den Auszug, indem man die in Gaze eingebundene Rinde über Nacht in kaltes Wasser einhängt. Man rechnet 100 g der Rinde auf 500 g Stoff.

Cortex Rhámni Purshiánae — Cortex Cascárae sagrádae = Amerikanische Faulbaumrinde, Cascara sagrada.

Stammpflanze: Rhámnus Purshiána.

Familie: Rhamnacéae (Kreuzdorngewächse).

Heimat: Westliches Nordamerika.

Kulturländer: Kalifornien, Oregon, Washington, British Kolumbia.

Beschreibung: Amerikanische Faulbaumrinde, die gleich der deutschen, vor dem Gebrauch ein Jahr gelagert haben muß, bildet röhren- oder rinnenförmige, oft verbogene Stücke von 2 bis 3, selten bis 5 mm Dicke. Außen grau bis graubraun, schwach glänzend und mit spärlichen, quergestreiften Lentizellen bedeckt, innen zimt- bis schwarzbraun. Bruch kurzfaserig. Geruch eigenartig, an Gerberlohe erinnernd, Geschmack bitter und schwach schleimig.

Bestandteile: Emodin, Frangulin, Harz, Gerbstoff.

Wirkung und Verwendung: Gilt als geschätztes Abführmittel, soll aber in Wahrheit vor unserer einheimischen Faulbaumrinde keinen Vorzug haben.

Gesetzliche Bestimmungen: A. V. B.

Anwendung: 30 g der Rinde werden mit $^1/_5$ Liter Wasser gekocht und der Absud im Laufe des Vormittags getrunken. Wirkung in 2 bis 3 Stunden.

Pericárpium Aurántii (amárum) D. A. 6.

Cortex Aurántii Fructus (amárus).

Pomeranzenschale (bittere).

Stammpflanze: Citrus aurántium amára.

Familie: Rutacéae (Rautengewächse).

Heimat: Nordostindien und Cochinchina.

Kulturländer: Gegenwärtig werden die sämtlichen Citrusarten im ganzen Mittelmeergebiet, namentlich in Italien, Südfrankreich, Spanien kultiviert.

Handelsware: In Deutschland wird ausschließlich die Malagasorte verwendet. Italienische Pomeranzenschalen kommen in spiraligen Bändern (wie man einen Apfel abschält), geschnitten und ohne Albédo (der innere, schwammige Bestandteil [Parenchymgewebe]) in den Handel. Sie haben feines Aroma.

Beschreibung: Es ist die in vier elliptischen Teilen abgezogene Fruchtschale der reifen, frischen Früchte. Sie sind bis etwa 8 cm lang, bis 4 cm breit und etwa 1,5 mm dick, gewölbt oder unregelmäßig gebogene Stücke, außen stark höckerig und die in ihnen befindlichen Oeldrüsen ragen tief in das innere gelblichweiße Zellgewebe hinein. Farbe der Schalen von außen rotbraun, von innen fast weiß. Diese Sorte ist die Pericárpium Aurántii naturále.

Das D. A. 6 verlangt, daß das innere weiße Gewebe, die Albédo, die aus schwammigen Parenchymzellen gebildet ist, entfernt wird. Zu diesem Zweck werden die trockenen Fruchtschalen ¼ Stunde lang in kaltem Wasser geweicht, worauf man das Wasser abgießt und die Schalen in zugedeckten Gefäßen über Nacht stehen läßt. Nun kann die Albédo leicht ausgeschnitten werden. Die getrocknete Ware führt auch den Namen Flavédo Aurántii oder Pericárpium Aurántii expulpátum. Geruch stark würzig, Geschmack würzig und bitter.

Bestandteile: Die sehr bitter schmeckende Aurantiamarinsäure, eine Harzsäure, das Glycosid Aurantiamarin, äther. Oel, Zucker und etwas Gerbsäure.

Wirkung und Verwendung: Pomeranzenschalen sind ein magenstärkendes sowie ein geschmackverbesserndes Mittel (Kórrigens). Hauptverwendung finden sie in der Likörbereitung.

Anwendung: Als magenstärkendes Mittel in getrocknetem Zustand gekaut.

Conféctio Aurantiórum seu Canditum Aurantii = eingemachte Pomeranzenschale, Orangeat wird gewonnen, indem die sehr starken Fruchtschalen einer anderen bitteren Pomeranzenart mit Zucker eingekocht werden. Verwendung in der feinen Bäckerei.

* Pericárpium Aurántii dulce.
Cortex Aurántii Fructus dúlcis.
Süße Pomeranzenschale, Apfelsinenschale.

Stammpflanze: Citrus aurántium dulcis.
Familie: Rutacéae = Rautengewächse.
Heimat: Siehe bei Pericárpium Aurantii amarum.
Beschreibung: Die Außenseite der ebenfalls in elliptischen Vierteln in den Handel kommenden Apfelsinenschale ist glatter als die der bitteren Schale, fast glänzend, die Oelräume liegen ganz flach und das innere Zellgewebe, in das sie hineinreichen, behält auch beim tieferen Ausschneiden des Parenchyms seine weißliche Färbung bei. Die Schalen sind auch meist dünner und mehr gelbrot. Geruch weniger würzig und Geschmack weniger bitter als bei der bitteren Schale.
Bestandteile, Verwendung und Anwendung: Wie bei Pericarpium Aurantii amarum.

* Pericárpium Aurantii víride Curaçáo.
Cortex Aurántii Fructus víridis Curaçáo.
Cortex Curaçáo, Curaçaoschale.

Stammt von den Früchten einer auf der Insel Curaçao und auf Bárbados (westindische Inseln) angebauten Abart der bitteren Orange. Da diese Früchte bei der Reife grün bleiben, so sind die getrockneten Schalen meist schmutziggrün. Sie sind dünn und besitzen sehr würzigen Geruch und bitteren Geschmack.
Meist werden die echten Schalen durch die Schalen unreifer französischer Früchte verfälscht.
Bestandteile: Neben den Bestandteilen der bitteren Pomeranzenschalen noch Spuren Chlorophyll.
Verwendung: In der Likörfabrikation.

* Pericárpium Citri.
Cortex Citri Frúctus = Cortex Limónis. D. A. 6.
Zitronenschale.

Stammpflanze: Citrus médica (Citrus limonum).
Familie: Rutacéae (Rautengewächse).
Heimat: Wild in den Bergwäldern des südlichen Himalaja.
Kulturländer: Ganz Südeuropa.
Beschreibung: Es sind die bräunlichgelben, in Spiralbändern von den noch nicht völlig reifen Früchten abgeschälten Fruchtschalen. Die Oberfläche ist durch die zahlreichen, eingesunkenen Oeldrüsen stark runzelig. Die Innenseite der Schale ist wie bei der Pomeranzenschale weiß (Parenchymgewebe). Geruch angenehm würzig, Geschmack schwach bitter und würzig.
Bestandteile: Óleum Citri aethéreum (siehe dieses), Hesperidin, Bitterstoff und Gerbstoff.
Wirkung und Verwendung: In der Küche, ferner als Geschmacksverbesserungsmittel und in der Likörfabrikation.
Die Conféctio Citri, Zitronat oder Sukade, wird aus den Fruchtschalen einer besonderen Zitronenart, Citrus médica Risso, deren Früchte oft über 1 kg schwer sind, durch Einkochen mit Zucker hergestellt.

Cortex Phaséoli Fructus = Legúmina Phaséoli sinie semínibus = Bohnenhülsen.

Stammpflanze: Phaséolus vulgaris.
Familie: Papilionacéae (Schmetterlingsblütler).
Heimat: In Deutschland allgemein angebaut.

Beschreibung: Die von den Samen befreiten, noch zusammenhängenden Hülsen der Gartenbohne. Von gelbgrüner Farbe, fadem Geruch und ebensolchem Geschmack.

Bestandteile: Neben Spuren ätherischen Oeles Inosit.

Wirkung und Verwendung: Wirken stark wassertreibend und werden als Spezifikum gegen Zuckerkrankheit seit einer Reihe von Jahren mit Erfolg angewandt.

Anwendung: 1 Eßlöffel der Droge wird mit ¼ Liter Wasser während 10 Minuten gekocht, der Absud warm im Laufe des Tages getrunken.

Hölzer — Ligna.

(Siehe Seite 24.)

Lignum Campechiánum = Blauholz.

Kampescheholz.

Stammpflanze: Haematóxylon campechiánum.

Familie: Caesalpiniacéae.

Heimat: Zentralamerika, besonders an der sogenannten Kampeschebai (Halbinsel Yukatan).

Kulturländer: Ostindien, Jamaika.

Beschreibung: Vielfach gerissene Hölzer von 1—1½ Meter Länge, außerordentlich derb, von dunkelrotbrauner, fast schwarzer Farbe, im Innern hellrotbraun. Geruch eigenartig, etwas veilchenartig, Geschmack herbe.

Handelssorten: Im Handel kennt man besonders zwei Formen, das unfermentierte, in dem der Farbstoff noch nicht gebildet ist, und das fermentierte, d. h. mit ammoniakalischen Flüssigkeiten behandelte, in dem sich dann der Farbstoff findet.

Bestandteile: Haematoxylin, ein sog. Chromogen, d. h. ein Stoff, aus dem erst durch Fermentation sich der eigentliche Farbstoff, das Haemateïn bildet; Gerbstoff.

Verwendung: In der Färberei, Tintenfabrikation, zur Bereitung von Blauholzextrakt = Extráctum Ligni Campechiáni. Endlich ein dünner spirituöser Auszug auch als Tinctúra Ligni Campechiáni in der chemischen Analyse als Reagens. Heute fast obsolet.

Lignum cítrinum = Gelbholz, Fustikholz, Fisetholz.

Stammpflanze: Morus tinctória, der Färbermaulbeerbaum.

Familie: Moracéae (Maulbeergewächse).

Heimat: Südamerika, Ost- und Westindien.

Handelssorten: Kuba, Tampiko, Jamaika, Porto Rico, Brasilien.

Beschreibung: Meterlange, bis 20 cm dicke, runde, von der Rinde befreite Stämme, von lebhaft gelber Farbe. Geruchlos und fast geschmacklos; färbt den Speichel lebhaft gelb.

Bestandteile: Morin, Maklurin.

Verwendung: In der Lederfärberei, auch zum Färben von Eiern, sowie zur Bereitung von Gelbholzextrakt = Extractum Ligni citríni.

Anwendung: Zum Eierfärben kocht man 100 g Gelbholz und 5 g Alaun mit 1 Liter Wasser aus, und in diesem Absud die Eier.

Lignum Fernambúci, Lignum rubrum. **Fernambukholz,** Rotholz, rotes Brasilholz.

Stammpflanze: Caesalpínia echináta.
Familie: Caesalpiniacéae.
Heimat: Tropisches Amerika, Brasilien, Nordafrika, Südostasien.
Handelssorten: Echtes Fernambuk, San Martharotholz, Westindisches, Japanrotholz = Sapanrotholz).
Beschreibung: Je nach der Herkunft in Scheiten bis zu 2 m lang und bis zu 20 kg schwer, von braunroter Farbe. Geruchlos und von zusammenziehendem Geschmack, den Speichel schwach rot färbend.

Bestandteile: Brasilien, Brasileïn.
Verwendung: In der Färberei und zur Herstellung von Fernambukholzextrakt = Extráctum Ligni Fernambúci. Heute fast obsolet.

⋆ **Lignum Guájaci,** Lignum sánctum. **Guajakholz,** Pockholz Franzosenholz.

Stammpflanze: Guájacum officinále und Guájacum sanctum, Bäume.
Familie: Zygophyllacéae (jochblätterige Gewächse).
Heimat: Westindien, Jamaika, Kuba, Haiti, nördliches Südamerika, Bahamainseln.
Handelsware: Kommt hauptsächlich aus Santo Domingo und Port-au-Price auf Haiti, ferner von Venezuela (Puerto Kabello) und Kolumbia (Sabanilla) Die Bahamainseln liefern das Holz von Guájacum sanctum Hamburg und London sind die bedeutendsten Stapelplätze Europas für den Artikel.

Beschreibung: Es ist das braune oder grünbraune Kernholz, das oft in zentnerschweren Blöcken in den Handel kommt. Es ist sehr fest und hart. Auf dem Querschnitt erkennt man Kreise, die den Jahresringen ähnlich sind, aber keine solchen vorstellen. Das Holz läßt sich nur unregelmäßig spalten und sinkt im Wasser unter. Es entwickelt beim Erwärmen einen benzoeartigen Geruch. Geschmack ist kratzend. Schüttelt man 0,2 ccm Guajakholz mit 5 ccm Weingeist 10 Sekunden lang und versetzt das Filtrat mit 1 Tropfen Kupfersulfatlösung und 2 Tropfen $^{1}/_{10}$ Normal-Ammoniumrhodanidlösung, so entsteht eine tiefblaue Färbung. Das Holz kommt meist geraspelt (Lignum Guájaci raspátum) in den Handel. Es soll möglichst frei von hellfarbigem Splint sein, da dieser wertlos ist.
Bestandteile: Harz in Form brauner oder rotgelber Tropfen oder Körner, bis 25 Prozent im Holze enthalten. Das Resína Guájaci besteht aus Guajakharzsäure, Guajakonsäure, Guajazinsäure, Guajaksäure und Guajakgelb. Auch Saponinsäure und Saponin sind im Holz vorhanden.

Wirkung und Verwendung: Ein schweißtreibendes, blutreinigendes Mittel, gegen Hautausschlag, auch Zusatz zu Zahnwässern. Technisch zu Maschinenwellenlagern und zu Kegelkugeln. Die Tinctúra Guájaci dient zur Unterscheidung von roher und gekochter Milch. Rohe Milch wird, da sauerstoffhaltig, mit der Tinktur blau, gekochte aber wird schmutzig gelb.
Anwendung: Als Blutreinigungsmittel wird 1 Teelöffel der Droge mit $^{1}/_{5}$ Liter Wasser anhaltend 10 Minuten gekocht und von dem Absud mehrmals täglich getrunken. Als Mittel gegen

Hautausschläge werden 2 Eßlöffel der Droge mit $^1/_5$ Liter Wasser während 10 Minuten gekocht, durchgeseiht, und damit Watte getränkt, die man auf die betreffenden Stellen auflegt.

* Lignum Juníperi. Wacholderholz.

Stammpflanze: Juníperus commúnis.

Familie: Coniférae (Zapfenträger, Nadelholzgewächse).

Heimat: Europa, Mittel- und Nordasien.

Beschreibung: Splintholz weißlich, Kernholz rötlich. Der Querschnitt läßt von Markstrahlen durchzogene Jahresringe sehen. Es hat einen angenehmen, würzigen Geruch, der namentlich beim Erwärmen hervortritt.

Bestandteile: Óleum Juníperi aethéreum e ligno, das daraus durch Dampfdestillation gewonnen wird (schwach gelblich), Einreibemittel bei Gliederreißen.

Wirkung und Verwendung: Ein schweißtreibendes Mittel (Diaphorétikum), auch zu Räucherungen.

Anwendung: 1 Teelöffel der Droge wird mit $^1/_5$ Liter Wasser ausgekocht, der Absud heiß vor dem Schlafengehen getrunken.

* Lignum Quássiae Surinaménse D. A. 6 Surinam-Quassiaholz, Bitterholz, Fliegenholz.

Stammpflanze: Quássia amára, ein kleiner Strauch.

Familie: Simurubacéae (Simarubengewächse).

Heimat: Südamerika (Surinam in Niederländisch-Guayana), Westindien.

Beschreibung: Das Holz kommt in fingerdicken, höchstens armdicken, etwa 1 m langen Stücken, in den Handel. Nur selten noch mit weißlichgrauer, zerreiblicher Rinde bedeckt, von graubrauner Farbe, innen gelblichweiß, dicht, von kurzem, nur schwach faserigem Bruch. Geruch nicht wahrnehmbar. Geschmack anhaltend bitter.

Bestandteile: Quassiin.

Wirkung und Verwendung: Wirkt magenstärkend und wird daher als Amárum (Bittermittel) auch in der Branntweinfabrikation gebraucht; außerdem als Fliegengift und als Ersatzmittel für Hopfen.

Anwendung: Als magenstärkendes Mittel kocht man 1 Teelöffel mit $^1/_{10}$ Liter Wasser auf und genießt jeweils nach der Mahlzeit 1 Likörglas voll.

* Lignum Quássiae Jamaicénse. D. A. 6. Jamaika-Quassiaholz, Bitterholz, Fliegenholz.

Stammpflanze: Picrásma excélsa.

Familie: Simarubacéae (Simarubengewächse).

Heimat: Picrasma excelsa, ein mächtiger Baum auf der Insel Jamaika und den kleinen Antillen.

Beschreibung: Das Holz stellt bis 30 cm starke Stamm- oder Aststücke vor, die mit einer schmutzig braunschwarzen zähen Rinde bekleidet sind. Das Holz ist gelblichweiß oder hellgelblich; leicht spaltbar. Es ist geruchlos, hat anhaltenden, stark bitteren Geschmack und enthält Kalziumoxalatkristalle, die beim Surinamholz fehlen. Beide Sorten sind nach dem D. A. 6 zugelassen.

Bestandteile: Quassiin.

Wirkung und Verwendung: Ein bitteres Magenmittel (Amárum). Es ist ein Gift für Spulwürmer (Klystier) und für Fliegen. Auch die sogenannten Bitterbecher sowie Bitterkugeln werden aus dem Holz hergestellt. Quassiaabkochung oder Quassiaextrakt muß nach dem Giftgesetz zur Bereitung des arsenhaltigen Fliegenpapiers mitverwendet werden.

Anwendung: Als Magenmittel wie vorige Droge; gegen Spulwürmer wird 1 Eßlöffel voll in $^1/_{10}$ Liter Wasser ausgekocht und der abgekühlte Absud in den Darm einlaufen lassen.

Lignum Sántali album, Lignum santalinum album. Weißes Sandelholz, auch gelbes Sandelholz genannt. Ostindisches Sandelholz (Santelholz).

Stammpflanze: Sántalum album.
Familie: Santalacéae (Sandelgewächse).
Heimat: Ostindien und ostindische Inseln, Insel Timor.
Kulturländer: Die Bäume werden in ihrer Heimat auch kultiviert.

Handelssorten: Eine andere Sorte kommt von Westindien als weißes Sandelholz in den Handel, und zwar von Ámyris balsamífera. Dieses ist sehr hart und schwer, besitzt aber schwächeren Geruch und steht dem ostindischen Holz nach. Auch das hieraus gewonnene ätherische Oel ist nicht so gut wie das ostindische. Während ostindisches Sandelholzöl sich in verdünntem Weingeist auflöst, ist dies beim westindischen nicht der Fall.

Beschreibung: Das armdicke Holz ist hart und dicht, ohne Rinde, die Außenschichten (Splint) weißlich, die Innenschichten (Kernholz) gelbrötlich. Geruch, namentlich beim Erwärmen, angenehm würzig, Geschmack feurig würzig, kratzend.

Bestandteile: Óleum Sántali aethéreum Ostíndicum, durch Dampfdestillation daraus gewonnen. Es ist hellgelblich, dickflüssig, hat feinen rosenartigen Geruch und bitterlich kratzenden Geschmack. Es findet Verwendung in der Parfümerie und in neuerer Zeit bei Geschlechtskrankheiten. Ol. Santali A. V. B.

Wirkung und Verwendung: Zur Destillation des ätherischen Sandelöles, hauptsächlich aber technisch zur Herstellung von Möbeln, da das Holz gegen Insektenfraß geschützt ist, ferner zu Räucherungen.

Lignum Sántali rubrum = Rotes Sandelholz. Kaliaturholz.

Stammpflanze: Pterocárpus santalinus.
Familie: Papilionacéae (Schmetterlingsblütler).
Heimat: Ostindien, Nordafrika.

Beschreibung: Von Rinde und Splint befreites, dichtes, schweres Holz, von rotbrauner Farbe, infolge Fermentation vielfach violett angehaucht. Geruchlos, Geschmack herbe, bitterlich, färbt den Speichel nicht. (Unterschied von Rotholz.)

Bestandteile: Santol, Santalin, Pterokarpin.

Verwendung: In geraspeltem oder geschnittenem Zustand zu mancherlei Spezies, gemahlen zum Polieren sowie zur Fabrikation des Sandelholzextraktes = Extráctum Ligni Sántali rubri.

* Lignum Sássafras, Radix Sássafras D. A. 6. Sassafrasholz, Fenchelholz.

Stammpflanze: Sássafras officinále.
Familie: Lauracéae (Lorbeergewächse).
Heimat: Florida und Kanada (Nordamerika).

Handelsware: Kommt hauptsächlich über Baltimore, meist geraspelt, aber auch in unförmigen Wurzelstücken und Scheiten in den Handel.

Beschreibung: Es ist das armdicke Wurzelholz, leicht, rötlich oder bräunlich, mit deutlichen Jahresringen und feinen Markstrahlen durchzogen. Geruch würzig, fenchelartig. Geschmack würzig, süßlich.

Bestandteile: Óleum Sássafras aethéreum, durch Dampfdestillation daraus gewonnen etwa 1 Prozent. Es ist schwerer wie Wasser und enthält 80 Prozent Safrol, ferner Pinén und Phellandrén, etwas Eugenol und Rechtskampfer. Findet Verwendung zum Parfümerien von Seifen und Tabak.

Wirkung und Verwendung: Als blutreinigendes und schweißtreibendes Mittel.

Anwendung: Als Blutreinigungsmittel wird ein Teelöffel mit $^1/_{10}$ Liter Wasser ausgekocht und der ganze Absud morgens nüchtern getrunken; wirkt in 2 Stunden leicht abführend. Als schweißtreibendes Mittel der gleiche Auszug heiß und gesüßt vor dem Schlafengehen.

* Lignum Súberis, Lignum suberinum. Korkholz, Pantoffelholz.

Stammpflanze: Quercus suber.

Familie: Fagacéae (Buchengewächse).

Heimat: Spanien, Portugal, Südostfrankreich, Sardinien, Korsika, Sizilien, Algier, Tunis. Beste Ware kommt aus Katalonien (Spanien).

Kulturländer: Seit der zweiten Hälfte des 18. Jahrhunderts wurde die Korkeiche in Spanien kultiviert, von hier aus verbreitete sich der regelrechte Anbau nach Frankreich und Portugal, und im Laufe des 19. Jahrhunderts wurde auch Algier und Tunis einbezogen.

Gewinnung: Von 28 bis 30 Jahre alten Bäumen wird die bis dahin gebildete Korkschicht, da sie wenig elastisch ist, entfernt. Die Schicht führt den Namen *männlicher Kork*. An den Bäumen bildet sich, sofern die Kambiumschicht nicht verletzt ist eine neue Korkschicht, der sogenannte *weibliche Kork*, der aus sehr elastischen Zellen besteht. In einem Zeitraum von 10—12 Jahren entsteht stets neuer brauchbarer Kork, je nach Alter von verschiedener Dicke. Der Kork wird an verschiedenen Stellen des Baumes in großen Platten herausgeschnitten, kurze Zeit in siedendes Wasser getaucht, dann von der äußeren rissigen Schicht befreit und durch Beschwerung flach gemacht.

Beschreibung: Die Platten sind meist fast 1 qm groß, ihre Dicke beträgt zwischen 5 und 10 cm. Die Farbe ist hell, rötlich bis gelbrot. Die besten Sorten sind sehr elastisch und nur diese finden für feinste Flaschenkorke Verwendung. Kork ist sehr leicht und quellfähig.

Verwendung: Da Kork für Gase und Flüssigkeiten undurchlässig ist, findet er seine hauptsächlichste Verwendung als Flaschenverschlußmittel. Die Fabrikation der Korkstopfen erfolgt teils im Handbetrieb (wenn auch immer seltener), teils im Maschinenbetrieb, 20—25 000 Korke täglich. Bremen, Delmenhorst, Berlin sind die hauptsächlichsten deutschen Korkschneideplätze. Kork findet ferner Verwendung zu Einlegesohlen, zu Schwimmgürteln, Insektenplatten, Korkabfälle zu künstlichen Korkplatten und Kunstkorken; Korkpulver und oxydiertes Leinöl geben das bekannte Linoleum. Aus männlichem Kork macht man Korksteine. Verkohlter Kork, *Carbo Súberis*, ist eine gute schwarze Farbe, die namentlich als Druckerschwärze gebraucht wird.

Carbo Ligni = Holzkohle. D. A. 5.

Durch Erhitzung unter Vermeidung von Luftzutritt werden alle Holzarten unter Zurücklassung von nahezu reinem Kohlenstoff zerstört. In früheren Zeiten und auch wohl hier und da heute noch in holzreichen Gegenden geschah das in sogenannten Meilern von den Köhlern. Nachdem man jedoch erkannt hatte, daß bei diesem Prozeß wertvolle Zersetzungsprodukte, wie Teer, Kreosot, Essigsäure (Holzessig) entstehen, ist man dazu übergegangen, in sogenannten Holzverkohlungsanstalten das Holz der trockenen Destillation zu unterwerfen.

Neben der für die Metallgewinnung in Betracht kommenden gewöhnlichen Holzkohle und der in der Pulverfabrikation zur Verwendung kommenden Kohle des Faulbaumholzes (Carbo Frángulae) ist es besonders die Kohle des Lindenholzes = Carbo Tíliae, die von alters her als Zahnputzmittel gebraucht wurde. Sie ist wohl immer durch gemahlene gewöhnliche Holzkohle ersetzt worden.

Anwendung: In der Chemie verwendet man die meist in Formen geschnittenen Holzkohlen in der Lötrohranalyse. Bei der noch immer hier und da gebräuchlichen Anwendung zu Zahnputzzwecken beabsichtigt man, die geruchaufnehmende Wirkung der Kohle auszunutzen und mit der mechanischen Wirkung zu verbinden.

Carbo medicinális Medizinische Kohle D. A. B. 6.

Durch Erhitzen unter Luftabschluß verschiedenartiger organischer Stoffe wie Blut, Fleischabfälle, Sägespäne, Torf u. a. m. gewonnene Kohle. Sie stellt nach genauester Reinigung ein sehr feines, schwarzes, geruch- und geschmackloses Pulver vor. Unlöslich in allen bekannten Lösungsmitteln, bei Rotglut ohne Flamme unter Hinterlassung von wenig Asche verbrennend. Sie ist sehr hygroskopisch, muß daher in gut verschlossenen Gefäßen aufbewahrt werden.

Anwendung: Bei akuten Magen- und Darmkatarrhen, Ruhr, Typhus, Cholera.

Blätter — Fólia.

(Siehe Seite 10.)

Fólia Althaéae = Eibischblätter, Altheeblätter. D. A. 6.

Stammpflanze: Althaéa officinális.

Familie: Malvacéae (Malvengewächse).

Heimat: In ganz Europa gemein.

Kulturländer: Süddeutschland, besonders Gegend um Schweinfurt.

Beschreibung: Die Spreite ist bis 10 cm lang, rundlich elliptisch, drei bis fünflappig, mit herzförmigem, seltener gerade abgeschnittenem oder keilförmigem Grunde, gekerbt oder gesägt, auf beiden Seiten dicht behaart. Stiel kürzer als die Blattspreite. Geruch nicht vorhanden, Geschmack schleimig, fade.

Bestandteile: Pflanzenschleim.

Wirkung und Verwendung: Wirken hustenlindernd und finden auch zu zerteilenden Umschlägen Verwendung.

Anwendung: Gegen Husten wird ein Eßlöffel des Krautes mit $^1/_5$ Liter Wasser ca. 10 Minuten gekocht, durchgeseiht und mit Kandis gesüßt. Zu erweichenden Umschlägen kocht man 2 Eßlöffel mit $^1/_5$ Liter Wasser zu einem Brei, den man, in Leinentüchern gehüllt, auflegt.

* Fólia Aurantii.
Pomeranzenblätter.

Stammpflanze:
Familie: } Siehe Cortex Fructus Aurantii amarus.
Heimat:

Beschreibung: Steife, lederige, bis 15 cm lange, eiförmig längliche, ganzrandige, auch schwach gesägte oder gekerbte Blätter. Sie sind drüsig punktiert. Die Blattfläche ist mit dem kurzen, geflügelten, verkehrt herzförmigen Blattstiel durch ein Gelenk verbunden. Geruch schwach würzig, Geschmack würzig, bitterlich und herb.

Bestandteile: Aetherisches Oel. Oleum Aurántii e fóliis, Gerbsäure, Bitterstoff.

Wirkung und Verwendung: Ein nervenstärkendes Mittel (Tónikum), außerdem mit unreifen Früchten zusammen zur Darstellung des Petit-Grains-Oels.

Anwendung: Als nervenstärkendes Mittel werden die Blätter am besten mit Wein ausgezogen (1 Eßlöffel auf 1 Flasche leichten Rheinwein) und mehrfach am Tage 1 Likörglas voll getrunken.

Fólia Bétulae = Birkenblätter.

Stammpflanze: Bétula alba.

Familie: Betulacéae (Birkengewächse).

Heimat: Asien und Europa, gemein.

Beschreibung: Dünne, graugrüne, fast dreieckige Blätter, doppelt gesägt. Geruch nicht wahrnehmbar, Geschmack fade.

Bestandteile: Spuren von Gerbstoff und Betulin.

Wirkung und Verwendung: Wirken harntreibend und finden daher bei Wassersucht und Gicht Anwendung.

Anwendung: 1 Teelöffel geschnittene Blätter werden mit $^1/_5$ Liter heißem Wasser ausgezogen und der Auszug in kleinen Anteilen während eines Tages getrunken.

* Fólia Digitális = Fingerhutblätter. D. A. 6.

Stammpflanze: Digitális purpúrea.

Familie: Scrofulariacéae (Rachenblütler).

Heimat: Gebirgswälder Westeuropas.

Handelssorten: England, Oesterreich, Thüringen, Harz, Vogesen.

Beschreibung: Die vor oder während der Blütezeit vom Juli bis September gesammelten Blätter sind bis 30 cm lang, bis 12 cm breit, länglich, eiförmig, stumpf zugespitzt, runzelig, am Rande einfach oder doppelt gekerbt. Auf der oberen Seite dunkelgrün, schwach behaart, auf der unteren Seite heller graugrün und filzig behaart, mit deutlich wahrnehmbaren Rippen und Nerven. Der Geruch ist eigenartig. Geschmack widerlich, bitter, ekelerregend.

Bestandteile: Die Glykoside Digitoxin, Digitonin, Digitalin.

Wirkung und Verwendung: Wirken anregend auf die Herztätigkeit und werden daher bei verlangsamtem Herzschlag gegeben.

Gesetzliche Bestimmungen: A. V. B. Gift Abt. 2.

* Folia Eucalypti.
Eukalyptusblätter, Fieberbaumblätter.

Stammpflanze: Eucalyptus glóbulus (kugelig), ein mächtiger Baum.

Familie: Myrtacéae (Myrtengewächse).

Heimat: Australien.
Kulturländer: Mexiko, Algier, auch Italien.
Beschreibung: Die sichelförmigen, bis 30 cm langen Blätter sind lederartig, graugrün, braun punktiert, ganzrandig, am Rande etwas verdickt. Geruch würzig, Geschmack würzig, bitterlich, zusammenziehend und kühlend.
Bestandteile: Gerbstoff, Bitterstoff und Oleum Eucalypti aethereum, das durch Dampfdestillation erhalten und über Kalk rektifiziert wird. Dünnflüssig, farblos bis schwach gelblich, mit kampferartigem Geruch. Sein Hauptbestandteil ist das flüssige Zineol, das mit Eukalyptol identisch (gleich) ist.
Wirkung und Verwendung: Zu Mund- und Gurgelwässern, auch gegen Asthma. Das Oel bei Halskrankheiten, Keuchhusten und zu Inhalationen, ferner als Fliegenschutzmittel und äußerlich zum Einreiben bei Rheumatismus.
Gesetzliche Bestimmungen: Das unter dem Namen „Eukalyptusöl Heß" in den Handel kommende ätherische Oel gehört zu A. V. B. Verzeichnis C, Abt. A und Liste A des Geheimmittelgesetzes.
Anwendung: Die Blätter werden in geschnittenem Zustand ein Teelöffel voll mit 100 g Franzbranntwein ausgezogen, zu Mundspülzwecken oder Gurgelungen dem Wasser zugesetzt; gegen Asthma werden die Blätter, ein Teelöffel mit $^1/_5$ Liter siedendem Wasser ausgezogen, mehrfach am Tage getrunken; soll neuerdings in gleicher Weise verwendet auch ausgezeichnet bei Rheumatismus wirken. Das Oel als Fliegenschutzmittel, wird, wie zum Einreiben, in 5prozentiger alkoholischer Lösung verwendet.

* Fólia Fárfarae, Fólia Tussiláginis, D. A. 6.
Huflattichblätter.

Stammpflanze: Tussilágo fárfara.
Familie: Compósitae (Körbchenblütler).
Heimat: In Europa und Nordamerika überall wild.
Beschreibung: Die langgestielten Blätter erscheinen erst nach der im April hervorkommenden Blüte etwa im Mai und Juni. Sie haben herzförmige Blattfläche. Diese ist 8 bis 15 cm lang, winkelig gezähnt, oben dunkelgrün, kahl, handnervig, unten weißfilzig; der Filz läßt sich leicht abnehmen. Fast geruch- und geschmacklos. Getrocknet ist die Droge brüchig.
Bestandteile: Etwas ätherisches Oel, Bitterstoff, Schleim, Gallussäure und Salze des Kaliums, Kalziums, Magnesiums, Eisens.
Wirkung und Verwendung: Ein schleimlösendes Mittel.
Verwechselungen: Die Blätter der Pestwurz, Petasites officinális sind bis 60 cm im Durchmesser, weniger gebuchtet, die Blätter von Petasítes tomentósus sind nierenförmig und unten schneeweißfilzig.
Anwendung: Am besten in der Wirkung mit anderen Vegetabilien gemischt im Brusttee. Allein 1 Eßlöffel des Krautes mit $^1/_5$ Liter Wasser ca. 10 Minuten gekocht, durchgeseiht und mit Kandis gesüßt.

* Fólia Juglándis D. A. 6.
Walnußblätter, Nußblätter

Stammpflanze:
Familie:
Heimat:
Kulturländer:
} Siehe bei Cortex Juglandis Nucum.

Handelsware: Kommen namentlich von der Nürnberger Gegend und von Böhmen.

Beschreibung: Es sind die getrockneten, grünen Fiederblättchen des unpaarig gefiederten Laubblattes. Sie sind länglich eiförmig zugespitzt, ganzrandig, bis 15 cm lang und bis 7 cm breit, mit gleichmäßig starker Fiedernervatur. Geruch schwach würzig, Geschmack zusammenziehend, kratzend, wenig würzig.

Bestandteile: Gerbstoff, das Alkaloid Juglandin, Juglon, Inosit und wenig ätherisches Oel.

Wirkung und Verwendung: Ein abstringierendes (zusammenziehendes) Mittel, das auch gegen Skrofulose Verwendung findet, vorwiegend aber als Blutreinigungsmittel in Betracht kommt, für Frühjahrs- und Herbstkuren.

Anwendung: Als Abstringens und gegen Skrofulose wird 1 Teelöffel der Blätter mit $^1/_5$ Liter siedendem Wasser ausgezogen, und das Ganze im Laufe des Tages getrunken. Als Blutreinigungskur wird der Tee während der Monate Februar bis März und September bis Oktober täglich $^1/_5$ Liter morgens nüchtern getrunken. Man setzt dazu 1 Teelöffel der Blätter mit $^1/_5$ Liter kalten Wassers abends an und läßt ohne Anwendung von Wärme über Nacht ausziehen.

* Fólia Lauri.
Lorbeerblätter.

Stammpflanze: Laurus nóbilis (edler).

Familie: Lauracéae (Lorbeergewächse).

Heimat: Orient, Syrien, Italien.

Kulturgegenden: Wurde schon frühzeitig über das ganze Mittelmeergebiet verbreitet und wächst jetzt teilweise verwildert in ganz Südeuropa, bis in die Südschweiz, sogar in England.

Beschreibung: Die kurzgestielten, ganzrandigen Blätter sind gelbgrün, lederartig, bis über 10 cm lang und bis 5 cm breit, etwas zugespitzt. Geruch würzig, Geschmack bitter würzig. Die dunkleren Blätter sind vorzuziehen, eine Ware mit vielen Stielen oder Blattbruch weise man zurück.

Bestandteile: Bitterstoff und ätherisches Oel.

Wirkung und Verwendung: Wirken allgemein anregend, dienen meist als Küchengewürz und Verpackungsmaterial für Südfrüchte und Lakritzen.

Anwendung: Als Küchengewürz hinreichend bekannt.

* Fólia Malvae. D. A. 6.
Malvenblätter, Käsepappelblätter, Pappelkraut.

Stammpflanzen: Malva silvéstris und Malva neglécta (vernachlässigt).

Familie: Malvacéae (Malvengewächse).

Heimat: Ganz Europa und Mittelasien. In Nordamerika angesiedelt. Häufig bei Nürnberg, Schweinfurt und in Thüringen vorkommend.

Beschreibung: Die Blätter sind grün, langgestielt, handnervig, die Blattfläche ist rundlich, 5—7lappig, gekerbt-gesägt, schwach behaart. Die Blätter der Malva silvéstris sind am Grunde flach herzförmig eingeschnitten. Sie sind geruchlos und haben einen faden und schleimigen Geschmack.

Bestandteile: Etwas Gerbstoff und Schleim.

Wirkung und Verwendung: Zu erweichenden Umschlägen, hier und da auch gegen Husten.

Anwendung: Siehe Folia Farfarae.

Fólia Mate = Mate oder Paraguaytee. Fólia Ilicis Paraguayénsis.

Stammpflanze: Ilex paraguayénsis u. a. Ilexarten.

Familie: Aquifoliacéae.

Heimat: Paraguay, südliches Brasilien.

Beschreibung: 8—10 cm breite, bis 15 cm lange Blätter, lederartig, eiförmig, gekerbt, nur schwach behaart und mit aufgelegter Mittelrippe versehen. Die abgeschnittenen Blätter und junge Zweige werden in Brasilien geröstet, über offenem Feuer getrocknet und dann gröblich zerkleinert, so daß die Handelsware ein Gemisch von Pulver und mehr oder minder großen Fragmenten (Bruchstücken) der Blätter und Zweige vorstellt. Die Farbe ist graugrün, mitunter bräunlich. Geruch nur wenig hervortretend, Geschmack etwas zusammenziehend, rauchig, bitterlich.

Bestandteile: Koffein (bis 1 %), Gerbstoffe, ätherisches Oel.

Wirkung und Verwendung: Wirkt gleich dem Kaffee leicht anregend und wird in seiner Heimat darum in größten Mengen als Ersatz für Kaffee und Tee konsumiert. In Europa findet er nur sehr langsam Eingang.

Anwendung: Man verfährt bei der Herstellung eines Getränkes wie bei der Bereitung von Tee aus chinesischen Teeblättern, nur muß man etwas länger „ziehen" lassen bei der lederigen Beschaffenheit der Blätter. Aromatische Zusätze, wie Vanille, sind hier nicht am Platze, weil sein feines Aroma damit verdeckt wird.

* Fólia Melíssae. D. A. 6. Kn. Melissenblätter, Zitronellblätter, Zitronenmelissenblätter.

Stammpflanze: Melíssa officinális.

Familie: Labiátae (Lippenblütler).

Heimat: Mittelmeerländer.

Kulturgegenden: Die Pflanze wird vielfach in Deutschland angebaut, namentlich als Bienenfutter und für die arzneiliche Verwendung.

Beschreibung: Das langgestielte Blatt ist herz- bis eiförmig, oben sattgrün, unten heller grün, schwach behaart, am Rande gesägt. Geruch zitronenähnlich, Geschmack würzig, etwas zusammenziehend. Die Blätter werden von angebauten Pflanzen gesammelt.

Bestandteile: Gerbstoff, Bitterstoff, Harz, Schleim und das durch Dampfdestillation gewonnene Oleum Melissae aethéreum. Dieses ist gelblich und schwach sauer.

Wirkung und Verwendung: Magenstärkendes, schweißtreibendes Mittel und zu Spíritus Melíssae compósitus = Karmelitergeist.

Anwendung: Als magenstärkendes Mittel wird 1 Teelöffel der geschnittenen Blätter mit $^1/_5$ Liter heißem Wasser ausgezogen und in 3 Anteilen am Tage getrunken. Als schweißtreibendes Mittel wird in dem gleichen Verhältnis der Tee kurz aufgekocht und heiß, am besten ohne Zucker, abends getrunken.

* Fólia Ménthae críspae.
Krauseminzblätter, Krauseminze.

Stammpflanze: Mentha crispa.

Familie: Labiátae (Lippenblütler).

Kulturgegenden: Thüringen, Harz, Ungarn, Amerika. Die Krauseminze ist durch Pflege aus Mentha aquática und Mentha silvéstris hervorgegangen.

Beschreibung: Die Blätter sind sehr kurz oder ungestielt, rundlich, eiförmig oder herzförmig, in eine Spitze auslaufend. Die Blattfläche ist blasig-runzelig, der Blattrand ist wellig, mit verbogenen Sägezähnen versehen; die Seitennerven verlaufen bogenförmig. Blatt auf beiden Seiten schwach behaart. Geruch eigenartig würzig, Geschmack brennend würzig, nicht kühlend.

Bestandteile: Etwas Gerbstoff und gelbliches bis grünliches Oleum Menthae crispae aethéreum, das daraus durch Dampfdestillation gewonnen wird.

Wirkung und Verwendung: Ein vorzügliches Magenmittel, bei Leibschmerzen und Durchfall, Zusatz zu würzigen Bädern sowie zu Likören. Das Aqua Menthae crispae zum Einsprengen von Wäsche vor dem Bügeln, zur Behandlung schwarzer Stoffe beim Bügeln, um die schwarze Farbe zu erhalten, besonders bei Seide.

Anwendung: Als Magenmittel, bei Leibschmerzen und gegen Durchfall wird die Krauseminze 1 Teelöffel voll mit $^1/_5$ Liter siedendem Wasser ausgezogen und mit Kandis gesüßt getrunken; mit Ausnahme als Magenmittel, wo man den Zucker fehlen läßt. Zu würzigen Bädern wendet man Kr. im Gemisch mit Kalmus zu gleichen Teilen an, 100 g auf ein Vollbad. Dem Krauseminzwasser schreibt man die Wirkung zu, den Glanz von glänzend gewordenen Stoffarten zu entfernen, indem man mit einem mit Krauseminzwasser getränktem Leinenläppchen die betr. Stellen abreibt. Man stellt das Aqua Menthae crispae heute zumeist dadurch her, daß man 5 Tropfen einer Lösung von 5 g Oleum Menthae crispae in 100 g Spiritus Vini mit 100 g Aqua destillata mischt.

* Fólia Ménthae pipéritae D. A. 6. Kn.
Pfefferminzblätter, Pfefferminze.

Stammpflanze: Mentha pipérita.

Familie: Labiátae (Lippenblütler).

Kulturländer: England, Deutschland (Thüringen, Pfalz und Sachsen), Frankreich, Nordamerika, Japan. Auch die Mentha pipérita ist aus verschiedenen wilden Minzen veredelt worden, so namentlich aus Mentha víridis und Mentha aquática.

Beschreibung: Die am besten von der blühenden Pflanze gesammelten Blätter sind kurzgestielt, bis 7 cm lang, lanzettlich oder lang eiförmig zugespitzt, ungleich scharf gesägt, schwach behaart, namentlich auf den Blattnerven. Oben dunkelgrün, unten heller. Geruch stark würzig, Geschmack brennend würzig, etwas bitter und kühlend.

Bestandteile: Gerbstoff und das durch Dampfdestillation daraus gewonnene Óleum Menthae pipéritae aethéreum.

Wirkung und Verwendung: Ein kräftiges Magenmittel, bei Durchfall, Leibschmerzen, Zusatz zu Kräuterkissen und Bädern, sowie zu Likören.

Verwechselungen: Mentha silvéstris hat fast ungestielte, unten weißfilzige Blätter, Mentha víridis ungestielte und glatte Blätter.

Anwendung: Wie bei Fol. Menthae crispae.

Fólia Nicotiánae = Tabak.

Stammpflanze: Nicotiána tabácum.
Familie: Solanacéae (Nachtschattengewächse).
Heimat: Tropisches Amerika.
Kulturländer: Heute in allen Erdteilen angebaut, auch bei uns, namentlich in der Pfalz.
Beschreibung: Die ziemlich dünnen Blätter sind von gelbbrauner Farbe, spitz lanzettlich, eiförmig oder elliptisch, ganzrandig, bis 60 cm lang und etwa 18 cm breit, geteilt. Die Blattspreite am Stiel herablaufend. Während die für Rauchzwecke benutzten Blätter noch fermentiert (gegoren) werden, indem sie in Erdgruben einer natürlichen Erhitzung unterworfen werden, werden die Tabakblätter des Drogenhandels an Fäden aufgereiht und an .der Luft getrocknet. Der Geruch ist eigenartig, betäubend, der Geschmack widerlich, scharf.
Bestandteile: Nikotin, ein flüssiges Alkaloid, sowie noch einige andere, wenig bekannte Alkaloide.

Wirkung und Verwendung: Wirken antiparasitär und werden deshalb in Form von Abkochungen gegen allerhand Insekten sowie zu Viehwaschpulvern und gegen Pflanzenkrankheiten angewandt.
Anwendung: In allen Fällen der Verwendung kocht man ca. 100 g der Tabakarten mit 1 Liter Wasser während ½ Stunde aus, seiht durch und verdünnt das so gewonnene Extrakt mit Wasser auf 2 Liter.

* Fólia Pátchouli.
Patschuliblätter.

Stammpflanze: Pogóstemon pátchouli.
Familie: Libiátae (Lippenblütler).
Heimat: Wild in Ostindien und den ostindischen Inseln, aber dort auch angebaut.
Beschreibung: Die langgestielten, fiedernervigen Blätter sind eiförmig, auf beiden Seiten schwach behaart, mit gekerbtem oder gezähntem, buchtigem Blattrand versehen, von dunkelgraugrüner Farbe. Geruch anhaltend würzig, Geschmack würzig, bitter und scharf.
Bestandteile: Das durch Dampfdestillation daraus gewonnene dickflüssige gelbgrüne, später braun werdende Oleum Pátchouli aethéreum, das einen äußerst festhaftenden, nicht besonders angenehmen Geruch besitzt, aber in der Parfümerie als Fixiermittel für andere Gerüche unentbehrlich ist.

Wirkung und Verwendung: Die Blätter als Mottenmittel, das Oel in der Parfümerie. Aehnlich wie beim Moschus dürfen auch vom Oleum Pátchouli nur geringe Mengen verwendet werden, wenn der Hauptgeruch des Parfüms nicht leiden soll.
Anwendung: Als Mottenmittel werden die g a n z e n Blätter in Gazebeuteln in den Kleiderschrank gehängt oder in die Kästen mit Wollwaren eingelegt.

* Fólia seu Herba Rosmaríni, Fólia Anthos. Kn.
Rosmarinblätter oder Rosmarinkraut.

Stammpflanze: Rosmarínus officinális.
Familie: Labiátae (Lippenblütler).
Heimat: Mittelmeergegenden, meist in der Nähe des Meeres, aber auch in bergigen Gebieten. Ein Strauch, der auch in unseren Gärten seit alten Zeiten als Zierstrauch gezogen wird.

Handelsware: Die Blätter des in Südeuropa wildwachsenden Strauches sind vorzuziehen. Das Oel kommt als italienisches (dalmatinisches) über Triest in Weißblechgefäßen und als französisches in den Handel, auch Spanien liefert mehr oder minder reine Qualitäten.

Beschreibung: Nadelförmig zusammengeschrumpfte, aber stumpfe, bis 3 cm lange, sehr schmale feingrubige Blätter, Tannennadeln nicht unähnlich, meist sichelförmig gebogen. Am Rande sind sie zurückgerollt, unterseits weißfilzig, mit stark hervortretendem Mittelnerv, rinnig. Auf der Unterseite des umgeschlagenen Blattrandes sind zahlreiche Oeldrüsen. Geruch und Geschmack würzig, kampferartig. Vielfach sind die violettrötlichen Blüten beigemischt.

Bestandteile: Óleum Rosmaríni aethéreum, durch Dampfdestillation daraus gewonnen — farblos oder schwach gelblich, von kampferartigem Geruch und würzig bitterem und kühlendem Geschmack. Ferner etwas Gerbsäure und Harz.

Das Oel findet äußerlich als hautreizendes Mittel, auch gegen Läuse, in der Parfümerie, zum Denaturieren von Olivenöl Verwendung.

Wirkung und Verwendung: Zu Bädern und Kräuterkissen bei Nervenschmerzen, auch als harn- und schweißtreibendes Mittel. Hier und da auch zum Einlegen in den Wäscheschrank sowie als Mottenmittel gebraucht.

Anwendung: Zu Bädern zieht man 50 g mit ½ Liter heißem Wasser aus und gießt den Auszug in ein Vollbad. Zu Kräuterkissen mischt man gleiche Teile Rosmarin mit Kamillen und legt heiß auf. Als harn- und schweißtreibendes Mittel wird 1 Teelöffel mit $^1/_5$ Liter heißem Wasser 10 Minuten ziehen gelassen und heiß, ohne Zucker, getrunken. Als Mottenmittel werden Gazebeutel mit Rosmarin gefüllt in die Kleiderschränke gehängt.

* Fólia Sálviae. D. A. 6. Kn.
Salbeiblätter, Salbei.

Stammpflanze: Sálvia officinális, ein kleiner Strauch.
Familie: Labiátae (Lippenblütler).
Heimat: Nördliche Mittelmeergegenden.

Kulturgegenden: Die Pflanze wird in Gärten fast durch ganz Europa angebaut.

Beschreibung: Die auf der Ober- und Unterseite dicht behaarten Blätter sind meist eiförmig oder länglich lanzettlich, fein gekerbt, netzaderig. Geruch würzig, Geschmack würzig und bitter.

Bestandteile: Gerbstoff, Stärkemehl, Gummi, Harz und das durch Dampfdestillation daraus gewonnene Óleum Sálviae aethéreum. Dieses ist frisch farblos bis gelblichgrün, dünnflüssig, später dick.

Wirkung und Verwendung: Als schleimlösendes Mittel, zu Gurgelwässern, die pulverisierte Droge zu Zahnpulvern, namentlich zum Kräftigen des Zahnfleisches, zur Heilung von Wundgeschwüren, gegen zu starke Schweißabsonderung und schmerzhaftes Urinieren. Das Oel in der Parfümerie (aromatischer Essig = Acétum aromáticum).

Anwendung: Als schleimlösendes Mittel wird 1 Teelöffel des Krautes mit $^1/_5$ Wasser kurz aufgebrüht und mit Zucker gesüßt; als Gurgelmittel wird ein gleicher Auszug mit der gleichen Menge Wasser verdünnt, ohne Zucker verwendet.

* Fólia Sennae Tinnevélly. D. A. 6.
Indische Sennesblätter, Tennevelly-Sennesblätter.

Stammpflanze: Cássia angustifólia (schmalblättrig), ein mehr krautiges als strauchartiges Gewächs.

Familie: Leguminósae (Hülsenfrüchtler), Caesalpiniacéae.

Heimat: Die Pflanzen werden in der Landschaft Tinnevelly (Nähe der Südspitze Vorderindiens) kultiviert.

Handelsware: Kommt über England, und zwar als maiora und minora.

Beschreibung: Es sind die getrockneten Blättchen des paarig gefiederten Laubblattes. Sie sind hellgrün, bis über 5 cm lang, bis über 2 cm breit, kurz gestielt, lanzettlich, schwach behaart, oben mit einem kurzen Stachelspitzchen versehen, am Grunde etwas ungleichhälftig. Geruch schwach eigentümlich, Geschmack schleimig-süßlich, nachher bitter und kratzend.

Auch diese Blätter sind die Ware des D. A. 6. Sie werden vor der Fruchtreife gesammelt, an der Sonne getrocknet und in Ballen verpackt. Sie sind sehr rein.

Bestandteile: Kathartinsäure, Emodin, Chrysophansäure, Kathartomannit (ein nicht gärungsfähiger Zucker), Harz.

Wirkung und Verwendung: Ein bekanntes Abführmittel. Da der harzige Stoff der Sennesblätter, der in heißem Wasser löslich ist, sich aber in kaltem Wasser wieder ausscheidet, Leibschneiden hervorruft, so setzt man die Sennesblätter vor ihrer Verwendung besser zwölf Stunden mit kaltem Wasser an und seiht dann ab. Das Harz kann den Blättern auch durch zweitägige Behandlung mit Weingeist, worin es löslich ist, entzogen werden. Nach dem Auspressen und Trocknen heißt die Droge: Fólia Sennae spíritu extrácta seu deresináta.

Anwendung: Man rechnet auf $^1/_5$ Liter Wasser 1 Eßlöffel ganzer oder 1 Teelöffel geschnittener Blätter und meidet Verwendung von Zucker.

* Fólia Sennae Alexandrínae. D. A. 6.
Ägyptische oder Alexandriner Sennesblätter.

Stammpflanze: Cássia acutifólia (zugespitzte).

Familie: Leguminósae (Hülsenfrüchtler), Caesalpiniacéae.

Heimat: Das mittlere Nilgebiet (Assuan), Dongola, Kordofan.

Handelsware: Die Ware kommt meist über Alexandrien in den Handel, und zwar sehr verunreinigt mit Stengelresten, Blüten, Hülsen und den Arghelblättern. Die Verunreinigungen betragen bis zu 50 %. Auch ist sehr viel Bruch dabei. Diese naturelle Ware wird in Europa erst elegiert, die zerbrochenen Blätter durch Absieben gesondert und als Fólia Sennae parva gehandelt. Auch den Fólia Sennae Alexandrínae wird das Harz durch Weingeist entzogen.

Beschreibung: Die länglich-lanzettlichen Fiederblättchen sind bis 3 cm lang, bis 1½ cm breit, mattgrün, etwas lederig, schwach behaart, am Grunde ungleichseitig. Geruch und Geschmack wie bei Tinnevelly-Sennesblättern. Meist ist die Alexandriner Ware mit den schief verkehrteiförmigen Blättern von Cássia obováta und den unwirksamen Blättern der Asklepiadazée Solenóstemma arghel, einer Strauchpflanze, die im oberen Nilgebiet und in Arabien vorkommt, verunreinigt. Die Arghelblätter erkennt man an ihrer graugrünen Färbung.

Bestandteile, Wirkung, Verwendung und Anwendung: Wie bei Fólia Sennae Tinnevelly.

Beide Sennesblättersorten sind jetzt im D. A. 6 zugelassen.

Die **Follículi Sennae, Muttersennesblätter, Mutterblätter, Sennesbälglein, Sennesfrüchte, Sennesschoten** sind die Früchte = Hülsen der Alexandriner und indischen, sowie der anderen Sennessträucher. Sie sind flach, pergamentartig, graugrün, ein wenig nierenförmig gekrümmt, bis 6 cm lang und bis 2½ cm breit, und zwar sind die Follículi Sennae Alexandrínae breiter und heller wie die Follículi Sennae Indicae seu Tinnevélly. Die Hülsen enthalten sechs bis zehn flache, verkehrt herzförmige Samen. Geruch, Geschmack, Bestandteile und Verwendung sind die gleichen wie bei Fólia Sennae, nur um ein geringes schwächer.

Anwendung: Entgegen den Sennesblättern kann man Sennesfrüchte am besten mit siedendem Wasser ausziehen in dem gleichen Verhältnis wie die Blätter.

* Fólia Stramónii — Stechapfelblätter. D. A. 6

Stammpflanze: Datúra Stramónium.

Familie: Solanacéae (Nachtschattengewächse).

Heimat: Europa, Asien, Amerika, in gemäßigtem Klima.

Beschreibung: 10 bis 20 cm lang, bis 15 cm breit, am Ende zugespitzt, gehen keilförmig in den ziemlich langen walzigen Blattstiel über. Blattspreite breiteiförmig oder breitlanzettlich, am Rande ungleich doppelbuchtig gezähnt, dünn, brüchig, nur wenig behaart, von kräftig grüner Farbe, Geruch betäubend, Geschmack bitter, salzig. Aufbewahrung vor Licht und Luft geschützt.

Bestandteile: Atropin, Hyoszyamin (Daturin) (†).

Wirkung und Verwendung: Die Droge wirkt wurmwidrig, wird aber nur selten als Wurmmittel (Mydriátikum) gebraucht, mehr noch zu Räucherungen oder in Form von Zigarren und Zigaretten gegen Asthma, sowie in wässerigen Abkochungen zum Waschen der Pferde zum Schutze gegen die Fliegen.

Gesetzliche Bestimmungen: A. V. B. Gift Abteil. 2.

* Fólia Théae
Tee.

Stammpflanze: Thea Sinénsis.

Familie: Theacéae, auch Ternstroemiacéae genannt (Teegewächse).

Heimat: Wahrscheinlich Assam.

Kulturgegenden: Besonders zwei Abarten werden kultiviert, der chinesische und der assamische Tee und Bastarde von beiden. Der chinesische hauptsächlich in China und Japan, der assamische und die Bastarde hauptsächlich in Java, Ceylon und Indien. Auch im Kaukasus wird Tee bis Batum angebaut. In China und Japan wird vier- bis fünfmal im Jahre geerntet, in Java und Ceylon ist man nicht an bestimmte Erntezeiten gebunden, in diese bringen nur Regenzeit und die Zeit des Beschneidens, sowie auch eine längere Trockenzeit Pausen. Nur die jungen Blätter mit den saftigen Trieben, an denen sie sitzen, selten die Blätter allein, werden gepflückt und verarbeitet. 4½ Teile frischer Teeblätter liefern einen Teil fertigen Tee.

Handelsware: Die jungen, weißfilzigen Blätter bilden den sogenannten Pecco-Blütentee, er ist besonders hochgeschätzt. Die besseren Teesorten bestehen nur aus den Blattknospen und den diesen zunächst befindlichen sechs Blättern der Zweigspitzen. Blattknospen und die beiden ersten Blätter bilden den Peccotee, die nächsten zwei Blätter den Souchong- und die anderen den Kongotee. Aus der chinesischen Provinz Che Kiang kommt grüner, aus Fo-Kien grüner und schwarzer und aus Kiang-Se vorzugsweise schwarzer Tee. Japan produziert hauptsächlich grünen Tee. Die Britisch-Indischen Provinzen Assam, Bengalen, Madras u. a. sowie die Insel Ceylon und die Insel Java produzieren meist schwarzen Tee. Die Handelsware führt verschiedene Namen, so bei grünem Tee: Gunpowder, Imperial, Young Hyson, Twankay; bei schwarzem Tee: Pecco (mit weißen Spitzen durchsetzt: Peccoblütentee), Souchong, Kongo. Die indischen Tees und die von Java und Ceylon sind als Flowery-Pecco, Pecco, Pecco-Souchong, Souchong, Kongo im Handel. Aus Abfällen und aus Teestaub wird in China. durch Pressen derselben in Ziegelsteinformen der Ziegeltee hergestellt. Er wird in Innerasien konsumiert. Bei uns wird der abgesiebte Bruch als Grustee gehandelt. Außerdem sei der besonders in England gehandelte, aus zusammengepreßten Blättern bestehende, sog. Ziegel- oder Karawanentee erwähnt. Er besteht meist nicht aus den besten Sorten, hat aber den Vorteil, auf der Reise nicht allzuviel Raum zu beanspruchen. Tee zieht leicht Gerüche an, auch leidet er unter Lichteinwirkung und durch Feuchtigkeit. Er muß daher in gut geschlossenen Gefäßen aufbewahrt werden, soll auch nicht mit anderen, stark riechenden Stoffen zusammenstehen.

Beschreibung: Die immergrünen Blätter sind abwechselnd gestellt, derb, kurzgestielt, bis 10 cm lang und bis 5 cm breit. Junge Blätter und Blattknospen sind weißfilzig. Gestalt eiförmig-lanzettlich, Blattrand kurzgesägt. Frische Blätter ohne besonderen Geruch und Geschmack.

Bereitung des Tees: Sie ist ziemlich umständlich, und zwar erfolgt sie in Japan und China mit der Hand, während sie in den großen Kulturgebieten Javas, Ceylons und der indischen Kolonien mit Maschinen ausgeführt wird. Früher zerfiel die Zubereitung in zwölf Abschnitte. Mit der Zeit und durch die Erfahrung hat man gelernt, diese Operationen auf vier zu beschränken. So zerfällt jetzt die Teebereitung in: 1. Welken, 2. Rollen, 3. Fermentieren, 4. Trocknen.

Das „Welken" bezweckt, durch Wasserverlust die spröden Blätter weicher zu machen, damit sie beim „Rollen" nicht brechen. Die Blätter werden in Welkräume in dünnen Schichten auf Hürden, die mit Jute- oder Baumwollstoff bespannt sind, ausgebreitet, und zwar bei einer Temperatur zwischen 25—35 ° C.

Durch das „Rollen" werden die gewelkten Blätter zur Fermentierung vorbereitet. Hierbei werden sie durch Maschinen teilweise zerdrückt und ein Teil des Saftes wird ausgepreßt. Der Saft wird aber wieder von der ganzen Blattmasse aufgesogen. Bei dieser Operation haben die Blätter eine rotbraune Färbung angenommen.

Zur Fermentation werden die gerollten Blätter in Schichten von 10—15 cm Höhe auf Tischen oder in ganz flachen, weiten Körben ausgebreitet, mit wollenen Tüchern bedeckt und so lange hiergelassen, bis sie kupferrot geworden sind. Dieses erfordert einen Zeitraum von einer bis sieben Stunden. Bei der Fermentation bildet sich das Aroma und das die anregende Wirkung des Tees ausmachende Teein. Das Trocknen geschieht meist durch künstliche Wärme, Heißluft von 80 bis 125 ° C in selbsttätigen Apparaten. Der getrocknete Tee kommt nun in die Sortierräume, wird hier handverlesen und die Verunreinigungen entfernt, darauf durch Rüttel- oder Drehsiebe sortiert und vom Teestaube befreit. Nach der Prüfung auf Aussehen und Geschmack wird er in mit Bleifolie ausgeschlagenen Kisten, die außen mit chinesischen Schriftzeichen versehen sind, mit einem Nettogewicht von 40, 20, 10 und 5 kg verpackt.

Solcherart zubereiteter Tee heißt, da er schwärzlich aussieht, Thea nigra. Bei der Bereitung des grünen Tees, Thea viridis, werden die frischen Blätter für kurze Zeit in glühende eiserne Pfannen getan, dann werden sie gerollt, darauf fermentiert. Diese Fermentation verläuft augenscheinlich anders, wie beim schwarzen Tee, die Blätter behalten die grüne Farbe. Nach dem Fermentieren werden die Blätter nochmals gerollt und darauf getrocknet. Nunmehr werden sie in eine rotierende Tonne gefüllt, wo sie durch ihre gegenseitige Reibung eine blaugrüne Farbe annehmen. Nach dem Sortieren wird auch der grüne Tee gesiebt. Grüner Tee ist aufregender als schwarzer. In England und den Vereinigten Staaten wird hauptsächlich grüner, in Europa meist schwarzer Tee konsumiert.

Bestandteile: Teein bis 3 %, ein dem Koffein gleiches Alkaloid, ferner 3 % Gerbsäure und ätherisches Oel.

Wirkung und Verwendung: Tee ist in erster Linie ein belebendes, erwärmendes und die Nerventätigkeit anregendes Genußmittel. Zu starker Teegenuß wirkt erschlaffend und greift namentlich die Magennerven an.

Anwendung: Hinreichend bekannt.

* Fólia Trifólii fibrini, Fólia Menyánthis. D. A. 6. Kn.
Bitterklee, Fieberklee, Dreiblatt, Biberklee.

Abstammung: Menyánthes trifoliáta.

Familie: Gentianéae (Enziangewächse).

Heimat: Sumpfige Wiesen Europas, Zentralasiens und Nordamerikas, namentlich in hochnordischen Gegenden massenhaft.

Beschreibung: Es sind die an einem langen Blattstiel sitzenden dreizähligen Blättchen. Sie sind bis 10 cm lang, grün, zwischen 2 und 5 cm breit, kahl, lanzettlich oder eirund, am Grunde keilförmig mit einem unterseits hervortretenden Mittelnerven. Sie sind geruchlos und von stark bitterem Geschmack.

Bestandteile: Das bittere Glykosid Menyanthín, ferner Rohrzucker.

Wirkung und Verwendung: Ist ein reines Bittermittel (Amárum), also magenstärkend. Wird auch gegen Wechselfieber verwendet, sowie als Zusatz zu bitteren Schnäpsen.

Anwendung: Als magenstärkendes Mittel zieht man 1 Teelöffel der Blätter mit $^1/_5$ Liter siedendem Wasser aus und genießt in Anteilen ungesüßt im Laufe des Tages. Bei Wechselfieber wird ein gleicher Auszug, abends vor dem Schlafengehen, heiß und mit Zucker gesüßt, getrunken.

Fólia Uvae Ursi, Fólia Arctostáphyli. D. A. 6.
Bärentraubenblätter.

Stammpflanze: Arctostáphylos uva ursi, ein kleiner Strauch.

Familie: Ericacéae (Heidekrautgewächse).

Heimat: Europa, Nordamerika.

Beschreibung: Die kurzgestielten Blätter sind bis 2½ cm lang und bis über 1 cm breit, spatelförmig, selten umgekehrt eiförmig, ganzrandig, mit wenig zurückgebogenem Rande, steif, brüchig, auf der oberen Seite glänzend dunkelgrün, netzaderig, unten blaßgrün mit dunklerer, schwacher Nervatur. Am oberen Ende des Blattes befindet sich ein kurzes, zurückgebogenes

Spitzchen oder es ist abgerundet. Geschmack sehr zusammenziehend und bitter, später etwas süßlich. Sie sind geruchlos. Kocht man ein wenig zerschnittene Bärentraubenblätter mit Wasser kurze Zeit und versetzt das Filtrat mit etwas Ferrosulfat, so färbt sich die Flüssigkeit sofort violett und es entsteht bald ein violetter Niederschlag. Die Blätter werden am besten im grobgepulverten Zustande verwendet.

Bestandteile: Das bittere Glykosid Arbutin, über 30 % Gerbstoff und Gallussäure, Zucker, Gummi, Harz, Kalksalze.

Wirkung und Verwendung: Bei Blasenkrankheiten als wassertreibendes Mittel (Diurétikum).

Verwechselungen: Die Preiselbeerblätter von Vaccínium vitis idaéa sind am Rande eingebogen und auf der unteren Seite matt rostfarbig punktiert. Netzaderung fehlt, Blattrand klein gesägt. Die Buchsbaumblätter von Búxus sempervírens sind vorn nicht breit abgerundet, sondern verschmälert, nicht netzaderig.

Gesetzliches: Durch das Gesetz zur Bekämpfung der Geschlechtskrankheiten ist es verboten, Bärentraubenblätter gegen Gonorrhoe (Tripper) oder Blenorrhoe (weibl. Tripper) anzupreisen oder zu verkaufen.

Anwendung: Bei Blasenleiden als wassertreibendes Mittel wird 1 Eßlöffel der Blätter mit 1/5 Liter Wasser etwa 10 Minuten gekocht und abends warm, ohne Zucker, getrunken.

Kräuter — Herbae.

(Siehe Seite 8.)

* Herba Absínthii, Summitátes Absinthii. D. A. 6.
Wermut.

Stammpflanze: Artemísia absínthium.

Familie: Compósitae (Körbchenblütler, Zusammengesetztblütige).

Heimat: Nordafrika, Europa, westliches und nördliches Asien, namentlich kaspisches Seegebiet.

Kulturgegenden: Vielfach in Bauerngärten, hauptsächlich aber in Thüringen, am Harz, auch in Württemberg angebaut.

Beschreibung: Es sind die getrockneten Blätter und blühenden Zweigspitzen. Die dem Erdboden zunächst an der Achse befindlichen Blätter sind langgestielt, dreifach fiederteilig, die Stengelblätter sind nach oben hin kürzergestielt, die unteren sind doppelt-, die oberen einfach fiederteilig, die Blütenköpfchen sind fast kugelig, gelb, stehen in Trauben. Die ganze Droge ist matt- bis silbergrau behaart. Wermut riecht würzig, Geschmack würzig und stark bitter. Das Kraut von wilden Pflanzen ist besser als das von kultivierten. Die dickeren Stiele sollen entfernt sein.

Bestandteile: Oleum Absínthii aethéreum durch Dampfdestillation als grünlichblaue Flüssigkeit daraus gewonnen und in der Likörfabrikation verwendet, ferner der Bitterstoff Absinthiin.

Wirkung und Verwendung: Ein bitter-würziges Magenmittel (Stomáchikum). In der Tierheilkunde, ebenfalls als ein den Magen anregendes Mittel (Exzitans), auch gegen Würmer. Zusatz vieler Bitterliköre, ferner zum Denaturieren von Salz zu Viehsalz.

Artemísia spicáta liefert das Herba Absínthii alpíni, das unter dem Namen Genipikräuter als Arzneimittel in Alpengegenden beim Volke bekannt ist.

Artemísia póntica, pontischer oder römischer Beifuß, wird namentlich zur Bereitung des Wermutweines benutzt. Er ist viel weniger bitter als Artemisia absinthium. Kommt auch häufig in Thüringen, Westfalen, Sachsen vor.

Artemísia marítima wächst an Meeresküsten, Salzseen, hauptsächlich an der Nordsee. Auch dieses Kraut ist weniger bitter und von feinerem Geruch und findet ebenfalls, wie Artemisia absinthium, arzneiliche Verwendung.

Anwendung: Als Magenmittel setzt man 1 Teelöffel des Krautes mit 1/5 Liter Wasser abends kalt an, seiht am Morgen durch und trinkt im Laufe des Tages in Anteilen vor den Mahlzeiten. Gegen Würmer kocht man in dem gleichen Verhältnis und genießt dann mit einem Male morgens nüchtern.

* Herba Artemísiae Kn.
Beifußkraut.

Stammpflanze: Artemisia vulgaris.

Familie: Compositae.

Heimat: Europa an Hecken, Wegen, auf Schutthaufen.

Beschreibung: Blätter oben kahl, dunkelgrün, auf der unteren Seite schwach weißfilzig, Stengel oft rötlich angelaufen. Blütchen weißlichgrün, in Traubenähren stehend. Geruch angenehm würzig, Geschmack würzig, kaum bitter. Das Kraut soll möglichst von Blättern befreit sein, also vorwiegend nur die Blütenrispen aufweisen.

Bestandteile: Aetherisches Oel.

Wirkung und Verwendung: Meist als Gewürz zu Braten, außerdem als Aromatikum.

Anwendung: Als Küchengewürz bekannt. Als Aromatikum meist nur in Bitterschnäpsen oder mit Franzbranntwein (Destillat) ausgezogen (50 g auf ¼ Liter) likörglasweise bei Magenverstimmungen.

Herba Aspérulae. Herba Matrisýlvae Kn.
Waldmeisterkraut. Sternleberkraut.

Stammpflanze: Aspérula odoráta.

Familie: Rubiacéae (Krappgewächse).

Heimat: In ganz Deutschland in feuchten Waldungen, wild Mittelasien.

Beschreibung: Am vierkantigen Stengel sitzen meist acht schmale lanzettförmige Blättchen im Quirl (sternförmig um den Stengel). Die am Ende stehenden Blütendöldchen sind weiß. Geruch angenehm würzig, Geschmack bitterlich.

Bestandteile: Kumarin.

Wirkung und Verwendung: Frisch zur Bereitung von Maiwein und Maiweinessenz, getrocknet als Blutreinigungsmittel und zu Kräuterkissen.

Anwendung: Zu Maiwein werden ca. 100 g frisches Kraut mit 1 Fl. Wein ausgezogen, nicht länger als 15 Minuten, um krautigen Geschmack zu vermeiden. Der so erhaltene konzentrierte Auszug reicht für 5 Fl. Wein. Zur Herstellung von Maiweinessenz werden 1000 g zerstampftes frisches Kraut mit 2 Fl. Weißwein und ¼ Liter Weinbrand ausgezogen, nach 1—2 Stunden abgepreßt, filtriert und evtl. mit 5 g Cumarin verstärkt. Als Blutreinigungsmittel zieht man 1 Eßlöffel des geschnittenen Krautes mit ¼ Liter heißem Wasser aus und trinkt den Aufguß im Laufe des Tages. Dauer der Kur (im März und Oktober) 4 Wochen.

Herba Basílici = Basiliumkraut.

Stammpflanze: Ócimum basílicum.
Familie: Labiátae (Lippenblütler).
Heimat: Ostasien.
Kulturländer: Deutschland, besonders Thüringen.
Beschreibung: Das während der Blütezeit gesammelte Kraut besteht aus den vielfach verästelten, in allen Teilen weißlich behaarten, vierkantigen, etwa 30—40 cm hohen Stengeln, die mit länglich-eiförmigen, schwach gesägten Blättern von 4—5 cm Länge besetzt sind. Geruch würzig, der Geschmack ist würzig kühlend.
Bestandteile: Aetherisches Oel, Gerbstoffe, Schleim.
Wirkung und Verwendung: Wirkt hustenlindernd und findet daher als schleimiges Mittel (Mucilaginósum); bei Halsentzündungen. Außerdem ist es als Küchengewürz seit alten Zeiten geschätzt.
Anwendung: Als Hustenmittel wird 1 Eßlöffel des Krautes mit ¼ Liter Wasser ausgekocht und mit Zucker gesüßt; bei Halsentzündungen gurgelt man mit einem kalten oder nur lauwarmem Auszug von 1 Eßlöffel des Krautes mit ¼ Liter Wasser.

Herba Búrsae Pastóris = Hirtentäschelkraut. Kn.

Stammpflanze: Capsélla Búrsa pastóris.
Familie: Cruciférae (Kreuzblütlergewächse).
Heimat: Ganz Europa.
Beschreibung: Das dürftige Kraut wird 30 cm hoch, ist spärlich mit gefiederten Blättchen besetzt, die an der Austrittsstelle der Pflanze auf der Erde eine Rosette bilden. Neben wenigen weißlichen Blüten trägt sie viele verkehrtherzförmige bis dreieckige Früchtchen. Geruch nicht hervortretend, Geschmack fade, zusammenziehend.
Bestandteile: Bursin, Saponin, Gerbstoff und reichlich Pottasche.
Wirkung und Verwendung: Wirkt wassertreibend und blutstillend und wird angewandt als Diuretikum und als Mittel zur Stillung allzu reichlicher Blutungen. Der kalte Absud gilt aufgesogen als probates Mittel zur Stillung von Nasenbluten.
Anwendung: Als wassertreibendes Mittel wird 1 Teelöffel des Krautes mit $^1/_5$ Liter Wasser ausgekocht und das Ganze mit einemmal morgens nüchtern getrunken. Als blutstillendes Mittel bei starken Blutungen bei der Mensis wird 1 Eßlöffel des Krautes mit ¼ Liter Wasser gekocht und der Absud im Laufe des Tages getrunken. Abgekühlt wirkt der Absud bei Nasenbluten ausgezeichnet.

Herba Cánnabis Índicae = Indisches Hanfkraut.

Stammpflanze: Cánnabis satíva.
Familie: Urticacéae (Nesselgewächse).
Heimat: Ostindien, Persien.
Kulturländer: Im südlichen Deutschland kultiviert.
Handelssorten: Ganga, die bessere Sorte über Kalkutta exportiert, soll von Pflanzen höherer Lagen stammen. Bang oder Guaza über Zansibar ausgeführt, ist eine geringere, in der Ebene gesammelte Pflanze.
Beschreibung: Stengel und Zweigspitzen der weiblichen Pflanzen (Hanf ist diözisch = zweigeschlechtlich), die sowohl Blüten als Früchte aufweisen. Die Droge kommt in zusammengepreßtem Zustande in Verkehr, wobei das von den Blütenrispen

ausgeschiedene Harz als Bindemittel dient. Der Geruch ist betäubend, unangenehm, Geschmack scharf und bitter.

Bestandteile: Aetherisches Oel, Harz, Kannabin, Kannabinon.

Wirkung und Verwendung: Wirkt betäubend auf das Nervensystem und wird daher als Betäubungsmittel (Hypnotikum) sowie als Berauschungsmittel von den Eingeborenen des Orients unter dem Namen Haschisch gebraucht. Dieser wird wie Opium teils gekaut, teils geraucht.

Gesetzliche Bestimmungen: A. V. B. Gift Abteilung II.

Handelsobjekt bildet das Extráctum Cánnabis Indicae (Gift Abteil. II), dem wir vielfach als wirksamem Bestandteil von Hühneraugentinktur begegnen. Eine zähflüssige, dunkelgrüne aber klare Flüssigkeit von narkotischem (betäubendem) Geruch.

Die Ansicht, daß Extr. Cánnabis Indicae nicht in Hühneraugenmitteln enthalten sein dürften, weil es im Verz. der starkwirkenden Arzneimittel in den Apotheken (Stoffe die nur gegen Rezept abgegeben werden dürfen) genannt ist, beruht auf einem Irrtum, denn für äußerliche Zwecke ist es auch in Apotheken frei.

* Herba Cárdui benedícti. D. A. 6.
Kardobenediktenkraut.

Stammpflanze: Cnicus benedíctus.

Familie: Compósitae (Zusammengesetztblütler, Körbchenblütler).

Heimat: Nordafrika, Südeuropa, Vorderasien, Persien, Syrien.

Kulturgegenden: Harz, Thüringen, Franken.

Beschreibung: Die getrockneten Blätter und blühenden Zweigspitzen. Die grundständigen bis 30 cm langen Blätter sind lineallanzettlich oder länglichlanzettlich spitz, in einen dreikantigen, geflügelten Blattstiel übergehend. Blattrand ist schrotsägezähnig, oder fiederspaltig. Obere Stengelblätter laufen am Stengel herab. Alle Blätter sind zottig behaart, an der Spitze stachelig. Die Blütenköpfe sind gelbblumig, von einem Hüllkelch umgeben, dessen äußere Blätter in einem spinnwebig behaarten Stachel ausgehen. Ohne Geruch, von sehr bitterem, etwas salzigem Geschmack.

Bestandteile: Bitterstoff, Knizin oder Zentaurin, ferner Salze, etwas ätherisches Oel.

Wirkung und Verwendung: Bitteres Magenmittel, größere Gaben erzeugen Brechen. Zusatz zu Bitterschnäpsen.

Anwendung: Als Magenmittel wird 1 Teelöffel des Krautes mit $^1/_5$ Liter heißem Wasser ausgezogen und in kleinen Anteilen im Laufe des Tages genossen. Nicht auskochen!

* Herba Centaúrii. D. A 6. Kn.
Tausendgüldenkraut. Roter Aurin.

Stammpflanze: Erythraéa centaúrium (Erythraea vom griech. erythrós = rot, wegen der Blumenkrone).

Familie: Gentianacéae (Enziangewächse).

Heimat: Im ganzen Mittelmeergebiet, Europa bis nach Skandinavien, Vorderasien, Nordpersien, nördliches Nordamerika.

Beschreibung: Die blühende ganze Pflanze ohne Wurzel mit grundständigen Blättern. Am vierkantigen Stengel sitzen kreuzweise gegenständige, umgekehrt eiförmige Blättchen. Die doldigen Blüten sind fünfzählig, rosenrot und besitzen spiralig gedrehte Staubbeutel. Geschmack stark bitter. Anderen Erythraeaarten fehlt die grundständige Blattrosette und der kantige Stengel.

Bestandteile: Bitterstoff, Harz, ätherisches Oel und Erythrozentaurin, ein am Lichte sich rötendes Glykosid.

Wirkung und Verwendung: Als Bittermittel (Amárum) und Fiebermittel.

Anwendung: Als appetitanregendes Mittel wird 1 Teelöffel mit $^1/_5$ Liter siedendem Wasser ausgezogen und im Laufe eines Tages getrunken. Als Fiebermittel in gleichem Verhältnis abends vor dem Schlafengehen.

Herba Coníi maculáti = Schierlingskraut.

Stammpflanze: Coníum maculátum.

Familie: Umbelliférae (Doldenblütler).

Heimat: Asien.

Kulturländer: Deutschland.

Beschreibung: Es soll das Kraut wildwachsender, im zweiten Jahr zur Blütezeit, Juli/August, gesammelter Pflanzen sein. Blätter und Stengel sind kahl, Stengel hohl, längs gerieft, bläulichgrün, braunrot, gefleckt, Blätter bis 20 cm lang, dreifach gefiedert, gezähnt, am Ende einen häutigen Dorn tragend. Geruch unangenehm, an Mäuseharn erinnernd (besonders beim Reiben), betäubend, Geschmack salzig, widerlich scharf. Wird fälschlich auch als Herba Cicútae bezeichnet.

Bestandteile: Koniin (†), Konhydrin (†), Spuren ätherischen Oels.

Wirkung und Verwendung: Wirkt schmerzlindernd und wird besonders in der Veterinärmedizin (Tierarzneikunde) als Krampfmittel angewandt.

Gesetzliche Bestimmungen: A. V. B. Gift Abteil. II.

Herba Dracúnculi = Esdragon.

Stammpflanze: Artemísia dracúnculus.

Familie: Compósitae (Zusammengesetztblütige, Körbchenblütler).

Heimat: Südeuropa.

Kulturländer: Deutschland, namentlich Thüringen.

Beschreibung: 60 bis 100 cm lange, ästige Stengel von weißgrüner Farbe, dicht besetzt mit ungestielten, spitzlanzettlichen, dunkelgrünen Blättchen. Geruch gewürzhaft, Geschmack desgleichen, zusammenziehend.

Bestandteile: Aetherisches Oel, Gerbstoff, Bitterstoff.

Wirkung und Verwendung: Wirkt wassertreibend und wird daher medizinisch bei Wassersucht (Hydrops) gebraucht; mehr aber als Küchengewürz zur Bereitung von Acétum Dracúnculi = Esdragonessig.

Anwendung: Als wassertreibendes Mittel zieht man 1 Teelöffel des Krautes mit $^1/_5$ Liter siedendem Wasser aus und genießt den Auszug warm, ohne Zucker, in zwei Anteilen.

* Herba Equiséti arvénsis = Ackerschachtelhalm.

Scheuergras, Zinnkraut Kn.

Stammpflanze: Equisétum arvénse.

Familie: Equisetacéae (Schachtelhalmgewächse).

Heimat: Ganz Europa, auf Aeckern, an Rainen, Straßengräben.

Beschreibung: Nach dem Absterben der im Frühjahr hervortretenden Fruchtstengel entsteht die eigentliche Droge, die eine Länge von 20 bis 50 cm erreicht, und bis zum oberen Ende führende, strahlenförmige, feine Verästelungen zeigt. Im frischen Zustande gleicht sie Tannenbäumchen. Stengel an den Blattansätzen gegliedert, von graugrünlicher Farbe. Geruch und Geschmack kaum wahrnehmbar, die Droge knirscht zwischen den Zähnen.

Bestandteile: Kieselsäure, Spuren von Harz, Gerbstoff.

Wirkung und Verwendung: Stark wassertreibend und daher verwendet bei Nierenleiden und Harnbeschwerden, insbesondere Gicht, Harngrieß, sowie gegen innere Blutungen. Auch zum Scheuern von Zinn, daher Scheuergras, Zinnkraut.

Anwendung: Als wassertreibendes Mittel wird 1 Eßlöffel des Krautes mit ¼ Liter Wasser ausgekocht und im Laufe des Nachmittags getrunken. Man setzt die Kur 10—14 Tage fort.

* Herba Equiséti maióris = Schachtelhalm.

Stammpflanze: Equisétum hiemále.

Familie: Equisetacéae.

Heimat: Ganz Deutschland, auf feuchten Aeckern und Wiesen.

Beschreibung: Bis 80 cm lange, hohle, längsfurchige Stengel von graugrüner Farbe, an den dunkelbraunen Knoten mit gezähnten Häuten versehen. Geruch und Geschmack kaum vorhanden, die Droge knirscht beim Kauen.

Bestandteile: Kieselsäure, Spuren von Harz.

Wirkung und Verwendung: Wie bei Equisetum arvense, nur schwächer, wird auch nur selten medizinisch gebraucht, sondern mehr als Poliermittel, besonders von Musikern (Flötisten) zum Polieren der Mundstücke an Flöten.

Herba Euphrásiae = Augentrost. Kn.

Stammpflanze: Euphrásia officinális.

Familie: Scrofulariacéae (Rachenblütlergewächse).

Heimat: In Deutschland gemein.

Beschreibung: Das blühende Kraut einer bis 15 cm hohen Pflanze, an allen Teilen flaumig behaart, graugrün, mit achselständigen, eirunden, gezähnten Blättern und weißen Blüten mit dunkel geaderter, gelber Unterlippe, Geruch schwach würzig, Geschmack würzig, hinterher bitter.

Bestandteile: Aetherisches Oel, Harz, Bitterstoff, Gerbstoff.

Wirkung und Verwendung: Wirkt wassertreibend und wird hier und da gegen Gelbsucht (Icterus) gebraucht, früher und neuerdings durch Kneipp viel benutzt zu Waschungen entzündeter, triefender Augen.

Anwendung: Bei Gelbsucht hat sich eine Abkochung von 1 Teelöffel des Krautes mit $^1/_5$ Liter Wasser, auf einen Tag verteilt, bewährt. Der Tee muß bis zum Verschwinden der gelben Hautfarbe getrunken werden.

Herba Fragáriae. Kn.
Erdbeerkraut.

Stammpflanze: Fragária vesca.

Familie: Rosacéae-Potentilléae (Fingerkrautgewächse).

Heimat: Wälder Europas, Asiens, Amerikas.

Beschreibung: Langgestielte, meist dreizählige, oberseits weichhaarige Blätter, selten mit den weißen, doldigen Blüten.

Bestandteile: Gerbstoff.

Wirkung und Verwendung: Vielfach als Ersatz für den chinesischen Tee, medizinisch als Hustenmittel und zur Blutreinigung.

Anwendung: Als Hustenmittel wird ein Teelöffel voll von dem Kraut mit siedendem Wasser ($^1/_5$ Liter) ausgezogen, mit Kandis gesüßt. — Als Blutreinigungsmittel zieht man in dem gleichen Verhältnis über Nacht kalt aus und trinkt das Ganze morgens nüchtern 3—4 Wochen. Im Februar/März oder September/Oktober.

Herba Galeópsidis = Liebersche Kräuter.
Hohlzahnkraut.

Stammpflanze: Galeópsis ochroléuca.
Familie: Labiátae (Lippenblütler).
Heimat: Mitteleuropa, besonders Süddeutschland.
Beschreibung: Bis 60 cm hohe Stengel, besetzt mit gestielten, länglich eiförmigen oder lanzettlichen Blättern bis 9 cm Länge, weich behaart und in den Blattachseln quirlförmig angeordnete, gelblichweiße Blüten. Geruch kaum wahrnehmbar, Geschmack schwach salzig, bitterlich.
Bestandteile: Harz, Bitterstoff, Gerbstoff.
Wirkung und Verwendung: Altbekanntes Mittel gegen Erkrankungen der Atmungswege.
Anwendung: Bei Husten und Heiserkeit werden 1 Eßlöffel des Tees mit ¼ Liter heißem Wasser ausgezogen, durchgeseiht und stark mit Kandis gesüßt.

Herba Genístae = Ginster. Kn.

Stammpflanze: Genísta tinctória.
Familie: Papilionacéae (Schmetterlingsblütler).
Heimat: In ganz Deutschland gemein.
Beschreibung: Hoher, dichtverzweigter, holziger Strauch von dunkelgrüner Farbe, Aeste und Zweige besenartig aufwärtsstrebend, Blätter lanzettlich, sitzend, ganzrandig, wahllos verteilt; Blüten gelb, auf die ganze Pflanze verstreut. Geruch nicht vorhanden, Geschmack herbe.
Bestandteile: Gerbstoff, ätherisches Oel, Farbstoff.
Wirkung und Verwendung: Wirkt wassertreibend und findet daher Anwendung bei Wassersucht, auch als Blutreinigungsmittel und gegen Hämorrhoiden.
Anwendung: Als wassertreibendes Mittel wird 1 Teelöffel des Krautes mit ¼ Liter Wasser ausgekocht und morgens und nachmittags ohne Zucker getrunken. Als Blutreinigungsmittel zieht man 1 Teelöffel mit $^1/_5$ Liter heißem Wasser aus und trinkt das Ganze morgens nüchtern. Eine Kur währt 3—4 Wochen im Februar/März und September/Oktober. Bei Hämorrhoiden verwendet man eine Abkochung zu Waschungen des Afters.

Herba Héderae terréstris = Gundermann.

Stammpflanze: Glechóma hederácea.
Familie: Labiátae (Lippenblütler).
Heimat: In ganz Europa.
Beschreibung: Kleine Pflanze; der vierkantige Stengel meist auf der Erde liegend, Blätter gegenständig, gestielt, nierenförmig, am Rande gekerbt, Blüten blau. Geruch wenig hervortretend, Geschmack bitterlich, gewürzhaft, wenn auch schwach.
Bestandteile: Bitterstoff, ätherisches Oel, Harz, Gerbstoff.
Wirkung und Verwendung: Wirkt niederschlagend und wird mit Erfolg gebraucht gegen Fieber leichter Art, Gelbsucht; der Absud auch zu Waschungen und Umschlägen bei Geschwüren.
Anwendung: Bei leichtem Fieber zieht man 1 Teelöffel des Krautes mit ¼ Liter siedendem Wasser aus, und trinkt den Aufguß, abgekühlt und gesüßt, abends vor dem Schlafengehen. Gegen Gelbsucht siehe Herba Euphrásiae.

Herba Hepáticae = Leberkraut.

Stammpflanze: Hepática tríloba.
Familie: Ranunculacéae (Hahnenfußgewächse).
Heimat: Ganz Europa, gemein.
Beschreibung: Die langgestielten, lederartigen Blätter sind ganzrandig, von der Form der Leber, unterwärts seidig behaart, obere Seite braun. Die Droge wird nach der Blütezeit gesammelt. Geruch kaum wahrnehmbar, Geschmack schwach adstringierend, hinterher brennend.
Bestandteile: Gerbstoff.
Wirkung und Verwendung: Wirkt anregend und zusammenziehend und wird hier und da als Spezifikum bei Leberleiden gebraucht.
Anwendung: Als stopfendes Mittel wird 1 Teelöffel des Krautes mit $^1/_5$ Liter siedendem Wasser ausgezogen und warm mit einemmal getrunken. Bei Leberleiden bewährt sich eine Abkochung von 1 Eßlöffel des Tees mit ¼ Liter Wasser in 3 Anteilen am Tage getrunken.

Herba Hypérici = Johanniskraut.
Hartheu.

Stammpflanze: Hypéricum perforátum.
Familie: Hypericacéae (Johanniskrautgewächse).
Heimat: In ganz Europa gemein.
Beschreibung: Das obere Ende des ½ m hohen, blühenden Krautes, Stengel zweikantig, mit gegenständigen Zweigen. Blätter in der Durchsicht punktiert, oval, sitzend, Blüten gelb. Geruch eigenartig, Geschmack bitter, zusammenziehend.
Bestandteile: Aetherisches Oel, Farbstoff, Hypericin, Gerbstoff.
Wirkung und Verwendung: Seiner adstringierenden Wirkung wegen bei inneren Blutungen, Nierenleiden, gegen Bettnässen.
Anwendung: Als Mittel gegen innere Blutungen wird 1 Eßlöffel des Krautes mit ¼ Liter Wasser ausgekocht und der Absud abgekühlt und mit Kandis gesüßt in kleinen Anteilen am Tage getrunken. Gegen Bettnässen hat sich diese Abkochung bewährt, wenn sie zur Hälfte morgens und am frühen Nachmittag getrunken wird.
Weitere Handelsware: Oleum Hypérici cóctum, durch Ausziehen des Krautes mittels heißen Olivenöls bereitet, soll vorzüglich bei Brandwunden helfen. Wird heute hergestellt durch Färben des Oeles mittels Alkannin.

Herba Lycopódii.
Bärlappkraut.

Stammpflanze: Lycopódium clavátum (keulenförmig).
Familie: Lycopodiacéae (Bärlappgewächse).
Heimat: Wild in Europa, Nordasien und Japan, sowie in den kälteren Gegenden Nord- und Südamerikas.
Beschreibung: Es sind die getrockneten, moosähnlichen, kriechenden Stengel mit den aufrechten Aesten, die mit zahlreichen kleinen, sitzenden, dachziegeligen Blättchen bedeckt sind. Am Ende der Aeste befinden sich walzenförmige Aehren.
Bestandteile: Alkaloid Lykopodin.
Wirkung und Verwendung: Als Blutreinigungsmittel sowie gegen Blasenleiden gebraucht.
Anwendung: Als Blutreinigungsmittel wird während 3—4 Wochen im Februar/März oder September/Oktober täglich ein

Teelöffel Kraut mit $^{1}/_{5}$ Liter heißem Wasser ausgezogen und morgens lauwarm getrunken. Bei Blasenleiden kocht man in dem gleichen Verhältnis aus und trinkt mittags nach der Hauptmahlzeit.

* Herba Majoránae.
Meirankraut. Majoran, Wurstkraut.

Stammpflanze: Oríganum majorána.
Familie: Labiátae (Lippenblütler).
Heimat: Südeuropa, Orient.
Kulturgegenden: Namentlich Frankreich, auch bei uns in Gärten als Küchengewürz (Wurstkraut) angebaut.
Beschreibung: Die Stengel sind holzig, ästig, dünn behaart, die kleinen Blättchen sind spatelförmig bis verkehrt eirund, ganzrandig, junge Blätter beiderseits weißgrau filzig. Die Blüten sind weiß bis rötlichweiß und bilden kugelige Aehrchen. Geruch und Geschmack würzig und nach Kampfer.
Bestandteile: Etwas Gerbstoff und ätherisches Oel.
Wirkung und Verwendung: Als Gewürz, namentlich für Wurstwaren, zu würzigen Bädern und Kräuterkissen, seit alter Zeit auch zu Meiranbutter = Unguéntum Majoránae, die nur in Apotheken verkauft werden darf (gegen Schnupfen kleiner Kinder).

* Herba Melitóti. D. A. 6.
Steinklee.

Stammpflanze: Melilótus officinális und Melilótus altissimus.
Familie: Papilionacéae (Schmetterlingsblütler).
Heimat: Europa und Mittelasien, wildwachsend.
Kulturgegenden: Schweinfurt und Jenalöbnitz.
Beschreibung: Getrocknete Blätter und blühende Zweige. Die Blätter sind dreizählig, Endblättchen etwas größer und länger gestielt als die Seitenblättchen. Die Form ist elliptisch, gezähnt. Die Schmetterlingsblüten sind gelb, bilden Trauben. Geruch stark nach Kumarin, Geschmack würzig und bitterlich salzig.
Bestandteile: Kumarin an Mililotsäure gebunden, ätherisches Oel, Harz, Gerbstoff, Kali- und Kalksalze.
Wirkung und Verwendung: Zu erweichenden Umschlägen, zur Parfümierung von Schnupftabak.
Melilotus coerúleus wird in der Schweiz zu Kräuterkäse verwendet.
Melilotus álbus und andere Arten, die als Verfälschung von Steinklee benutzt werden, sind geruchlos.
Anwendung: Als erweichenden Umschlag verwendet man das trockene Kraut in Gazebeutel heiß aufgelegt.

* Herba Ménthae aquáticae. Kn.
Wasserminzenkraut, Wasserminze.

Stammpflanze: Méntha aquática.
Familie: Labiátae (Lippenblütler).
Heimat: In allen Ländern gemäßigter Zonen wild an Ufern, Gräben, Sümpfen.
Geschichte: Siehe Folia Menthae.
Beschreibung: Die Blätter sind gestielt, eiförmig und gesägt, rauh behaart oder auch kahl, die Blüten bilden endständige, rundliche Köpfchen, sie sind rötlichblau. Geruch und Geschmack würzig.
Bestandteile: Aetherisches Oel, Gerbstoff.

Wirkung und Verwendung: Aehnlich wie Pfefferminze, nur schwächer.

Anwendung: Wie Pfefferminze.

* Herba Millefólii. Kn.
Schafgarbenkraut.

Stammpflanze: Achilléa millefólium (Achilleskraut).

Familie: Compósitae (Zusammengesetztblütige, Körbchenblütler).

Heimat: Wild in Europa.

Beschreibung: Es ist die getrocknete blühende, oberirdische Pflanze. Die Blätter sind doppelt bis dreifach fiederspaltig und laufen in eine weiße Spitze aus. Sie sind kahl oder auch zottig behaart, unterseits drüsig punktiert. Blüten weiß bis rötlichweiß, stehen in Dolden. Geruch schwach würzig. Geschmack etwas salzig bitter.

Bestandteile: Blaues ätherisches Oel, Akonitsäure und der Bitterstoff Achilleïn.

Wirkung und Verwendung: Magen- und nervenstärkendes Mittel.

Anwendung: Als Mittel bei Magenverstimmungen wird ein Teelöffel Kraut mit $^1/_5$ Liter siedendem Wasser ausgezogen und im Laufe des Vormittags getrunken. Als nervenstärkendes Mittel zieht man Schafgarbe über Nacht kalt aus und genießt das Durchgeseihte im Laufe des Tages.

Herba Myrtíllii. Kn.
Heidelbeerblätter.

Stammpflanze: Vaccínium myrtíllus.

Familie: Ericacéae (Heidekrautgewächse) — Vaccinéae.

Heimat: In ganz Mitteleuropa und Nordeuropa wild.

Beschreibung: Die oberseits dunkelgrünen, unten hellen, netzaderigen, eiförmigen oder länglich-eiförmigen, klein gekerbt-gesägten Blätter sitzen an den scharfkantigen Aestchen. Die Blütenkronen sind rötlichgrün, krugförmig.

Bestandteile: Chinasäure, Arbutin.

Wirkung und Verwendung: Galten eine Zeitlang als Spezifikum gegen Zuckerkrankheit; auch gegen Durchfall.

Anwendung: Gegen Zuckerkrankheit wird über Nacht ein Eßlöffel der Blätter mit $^1/_5$ Liter Wasser kalt ausgezogen und morgens, leicht erwärmt, nüchtern getrunken. Man muß die Kur vier Wochen lang fortsetzen. Gegen Durchfall kocht man einen Eßlöffel des Krautes mit ¼ Liter Wasser aus und genießt ungesüßt, warm mit einem Male.

Herba Nastúrtii = Brunnenkresse. Kn.

Stammpflanze: Nastúrtium officinále.

Familie: Cruciférae (Kreuzblütler).

Heimat: Ganz Europa, an Bächen gemein.

Beschreibung: Der etwa 20 cm lange, hohle Stengel trägt unpaarig gefiederte, glatte Blätter von dunkelgrüner Farbe und wird vor der Blütezeit (Juni/September) gesammelt. Geruch eigenartig, Geschmack scharf brennend.

Bestandteile: Aetherisches Oel.

Wirkung und Verwendung: Wirkt blutreinigend, weshalb auch die frischen Blätter als Salat im Frühjahr geschätzt sind; getrocknet gegen Skrofulose.

Anwendung: Als Blutreinigungsmittel wird ein Teelöffel des Krautes mit $^1/_5$ Liter siedendem Wasser ausgezogen und, wenig gesüßt, jeden Morgen während vier Wochen getrunken. Bei Skrofulose soll das Auflegen von mit feingeschnittenem Kraut gefüllten Gazebeuteln Erfolge zeitigen.

Herba Plantáginis = Wegerich.
Spitzwegerich, Wegebreit Kn.

Stammpflanze: Plantágo lanceoláta, média, maior.
Familie: Plantaginacéae (Wegebreitgewächse).
Heimat: In ganz Deutschland gemein, an Wegerändern.
Beschreibung: Je nach der Stammpflanze mehr oder weniger breite, nach unten in einen schmalen Stengel auslaufende dunkelgrüne Blätter mit deutlich wahrnehmbaren parallelen Rippen. Geruch kaum vorhanden, Geschmack schwach bitter, zusammenziehend.
Bestandteile: Bitterstoff, Gerbstoff.
Wirkung und Verwendung: Wirkt hustenlindernd und wird neuerdings wieder mehr in der Bonbonfabrikation gebraucht, nach Kneipp gegen Blasenhämorrhoiden, Leberleiden und Sodbrennen.
Anwendung: Als Hustenmittel zieht man einen Teelöffel des Krautes mit $^1/_5$ Liter siedendem Wasser aus und kocht den Aufguß mit viel Kandis zu einem Sirup, von dem man schluckweise trinkt. Gegen Blasen- und Leberleiden trinkt man des Morgens nüchtern einen Auszug von einem Teelöffel des Krautes mit $^1/_5$ Liter siedendem Wasser. Gegen anhaltendes Sodbrennen wirkt dieser Aufguß mit einem Zusatz von Natriumbicarbonat besser als reines Natron.

Herba Polýgoni aviculáris = Knöterich.
Russischer oder Vogelknöterich, Wegtritt. Kn.

Stammpflanze: Polygonum aviculáre.
Familie: Polygonacéae (Knöterichgewächse).
Heimat: In ganz Europa gemein.
Handelssorten: Deutscher und russischer Knöterich.
Beschreibung: Kriechende, krautartige, sehr ästige Stengel, bis an die Enden mit wechselständigen, lineallanzettlichen, kurzgestielten, ganzrandigen Blättern besetzt. Blüten klein, weiß oder rot, 2—4 in den Blattachseln. Je nach der Zeit des Einsammelns sind zuweilen auch dreikantige, kleine, nußförmige Früchtchen vorhanden. Geruch kaum wahrnehmbar. Geschmack schwach adstringierend.
Bestandteile: Schleim und Gerbstoff.
Wirkung und Verwendung: Wirkt wassertreibend, hustenlindernd und findet ausgiebige Anwendung als Volksheilmittel bei Husten, gegen Harnleiden.
Anwendung: Als wassertreibendes Mittel zieht man 1 Eßlöffel des Krautes mit $^1/_5$ Liter siedendem Wasser aus und trinkt morgens nüchtern abgekühlt. Als Hustenmittel kocht man 1 Eßlöffel mit ¼ Liter Wasser aus, löst in dem Absud reichlich Kandis zu Sirup und genießt in kleinen Anteilen.

Herba Pulmonáriae maculátae = Lungenkraut. Kn.

Stammpflanze: Pulmonária officinális.
Familie: Boraginéae (Boretschgewächse).
Heimat: In Deutschland gemein.
Beschreibung: Krautiger Stiel, wie die ganze Pflanze behaart, trägt herzförmige, unten gestielte, oben sitzende Blätter von

dunkelgrüner Farbe, vielfach weiß gefleckt und anfangs rote, später violette Blütenbüschel. Geruch kaum vorhanden, Geschmack fade, schleimig.

Bestandteile: Nur Pflanzenschleim (Bassorin).

Wirkung und Verwendung: Wirkt reizlindernd und wird daher angewandt bei Erkrankungen der Atmungswege, Lungenverschleimung, Keuchhusten, Asthma.

Anwendung: Als schleimlösendes Mittel kocht man 1 Teelöffel des Tees mit $^1/_5$ Liter Wasser aus und trinkt gesüßt in Anteilen. Gegen Asthma wird ein gleicher Absud am besten morgens und bei schwerer Luft auch sonst noch am Tage ohne Zucker getrunken.

Herba Rubi fruticósi, Brombeerkraut.

Stammpflanze: Rubus caésius (blaugrau) und Rubus fruticósus (strauchartig).

Familie: Rosacéae-Potentilléae (Fingerkrautgewächse).

Heimat: Wild in ganz Deutschland.

Beschreibung: Blätter fünfzählig, Blättchen feinbehaart, dunkelgrün, gefaltet, Endblättchenherzeiförmig zugespitzt, unterste Blättchen eiförmig. Blüten weiß, bilden eine Traube.

Bestandteile: Gerbstoff.

Wirkung und Verwendung: Gegen Durchfall und Verschleimung. Tee-Ersatz.

Anwendung: Gegen Durchfall kocht man 1 Teelöffel des Krautes mit $^1/_5$ Liter Wasser aus, und trinkt ungesüßt. Gegen Verschleimung zieht man im gleichen Verhältnis mit heißem Wasser aus, und trinkt stark mit Kandis gesüßt.

Herba Rubi Idáei. Himbeerblätter.

Stammpflanze: Rubus idáeus.

Familie: Rosacéae-Potentilléae.

Heimat: Europa und Asien, in Wäldern wild.

Beschreibung: Blätter gefiedert, oberseits grün, unterseits weißfilzig, gesägt, zugespitzt, Blüten weiß, eine Doldentraube bildend.

Bestandteile: Gerbstoff.

Wirkung und Verwendung: Als zusammenziehendes und blutstillendes Mittel; auch gegen Husten. Tee-Ersatz.

Anwendung: Wie Herba Rubi fruticósi.

Herba Rutae horténsis = Gartenraute. Kn.

Stammpflanze: Ruta gravéolens.

Familie: Rutacéae (Rautengewächse).

Heimat: In ganz Europa gemein.

Beschreibung: Blätter und Stengel bzw. Stiele einer bis 50 cm hohen strauchartigen Pflanze. Stiele bläulichgrün, Blätter mattgrün, doppelfiederig, keilig, stumpf; Blüten gelblichgrüne Trugdolden. Geruch beim Zerreiben unangenehm, an Wanzen erinnernd, Geschmack bitter, brennend scharf.

Bestandteile: Aetherisches Oel, Rutin.

Wirkung und Verwendung: Wirkt auf das Blut ein und wird daher neuerdings wieder gebraucht zur Beseitigung des Blutandranges nach dem Kopfe, gegen Schwindel, Hysterie, gegen chronische Hautausschläge, jedoch in allen Fällen nur in kleinen Gaben.

Anwendung: Man zieht 1 Teelöffel mit ¼ Liter heißem Wasser aus und genießt in kleinen Anteilen mehrmals am Tage. Zu Waschungen bei Ausschlägen kocht man 1 Teelöffel mit $^1/_5$ Liter Wasser aus.

Herba Sanículae = Sanikel, Bruchkraut. Kn.

Stammpflanze: Sanícula europaéa.
Familie: Umbelliférae (Doldenblütler).
Heimat: Wälder Mitteleuropas.
Beschreibung: Die vor dem Aufbrechen der rötlichweißen, kopfförmigen Blüten gesammelten, langgestielten, handförmigen, dunkelgrünen Blätter. Geruch nicht hervortretend, Geschmack bitter, herbe.
Bestandteile: Bitterstoff, Gerbstoff.
Wirkung und Verwendung: Wirkt diuretisch und wird deshalb bei Blasenleiden sowie zu Umschlägen und Waschungen bei Verwundungen, namentlich Quetschungen, Geschwüren und Ausschlägen gebraucht.
Anwendung: Bei Blasenleiden zieht man 1 Teelöffel des Krautes mit $^1/_5$ Liter heißem Wasser aus und genießt morgens lauwarm. Für alle anderen Zwecke wird ein Eßlöffel des Krautes mit ¼ Liter Wasser ausgekocht und die Abkochung, mit wenig Soda versetzt, zu Waschungen verwendet.

Herba Saturéjae = Bohnenkraut.
Pfefferkraut.

Stammpflanze: Saturéja horténsis.
Familie: Labiátae (Lippenblütler).
Heimat: Südeuropa.
Kulturländer: Thüringen.
Beschreibung: Das blühende Kraut. Stengel 20 bis 30 cm hoch, grünlichbraun, mit linealen, kurz behaarten, dunkelgrünen, etwa 2 cm langen, sitzenden Blättern und weißen, in den Blattachseln stehenden Blütchen besetzt. Geruch würzig, Geschmack würzig, scharf.
Bestandteile: Aetherisches Oel, Weichharz.
Wirkung und Verwendung: Dient vorwiegend als Gewürz.

* Herba Serpýlli. D. A. 6. Kn.
Quendel, Wilder Thymian, Feldkümmel.

Stammpflanze: Thymus serpýllum.
Familie: Labiátae (Lippenblütler).
Heimat: Europa, Asien, Nordamerika, auf trockenen Wiesen und freien Waldplätzen.
Beschreibung: Die beblätterten und blühenden Zweige. Die kurzgestielten Blätter sind kreuzgegenständig, schmal lanzettlich, auch rundlich eiförmig. Die Blüten sind gestielt, purpurrot oder weißlich und bilden ein Köpfchen. Geruch und Geschmack stark würzig.
Bestandteile: Óleum Serpylli aethéreum, das durch Dampfdestillation daraus gewonnen wird. Frisch gelblich, dünnflüssig, später braun und dick. Enthält Thymol, Zymol und Karvakrol, sie bedingen die Wirkung des Krautes. Außerdem enthält Herba Serpylli noch Gerbstoff und Bitterstoff.
Wirkung und Verwendung: Zusatz zu würzigen Bädern und Kräuterkissen, das Oel in der Parfümerie.
Anwendung: Zum Zwecke des Zusatzes zu Bädern kocht man 100 g des Krautes in 2 Liter Wasser aus und gießt den durchgeseihten Auszug in ein Vollbad.

* Herba Tanacéti.
Rainfarnkraut, Wurmkraut.

Stammpflanze: Tanacétum vulgáre.
Familie: Compósitae (Zusammengesetzblütige, Körbchenblütler).
Heimat: Ueberall an Wegen, Rainen und Flußufern wild in Deutschland.
Beschreibung: Blätter doppelt fiederteilig, drüsig punktiert, Blütenköpfe gelb, halbkugelig, nur Röhrenblüten, einen doldigen Blütenstand bildend. Geruch der Blätter und Blüten stark würzig, etwas nach Kampfer, Geschmack bitter, würzig.
Bestandteile: Óleum Tanacéti aethéreum, gelblich bis grünlich, Bitterstoff = Tanazetín und Tanazetgerbsäure.
Wirkung und Verwendung: Als Wurmmittel. Zu diesem Zwecke findet auch die Conféctio Tanacéti Verwendung.
Anwendung: Als Wurmmittel kocht man 1 Teelöffel des Krautes mit $^1/_5$ Liter Wasser aus und läßt die Kinder mehrmals am Tage von dem mit Kandis gesüßten Auszug trinken.

* Herba Thymi. D. A. 6.
Thymian, Gartenthymian, Römischer Quendel.

Stammpflanze: Thymus vulgáris.
Familie: Labiátae (Lippenblütler).
Heimat: Mittelmeergebiet, namentlich Portugal, Italien, Südfrankreich.
Kulturgegenden: Quedlinburg, Schweinfurt, Jenalöbnitz.
Handelsware: Die beste kommt von Frankreich. Teils ist die Ware in Bündelchen, teils abgerebelt.
Beschreibung: Die getrockneten abgestreiften Blätter und Blüten. Blätter kurz oder ungestielt, schmal, lanzettlich oder auch elliptisch, am Rande zurückgerollt, mehr oder weniger grau behaart, mit eingesenkten, dunklen Drüsenschuppen besetzt. Die blaßrötlichen gestielten Blüten stehen in Quirlen. Geruch und Geschmack würzig.
Bestandteile: Óleum Thymi aethéreum, durch Dampfdestillation daraus gewonnen. Farblos, gelblich oder schwach rötlich. Hauptbestandteile des Oeles sind: Thymol und das chemisch gleich zusammengesetzte Karvakrol, ferner Zymol und Bornylester.
Wirkung und Verwendung: Gegen Keuchhusten, zu gewürzhaften Kräuterkissen und Bädern, meist aber als Küchengewürz.
Anwendung: Als Hustenmittel kocht man 50 g des Krautes mit ½ Liter Wasser aus, gießt durch dichtes Leinen und verkocht den Auszug mit ½ Pfund Kandis zu einem Sirup, in dem man 5 g Bromkalium auflöst. Hin und wieder wird 1 Teelöffel genommen. Mit dem Kraut gefüllte Gazesäckchen dienen in heißem Zustand als erweichendes Mittel.

* Herba Urtícae. Kn.
Brennesselkraut.

Stammpflanze: Urtica úrens und Urtica dióica.
Familie: Urticacéae (Nesselgewächse).
Heimat: Ein überall vorkommendes Unkraut.
Beschreibung: Der wenig verästelte Stengel ist mit Brennhaaren besetzt, ebenso die oberseits tiefgrünen, unterseits blasseren Blätter, die kerbig gesägt, länglich spitz und am Grunde herzförmig sind. Die Blüten bilden eine Rispe.
Bestandteile: Die Brennhaare des frischen Krautes enthalten Ameisensäure, und diese verursacht das Brennen an

Körperteilen, die mit den Nesseln in Berührung kommen, da die Spitzen der Brennhaare abbrechen und die Säure so unter die Haut gelangt. Andere Bestandteile wenig bekannt.

Wirkung und Verwendung: Gegen Verschleimung sowie als Blutreinigungsmittel, das frische Kraut zu Brennesselhaarwasser.

Anwendung: Gegen Verschleimung wird 1 Teelöffel des Krautes mit $^{1}/_{5}$ Liter siedendem Wasser ausgezogen und mit Kandis gesüßt. Im gleichen Verhältnis ausgezogen, ohne Zucker, während 3 bis 4 Wochen im Frühjahr oder Herbst, morgens nüchtern getrunken, als Blutreinigungsmittel.

Herba Verbénae = Eisenkraut. Kn.

Stammpflanze: Verbéna officinális.

Familie: Verbenacéae (Eisenkrautgewächse).

Heimat: In ganz Europa gemein.

Beschreibung: Etwa 30 bis 35 cm hohe Pflanze, Stengel vierkantig, nur selten mit Borsten versehen, oben stark verästelt, besetzt mit gegenständigen, sitzenden, lanzettlichen, fein gezähnten Blättchen; trägt Blüten in langer Aehre, lila, am Rande violett. Geruch nicht wahrnehmbar, Geschmack bitterlich, herbe.

Bestandteile: Bitterstoff, Gerbstoff.

Wirkung und Verwendung: Wirkt diuretisch und gilt nach vorübergehendem Vergessen heute als gutes Mittel bei Grießleiden, Gelbsucht und Nierenleiden; auch gegen Keuchhusten soll es prompt wirken.

Anwendung: Als Diuretikum wird ein Teelöffel Kraut mit ¼ Liter Wasser aufgekocht und ohne Zucker morgens getrunken. Gegen Keuchhusten wie bei Herba Thymi.

Herba Verónicae = Ehrenpreis. Kn.

Stammpflanze: Verónica officinális.

Familie: Scrofulariacéae (Rachenblütlergewächse).

Heimat: In ganz Deutschland gemein.

Beschreibung: Etwa 15—20 cm hohe Pflanze, deren runde, ringsum behaarte Stenngel gegenständige, in dem kurzen Stiel schmälere, eiförmige, grobgesägte, graugrüne Blätter tragen, die auf beiden Seiten behaart sind. Die im frischen Zustande blauen Blütchen befinden sich in Trauben in den Blattachseln. Geruch unbedeutend, Geschmack fade.

Bestandteile: Aetherisches Oel, Bitterstoff, Gerbstoff.

Wirkung und Verwendung: Wirkt wassertreibend und wird gebraucht bei Blasenleiden sowie gegen unreines Blut; hier und da wohl auch gegen Heiserkeit.

Anwendung: Als wassertreibendes Mittel wird 1 Teelöffel des Krautes über Nacht mit $^{1}/_{5}$ Liter kaltem Wasser ausgezogen und morgens nüchtern getrunken. Bei Heiserkeit wird dem auf warmem Wege hergestellten Auszug Kandis zugesetzt.

* Herba Víolae tricolóris, Herba Jacéae. D. A. 6.
Stiefmütterchen, Freisamkraut, Dreifaltigkeitskraut.

Stammpflanze: Víola trícolor.

Familie: Violacéae (Veilchengewächse).

Heimat: Ein überall in Deutschland vorkommendes Unkraut.

Beschreibung: Die oberirdischen blühenden Teile wildwachsender Pflanzen finden Verwendung. Am kantigen, hohlen Stengel befinden sich langgestielte, mit großen fiederteiligen Nebenblättern versehene Blätter. Die unteren Bläter sind herz- bis eiförmig, die oberen sind länglich bis lanzettlich und gekerbt. Die gelblichen oder hellvioletten Blüten sind langgestielt, fünfblätterig. Das vordere Blumenblatt ist gespornt, das mittlere Blattpaar am Grunde gebartet. Geruch eigenartig, Geschmack süßlich, schleimig.

Bestandteile: Geringe Mengen Salizylsäure und Violaquerzitrin.

Wirkung und Verwendung: Ein blutreinigendes Mittel, namentlich auch bei Blutstörungen.

Anwendung: Als Blutreinigungsmittel zieht man 1 Teelöffel des Krautes über Nacht mit 1/5 Liter Wasser kalt aus und trinkt während 14 Tage bis 3 Wochen morgens nüchtern. Bei Menstruationsstörungen wird 1 Eßlöffel des Krautes mit ¼ Liter Wasser aufgebrüht und abends vor dem Schlafengehen ohne Zucker warm getrunken.

* Summitátes Juníperi. Wacholderspitzen.

Stammpflanze: Juníperus commúnis.
Familie: Coniférae (Zapfenträger, Nadelholzgewächse).
Heimat: Europa, Nordasien.

Beschreibung: Es sind die äußersten grünen, quirlig gestellten Zweigspitzen (Nadeln) der Pflanze.

Bestandteile: Aetherisches Oel.

Wirkung und Verwendung: Ein blutreinigendes und harntreibendes Mittel.

Anwendung: Als blutreinigendes Mittel zieht man 1 Teelöffel des Krautes mit 1/5 Liter heißem Wasser aus und genießt morgens nach dem Frühstück gesüßt. Als harntreibendes Mittel kocht man in dem gleichen Verhältnis aus und genießt in zwei Anteilen vor- und nachmittags.

* Summitátes Sabínae. Sadebaumspitzen = Sevenkraut.

Stammpflanze: Juníperus sabína.
Familie: Coniférae (Zapfenträger, Nadelholzgewächse).
Heimat: Ein Strauch des südlichen Europas, kommt auch in den Alpenländern Tirols und der Schweiz und im Kaukasus vor.

Kulturländer: In Deutschland und England wird der Strauch hier und da in Gärten gezogen.

Beschreibung: Es sind die jungen Zweigspitzen, die mit dunkelgrünen, glänzenden, vierzeilig gestellten Nadelblättchen dicht bedeckt sind. Die Blättchen stehen schuppenartig, wie Dachziegel, fest angedrückt und tragen auf dem Rücken eine vertiefte Oeldrüse. Geruch terpentinähnlich, narkotisch (betäubend), Geschmack bitter, brennend, stark harzig.

Bestandteile: Aetherisches Oel, Harz, Gerbsäure.

Wirkung und Verwendung: Ist ein Abortiv-(Abtreibungs-) Mittel, das in der Tierheilkunde Verwendung findet. Der Verkauf zu Abortivzwecken ist verboten und mit Zuchthausstrafe bedroht.

Gesetzliche Bestimmungen: A. V. B. Gift II.

Blüten — Flores
Narben — Stigmata.

(Siehe Seite 13.)

* Flores Acáciae Kn.
Schlehdornblüten. Schwarzdornblüten.

Stammpflanze: Prunus spinósa.
Familie: Rosacéae-Prunéae (Pflaumenbaumgewächse.)
Heimat: Ueberall in Deutschland wild.
Beschreibung: Es sind die weißen Blüten, die direkt nach dem Aufblühen, und zwar bei trockenem Wetter gesammelt werden müssen, da sie sonst braun werden. Frisch riechen die Blüten bittermandelartig, beim Trocknen verliert sich der Geruch aber zum großen Teil.
Bestandteile: Wenig Gerbsäure.
Wirkung und Verwendung: Ein mild abführendes und blutreinigendes Mittel, äußerlich, im Aufguß auch gegen Hautausschläge.
Anwendung: Als mildes Abführmittel und zur Blutreinigung wird 1 Teelöffel der Blüten mit ¼ Liter Wasser heiß ausgezogen und der Aufguß, wenig gesüßt, des Morgens nüchtern getrunken. Zu Waschungen bei Hautausschlägen werden die Blüten im gleichen Verhältnis kurz ausgekocht.

Flores Althaéae = Eibischblüten = Alteeblüten

Stammpflanze: Althaéa officinális.
Familie: Malvacéae (Malvengewächse).
Heimat: Mitteleuropa.
Kulturländer: Bayerische Pfalz und namentlich die Schweinfurter Gegend.
Beschreibung: Purpurrote oder rosafarbene Blüten, deren Kelch wollig weiß behaart ist. Geruch eigenartig süßlich. Geschmack milde, schleimig.
Bestandteile: Schleim und Asparagin.
Wirkung und Verwendung: Finden ihrer schleimlösenden Wirkung wegen heute wieder mehr Verwendung gegen Husten.
Anwendung: 1 Teelöffel der Blüten wird mit $^1/_5$ Liter Wasser gekocht und der Absud mit viel Kandis zu einem Sirup verkocht, den man in kleinen Anteilen genießt.

* Flores Árnicae. Kn. D. A. 6
Wohlverleih, Wolfsblumen, Fallkrautblumen. Mönchs-, Mutter-, Arnikablumen.

Stammpflanze: Arnica montana.
Familie: Compositae.
Heimat: Wild auf Gebirgswiesen süd- und mitteleuropäischer Gebirge, in Norddeutschland auf der Ebene.
Handelsware: Die der Beschreibung entsprechende Ware ist die vom D. A. 6 geforderte Droge = Flores Árnicae sine calicibus. Mit dem Hüllkelch und Blütenboden gesammelt, stellt die Droge die Ware Flores Árnicae cum calicibus vor.
Beschreibung: Es sind die getrockneten Zungen- und Röhrenblüten. Die rotgelben Blüten haben einen Fruchtknoten, an dessen oberem Ende (an Stelle des Kelches) der blaßgelbliche steifhaarige Pappus steht. Die Zungenblütchen sind mit drei Zähnchen und acht bis zwölf Nerven versehen. Geruch schwach, würzig, Geschmack etwas bitter.

Bestandteile: Gelbliches bis grünlichbraunes, sauer reagierendes ätherisches Oel, Harz, Gerbstoff, Farbstoff. Der wirksame Bestandteil ist der Bitterstoff Arnizin.

Wirkung und Verwendung: Innerlich als anregendes Mittel (Exzitans), bei Heiserkeit. Aeußerlich zu Kräuterkissen gegen Rheumatismus, die Tinktur, mit Wasser verdünnt, zu Umschlägen bei Quetschwunden. Auch Arnikahaaröl, das eine anregende Wirkung auf die Kopfhaut ausübt, wird verwendet.

Anwendung: Als Excitans wie bei Heiserkeit zieht man 1 Eßlöffel der Blüten mit ¼ Liter heißem Wasser aus und genießt in ersterem Falle den Absud abends vor dem Schlafengehen, in letzterem Falle im Laufe des Tages mit Kandis gesüßt. Gegen Rheuma legt man mit der Blüte gefüllte heiße Gazebeutel auf; die Tinktur wird mit gleichen Teilen Wasser verdünnt, aufgelegt.

Verwechselungen: Die meisten in Betracht kommenden anderen gelben Kompositenblüten, so namentlich die Ringelblumen von Caléndula officinális, haben keinen Pappus.

* Flores Caléndulae. Kn.
Ringelblumen, Totenblumen.

Stammpflanze: Caléndula officinális.

Familie: Compósitae (Zusammengesetztblütige, Körbchenblütler).

Heimat: Südeuropa.

Kulturgegenden: Wird bei uns in Gärten überall als Zierpflanze gezogen.

Beschreibung: Die hell-, dunkelgelb- oder orangeroten Strahlblüten = Zungenblüten sind vorne dreizähnig und ohne Pappus. Geruch eigentümlich kräftig, aber nicht angenehm.

Bestandteile: Aetherisches Oel, Bitterstoff, Farbstoff, Kalendulin.

Wirkung und Verwendung: Die Abkochung gegen Geschwüre. Meist nur zu Räucherpulver = Spécies fumáles.

Anwendung: 1 Eßlöffel Blüten mit ¼ Liter Wasser aufgekocht, zum Auflegen auf Geschwüre.

* Flóres Caryophýlli. D. A. 6.
Gewürznelken, Näglein, Nelken.

Stammpflanze: Jambósa caryophyllus = Eugénia caryophyllátá.

Familie: Myrtacéae (Myrtengewächse).

Heimat: Ursprünglich die Molukken und die südlichen Philippinen.

Kulturländer: Insel Amboina, Penang, Zanzibar, Pemba, Madasgar, Réunion (Bourbon), Westindien.

Handelssorten: 1. Die hellen Amboinanelken, auch ostindische, Molukken- oder englische Kompagnienelken genannt, enthalten bis 20 % ätherisches Oel und sind sehr groß. Werden in Ballen von Packtuch oder in Fässern von 50—75 kg Gewicht verpackt in den Handel gebracht.

2. Dunklerfarbig sind die Zanzibarnelken (auch afrikanische Nelken genannt), mit hellen Blütenköpfchen, stehen den Amboinanelken kaum nach. Werden in Mattensäcke zu 75 kg verpackt. Den Zanzibarnelken ziemlich gleichwertig sind die Madagaskar- und Réunionnelken.

3. Die kleinen, schwärzlichen amerikanischen oder Antillennelken sind minderwertig, da sie wenig Oel besitzen.

Beschreibung: Es sind die getrockneten Blütenknospen. Sie sind über 1½ cm lang, hell- bis tiefbraun, und bestehen aus einem schwach vierkantigen, stielartigen, nach oben zu wenig verdickten, unterständigen Fruchtknoten, der oben in vier dreieckige Kelchblätter übergeht. Zwischen diesen vier Kelchzipfeln liegt das von den gelbbraunen, sich dachziegelig deckenden Blumenblättern gebildete Blütenknöspchen. Drückt man die Fruchtknoten, so tritt reichlich ätherisches Oel aus. Geruch eigenartig, stark würzig, Geschmack brennend würzig. Gewürznelken müssen im Wasser aufrecht schwimmen oder untergehen. Wenn sie schief schwimmen, dann ist ihnen schon ätherisches Oel entzogen. (Man nennt sie dann „beraubt".)

Nelkenpulver ist dunkelbraun und färbt sich mit verdünnter Eisenchloridlösung blauschwarz.

Bestandteile: Bis 20 % ätherisches Oel, das D. A. 6 verlangt mindestens 16 %, (siehe dieses), Fett, Gerbstoff.

Wirkung und Verwendung: Zusatz zu Mund- und Zahnwässern, zu würzhaften Kräutermischungen, ferner anregendes und magenstärkendes Mittel, Hauptverwendung in der Küche, Konditorei, Schokoladefabrikation, Lebküchlerei.

Anwendung: Als anregendes und magenstärkendes Mittel am besten mit Rotwein, indem man etwa ½ Teelöffel Nelken während 1 Stunde mit 1 Flasche kaltem Wein auszieht. Man hüte sich vor zu starken Auszügen, die leicht den Appetit beeinträchtigen.

Antóphylli = Mutternelken sind die reifen Früchte des Nelkenbaumes. Es sind graubraune, längliche Beeren mit einem Samen. Geruch und Geschmack nach Nelken. Sie dienen zum Verfälschen des Nelkenpulvers und zu Augenwässern.

Auch die Stípites Caryophyllórum = Festúcae Caryophyllórum, die Nelkenstiele, bilden einen Handelsartikel. Es sind bräunliche, gabelig geteilte Stielchen von nelkenartigem Geruch und Geschmack. Durch Dampfdestillation erhält man daraus das ätherische Óleum Stípitum Caryophyllórum (Nelkenstielöl), das viel weniger fein als Óleum Caryophyllórum ist. Gepulverte Nelkenstiele werden vielfach zur Verfälschung von Nelkenpulver benutzt.

* Flores Chamomíllae (vulgáris). D. A. 6.
Gewöhnliche Kamille, Feldkamille, Kamillentee.

Stammpflanze: Matricária chamomílla.

Familie: Compósitae (Zusammengesetztblütige, Körbchenblütler).

Heimat: Im ganzen Mittelmeergebiet und im übrigen kontinentalen Europa, Vorderasien, Australien, wild.

Handelsware: Kommt hauptsächlich aus Franken, Mähren und Ungarn.

Beschreibung: Es sind die vom grünen Hüllkelch (Hochblätter) umgebenen getrockneten Blütenköpfchen. Der Blütenboden ist hohl, nackt, bei jüngeren Blüten halbkugelig, bei älteren kegelförmig. An ihm befinden sich die weißen dreizähnigen Zungenblüten und zahlreiche gelbe Röhrenblüten. Geruch kräftig würzig, Geschmack würzig, bitter.

Bestandteile: Bitterstoff, Harz, Gummi, Gerbstoff und das durch Dampfdestillation daraus gewonnene Óleum Chamomillae aethéreum, von dem D. A. 6 mindestens 0,4 % verlangt. Es ist dunkelblau, dickflüssig, in der Kälte salbenartig. (K. V. B.)

Wirkung und Verwendung: Schweißtreibendes (Diaphorétikum) und krampfstillendes Mittel (Antipasmódikum), zu Gurgel- und Augenwässern, ferner als Zusatz zu Bädern, Kräuterkissen und zu Umschlägen bei Geschwülsten, auch zum Klistier. Sie sind das am häufigsten verwendete Volksmittel.

Anwendung: Als schweißtreibendes und krampfstillendes Mittel verwendet man einen heißen Aufguß von 1 Teelöffel Blüten mit 1/5 Liter siedendem Wasser, den man wenig süßt. Zu Gurgel- und Augenwasser zieht man 1 Teelöffel Blüten mit ¼ Liter Wasser aus. Zu Bädern kocht man 100 g Blüten mit 2 Liter Wasser aus. Zu Umschlägen verwendet man gefüllte Gazebeutel, stark heiß gemacht. Zu Klistier einen Aufguß im obengenannten Verhältnis, dem man ein wenig Kernseife zusetzt.

Verwechslungen kommen vor mit den Blütenköpfchen

1. der Hundskamille Anthemis arvénsis, diese hat markigen, mit Spreublättchen besetzten Blütenboden und ist geruchlos, auch sind die Köpfe größer;

2. der Stinkkamille Anthemis cótula. Blütenboden ebenfalls markig, mit Spreublättern besetzt, von unangenehmem Geruch.

Auch alle anderen ähnlichen Kompositenblüten haben einen markigen und keinen hohlen Blütenboden.

* Flores Chamomíllae Románae.
Römische Kamillen.

Stammpflanze: Anthemis nóbilis.

Familie: Compósitae (Zusammengesetztblütige, Körbchenblütler).

Heimat: Spanien, Frankreich (atlantische Küste), England.

Kulturländer: Namentlich Belgien, Thüringen, Sachsen.

Beschreibung: Es sind die weißen getrockneten Blütenköpfe mit dem dachziegeligen Hüllkelch. Auf dem kugelförmigen, mit Spreublättchen besetzten und nicht hohlen Blütenboden stehen zahlreiche Zungenblüten, während fast keine Röhrenblüten vorhanden sind. Geruch stark würzig, Geschmack bitter.

Bestandteile: Blaues ätherisches Oel und Bitterstoff.

Wirkung und Verwendung: Wie bei der Feldkamille, besonders viel verwendet bei Blutstörungen; zu Haarwaschungen. Blüten, welche zu Verwechselungen geeignet wären, haben nackten Blütenboden.

Anwendung: Bei durch Erkältung ausbleibender Menses wird 1 Eßlöffel der Blüten mit ¼ Liter Wasser aufgekocht, abends vor dem Schlafengehen ausgetrunken. Als Haarwaschmittel, besonders für blonde Haare, kocht man 1 Eßlöffel Blüten mit ½ Liter Wasser aus und fügt dem Absud 1 Teelöffel medizinische Seife oder 1 Messerspitze Pottasche zu.

* Flores Cinae. D. A. 6.
Zitwerblüten, Wurmsamen.

Stammpflanze: Artemísia cina, ein Wermutgewächs.

Familie: Compósitae (Zusammengesetztblütige, Körbchenblütler).

Heimat: Steppengegenden Turkestans.

Handelsware: Sie kommt zur Messe nach Nishnij Nowgorod und von da über Moskau und Petersburg nach Westeuropa.

Beschreibung: Die getrockneten, noch geschlossenen Blütenköpfchen. Sie sind eiförmig oder länglich, bis 4 mm lang, bis 1½ mm dick, gelbgrün bis bräunlichgrün. Der aus dachziegelig übereinanderliegenden Blättchen bestehende Hüllkelch umschließt drei bis fünf unentwickelte Röhrenblüten. Geruch eigenartig würzig, Geschmack unangenehm bitter und kühlend.

Bestandteile: Santonin, dem die wurmtreibende Wirkung innewohnt, und das aus den Blüten in eigenen Fabriken hergestellt wird (K. V. B. und Gift Abt. II). Ferner enthält die Droge ätherisches Oel (Zineol) und einen harzigen Bitterstoff.

Wirkung und Verwendung: Wirken gegen Spulwürmer und werden als zuverlässiges Wurmmittel verwendet.

Anwendung: Gegen Spulwürmer für Kinder wie Erwachsene nascht man die gemahlenen Blüten mit Honig. Von dieser Latwerge gibt man Kindern je nach dem Alter morgens nüchtern ½ Teelöffel bis zu 1 Eßlöffel voll. Erwachsene nehmen 2 Eßlöffel voll. Am besten trinkt man hinterher schwarzen Kaffee oder Milch.

Gesetzliche Bestimmungen: A. V. B.

* Flores Cýani.
Kornblumen.

Stammpflanze: Centáurea cyanus.

Familie: Compósitae (Zusammengesetztblütige, Körbchenblütler).

Heimat: Ueberall auf den Kornfeldern wild.

Beschreibung: Es sind die vom Hüllkelch befreiten, schön blauen Zungen-(Strahlen-)Blüten. Die rasch getrockneten Blüten sind vor Licht geschützt aufzubewahren.

Verwendung: Zu Räucherpulver, ferner ein Fiebermittel und wassertreibendes Mittel.

Anwendung: Sowohl als Fieber- wie als wassertreibendes Mittel zieht man 1 Teelöffel Blüten mit $^1/_5$ Liter heißem Wasser aus und genießt, mit Kandis gesüßt, in ersterem Fall abends vorm Schlafengehen, in letzterem Falle morgens nüchtern.

Flores Genístae, Flores Spártii scoparii = Ginsterblüten, Besenkrautblumen.

Stammpflanze: Spártium scopárium.

Familie: Papilionacéae (Schmetterlingsblütler).

Heimat: In Deutschland allgemein.

Beschreibung: Goldgelbe bis bräunlichgelbe Blütenköpfe mit Kelchen. Fast geruchlos und von bitterem Geschmack.

Bestandteile: Aetherisches Oel, Farbstoff, Skorparin, Spartein (zwei giftige Alkaloide).

Wirkung und Verwendung: Wirken wassertreibend und werden als Diuretikum bei Nierenerkrankungen, bei Herzleiden sowie als Purgans (Abführmittel) angewendet, jedoch soll man vorsichtig sein, da größere Gaben Erbrechen zur Folge haben können.

Anwendung: Als Diurétikum wird 1 Teelöffel der Blüten mit ¼ Liter Wasser aufgekocht und in mehreren Anteilen am Tage getrunken. Als Abführmittel wird die Hälfte des Aufgusses mit einmal getrunken. Bei Herzleiden zieht man im gleichen Verhältnis mit heißem Wasser aus und trinkt, nur wenig gesüßt, schluckweise im Laufe des Tages. Da bei gewissen Anlagen leicht Brechreiz eintritt, muß man den Genuß einstellen, sobald der Aufguß dem Magen widersteht.

* Flores Gráminis, Flores Foeni = Heublumen. Kn.

Stammpflanze: Die Handelsware stammt nie von einer einheitlichen Pflanze, sondern von den verschiedensten Grasarten ab.

Beschreibung: Die Droge stellt das Absiebsel des gemeinen Wiesenheues vor und besteht vorwiegend aus den Blütenbestandteilen der im Heu vertretenen Gräser. Der Geruch ist angenehm würzig.

Bestandteile: Sind nicht näher festgestellt, sicher aber ist neben ätherischen Oelen auch Kumarin in Spuren vorhanden.

Wirkung und Verwendung: Wirken in Form heißer, sogenannter Kräutersäckchen, erweichend und werden seit Jahren in ausgedehntestem Maße in der Volksmedizin sowie zu belebenden Bädern gebraucht.

Anwendung: Zu Waschungen bei Hautausschlägen kocht man 1 Eßlöffel mit 1/5 Liter Wasser aus und wäscht die betreffenden Stellen damit ab. Zu anregenden Bädern kocht man 500 g Heublumen mit 4—5 Liter Wasser für ein Vollbad aus.

* Flores Húmuli Lúpuli = Hopfen.
Stróbuli Lúpuli.

Stammpflanze: Húmulus lúpulus.

Familie: Urticacéae (Nesselgewächse).

Heimat: Ganz Europa.

Kulturländer: Ganz Süddeutschland, besonders Bayern sowie Böhmen.

Beschreibung: Die Pflanze ist diözisch = zweihäusig und nur die zapfenförmigen weiblichen Blütenstände kommen in den Handel. Sie sind von goldgelber Farbe und tragen an den Deckblättchen und der Spindel die gelbbräunlichen Drüsen, das Lupulin. Geruch kräftig, würzig, Geschmack würzig. Die Droge verliert beim Lagern an Wert.

Bestandteile: Aetherisches Oel, Harz, Lupulin, Gerbstoffe.

Wirkung und Verwendung: Wirkt wassertreibend und appetitanregend und wird außer in der Bierbrauerei in der Volksmedizin gegen Blasenleiden sowie gegen Magenverstimmungen gebraucht.

Anwendung: Als wassertreibendes Mittel zieht man 1 Teelöffel Blüten mit 1/5 Liter heißem Wasser aus, und genießt morgens vor dem 1. Frühstück. Bei Magenverstimmungen trinkt man einen Auszug von 1 Eßlöffel Blüten in 1 Flasche Weinbrand likörglasweise.

Lupulínum = Glándulae Lúpuli = Lupulin = Hopfenmehl

Stammpflanze: Bestandteil der vorbeschriebenen Droge.

Beschreibung: Das durch Reiben und Schütteln aus den Blütenkätzchen gewonnene Lupulin ist ein in frischem Zustande gelbgrünes, später bräunlich werdendes feines, stäubendes Mehl. Geruch würzig, Geschmack kräftig würzig, bitter. Wie die Flores, so verliert auch das Lupulin beim Lagern jede Wirksamkeit, was man mit Sicherheit an der braunen Farbe erkennen kann.

Bestandteile: Harz, ätherisches Oel, Hopfenbuttersäure.

Wirkung und Verwendung: Wirkt hemmend auf die Geschlechtsnerven.

Flores Lámii albi = Weiße Nesselblüten,
Taubnessel. Kn.

Stammpflanze: Lámium album.

Familie: Labiátae (Lippenblütler).

Heimat: In Deutschland allgemein.

Beschreibung: Nur die vom Kelch befreiten Blüten bilden den Handelsartikel. Von gelblicher Farbe, mäßigem Geruch und schleimig süßlichem Geschmack. Erfordern absolut trockene Aufbewahrung, da sie sonst braun und wertlos werden.

Bestandteile: Pflanzenschleim, Gerbstoffe.

Wirkung und Verwendung: Wirken wassertreibend.

Anwendung: 1 Teelöffel der Blüten werden mit 1/5 Liter heißem Wasser ausgezogen und im Laufe des Vormittags getrunken. Muß 8—10 Tage fortgesetzt werden.

* Flores Lavándulae = Lavendelblüten. D. A. 6.

Stammpflanze: Lavándula spica.

Familie: Labiátae (Lippenblütler).

Heimat: Im gesamten Mittelmeergebiet.

Kulturländer: England, Frankreich, auch bei uns in Gärten.

Beschreibung: Die vor völliger Entfaltung abgestreiften röhrenförmigen Blüten. Der Kelch ist bläulichgrau, oben etwas erweitert, etwa 5 mm lang und behaart. Die Blumenkrone ist blau und länger als der Kelch, am unteren Ende weißlich. Der Geruch ist angenehm, kräftig würzig, der Geschmack würzig, bitter. Aufbewahrung in Blechgefäßen.

Bestandteile: Aetherisches Oel, Harz.

Verwendung: Ausschließlich als wohlriechende Mittel, zu Kräuterkissen, Räucherpulvern, zu Rauchtabak, Bädern, Destillaten.

* Flores Malvae arbóreae = Stockrosen. Kn.

Stammpflanze: Althaéa rósea.

Familie: Malvacéae (Malvengewächse).

Kulturländer: Süddeutschland, namentlich Franken sowie Thüringen.

Beschreibung: Die beinahe schwarzviolett gefärbten Blüten einer bis über mannshoch werdenden Pflanze, die viel als Zierpflanze angebaut wird. Im Handel treffen wir sie an mit dem großen, grünen, wollig behaarten Kelch sowie ohne diesen. Der Geruch ist eigenartig, süßlich, der Geschmack schleimig, etwas herbe.

Bestandteile: Pflanzenschleim, Gerbstoff, Farbstoff.

Wirkung und Verwendung: Wirken schleimlösend und werden daher als Hustenmittel und bei Halsentzündungen gebraucht, inhaliert, auch gegen Ohrenleiden, mehr aber zum Färben von Essig.

Anwendung: Bei Husten zieht man 1 Teelöffel der geschnittenen Blüten mit 1/5 Liter heißem Wasser aus, und trinkt, mit Kandis gesüßt, in Anteilen. Zu Gurgelungen wie zum Inhalieren nimmt man den gleichen Auszug ohne Zucker. Bei Ohrenleiden verwendet man den gleichen Auszug zu Ausspülungen.

Flores Malvae (silvestris seu vulgáris). D. A. 6.
Malvenblüten, Käsepappelblüten, Pimpelkäse.

Stammpflanze: Malva silvéstris.

Familie: Malvacéae (Malvengewächse).

Heimat: Ganz Mittel- und Südeuropa, Asien, Nordafrika.

Kulturländer: Bayern, Thüringen, Belgien, Ungarn.

Beschreibung: Die während der Hauptblütezeit (Juli und August) gesammelten Blüten besitzen einen großen, grünen Kelch und eine blaß- bis dunkelviolett gefärbte Blütenkrone. Der Geruch ist milde, eigenartig, der Geschmack schleimig.

Bestandteile: Pflanzenschleim, Gerbstoff.

Wirkung und Verwendung: Wirken schleimlösend und einhüllend und werden darum als Mucilaginosum (schleimiges

Mittel) und Emolliens (Einhüllungsmittel) bei Erkrankungen der Luftwege gebraucht.

Anwendung: 1 Eßlöffel der Blüten wird mit 1/5 Liter Wasser ausgekocht und der Absud, stark gesüßt, getrunken.

* Flores Pýréthri, Flores Chrysánthemi = Insektenpulverblüten

Stammpflanze: Pyrethrum cinerariaefólium und andere Arten.

Familie: Compósitae (Zusammengesetztblütige, Körbchenblütler).

Heimat: Im Kaukasus, Montenegro, Dalmatien, Persien wildwachsend sowie kultiviert.

Beschreibung: Das Insektenpulver soll nur von wildwachsenden Blüten hergestellt werden, die man vor dem Aufbrechen im Juni bis September sammelt und schnell ohne Anwendung künstlicher Wärme trocknet. Im Handel kommen aber auch halb und ganz geöffnete Blüten, ja sogar Blütenstile (Stípites = Pedúnculi Pyréthri) vor, die aber ein wertloses Pulver ergeben. Die Droge besteht aus den mit großem Kelch versehenen Blütenköpfen, deren Farben je nach der Art variieren zwischen mattrosa bis rot. Der Kelch ist lebhaft gelb bis gelbbraun. Hauptstapelplatz ist Triest. Geruch würzig, zum Niesen reizend, Geschmack brennend scharf.

Bestandteile: Aetherisches Oel, Harz, Chrysanthemin, Pyrethrosin, Pyrethrosinsäure, Pyrethron.

Wirkung und Verwendung: Insektenpulver (Pulvis contra Inségta, Pulvis Insectórum, Pulvis Chrysánthemi Florum) wirkt insektenwidrig, indem das Pyrethron als Nervenmuskelgift vollständige Lähmung der Insekten herbeiführt. Es wird nur in Form feinsten Pulvers oder auch in Form von Tinctúra Chrysánthemi angewendet.

Besondere Bemerkungen: Insektenpulver ist eins der beliebtesten Fälschungsobjekte, weshalb gerade bei ihm Bezug nur von renommierten Firmen oder Prüfung unerläßlich ist. Fälschungen kommen vor mit Magnesia und Farbstoffen oder mit Pulver von Kurkuma und Quillayarinde. Das Mikroskop ist ein zuverlässiges Hilsmittel bei der Prüfung. Praktisch probiert man das Pulver, indem man unter einer Glasglocke ein wenig Insektenpulver ausbreitet und Fliegen einsperrt, die binnen kurzem betäubt oder getötet sein müssen. Da beim Lagern Insektenpulver viel von seiner Wirkung einbüßt, sollte man nie größere Vorräte halten, auf alle Fälle aber es vor Luftzutritt schützen und kühl aufbewahren. Die Begriffe Dalmatiner, Armenisches, Persisches, Kaukasisches Insektenpulver verwischen sich immer mehr, da es weniger auf Herkunft als auf Wirksamkeit infolge Sorgfalt beim Einsammeln und bei der Bearbeitung ankommt.

* Flores Rhoéados.
Wilder Mohn, Klatschrosenblätter, Feuerblumen.

Stammpflanze: Papáver rhoeas, der Feldmohn.

Familie: Papaveracéae (Mohngewächse).

Heimat: Als Unkraut namentlich auf Getreideäckern in Europa. Stammt wahrscheinlich aus dem Orient und Südeuropa.

Beschreibung: Die frischen Blüten bestehen aus vier scharlachroten Blumenblättern, die unten einen schwarzvioletten Tupfen haben. Beim Trocknen, das sehr vorsichtig und schnell erfolgen muß, nehmen sie eine bräunlich-violette Farbe an. Fast ohne Geruch und von schleimigem, schwach bitterem Geschmack. Ziehen leicht Feuchtigkeit an, daher müssen sie in gut schließenden Gefäßen aufbewahrt werden.

Bestandteile: Das auch im Opium vorkommende Alkaloid Rhoeadin und der rote Farbstoff Rhoeadinsäure sowie Schleim.

Wirkung und Verwendung. Als hustenlinderndes Mittel, namentlich bei Kindern. Zum Färben von Likören.

Anwendung: 1 Teelöffel der geschnittenen Blüten wird mit 1/5 Liter Wasser ausgekocht und der Absud mit viel Kandis zu einem Sirup verkocht, der in kleinen Anteilen genossen wird.

* Flores Rósae (centifóliae), Rosenblütenblätter.

Stammpflanze: Rosa centifólia (hundertblätterig).
Familie: Rosacéae.
Heimat: Ostkaukasische Gegenden.
Kulturländer: In ganz Europa angebaut.
Beschreibung: Die frisch rein rosenroten Blumenblätter sind getrocknet hellrosa, querelliptisch oder umgekehrt herzförmig von feinem Geruche und zusammenziehendem Geschmack. . Die Blumenblätter werden vor dem völligen Aufblühen abgerupft, rasch getrocknet, wobei sie bedeutend an Geruch verlieren. Sie werden auch hier und da für spätere Gewinnung von Aqua Rosae eingesalzen = Flores Rosae salíti.

Bestandteile: Óleum Rosárum aethéreum (siehe dieses) und Gerbsäure.

Wirkung und Verwendung: Zur Bereitung von Rosenhonig = Mel rosátum und zu Aqua Rosae (Aqua Rosárum), auch gegen Durchfall.

Von der Rosa Gallica = Essigrose, aus deren Kultur die Rosa centifolia hervorgegangen sein soll, werden ebenfalls die getrockneten Blütenblätter verwendet. Flores Rosae rubrae seu Damascénae. Sie behalten ihre rote Farbe sehr lange und werden namentlich für Räucherpulver verwendet.

* Flores Sambúci. D. A. 6. Holunderblüten = Holder = Fliederblüten, Fliedertee.

Stammpflanze: Sambúcus nigra.
Familie: Caprifoliacéae (Geißblattgewächse).
Heimat: Mittelmeergebiet, Mitteleuropa, Kaukasus bis Südsibirien.

Handelsware: Außer der nachbeschriebenen D.-A.-6-Ware, den sogenannten gerebelten (abgeriebenen) Blüten kommen auch die getrockneten flach schirmartigen Trugdolden (in Trauben) in den Handel. Das Trocknen muß sehr rasch bei künstlicher Wärme, oder an der Sonne geschehen, da die Blüten oder Blütenstände sonst braun werden.

Beschreibung: Die getrockneten Blüten sind hell schwefelgelb, besitzen fünf dreieckige Kelchblätter, eine fünflappige Blumenkrone mit fünf an ihrem Rande aufstehenden Staubgefäßen. Geruch stark, nicht unangenehm, Geschmack etwas süß, schleimig, hinterher etwas kratzend.

Bestandteile: Kristallisierbares ätherisches Oel, Gerbstoff, Schleim.

Wirkung und Verwendung: Ein bekanntes schweißtreibendes Mittel, ferner zu erweichenden Kräuterkissen bei Geschwülsten, gegen Zahnfisteln.

Anwendung: Zum Schwitzen zieht man 1 Teelöffel der gerebelten Blüten mit 1/5 Liter siedendem Wasser aus und trinkt, stark gesüßt, vor dem Schlafengehen. Zu erweichenden Umschlägen verwendet man mit Blüten gefüllte Gazebeutel, die man heiß macht. Bei Zahnfisteln kocht man ein Gemisch von gleichen Teilen Holunderblüten, Althae und geschnittenen Feigen (1 Teelöffel in 1/10 Liter Wasser) aus und spült so oft und so heiß wie möglich.

Flores Stóechados cítrinae = Katzenpfötchen, Immortellen. Flores Gnaphàlii citrini = Steinblumen.

Stammpflanze: Gnaphálium arenárium.

Familie: Compósitae (Zusammengesetztblütige, Körbchenblütler).

Heimat: Ganz Europa.

Kulturländer: Thüringen.

Beschreibung: In Büscheln zusammenstehende, gelbe Blüten, deren Hüllkelch stark weißwollig behaart ist. Geruch würzig, Geschmack würzig, bitter.

Bestandteile: Bitterstoff, ätherisches Oel, Gerbstoffe.

Wirkung und Verwendung: Wirken stark wassertreibend und werden daher bei Blasenleiden, Wassersucht und Gicht angewandt.

Anwendung: 1 Eßlöffel der Blüten wird mit ¼ Liter Wasser aufgekocht und ohne Zucker morgens getrunken.

* Flores Tanacéti Rainfarnblüten, Wurmkrautblüten.

Stammpflanze:
Familie:
Heimat: } Siehe bei Herba Tanaceti.

Beschreibung: Es sind die getrockneten, goldgelben in einer Dolde stehenden Blütenköpfe. Sie sind halbkugelig, von einem dachziegelartigen Hüllkelch umgeben und bestehen aus Röhrenblüten. Geruch stark würzig, kampferartig, Geschmack würzig, bitter, etwas zusammenziehend.

Bestandteile: Oleum Tanacéti aethéreum, Bitterstoff Tanazetin und Gerbsäure.

Wirkung und Verwendung: Als Wurmmittel.

Anwendung: Entweder werden die gemahlenen Blüten mit Honig angerührt genossen (1 Teelöffel zeitweilig) oder man kocht 1 Eßlöffel der Blüten mit 1/5 Liter Wasser aus und läßt den Absud in Anteilen trinken.

* Flores Tíliae. D. A. 6. Lindenblüten.

Stammpflanze: Tília cordáta (herzförmig) = die Winterlinde und Tília platyphyllos (breitblätterig) = Sommerlinde.

Familie: Tiliacéae = Lindengewächse.

Heimat: Fast ganz Europa. Namentlich die Sommerlinde ist durch Kultur weit verbreitet, steigt aber nicht so weit in die Bergregion wie die Winterlinde.

Handelsware: Die Ware des D. A. 6 heißt im Handel Flores Tíliae cum brácteis (mit Deckblättern = das zungenförmige Hochblatt). Es werden aber auch die Blüten allein (sine bráctis) gehandelt.

Beschreibung: Es sind die getrockneten, grünlichgelben Blütenstände, an deren Blütenstil zur Hälfte ein blaßgrünes, zungenförmiges Hochblatt angewachsen ist. Geruch schwach würzig, Geschmack schleimig, schwach würzig.

Bestandteile: Spuren ätherischen Oels, Schleim, Zucker. Gerbstoff.

Wirkung und Verwendung: Ein schweißtreibendes und krampfstillendes Mittel (Diaphorétikum et Antispasmódikum).

Anwendung: 1 Eßlöffel der geschnittenen Blüten werden mit ¼ Liter siedendem Wasser ausgezogen und gesüßt getrunken.

* Flores Verbásci. D. A. 6. Kn.
Wollblumen, Wollkrautblumen, Königskerzenblumen.

Stammpflanze: Verbáscum phlomoídes (vom griechischen phlomos = die Wolle) und Verbáscum thapsifórme (von der Insel Thapsos).

Familie: Scrofulariacéae (Rachenblütlergewächse).

Heimat: Ist durch Mitteleuropa bis in die kaukasischen Länder verbreitet, wird auch in einigen Gegenden angebaut.

Beschreibung: Es sind die goldgelben Blumenkronen mit kurzer Röhre und ungleich fünflappigem Saum und den aufsitzenden fünf Staubgefäßen. Die beiden neben dem größten Lappen stehenden Staubgefäße sind kahl, die drei anderen sind behaart und tragen die Staubbeutel quer am Staubfaden angeheftet. Geruch honigähnlich, Geschmack süßschleimig.

Die Blüten müssen bei sonnigem Wetter gesammelt, schnell in dünner Schicht ausgebreitet, erst etwas an der Luft, und darauf am besten im Trockenschranke ausgetrocknet und vor Licht geschützt — praktisch sind Patentblechbüchsen — aufbewahrt werden.

Bestandteile: Spuren ätherischen Oels, Fett, Farbstoff, Zucker, Schleim.

Wirkung und Verwendung: Ein bekanntes schleimlösendes Mittel gegen Husten.

Anwendung: Meist mit anderen Schleimdrogen, aber auch für sich allein, indem man 1 Teelöffel der Blüten mit 1/5 Liter siedendem Wasser auszieht und mit Kandis stark süßt, in Anteilen trinkt.

* Crocus. Crocus orientális. Stigmáta Croci. D. A. 6.
Safran.

Stammpflanze: Crocus satívus (angebaut).

Familie: Iridacéae (Schwertliliengewächse).

Heimat: Ursprünglich Kleinasien, Vorderasien, Griechenland, wohl auch Italien.

Kulturländer: Heutige Kulturländer sind hauptsächlich Spanien (Valencia) und Frankreich (Gâtinais) nördlich von Orleans; gering ist der Anbau in Oesterreich, der Schweiz, Griechenland und Italien. Zu 1 kg trockenen Safrans benötigt man die Narben von 70—80 000 Blüten.

Handelssorten: 1. Französischer oder Gâtinais-Safran ist die Ware des D.-A.-6-Crocus eléctus, nur aus Narben bestehend. In Frankreich unterscheidet man davon zwei Sorten: 1. Safran d'Orange durch künstliche Wärme getrocknet und lebhaft gefärbt und 2. den Safran comtat, der an der Sonne getrocknet und weniger geschätzt ist.

II. Spanischer Safran, der hauptsächlich aus der Gegend von Alikante und von Valenzia in den Handel kommt. Frankreich bezieht häufig spanischen Safran und vermischt sein Produkt mit diesem.

Die orientalische Ware ist vielfach verfälscht, wenig würzig, der persische Safran kommt kaum noch in den europäischen Handel, ebenso wird der vorzügliche österreichische meist im Lande selbst verbraucht. Die italienischen Sorten sind heller.

Beschreibung: Es sind die getrockneten dunkelorangeroten bis braunroten Narbenschenkel der Safranblüten, die trocken 2 cm, aufgeweicht 3 bis 3½ cm lang sind. Die Narbe ist oben spatelförmig verbreitert und unregelmäßig gekerbtgezähnt, sie ist trichterig zusammengerollt, aber nicht geschlossen und bildet nach unten eine Rinne. Geruch kräftig, würzig, betäubend, Geschmack würzig, bitter. Zwischen den Fingern gerieben fühlt sich Safran fettig an. Safran muß in gut geschlossenen Gefäßen vor Licht geschützt aufbewahrt werden.

Bestandteile: Wichtigster Bestandteil ist der Farbstoff (im Wasser und Weingeist gelblöslich), Krozin oder Polychroit, der in Schwefelsäure und Salpetersäure mit blauer Farbe löslich ist, nach einiger Zeit geht sie in Braun über. Ferner enthält Safran ätherisches Oel und Safranbitter = Pikrokrozin.

Wirkung und Verwendung: Arzneilich innerlich gegen Keuchhusten und Blutstörungen, auch krampfstillend. Ferner zum Färben von Butter, Käse, Backwaren und als Speisewürze.

Anwendung: Gegen Keuchhusten 1 Messerspitze in $^1/_5$ Liter Zuckerwasser verrührt. Ebenso bei Neigung zum Krampf.

Verfälschungen und Prüfung: Bei der Gewinnung des Safrans gelangen häufig größere oder kleinere Mengen der hellgelben Griffel in die Ware. Enthält er hiervon nur bis zu 10 %, so führt er die Bezeichnung Crocus naturális = natureller Safran. Wegen seines hohen Preises ist Safran häufiger Verfälschungen ausgesetzt. Diese bestehen 1. in einer Vermengung mit Safran, der seines Farbstoffes beraubt ist; solcher Safran hat nicht die Färbekraft des reinen.

2. Der Safran enthält eine zu große Menge der hellgelben Griffel, er ist mit gefärbten Zungenblüten von Caléndula officinális (Ringelblume), von Cárthamus tintórius (Saflor) oder anderen aufgefärbten Blütenblättern auch mit Fasern gepökelten und geräucherten Rindfleisches versetzt. Beim Einweichen in Wasser erkennt man deutlich die Narben des Safrans von diesen Verfälschungen, die ihre natürliche Form annehmen.

3. Der Safran ist mit Honig, Glyzerin oder fetten Oelen versetzt. Zwischen den Fingern gedrückt, klebt er dann zusammen und gibt auf Papier Fettflecke.

4. Eine häufig vorgenommene Verfälschung wird dadurch ausgeführt, daß Safran mit Honig oder Zuckerlösung getränkt und mit Schwerspat, Gips, Kreide beschwert wird. Nach dem Durcharbeiten trocknet man ihn. Schüttelt man solchen Safran mit Wasser, so setzen sich die Beschwerungsmittel wie Gips, Kreide, Schwerspat zu Boden, Zucker und Glyzerin können durch den Geschmack nachgewiesen werden.

Echtes Safranpulver, unter das Mikroskop gebracht und mit einem Tropfen konzentrierter Schwefelsäure versetzt, zeigt schon bei mäßiger Vergrößerung einen blau gefärbten Hof, alle Teilchen, die diese Färbung nicht aufweisen, sind kein echter Safran.

Eine Verfälschung mit Sandelholz- oder Rotholzpulver erkennt man durch Versetzen einer kleinen Probe Safranpulvers mit Salmiakgeist, echter Safran gibt eine hochgelbe Flüssigkeit, sind diese Verfälschungen vorhanden, dann färbt sich die Flüssigkeit mehr oder minder schmutzig braunrot.

Uebergießt man eine Probe Safranpulver mit Petroleumäther und schüttelt, so tritt bei einer Verfälschung mit Kurkumapulver, da das Kurkumin löslich ist, eine gelbe Färbung der Flüssigkeit ein, echter Safran färbt nicht.

Safransurrogat ist Dinitrokresolkalium oder -ammonium. Es ist giftig!

Unter dem Namen Feminell oder Foeminell bilden rotgefärbte Blütenblätter der Ringelblume einen Handelsartikel. (Siehe auch Verfälschung Nr. 2.)

Früchte — Fructus.

(Siehe Seite 17.)

* Fructus Amómi. Fructus Piméntae, Neugewürz, Modegewürz, englisches Gewürz. Nelkenpfeffer, Jamaikapfeffer, Piment.

Stammpflanze: Piménta officinális.

Familie: Myrtacéae (Myrthengewächse).

Heimat: Mittel- und Südmexiko, Mittelamerika, nördliches Südamerika, Westindien, Jamaika.

Handelssorten: Echter Jamaikapiment ist die beste Ware, während der sogenannte spanische Piment von Mexiko und Mittelamerika größer und dickwandiger ist, auch weniger Aroma besitzt. Ferner kommt von St. Thomas und anderen westindischen Inseln eine Pimentsorte, die von einem fünfzähnigen Kelche gekrönt ist und mehr birnenförmige Gestalt hat, in den Handel. Auch dieser Piment ist weniger würzig.

Beschreibung: Es sind die getrockneten unreifen Früchte. Die kugeligen Beeren sind erbsengroß, ungestielt und mit dem vierzähnigen kaum wahrnehmbaren Kelche gekrönt. Die leicht zerbrechliche Fruchtschale ist graubräunlich, rauh, und umschließt zwei Fächer mit je einem dunkelbraunen Samen. Geruch und Geschmack nelkenähnlich, aber schwächer.

Bestandteile: Aetherisches Oel, Harz, Gerbstoff. Das Óleum aethereum ist dem Nelköl ähnlich.

Wirkung und Verwendung: Ein bekanntes Würzmittel in der Küche und in der Pfefferkuchenbäckerei.

Fructus Anéthi = Dill.

Stammpflanze: Anéthum gravéolens.

Familie: Umbelliférae (Doldenblütler).

Heimat: Mittelmeerländer.

Kulturländer: Thüringen.

Beschreibung: Die Frucht ist meist in ihre beiden Teile zerfallen, flach, oval, vom Rücken zusammengedrückt, braun, glatt. Geruch kräftig würzig. Geschmack gleichfalls.

Bestandteile: Aetherisches und fettes Oel.

Wirkung und Verwendung: Wirkt blähungswidrig und befördert die Milchabsonderung bei stillenden Frauen, wird darum außer als Küchengewürz benutzt als Blähungsmittel (Karminativum) sowie als milchgebendes Mittel (Gallaktagogum).

Anwendung: Als blähungswidriges Mittel wie als milchabsonderndes Mittel wird 1 Teelöffel der Früchte mit $^{1}/_{5}$ Liter siedendem Wasser ausgezogen; im ersteren Falle abends mit einemmal, im letzteren Falle im Laufe des Nachmittags während mehrerer Tage getrunken.

* Fructus Ánisi stelláti.
Sternanisfrüchte, Badian.

Stammpflanze: Der Strauch Illícium verum. (Illicium latein. = Lockmittel.)

Familie: Magnoliacéae (Magnoliengewächse).

Heimat: Südostasien (China, Kochinchina).

Kulturgegenden: Japan, Philippinen, Jamaika.

Handelsware: Kommt über Kanton und Hongkong in den Handel.

Beschreibung: Die Frucht ist eine sogenannte Sammelfrucht, sie besteht aus fünf bis acht sternförmig um ein Mittelsäulchen gestellten kahnförmigen Balgfrüchten. Diese sind runzelig, außen graubraun, an der unteren sogenannten Bauchnaht aufgesprungen und enthalten zwischen der glänzend braunen Fruchtwand einen ebensolchen Samen. Die Fruchtwand läuft in einen mäßig gekrümmten Schnabel aus. Geruch nach Fenchel und Anis, Geschmack ebenso, zugleich süß und brennend.

Bestandteile: Óleum Ánisi stelláti, das durch Dampfdestillation gewonnen wird. Farblos bis schwach gelb, hat Anisgeruch und süßen, hinterher brennenden Geschmack. Bricht stark das Licht. Wird von Kanton aus in Zinkblechkanistern in den Handel gebracht.

Wirkung und Verwendung: Als Volksmittel gegen Husten und namentlich gegen Blähungen, ferner als Zusatz zu Zahn- und Mundwässern und, wie das ätherische Oel in der Likörfabrikation, auch als Pfefferkuchengewürz.

Anwendung: ½ Teelöffel der geschnittenen Droge wird mit $^1/_{10}$ Liter siedendem Wasser ausgezogen, abends vor dem Schlafengehen getrunken.

Verwechslungen: In Japan wächst ein Baum Jllicium religiósum, dessen Früchte dem Sternanis fast ganz ähnlich, aber sehr giftig sind. Sie führen den Namen Sikkimifrüchte. Als Unterscheidungsmerkmal wird der größere und stärker gekrümmte Schnabel angegeben. Wesentlich unterscheiden sich aber die Sikkimifrüchte durch ihren ganz anderen Geruch, der etwas an Sassafras oder Kampfer erinnert, und ihren scharf würzig terpentinartigen Geschmack. Wegen der leichten Verwechslungsgefahr ist der früher offizielle Sternanis nicht mehr im D. A. aufgenommen.

Fructus Ánisi (vulgáris.) D. A. 6. Kn.
Anisfrüchte.

Stammpflanze: Pimpinélla ánisum.

Familie: Umbelliférae (Doldenblütler).

Heimat: Im östlichen Mittelmeergebiet, kommt aber nicht mehr wild vor.

Kulturländer: Anis wird in Franken, Thüringen, Sachsen, Böhmen, Mähren, ferner in Rußland (Charkow), Spanien (Alikante), Italien (Apulien) und Griechenland angebaut. Auch Kleinasien, Vorderindien, Japan und Chile liefern die Frucht.

Handelsware: Am meisten findet sich der kleine russische Anis, namentlich von Charkow, im Handel, während Malta die größte Sorte liefert.

Beschreibung: Es sind die ganzen, seltener in die beiden Teilfrüchte zerfallenen grauen bis graugrünlichen, seltener graubräunlichen Spaltfrüchte. Sie sind umgekehrt birnenförmig oder breit eiförmig, seitlich zusammengedrückt, kurz und dicht behaart. Die ganze Spaltfrucht ist mit zehn geraden, etwas helleren Rippen versehen, die aber nicht hervortreten, auch sind keine Oelstriemen sichtbar. Geruch kräftig würzig, Geschmack ebenso und süß.

Bestandteile: Durch Dampfdestillation gewonnenes Óleum Ánisi aethéreum (siehe dort), von dem das D. A. 6 mindestens 1,5 % verlangt, sowie grünes fettes Oel und Zucker.

Verfälschungen: Anis kommt hier und da mit Schierlingsfrüchten, die sehr giftig sind, vermischt vor. Man prüft darauf, indem man eine Probe Anis mit Kalilauge befeuchtet und schwach erwärmt, es darf kein Geruch nach Koniin (höchst durchdringend und widerlich, an Mäuse erinnernd) entstehen. Kleine Steinchen und Erde fallen beim Schütteln von Anis mit Chloroform zu Boden, Anis schwimmt.

Wirkung und Verwendung: Ein Mittel gegen Blähungen, sowie bei Husten, als milchabsonderndes Mittel, in großen Mengen in der Likörfabrikation und in der Bäckerei.

Anwendung: Wie Fructus Anethi.

* Fructus Aurántii immatúri. D. A. 6.
Unreife Pomeranzenfrüchte.

Stammpflanze:
Familie: } Siehe bei Pericárpium Aurántii amárum.
Heimat:

Beschreibung: Die kugeligen, haselnußgroßen unreifen Früchte haben dunkelgraugrüne bis bräunlichgraue matte Farbe. Sie sind sehr hart und zeigen auf der Oberfläche deutlich punktierte Vertiefungen. Auf dem Querschnitt zeigen sich in der Mitte 8 bis 10, seltener 12 Fruchtknotenfächer, die um ein Mittelsäulchen herumliegen. Geruch stark würzig, Geschmack ebenso und bitter.

Bestandteile: Aetherisches Oel, das unter dem Namen Óleum petit grain im Handel ist. Es wird aus den unreifen Früchten unter Zusatz von Blättern durch Dampfdestillation gewonnen. Ferner enthalten die Früchte Hesperidin, den Bitterstoff Aurantiin, Apfel- und Zitronensäure und Salze.

Wirkung und Verwendung: Ein magenstärkendes Mittel, das hauptsächlich würzigen Bittertinkturen und Likören zugesetzt wird.

Anwendung: Als magenstärkendes Mittel wird ein Eßlöffel der gemahlenen Droge mit ½ Flasche Franzbranntwein ausgezogen und ½-likörglasweise vor den Hauptmahlzeiten getrunken.

* Fructus Avénae excorticátus, Avéna excorticáta = Hafergrütze.

Stammpflanze: Avéna satíva.
Familie: Graminéae (Grasgewächse).
Heimat: Alle Länder gemäßigter Zone, kultiviert.

Beschreibung: Die Haferkörner werden durch geeignete Maschinen von der Fruchtschale befreit und kommen in diesem Zustande als Avéna excorticáta tota = geschälter Hafer zur Bereitung von Strychninhafer in den Handel. Gekocht, d. h. mit Wasserdämpfen behandelt, wodurch das Stärkemehl verkleistert, bilden sie bräunlich durchscheinende Körner, den Avéna excorticáta cócta = Gekochter Hafer. Endlich läßt man die Körner Walzwerke passieren, wodurch sie gequetscht werden und die eigentliche Hafergrütze = Avéna excorticáta contúsa bilden, die man auch noch weiter zerkleinert oder geschroten in den Verkehr bringt.

Die in den Handel kommenden Spezialitäten Quäker Oats (von Amerika) und Haferflocken (von Deutschland) sind nichts anderes als Hafergrütze.

Verwendung findet Hafergrütze als Volksnahrungsmittel und zu Suppen gegen Diarrhoe = Durchfall.

An dieser Stelle sei nur kurz einer weiteren, wenn auch nur selten verlangten Droge der Haferpflanze Erwähnung getan, des Haferstrohs, Straméntum Avénae, das in geschnittenem Zustande hin und wieder von Aerzten verordnet wird, und zwar zur Bereitung von Bädern bei Ausschlag. Es sieht dem Häcksel gleich, ist von dumpfigem Geruch und soll Pflanzenschleim enthalten.

Anwendung: Das geschnittene Haferstroh wird, 200 g mit 2 Liter Wasser ausgekocht, zu Waschungen verwendet.

* Fructus Cánnabis. Hanffrüchte, Hanfsamen.

Stammpflanze: Cánnabis satíva.

Familie: Urticacéae (Nesselgewächse).

Heimat: Mittelasien. Jetzt in ganz Europa gezogen.

Beschreibung: Es sind die ovalen, grünlich grauen, glänzenden Schließfrüchtchen (Nüßchen). Die Fruchtschale ist seitlich zusammengedrückt, an den Rändern gekielt und erscheint mit einem feinen Netz bemalt. Sie umschließt den sehr ölreichen Samen. Geschmack süßlich, ölig.

Bestandteile: Ein dunkelgrünlich braunes, fettes Oel, das zu den trocknenden Oelen gehört und in der Schmierseifenfabrikation Verwendung findet, ferner Eiweiß und Zucker.

Wirkung und Verwendung: Bei Erkrankungen der Harnorgane in Form von Hanfmilch, hauptsächlich aber zur Oelgewinnung. Die dabei erhaltene Farína Fructus Cánnabis sive Fructus Cánnabis deoleáti findet Verwendung als Kindernährmittel. Hanf als Vogelfutter ist bekannt.

Anwendung: Hanfmilch stellt man her, indem man in einem Mörser 50 g Hanf mit ¼ Liter Wasser quetscht und durchseiht. Das Durchgeseihte wird mit einem Male getrunken.

* Fructus Cannariénsis seu Sémen Canariénse. Kanariensamen.

Stammpflanze: Phálaris canariénsis, eine Grasart.

Familie: Graminéae (Grasgewächse).

Heimat: Kanarische Inseln.

Kulturgegenden: Südeuropa, in Deutschland namentlich bei Erfurt, sowie in Holland.

Beschreibung: Es sind die strohgelben, glänzenden, an beiden Enden zugespitzten Früchte. Geschmack schleimig.

Bestandteile: Stärke, wenig fettes Oel und Spuren eines Harzes.

Wirkung und Verwendung: Als Vogelfutter, technisch als Schlichte für Baumwollwaren und gegen Blasenleiden.

Anwendung: Als Schlichte wie gegen Blasenleiden kocht man 1 Eßlöffel der Droge mit ¼ Liter Wasser aus, reibt damit den Stoff ab oder trinkt im Laufe des Tages.

* **Fructus Cápsici,** Piper Hispánicum, Piper Índicum. **Spanischer Pfeffer,** Paprika. D. A. 6.

Stammpflanze: Cápsicum ánnuum (jährig = einjährig).
Familie: Solanacéae (Nachtschattengewächse).
Heimat: Tropisches Amerika.
Kulturländer: Der Anbau der Pflanze verbreitete sich rasch auch in Europa und wird namentlich in Spanien, Ungarn und Frankreich betrieben.

Handelsware: Für Deutschland kommt hauptsächlich die ungarische Ware von Szegedin in Betracht, die ein besonders schön rotes Pulver (Rosenpaprika) liefert. Die Ware ist an den Stielen durchstochen und auf Schnüren aufgereiht. Auch französische Ware kommt in den deutschen Handel.

Beschreibung: Die Frucht ist eine gestielte, saftarme, vielsamige Beere. Sie ist kegelförmig zugespitzt, bis 12 cm lang, am Grunde bis 4 cm dick. Die Fruchtwand ist glänzend, gelb- bis braunrot, glatt und brüchig. Sie ist im oberen Teile hohl, im unteren zwei bis dreifächerig und shcließt zahlreiche gelbliche, flachrundliche Samen ein. Am Grunde der Frucht ist der lederige bräunlichgrüne Kelch, der in einen kurzen gekrümmten Fruchtstiel übergeht. Fast ohne Geruch, Geschmack brennend scharf.

Bestandteile: Als wirksamer, scharfer Bestandteil das den Charakter einer Säure tragende Kapsaizin. Daneben ist das harzige Kapsikumrot und besonders in den Samen fettes Oel enthalten. Die Samen enthalten kein Kapsaizin.

Wirkung und Verwendung: In Form von Tinktur als äußerst kräftiges Einreibemittel bei Rheumatismus; auch Bestandteil des Restitutionsfluids. Hauptverwendung als Küchengewürz (Curry powder), ferner als Mottenmittel.

Prüfung: Wird eine geringe Menge des Paprikapulvers in einer Porzellanschale vorsichtig auf Schwefelsäure gestreut, so muß es sich sofort bläulichgrün, dann blaugrün färben. Eine rote oder violette Färbung darf auch nicht vorübergehend auftreten, was auf eine Auffärbung mit Teerfarbstoffen hinweisen würde.

* **Fructus Cápsici minóris,** Piper Cayennénse, Japan Chillies. **Cayennepfeffer.**

Stammpflanze: Cápsicum fastigiátum (zugespitzt = gegipfelt).
Familie: Solanacéae (Nachtschattengewächse).
Heimat: Südamerika.
Beschreibung: Ebenfalls saftarme Beerenfrüchte, aber nur 1—2 cm lang, von gelbroter Farbe. Geschmack noch etwas schärfer als beim Paprika, aber weniger pikant.
Bestandteile: Wie bei Fructus Capsici.
Verwendung: Als Küchengewürz.

* **Fructus Cardamómi.** D. A. 6. **Kardamomen.**

Stammpflanze: Elettária cardamómum, ein Schilfgewächs.
Familie: Zingiberacéae (Ingwergewächse).
Heimat: Südwestküste Vorderindiens (Malabarküste).
Kulturländer: Seit geraumer Zeit auf Jamaika und Ceylon.
Handelssorten: Malabarkardamomen gelangen von Bombay und Madras aus nach London und Hamburg, und zwar in Kisten

von 75 bis 100 kg, in den Handel; die auf Ceylon angebauten, den Malabar gleichwertigen kleinen Ceylonkardamomen in Kisten bis zu 40 kg. Eine weitere Handelssorte ist der wilde oder lange Ceylonkardamomen von Elettária maior. Die Frucht ist eine dreifächerige Kapsel. Sie ist 4 cm lang, ungefähr 1 cm dick, schmutzig graubraun und gekrümmt. Die Fruchtwand umschließt gegen 50 bis 60 Samen, die verklebt sind. Sie sind größer und dunkler von Farbe, ihr Geschmack etwas schärfer als der der Malabarware und weniger fein. Fructus Cardamómi ceylánici.

Von Amómum cardamómum, aus Siam, Sumatra, Java kommen mehr kugelige, ebenfalls dreikantige, nicht furchige, gelbbräunliche Früchte, der sogenannte runde Kardamom. In der dreifächerigen Fruchtwand liegen bis zwölf dunkelbraune Samen von kampferartigem Geschmack. Fructus Cardamómi rotúndi.

Beschreibung: Die kurz vor der Reife gesammelten und getrockneten Früchte sind bis höchstens 2 cm lang und gegen 1 cm dick, hellgelb bis graugelblich, fein längsgestreift, rundlich, dreikantig, dreifächerig. Die Fruchtwand ist dünn, zäh und ohne Geschmack. Sie umschließt bis 20 verklebte Samen, die sich aber leicht trennen lassen. Die Samen werden von einem farblosen Samenmantel umschlossen. Sie sind etwas kantig, braun und sehr hart, innen weiß. Geruch der Samen stark würzig, Geschmack brennend, würzig. Die vorbeschriebene Sorte führt den Namen kleiner oder Malabarkardamom = Fruct. Cardamómi minóris sive malabárici und ist die D.-A.-6-Ware. Zur Herstellung des Pulvers dürfen nur die Samen verwendet werden.

Bestandteile: Stärke, fettes Oel und das durch Dampfdestillation daraus gewonnene blaßgelbe, stark würzig riechende Óleum Cardamómi aethéreum.

Wirkung und Verwendung: Als feines Küchengewürz, Zusatz zu Likören, zu Gewürzpulvern, in der Pfefferküchlerei und zu Tinkturen.

* Fructus Cárvi. D. A. 6.
Kümmel.

Stammpflanze: Carum carvi (Carum von der kleinasiatischen Landschaft Karia).

Familie: Umbelliférae (Doldenblütler).

Heimat: Mit Ausnahme von China und Japan findet sich diese Wiesenpflanze in einem großen Teil der alten Welt in Ebenen und Bergländern wild.

Kulturländer: Holland, Deutschland (Halle, Erfurt, Nürnberg u. a.), Mittelrußland, Polen.

Handelssorten: Holland liefert am meisten Kümmel. Besonders geschätzt ist der Hallesche Kümmel. Nordische und russische Kümmelsorten sind kleiner, man kennt sie unter dem Namen Strohkümmel.

Beschreibung: Es sind die reifen, häufig in ihre Teilfrüchte zerfallenen Spaltfrüchte von kultivierten Pflanzen. Die Teilfrüchtchen sind sichelförmig gekrümmt, an beiden Enden zugespitzt, glatt, kahl, graubraun, mit fünf hellen, scharf hervortretenden Rippen. Dazwischen sind vier Tälchen, in denen sich Striemen mit ätherischem Oel befinden. Geruch und Geschmack stark würzig.

Bestandteile: Fettes Oel, Zucker, Stärke, etwas Gerbstoff und hauptsächlich das durch Dampfdestillation gewonnene Óleum

Carvi aethéreum, von dem das D. A. 6 mindestens 4 % verlangt. Es ist nur in der äußeren Fruchthülle enthalten. Anfänglich ist es farblos bis schwach gelblich, neutral, wird aber später dunkler und sauer.

Wirkung und Verwendung: Ein altbekanntes Magenmittel (Stomáchikum) und blähungtreibendes Mittel (Karminatívum). Es befördert auch die Milchabsonderung bei stillenden Frauen. Hauptverwendung als Küchengewürz und zur Branntweinbereitung, hierzu auch das ätherische Oel.

Anwendung: Als Magenmittel genießt man 1 Messerspitze der gemahlenen Droge des Morgens nach dem Frühstück; als blähungtreibendes Mittel wird 1 Teelöffel der Droge mit ¼ Liter Wasser aufgekocht und in Anteilen am Tage getrunken. Als milchabsonderndes Mittel zieht man 1 Teelöffel der Droge mit ¼ Liter heißem Wasser aus und genießt im Laufe des Nachmittags.

* Fructus Cássiae Fistulae (auch kurz Cássia fistula) = Röhrenkassia, fälschlich auch Manna.

Stammpflanze: Cassia fistula Z.
Familie: Legúminosae (Hülsenfrüchtler).
Heimat: Aegypten, Ostindien, Kochinchina.
Kulturländer: Westindien, Südamerika, tropisches Afrika.

Handelssorten: Die beste ist die sogenannte Levantiner, dann Para und die von Ostindien kommende Ware. Sie kommt in hohen, runden Bastkörben auf den Markt. Daneben handelt man noch amerikanische und afrikanische Kassia zumeist in Kisten.

Beschreibung: Es sind die mitunter 60 cm langen, bis 2 cm starken, runden, hin und wieder etwas gebogenen Hülsen, die auch zur Zeit der Reife nicht aufplatzen. Sie sind von braunschwarzer Farbe, Fruchthülle hart, spröde, umschließt zahllose, auf wagerechten Querscheidewänden liegende Samen, die mit einem schwarzen, süßen, nach Honig riechenden und schmeckenden Fruchtmus bedeckt sind. Wurmstichige oder Hülsen, in denen die Samen klappern, meide man.

Bestandteile: Zucker, Gummi, Pektin, Gerbstoff, Fruchtsäure.

Wirkung und Verwendung: Wirkt schwach abführend und wird darum, wenn auch selten mehr, als Purgans verwendet, ferner zu Tabaksbeizen.

Anwendung: Als Abführmittel entfernt man die Querscheidewände und die Kerne aus den Hülsen und kocht 1 Eßlöffel der Samen und Scheidewände mit $^1/_{10}$ Liter Wasser aus. Von dem braunen Absud trinkt man je die Hälfte morgens und nach der Hauptmahlzeit.

* Fructus Ceratóniae, Síliqua dulcis. Johannisbrot, Karobben.

Stammpflanze: Ceratónia síliqua.
Familie: Leguminosae (Hülsenfrüchtler).
Heimat: Palästina, Syrien, Kleinasien, Zypern.
Kulturländer: Das ganze Mittelmeergebiet.

Beschreibung: Es sind die unreif abgenommenen (und bei der Reife nicht aufspringenden) Hülsenfrüchte. Sie sind bis 20 cm lang, meist 3 cm breit, zusammengedrückt, rotbraun, glänzend, mit wulstigem Rand. Die fleischige Hülse hat bis zu zwölf Fächer, in denen je ein brauner, glänzender Samen liegt. Dieser Samen diente früher als Goldgewicht unter dem Namen Karat, daher die Bezeichnung karätig. Geruch an ranzige Butter erinnernd (infolge des Buttersäuregehaltes), Geschmack sehr süß, schleimig. Da dem Insektenfraß stark ausgesetzt, muß die Ware trocken und sorgfältig aufbewahrt werden.

Bestandteile: Bis zu 50 % Zucker, etwas Fett, Gerbstoff und Buttersäure.

Wirkung und Verwendung: Bei uns meist Naschwerk, hier und da Zusatz zu Hustentees, ferner zu Tabaksbeizen, die Samen als Kaffee-Ersatzmittel. In den Erzeugungsländern als Viehfutter, zur Herstellung eines Sirups und zur Branntweinbereitung.

* Fructus Colocýnthidis. D. A. 6.
Koloqinten.

Stammpflanze: Citrúllus colocýnthis, die Bittergurke, eine Wüstenpflanze.

Familie: Cucurbitacéae (Kürbisgewächse).

Heimat: Von der Ostküste Vorderindiens und Ceylons durch Persien, Arabien, Nordafrika bis zur Südküste Spaniens und Portugals. Wird auch kultiviert.

Handelssorten: Die großen syrischen Koloquinthen enthalten weniger Samen, sind daher mehr geschätzt wie andere Sorten. Sie kommen über Triest und London in den Handel. Koloquinthen aus Marokko kommen über Mogadór, die kleinen spanischen über Frankreich.

Beschreibung: Es sind die von der äußeren harten Schicht, der Fruchtwand, befreiten reifen Früchte = saftlose Beeren. Diese sind kugelig, sehr leicht, weiß bis gelblichweiß, von der Größe einer Apfelsine. Das weiche, schwammige Gewebe umschließt zahlreiche flache, eiförmige, graugelbe bis gelbbraune Samen. Geruchlos und von sehr bitterem Geschmack. Vor der Verwendung müssen aus der Frucht die Samen entfernt werden, da diese ohne jeden Gehalt, also wertlos sind.

Bestandteile: Bitterstoff, Kolozýnthin und bitteres Harz, sowie fettes Oel in den Samen.

Wirkung und Verwendung: Ein äußerst stark wirkendes Abführmittel (Drástikum), das zu diesem Zwecke nicht vom Drogisten verkauft werden darf. Die Abkochung gegen Wanzen.

Gesetzliche Bestimmungen: Gift III.

* Fructus Coriándri.
Koriander.

Stammpflanze: Coriándrum satívum.

Familie: Umbelliférae (Doldenblütler).

Heimat: Ursprünglich Nordafrika, Vorderasien, Indien.

Kulturländer: Deutschland (bei Erfurt), Nordholland, mittleres Rußland, Mähren.

Beschreibung: Es sind die gelblichbraunen, aus den beiden fest zusammenhängenden Teilfrüchtchen bestehenden, kugeligen Spaltfrüchte, die mit den Griffelresten gekrönt sind. Die Hauptrippen sind geschlängelt, die stärker hervortretenden Nebenrippen verlaufen geradlinig. Die Frucht ist hohl. Geruch würzig, mit nur ganz schwachem, an Wanzen erinnerndem Beigeruche, Geschmack ebenfalls würzig.

Bestandteile: Fettes Oel und durch Dampfdestillation gewonnenes, schwach gelbes Óleum Coriándri aethéreum.

Wirkung und Verwendung: Als Küchengewürz, ferner ein magenstärkendes und blähungtreibendes Mittel. Zusatz zu Likören.

Anwendung: 1 Teelöffel der zerquetschten Kruste wird mit 1/5 Liter heißem Wasser ausgezogen und in Anteilen am Tage getrunken, oder man nimmt mehrmals am Tage 1 Messerspitze des Pulvers.

Fructus Cúmini.

Römischer Kümmel, Mutterkümmel, Kreuzkümmel

Stammpflanze: Cúminum cyminum.

Familie: Umbelliferae (Doldenblütler).

Heimat: Orient.

Beschreibung: Fast doppelt so groß wie gewöhnlicher Kümmel, blaßgelb bis bräunlich, mit zusammenhängenden Teilfrüchten. Die Rippen sind mit Borstenhaaren besetzt. Geruch eigentümlich, wenig angenehm würzig, ebenso der Geschmack.

Bestandteile: Fettes Oel, Harz und ätherisches Oel.

Wirkung und Verwendung: In Holland zu Käse, hier und da Zusatz zu Likören. In der Tierheilkunde bei Kolik. Gegen zu reichliche Milchabsonderung.

Anwendung: Bei allzureichlicher Milchabsonderung nimmt man eine Abkochung von 1 Teelöffel der Früchte in 1/5 Liter Wasser, am besten abends.

* Fructus Cynósbati. Kn.

Hagebutten. Hiften.

Stammpflanze: Rosa canína, die Hundsrose, Heckenrose.

Familie: Rosacéae.

Heimat: Bei uns überall wild.

Beschreibung: Es sind die getrockneten, roten. reifen, mit dem eingeschrumpften Kelch gekrönten Scheinfrüchte, die die eigentlichen Früchte, fälschlich Semen Cynósbati genannt, einschließen. Diese Semen Cynósbati werden meist entfernt. Die Frucht ist fast geruchlos und hat säuerlichen Geschmack.

Bestandteile: Zucker und Zitronensäure.

Wirkung und Verwendung: In der Küche zu Tunken und Suppen, frisch zu Hagebuttenmarmelade und zu Hagebuttenwein, ferner gegen Nierenleiden.

Die unter dem Namen **Semen Cynósbati** in den Handel kommende Droge sind die kleinen gelblichweißen dreiseitigen Nüßchen der Scheinfrucht. Auch sie finden als harntreibendes Mittel bei Blasen- und Nierenleiden Verwendung, werden auch geröstet, als Ersatz für Kaffee gebraucht; roh aufgebrüht als Ersatz des chinesischen Tees.

Anwendung: Als wassertreibendes Mittel kocht man 1 Teelöffel der Droge mit 1/5 Liter Wasser anhaltend und genießt den Absud ohne Zucker im Laufe des Vormittags.

Fructus Foenículi. D. A. 6. Kn.

Fenchel, Fencheltee.

Stammpflanze: Foenículum vulgáre.

Familie: Umbelliférae (Doldenblütler).

Heimat: Vorderasien, Kaukasien, Mittelmeergebiet.

Kulturländer: Indien, Deutschland, namentlich Sachsen (Weißenfels), Franken, Württemberg, Galizien, Italien (Apulien), Frankreich.

Handelssorten: Die Haupthandelssorte ist der sächsische und Thüringer Fenchel. Besonders große und schöne grüne Ware führt den Namen Kammfenchel. Auch mährischer und galizischer Fenchel sind viel im Handel. Der ebenfalls in Deutschland im Handel befindliche römische, kretische oder süße Fenchel ist viel größer, schön grünlich und hat stärkeren

Geruch und sehr süßen Geschmack. Er stammt von Foeniculum dulce. Ostindischer und Levantiner Fenchel sind minderwertig.

Beschreibung: Es sind die meist in die beiden Teilfrüchte zerfallenen Spaltfrüchte. Sie sind bis 1 cm lang, 3—4 mm breit, kahl, bräunlichgrün bis grünlichgelb, mit etwas dunkleren Tälchen. Jede Teilfrucht hat fünf kräftig hervortretende Rippen. Geruch würzig, Geschmack süßlich, schwach brennend.

Bestandteile: Fettes Oel, Zucker und das durch Dampfdestillation daraus gewonnene Óleum Foenículi aethéreum (siehe dieses), von dem das D. A. 6 mindestens 4,5 % verlangt.

Wirkung und Verwendung: Ein bekanntes Hustenmittel — Fenchelhonig, Mel Foenículi —, ferner ein blähungtreibendes und ein die Augen stärkendes Mittel. Befördert die Milchabsonderung bei stillenden Frauen, wirkt beruhigend auf Säuglinge und wird vielfach als Küchengewürz verwendet.

Anwendung: Als blähungswidriges Mittel wird 1 Eßlöffel der Droge mit ¼ Liter Wasser gekocht und in Anteilen am Tage getrunken. Zum Augenwaschen zieht man 1 Teelöffel mit ⅕ Liter siedendem Wasser aus und wäscht, erkaltet, damit die Augen. Zur Absonderung der Milch wird 1 Eßlöffel mit ¼ Ltr. Wasser gekocht und im Laufe des Abends getrunken. Als Beruhigungsmittel für Säuglinge zieht man 1 Teelöffel mit ¼ Ltr. Wasser aus und gibt den Aufguß den Kindern in die Flasche.

* Fructus Junípери. D. A. 6 Kn.

Wacholderbeeren, Kaddigbeeren, Kranewittbeeren.

Stammpflanze: Juniperus commúnis, ein Nadelstrauch.

Familie: Coniférae (Nadelhölzer — Zapfenträger) — Cupressinéae.

Heimat: Fast überall einheimisch, mit Ausnahme der tropischen Gegenden.

Handelsware: Als beste Sorte gelten die italienischen Früchte. Sie sind größer als die deutschen und namentlich auch als die von den Karpathen und von Ungarn kommenden.

Beschreibung: Es sind die kugeligen, getrockneten, reifen Beerenzapfen. Die Zapfenbeere ist hervorgegangen durch Verwachsung dreier fleischig gewordener Fruchtblätter. Zur Reife braucht die Beere zwei Jahre; im ersten Jahr ist sie grün und der Spalt nicht geschlossen. Die reifen Früchte sind violettbis schwarzbraun, meist blau bereift und oben mit einem dreistrahligen, geschlossenen Spalt, der zwischen den Strahlen 3 undeutliche Höcker aufweist, versehen. Sie enthalten, in ein hellbräunliches Fruchtfleisch eingebettet, drei kleine, harte Samen. Geruch würzig, Geschmack würzig, süß.

Bestandteile: Traubenzucker, etwas Ameisen-, Essig- und Apfelsäure; ferner Harz und das durch Dampfdestillation daraus zu gewinnende farblose Óleum Juníperi aethéreum e bacis, von dem das D. A. 6 mindestens 1 % verlangt. Es besitzt einen feinen würzigen Geruch und ebensolchen aber brennenden Geschmack.

Wirkung und Verwendung: Ein harntreibendes Mittel (Diurétikum), zu Blutreinigungskuren, zu Räucherungen und in der Tierheilkunde, sowie als Küchengewürz. Aus den vergorenen Früchten wird durch Destillation der Wacholderbranntwein (Genêver, Steinhäger) hergestellt.

Durch Auskochen der Früchte und Eindampfen des abgeseihten Auszuges zur Extraktkonsistenz erhält man den braunen, süß und würzig schmeckenden, **Sucus Juníperi inspissátus** seu

Extráctum Junípẹri = Wacholdermus, Wacholdersaft, Wacholderlatwerge, der ebenfalls als Diurétikum, sowie als Mittel bei Brustkrankheiten Verwendung findet.

Anwendung: Als harntreibendes Mittel kann man entweder ½ Teelöffel Beeren kauen oder mit ⅕ Liter Wasser abkochen und des Morgens trinken. Einfacher ist aber das Einnehmen von Wacholdersaft, den man namentlich zu Blutreinigungskuren verwendet, auch bei Kindern, indem man je nach dem Alter 14 Tage lang 1 Teelöffel bis 1 Eßlöffel ohne Wasser nimmt. Erwachsene nehmen jeden Morgen 2 Eßlöffel voll.

Gesetzliches: Nach der R. V. ist Wacholderextrakt dem freien Verkehr überlassen, nach neueren Urteilen auch mit Zucker gesüßt, was wegen des besseren Geschmacks geschieht. Allerdings hat das Bayr. O.L.G. ein entgegengesetzes Urteil gefällt.

* Fructus Lauri. D. A. 6.
Lorbeeren.

Stammpflanze:
Familie:
Heimat:
Kulturländer: } Siehe bei Folia Lauri.

Beschreibung: Es sind die getrockneten reifen beerenartigen Steinfrüchte. Sie sind braunschwarz bis blauschwarz, runzelig, eirund bis kugelig, oft haselnußgroß. Die Fruchtschale ist zerbrechlich und schließt einen geschrumpften, locker liegenden, braunen, harten Keimling ein, der aus zwei dickfleischigen Keimblättern besteht. Geruch würzig, Geschmack ebenso und bitter herb.

Bestandteile: Farbloses oder gelbliches ätherisches Oel von stark bitterem Geschmack, sowie 30 % Fett, das Óleum Lauri expréssum. (Siehe später.)

Wirkung und Verwendung: Die Lorbeeren finden hauptsächlich Verwendung in der Tierheilkunde und gegen Krätze sowie zur Gewinnung des fetten und ätherischen Oels.

Anwendung: Gegen Krätze koche man 1 Eßlöffel gestampfte Beeren mit ¼ Liter Wasser aus und badet wiederholt in dem heißen oder wieder erhitzten Absud die Hände.

* Fructus Myrtílli. Kn.
Heidelbeere, Schwarzbeere, Blaubeere, Bickbeere.

Stammpflanze:
Familie:
Heimat: } Siehe bei Herba Myrtílli.

Beschreibung: Erbsengroße, runzelige, schwarze Beerenfrüchte. Geschmack herb-süßlich.

Bestandteile: Zucker, Gerbstoff, Apfel- und Zitronensäure und roter Farbstoff, der durch Alkalien grün gefärbt wird.

Wirkung und Verwendung: Ein bekanntes Volksheilmittel bei Durchfall. Durch Vergären von Heidelbeersaft wird Heidelbeerwein bereitet, der ebenfalls bei Durchfall angewendet wird. Das Auffärben von Rotwein mit Heidelbeersaft ist nach dem Weingesetz verboten, ebenso muß das Nachfärben von Kirsch- oder Himbeersaft mit Heidelbeersaft mindestens angegeben werden. Sonst dient er zum Färben von Likören und Essig.

Anwendung: Gegen Durchfall werden entweder die Beeren abgewaschen, roh gekaut oder mit wenig Wasser, ohne Zucker, zu einer Marmelade gekocht, von der man jeweils eßlöffelweise genießt.

Fructus Petroselíni.
Petersilienfrüchte, fälschlich Petersiliensamen.

Stammpflanze: Petroselínum sativum.
Familie: Umbelliférae (Doldenblütler).
Kulturländer: Wird in Gärten zum Küchengebrauche in ganz Europa angebaut.
Heimat: Nördliches und östliches Mittelmeergebiet.
Beschreibung: Eiförmige, graugrünliche, unbehaarte Spaltfrüchte mit wenig hervortretenden Rippen. Geruch würzig, Geschmack würzig und brennend.
Bestandteile: Óleum Petroselíni aethéreum und das in diesem enthaltene Apiol (Petersilienkampfer).
Wirkung und Verwendung: Gegen Harnbeschwerden.
Anwendung: Als vorzügliches wassertreibendes Mittel bei Blasenleiden wird 1 Teelöffel der Früchte mit $^1/_5$ Liter heißem Wasser ausgezogen und im Laufe des Tages getrunken.

* Fructus Phellándrii, Fructus Foeniculi aquátici.
Wasserfenchel, Roß- oder Pferdefenchel.

Stammpflanze: Oenánthe phellándrium.
Familie: Umbelliférae (Doldenblütler).
Heimat: In Mitteleuropa und Mittelasien wild, auch in Italien.
Beschreibung: Grünliche, braune, längliche, fast stielrunde Spaltfrüchte, deren fünfrippige Teilfrüchte meist zusammenhängen. Geruch unangenehm würzig, Geschmack würzig, scharf brennend.
Bestandteile: Harz, fettes Oel und ätherisches Oel.
Wirkung und Verwendung: Volksmittel gegen Husten; in der Tierheilkunde gegen Kropf der Pferde, auch als Gewürz zu Käse.
Anwendung: Als Hustenmittel wird 1 Teelöffel der Früchte mit $^1/_5$ Liter Wasser abgekocht, der Absud mit etwas Zucker zu einem Sirup verkocht, von dem man teelöffelweise genießt.

* Frúctus Píperis nigri. Piper nigrum. D. A. 6.
Schwarzer Pfeffer.

Stammpflanze: Piper nigrum, ein Kletterstrauch.
Familie: Piperacéae (Pfeffergewächse).
Heimat: Südindien, Malabarküste.
Kulturländer: Ost- und Westindien, auch Afrika.
Handelssorten: Pfeffer kommt meist in Ballen zu 50 bis 65 kg nach London und Hamburg, und zwar unterscheidet man als besten den Malabarpfeffer und von diesem die Sorten Aleppi und Tellicherry. Auch Singapore-, Penang-, Muntok- und Sumatrapfeffer (von Lampong) kommt in den Handel.
Beschreibung: Der Pfefferstrauch hat ährenförmige Blütenstände und liefert bei der Reife rote Beerenfrüchte. Die Früchte werden im halbreifen, also noch grünen Zustande, abgenommen und meist auf Matten, hier und da auch an gelindem Feuer getrocknet. Sie sind grauschwarz bis braunschwarz, kugelig, runzelig. Im Innern ist nur ein Samen, der mit der Fruchtwand verwachsen ist und in der Mitte eine etwa 1 mm große, unregelmäßige Höhle zeigt. Geruch stark würzig, Geschmack ebenfalls würzig und brennend scharf.
Bestandteile: Aetherisches Oel, das Alkaloid Piperin. Harz, das den beißenden scharfen Geschmack der Droge bedingt, und Stärke.

Wirkung und Verwendung: Selten als Arzneimittel, fast ausschließlich als Küchengewürz.

* Piper album
Weißer Pfeffer

Diese Ware wird aus den vollreifen, roten Beeren dadurch hergestellt, daß man diese einige Tage auf Haufen schichtet, mit Tüchern bedeckt, wobei sie eine Art Gärung (Fermentation) durchmachen.

Die äußere Fruchtwand wird dadurch weich und kann nun leicht durch Kneten oder Schlagen mit Reisigbesen in Gegenwart von viel Wasser entfernt werden.

Beschreibung: Es ist die geschälte Frucht. Es sind etwas größere Körner als schwarzer Pfeffer, weißgrau bis gelblichweiß, kugelig, aber an der Ansatzstelle des Stielchens deutlich abgeplattet. Weißer Pfeffer ist milder als schwarzer Pfeffer.

Handelsware: Wird in Ballen zu 60—70 kg verpackt und als Singapore- und Penangpfeffer gehandelt. Vielfach wird weißer Pfeffer gekalkt. Diese sogenannte Schönung muß beim Verkauf angegeben werden, da man nach der deutschen Rechtsprechung sich sonst einer Nahrungsmittelfälschung schuldig macht. Man erkennt das Kalken daran, daß man weißen Pfeffer mit Essig schüttelt und Ammoniumoxalat zu dem Filtrat setzt. Entsteht eine Trübung (von Kalziumoxalat), dann ist Ca nachgewiesen. Das Kalken hat aber nicht nur den Zweck, der Droge ein besseres Aussehen zu geben, sondern es schützt auch gegen Milbenfraß. Unter dem Namen Cortex Fructus Piperis pulverátus, Pfefferstaub, kommen Abfälle des Pfeffers, wie zerbrochene Schalen u. a. m. in den Handel. Sie werde gepulvertem Pfeffer vielfach als Verfälschung zugesetzt.

Verwendung: Wie Piper nigrum.

* Fructus Rhamni cathárticae matúri.
Bacae Spinae cervínae.
Kreuzdornbeeren.

Stammpflanze: Rhamnus cathártica, ein Strauch.

Familie: Rhamnacéae (Kreuzdorngewächse).

Heimat: Europa und Mittelasien.

Beschreibung: Es sind die fast schwarzen, runzeligen, getrockneten beerenartigen Steinfrüchte. Innen gelbbraun mit vier, selten weniger Steinkernen. Geschmack süßlich, hinterher bitter und zusammenziehend.

Bestandteile: Rhamnokathartin, Farbstoff, Zucker.

Wirkung und Verwendung: Ein mildes, harntreibendes (Diurétikum) Mittel und Abführmittel (Kathártikum). Aus den reifen Früchten wird ein grüner, säuerlicher, unangenehm süßlich-bitterer Saft gepreßt, der durch Säuren rot, durch Alkalien gelbgrün gefärbt wird und zur Darstellung eines Sirups, Sírupus Rhamni cathárticae oder Spinae cervinae seu Sírupus doméstícus dient, der gegen Husten und als gelindes Abführmittel verwendet wird. (Derselbe ist kein Obstsaft, also nicht dem freien Verkehr überlassen!

Anwendung: Als harntreibendes Mittel zieht man 1 Teelöffel der Droge mit $^1/_5$ Liter heißem Wasser aus und trinkt des Morgens nach dem Kaffee, gesüßt. Als Abführmittel wird die Droge in dem gleichen Verhältnis ausgekocht und die Abkochung vormittags getrunken; die Wirkung stellt sich in 2—4 Stunden ein.

* Fructus Sambúci. Kn.
Holunderfrüchte, Holunderbeeren.

Stammpflanze:
Heimat: } Siehe bei Flores Sambuci.
Familie:

Beschreibung: Es sind die reifen getrockneten schwarzvioletten, runzeligen Beerenfrüchte. Geruch eigentümlich, Geschmack süßlich, etwas zusammenziehend.

Bestandteile: Apfel- und Weinsäure, Zucker, Gerbstoff und Farbstoff.

Wirkung und Verwendung: Wie die Blüten ein Diaphorétikum = schweißtreibendes Mittel.

Anwendung: Man zieht 1 Teelöffel der Früchte mit $^1/_5$ Ltr. siedendem Wasser aus und trinkt heiß ohne Zucker vor dem Schlafengehen.

Aus den frischen reifen Früchten des Sambucus nigra wird durch Erhitzen mit Wasser und nachfolgendes Auspressen und Eindicken des gewonnenen Saftes, dem man auf 12 Teile 1 Teil Zuckerpulver zumischt, der **Sucus Sambuci inspissátus,** Fliedermus, Holundermus, hergestellt. Es hat rotbraune Farbe, süßsäuerlichen Geschmack und wird wie die Früchte verwendet. Ein unentbehrliches Küchengewürz beim Karpfenkochen.

* Fructus Tamarindórum = Tamarinden. D. A. 6,

Stammpflanze: Tamaríndus indica.

Familie: Caesalpiniacéae — Leguminósae — Hülsenfrüchtler.

Heimat: Ostindien, Westindien, Zentralamerika, Brasilien, Sunda-Inseln, Australien, Aegypten, Arabien.

Kulturländer: Südwestafrika, Kamerun.

Handelssorten: Ostindische von Bombay und Kalkutta; westindische und levantinische oder ägyptische. Erstere Ware kommt fast nur für uns in Betracht, die zweite mehr für England. Der Versand erfolgt über Kalkutta, Madras, Bombay in Fässern von ca. 150 kg, selten in Säcken.

Beschreibung: Die Frucht ist eine Hülse, bis 20 cm lang, 3 cm breit, mattbräunlich, gestielt, etwas flachgedrückt, nicht aufspringend, mit 3—12 Fächern, in denen ebensoviel Samen liegen. Diese Samen sind in einem breiigen, zähen Fruchtmus von angenehm säuerlichem Geruch und stark saurem Geschmack eingebettet. Dieses Fruchtmus bildet den Handelsartikel, die Pulpa Tamarindórum cruda. D. A. 6. Diese enthält neben 10 % Samen auch Fragmente (= Bruchstücke) der Fruchthülle und ähnliche Verunreinigungen, von denen sie nach dem D. A. 6 befreit wird, indem man die Masse mit heißem Wasser verdünnt, durch ein entsprechend feines Haarsieb treibt, mit einer bestimmten Menge Zucker versetzt und wieder einkocht. Das Produkt ist die Pulpa Tamarindórum depuráta D. A. 6, ein gleichmäßiger, braunschwarzer Brei, im Geruch dem rohen T. gleich, im Geschmack süßer.

Bestandteile: Weinsäure, Weinstein, Zucker, Pektinstoffe.

Wirkung und Verwendung: Werden als leichtes Abführmittel und zu Tabaksbeizen verwendet. In Italien bereitet man außer einem Tamarindensaft auch Konfitüren von ihnen.

Anwendung: Als mildes Abführmittel kommt das gereinigte Mus in Frage, das man auch Kindern teelöffelweise, Erwachsenen eßlöffelweise des Morgens gibt. Wirkung in 2—3 Stunden.

* Fructus Vanillae. Vanille.

Stammpflanze: Vanílla planifólia, ein mit Luftwurzeln versehener, an Bäumen emporklimmender Strauch.

Familie: Orchidacéae (Knabenkrautgewächse).

Heimat: Küstengebiet von Ostmexiko.

Kulturländer: Mauritius, Réunion, Seyschellen, Madagaskar, Deutsch-Ostafrika, Westindien, Java, Tahiti. Die Frucht braucht zwei Jahre zur Reife.

Handelssorten: Beste Ware kommt von der Insel Réunion (Bourbon), auch die übrigen Maskareninseln, sowie die Seyschellen liefern gute Ware. Hartschaliger, daher geringer ist Java- und Ceylonvanille. Die mexikanische Vanille wird meist in Amerika konsumiert. Große Mengen Vanille kommen von Tahiti; diese Ware hat aber einen ausgesprochenen Heliotropgeruch, wird aber, da billig, häufig verwendet. Von in Brasilien und Guayana wildwachsenden Vanillesträuchern kommt die in der Parfümerie verwendete Pompana Vanille, auch **Vanillon** genannt. Sie ist nur ungefähr 12 cm lang, sehr breit und enthält, von einer dicken Fruchtschale umschlossen, nur wenig Fruchtmus, riecht auch nicht so fein wie echte Vanille.

Beschreibung: Es sind bis 30 cm lange plattgedrückte, längsfurchige, braune bis braunschwarze, sich fettig anfühlende Kapselfrüchte, die häufig mit Vanillinkristallen bedeckt und an den Spitzen umgebogen und gedreht sind. Im Innern enthalten sie ein angenehm riechendes braunes Mus, mit zahlreichen darin eingebetteten winzigen Samen. Geruch und Geschmack sehr würzig. Die Früchte werden unreif, also noch gelbgrün, abgenommen, kurz in heißes Wasser getaucht und in wollene Tücher eingewickelt. Hierin werden sie in die Sonne gelegt oder auch der Hitze von Kohlenfeuer ausgesetzt. Dabei machen sie eine Art Gärung durch, sie schwitzen, nehmen dunkle Farbe an und entwickeln dabei erst ihr Aroma. Nach dem Trocknen werden sie der Länge nach sortiert, 50 Stück zusammengebündelt und mit Staniol umwickelt, in Blechkästen verpackt, in den Handel gebracht.

Vanille wird manchmal ausgezogen, also ihres feinen Aromas beraubt, danach aber mit Perubalsam eingerieben, auch mit künstlichen Vanillekristallen überzogen und so in den Handel gebracht. Solche Kapseln geben auf Papier gepreßt einen braunen Fettfleck, echte Früchte aber nicht.

Bestandteile: Aetherisches Oel, Fett und Wachs, Zucker und hauptsächlich Vanillin.

Wirkung und Verwendung: Meist als feines Back- und Küchengewürz, die Tinktur in der Parfümerie und selten medizinisch.

* Cáricae, Fructus Cáricae = Feigen.

Stammpflanze: Ficus cárica.

Familie: Urticacéae (Nesselgewächse).

Heimat: Kleinasien.

Kulturländer: Alle Länder des Mittelmeergebietes, Nordafrika.

Handelssorten: Smyrnafeigen sind die besten. Sie kommen als Tafelfeigen in kleine Bastkörbe oder Schachteln verpackt in den Handel.

Griechische Feigen, auch Kranzfeigen (Cáricae in corónis) sind kleiner und in scheibenförmig flachgedrücktem Zustande zu je 100 auf Bastfaden aufgereiht.

Dalmatiner, Istrianer Feigen oder italienische Feigen sind noch kleiner als griechische. Sie werden in Kisten verpackt, sind aber wenig haltbar; meist Bestandteil des gemischten Backobstes.

Spanische Feigen, den Italienern gleich, kommen für Deutschland wenig in Betracht.

Beschreibung: Feigen sind keine echten Früchte, sondern nur Scheinfrüchte; in Wirklichkeit ist die Feige der fleischig gewordene Blütenboden, und das was wir im Innern allgemein als Samen betrachten, sind die eigentlichen Früchte, Nüßchen, die in einem süßen Fruchtfleisch liegen. In reifem Zustande sind Feigen von der Form und Größe einer Birne, außen bläulichgrau bis braun, längsgestreift. Sie werden kurz vor der Reife gesammelt und aufgereiht reifen gelassen. Im Handel kennen wir sie nur in zusammengedrücktem Zustande. Der Geruch ist eigenartig, der Geschmack angenehm, süß. Feigen müssen luftig und trocken, am besten in gut schließenden Holzkästen aufbewahrt werden, da sie dem Milbenfraß ungemein stark ausgesetzt sind. Ein von Zeit zu Zeit in trockener Luft vorzunehmendes Ablüften ist der Haltbarkeit besonders zuträglich.

Bestandteile: In reifem Zustande viel Stärkemehl und wenig Zucker, der sich aber bis zu 70 % während des Trocknens durch Ueberreife bildet.

Verwendung: Medizinisch nur noch selten als Bestandteil des Brusttees mit Früchten, mehr noch als Mittel zum Aufziehen von Zahngeschwüren. Dagegen sind Feigen eine beliebte Leckerei; in der Heimat brennt man einen Feigenbranntwein. Seit Jahren bereits fabriziert man ein Kaffeesurrogat, den Feigenkaffee, indem man die Feigen trocknet und röstet, so den Zucker in Karamel und gebrannten Zucker überführend. Das Karlsbader Kaffeegewürz ist nichts anderes als Feigenkaffee.

Anwendung: Gegen Zahngeschwüre verwendet man quer halbierte Feigen, die man mit der Schnittseite an das Zahnfleisch legt. Oder man spült mit einer Abkochung eines Gemisches von gleichen Teilen geschnittener Feigen, Holunderblüten und Althee, 1 Teelöffel auf $^1/_5$ Liter Wasser.

* Loofah = Luffa Luffaschwämme.

Stammpflanze: Loofah petola u. a.

Familie: Cucúrbitacéae (Kürbisgewächse).

Heimat: Japan, Aegypten, China.

Beschreibung: Die Loofahpflanze ist eine kletternde Pflanze, die gelbe, unserer Kürbispflanze gleiche Blüten in reicher Zahl trägt, aus denen sich gurkenähnliche Früchte von 15 bis 40 cm Länge und entsprechender Dicke bilden. Diese sind im Reifezustande gelb (wie reife Gurken bei uns) und enthalten unter der Epidermis ein zähes Fasergewirr, das gefüllt ist mit einem weichen Fruchtfleisch und tausenden flacher, schwarzer Samen. Zur Zeit der Reife werden die Früchte abgeschnitten, an der Luft in Fäulnis übergehen gelassen und alsdann durch Klopfen und Waschen alles an dem Fasergerüst Haftende entfernt. Das Verbleibende besitzt die ursprüngliche Form, ist gelblichgrau, wird aber meist mit schwefliger Säure gebleicht und erscheint dann nahezu weiß. Die Loofahschwämme kommen in Ballen gepreßt in den Handel und erst in Deutschland werden sie aufgeweicht, wodurch sie wieder die ursprüngliche Form annehmen, um in diesem Zustande oder aufgeschnitten, verkauft zu werden. Im letzteren Falle werden die Zwischenwände entfernt, so daß die Luffa flache Stücke vorstellt.

Verwendung: Vorwiegend zu Frottierzwecken, zu Einlegesohlen usw.

Semina — Samen.

* Semen Amýgdali = Mandeln D. A. 6

Amýgdalae dulces = Süße Mandeln.

Amýgdalae amárae = Bittere Mandeln.

Stammpflanze: Prunus Amýgdalus oder amýgdalus commúnis.

Familie: Rosacéae — Prunéae (Rosen- — Pflaumengewächse).

Heimat: Nordafrika, China, Vorderasien.

Kulturländer: Nordafrika, Italien, Sizilien, Südfrankreich, Kanarische Inseln, Griechenland, Portugal, auch Deutschland (Pfalz, Bergstraße).

Handelssorten: Von bitteren: Berbermandeln (kleine), sizilianische, Teneriffa und kanarische. Von süßen: Puglieser und Florentiner, Sizilianer, Valenzia und Alikante, als beste gelten Malaga- und Jordanmandeln. Haupthandelshäfen sind Hamburg und Triest.

Beschreibung: Man nimmt an, daß die ursprüngliche Form des Mandelbaumes nur bittere Samen lieferte, und erst durch Kultur die süße Mandel entwickelte. Sicher ist, daß sich die Bäume nicht voneinander unterscheiden, auch geben sie alljährlich die gleichartigen Samen, so daß man durch Kennzeichnung der Bäume die bitteren von den süßen Samen trennt. Die Frucht ist eine Steinfrucht, deren vielfach grüne, behaarte, im trockenen Zustande ledrige Fruchtschale den in einer steinharten, oder auch leichtzerbrechlichen Steinschale ruhenden Samen umschließt. Zur Zeit der Reife platzt die Fruchtschale und man gewinnt so nach dem Aufschlagen der Steinschale den Samen. Als Krachmandeln bezeichnet man die Mandeln mit leicht zerbrechlicher Steinschale. Nach Entfernung der Steinschalen bleibt der Samen zurück. Er ist ungleicheiförmig, platt, an einem Ende spitz, am anderen Ende abgerundet und hier etwa 1 cm dick. Die Länge beträgt bis 2,3 cm, die Breite ungefähr 1,4 cm. Der Same ist mit einer braunen, schülferigen, meist bestaubten Samenschale umgeben. Die bitteren Mandeln sind durchschnittlich kleiner. Die Samen sind geruchlos und bei bitteren Mandeln von dem bekannten, sehr bitteren, nebenbei öligen Geschmack, bei den süßen milde, süß und gleichfalls ölig schmeckend.

Bestandteile: Bis 50 % fettes Oel, das von beiden Arten als süßes Mandelöl, Oleum Amygdalarum dulce, gehandelt wird, außerdem enthalten sie Emulsin, daß sich in Verbindung mit dem Amygdalin der bitteren Mandeln bei Gegenwart von Wasser in Bittermandelöl, Blausäure und Traubenzucker umsetzt.

Wirkung und Verwendung: Bittere Mandeln wirken infolge der Entwicklung von Blausäure hustenlindernd; diese wie die süßen werden aber mehr in der Bäckerei und Zuckerwarenbereitung gebraucht.

Semen seu Nuces Arécae = Arekasamen. D. A. 6.
Betelnuß.

Stammpflanze: Aréca catechu.
Familie: Palméae (Palmengewächse).
Heimat: Sundainseln.
Kulturländer: Vorder- und Hinterindien, südöstliches China, Sundainseln, Philippinen.
Beschreibung: Kugelig bis kegelförmig, gewölbte Samen, etwa 3 cm hoch, 1,5 bis 3 cm im Durchmesser, an der Basis flach mit einer Narbe. Gewicht 3 bis 10 g. Außerlich braun, mit hellen Adern, hin und wieder mit Resten der silbergrauen, leicht abblätternden Samenwand versehen. Auf dem Querschnitt weißlichgelb, mit braunen Adern durchzogen. Geruch nicht vorhanden, Geschmack herbe.
Bestandteile: Arekolin, Arekain, Guvazin, Cholin, Gerbstoff und Fett.
Wirkung und Verwendung: Wirkt milde abführend und wurmwidrig und wird darum als Wurmmittel (Taenifugum) besonders in der Tierheilkunde (Veterinärpraxis) viel gebraucht; neuerdings als Arekanußschokolade auch für Kinder als Wurmmittel.
Anwendung: Als wurmwidriges Mittel kommt das Pulver zur Verwendung, und zwar für Kinder je nach dem Alter (von 5 bis 12 Jahren) 1 Messerspitze voll mit Zuckerwasser; Erwachsene 1 Teelöffel voll.

*** Semen Cacáo. Fabae Cacáo = Kakaobohnen.**

Stammpflanze: Theobróma Cacáo.
Familie: Sterculiacéae (Kakaobaumgewächse).
Heimat: Zentral- und nördliches Südamerika.
Kulturländer: Alle tropischen Länder als: Südmexiko, Guatemala, Honduras, Nikaragua, Kostarika, die Antillen (große und kleine), Martinique, Trinidad, Gouadeloupe, San Domingo, Venezuela, Kolumbien, Ekuador, Britisch-Guayana, Holländisch-Guayana, Cayenne, Nordbrasilien, auf Ceylon, Java, den Philippinen, auf San Thomé, an der Goldküste, in Lagos, Kamerun und dem französischen Kongogebiet, auf Samoa und Neu-Guinea.
Handelssorten: Gerotteter Kakao: Sokonusko, Karrakas, Guajaquil, Surinam, Kolumbia, Haiti, Java, Machala, Marakaibo, Peru, Santas Rosa. Ungerotteter Kakao: Marnubo, Berbika, Cayenne, Réunion, Bahia, Samana, St. Thomé, Trinidad, Samoa, Kamerun.
Beschreibung: Die in der Wildnis bis zu 15 m hoch werdenden Bäume, die man bei der Kultur auf einer Höhe von 3, höchstens 8 m hält, sind besonders dadurch ausgezeichnet, daß sie Büchel kleiner, roter Blüten nicht wie andere Bäume aus den Blattwinkeln treiben, sondern wahllos verstreut aus Stamm und Zweigen. Etwa 10 % Prozent aller Blüten reifen zu Früchten aus, die unseren Gurken ähnlich, bis 15 cm lang und 6 bis 8 cm dick, im Zustand der Reife von roter Farbe sind und in dem süßen Fruchtfleisch fünf Reihen Samenkörner enthalten. Von den Eingeborenen wurde das Fruchtfleisch roh genossen als Nahrungsmittel und Leckerbissen. Neuerdings soll man aus ihm Spiritus gewinnen. Die Früchte reifen das ganze Jahr hindurch, die Haupterntezeit ist aber in Brasilien im Februar bis Juli, in Mexiko im März bis April, in Westafrika Oktober und November. Zur Ernte werden die Früchte gesammelt, die Samen herausgenommen und entweder sofort an der Sonne ge-

trocknet oder in Erdgruben geschüttet und dort einer Gärung unterworfen und dann erst getrocknet. Einen so behandelten Kakao nennt man „gerottet". Ungerotteter Kakao ist außen dunkelbraun oder grau, glänzend, vielfach noch dunklere Bruchstücke getrockneten Fruchtfleisches aufweisend; gerotteter Kakao ist von brauner Farbe und matter, vielfach bestäubter Oberfläche. Die Samen sind bis 2 cm lang, 1 cm breit und meist flachgedrückt. Die harte, zähe Samenhaut umschließt einen dunkelbraunen, vielfach zerklüfteten, von Samenhäuten durchzogenen Kern. Der Geruch ist nur wenig würzig, vielfach muffig, der Geschmack herbe, bitter. Zum Zwecke seiner Verarbeitung muß er erst geröstet werden, weil sich dabei das eigentliche Aroma bildet. Es geschieht dies in gewaltigen Eisentrommeln. Dabei werden die Schalen spröde. Sie werden entfert und kommen als **Testae Cacáo, Cortex Cacáo** (Kakaoschalen, Kakaotee) in den Handel. Der Kern wird in geheizten Mahlgängen zerquetscht bis zu einer homogenen (gleichmäßigen) Masse und bildet so die Kakaomasse, Massa Cacáo seu Massa cacaotína, bittere Schokolade des Handels.

Um aus ihr das Kakaopulver zu gewinnen, wird diese Masse zwischen geheizten Walzen gepreßt und so vom Oel, Oleum Cacáo, befreit. Da das aber nicht vollkommen gelingt, erhitzt man nach der holländischen Methode den entölten Kakao noch mit schwachen Alkalien und spaltet so das Oel in Glyzerin und Seife. Nach deutschem Verfahren vermeidet man Alkalien und wendet nur gespannte Wasserdämpfe an, durch die man das Oel in Glyzerin und Fettsäure zerlegt. Kakao beansprucht eine sorgfältige Lagerung, vor allem einen Schutz vor riechenden Stoffen.

Bestandteile: Theobromin (ein dem Teein und Koffein ähnlicher Körper), Stärkemehl, Eiweiß, fettes Oel (bis 52 %), ätherisches Oel, Farbstoffe.

Verwendung: Als hervorragendes Nahrungs- und Genußmittel.

Chocolade = Schokolade.

Sie soll nur aus Kakao, Zucker und Gewürzen, evtl. auch medizinischen Zusätzen, bestehen. Man bereitet sie, indem man die Kakaomasse schmilzt und mit Puderzucker und den übrigen Zusätzen verarbeitet, die zähflüsige Masse in Blechformen gibt, in denen sie erkaltet. Die Güte schwankt sehr und ist abhängig von der Güte des verwendeten Kakaos, der Sorgfalt der Bereitung und dem Verhältnis zwischen Kakao und Zucker. Die feinsten Marken sind sehr leicht schmelzbar (auf der Zunge zerlaufend) und von bitterlichem Geschmack. Spezialitäten wie Mandel-, Nuß-, Milch-, Sahne-, Fondantschokoladen sollen nur dem Bedürfnis nach Näschereien Rechnung tragen, besonderen Nährwert besitzen sie nicht. Das sogenannte **Schokoladenmehl,** Chokoladenmehl, Suppenmehl, das früher mehr denn heute Handelsobjekt in Drogerien war, soll nur aus gemahlener Schokolade und Zucker bestehen. Es enthält aber stets noch mehr oder minder viel Stärke, deren Gehalt dem Käufer bekanntgegeben werden muß, weil im Falle des Verschweigens Nahrungsmittelfälschung vorliegt.

Semen Cárdui benedícti = Kardobenediktensamen.

Stammpflanze: Cnicus benedíctus.

Familie: Compósitae (Zusammengesetztblütige, Körbchenblütler).

Heimat: Südliches Europa.
Kulturländer: Deutschland.
Beschreibung: Dem Fenchel nicht unähnliche, gelblichgrüne, stark längsgefurchte Samen, an deren oberem Ende sich zahlreiche, etwa 8 bis 9 mm lange Grannen (Pappus = Federkelch) befinden. Geruch nicht auffallend, Geschmack bitterlich, herb.
Bestandteile: Knizin.
Wirkung und Verwendung: Wirken wassertreibend und fieberwidrig und werden daher angewandt bei Leberleiden, Gelbsucht, gastrischem Fieber, sowie bei nervösen Schwächezuständen (Melancholie).
Anwendung: Als Volksheilmittel. Als wassertreibendes Mittel wird 1 Teelöfel der gequetschten Samen mit $^1/_5$ Liter siedendem Wasser ausgezogen und morgens genossen; als Fiebermittel ein gleicher Auszug abends genossen. Gegen Melancholie sollen täglich mehrere Körner gekaut werden.

Semen Cárdui Maríae = Mariendistelsamen.

Stammpflanze: Sílibum mariánum.
Familie: Compósitae (Zusammengesetztblütige, Körbchenblütler).
Heimat: Mitteleuropa.
Beschreibung: Etwa 5 bis 6 mm große, den Sonnenrosenkörnern nicht unähnliche Samen mit hell- bis dunkelbrauner, marmorierter Samenschale, an einem Ende ein kurzes Stielchen aufweisend. Geruch nicht vorhanden, Geschmack herbe.
Bestandteile: Fettes Oel, Gerbstoff.
Wirkung und Verwendung: Wirken diuretisch und sind als Volksheilmittel gegen Gelbsucht im Gebrauch.
Anwendung: Als Diurétikum wie Kardobenediktensamen.

* Semen Cóffeae = Kaffee.

Stammpflanze: Cóffea arábica.
Familie: Rubiacéae (Krappgewächse).
Heimat: Westafrika, Ostafrika, Südasien vom Himalaya bis Neuguinea, Südabessinien, Mozambique, Angola.
Kulturländer: Java, Brasilien, Mexiko, Kolumbia, Madagaskar, Kongo, Usambara (Deutsch-Ostafrika) u. a.
Handelssorten: Diese sind so reichhaltig, daß wir auf ihre Schilderung verzichten können, um so mehr, als Kaffee stets nur ein Nebenartikel für Drogisten ist, auch wohl nur selten mehr in ungeröstetem Zustande gehandelt wird.
Beschreibung: Die Stammpflanze ist ein Baum bis zu 6 m Höhe, oder ein Strauch mit hellgrünen, langen, zugespitzten Blättern und Büscheln weißer Blüten, deren Geruch an Jasmin erinnert. Aus ihnen bilden sich kirschenartige, im Reifezustand schön rote saftige Früchte, in deren Innern sich zwei mit der Flachseite aneinanderliegende Samen befinden. Zur Zeit der Reife werden die Früchte von den Bäumen geschüttelt oder von den Sträuchern gepflückt. Die Samen werden auf zwei Arten gewonnen, auf die trockene oder feuchte Art. Bei ersterer werden die Früchte getrocknet, und alsdann läßt sich mit dem Fruchtfleisch auch die Samenschale entfernen. Nach der feuchten Methode wird, soweit als möglich, das Fruchtfleisch entfernt, die Reste läßt man vergären und entfernt sie, indem man die Samen in Wasser mit Besen bearbeitet, dann trocknet und nun die Samenschale entfernt. Der Same ist länglich oval, selten rund, auf der einen Seite flach mit einem Kerb, auf der anderen Seite gewölbt. Er ist mit einer gelblichen, zähen,

pergamentartigen Samenschale, Pergamenthülse oder Hornschale genannt, umgeben, die vor dem Inverkehrbringen entfernt wird. Nur im Kerb des Samens bleibt sie erhalten und bildet nach dem Brennen den sogenannten Spiegel. Statt der zwei Samen wird auch wohl nur ein Samen ausgebildet. Dieser ist dann länglich rund, und solche ausgelesenen Bohnen bilden den „Perlkaffee" des Handels. In der Farbe schwankt der Kaffee von gelb bis zu dunkelgrün. Er enthält im rohen Zustande Koffein, Stärke, Fett und Gerbstoffe, besitzt also einen herben Geschmack. Erst beim Rösten entwickelt sich das uns bekannte Aroma, indem neben Brennprodukten sich auch Geschmackstoffe bilden. Vielfach setzt man beim Rösten sog. Glasurmittel (Zucker) zu, die einmal dem Kaffee ein besseres Aussehen geben, zum andern aber auch die Geruchstoffe vor der leichten Verflüchtigung schützen.

Bestandteile: Koffeïn, Stärke, Fett, Farb- und Aromastoffe, Gerbstoff.

Anwendung: Allgemein bekannt als anregendes Genußmittel.

Semen Cólae, Nuces Colae = Kolanüsse, Gurunüsse.

Stammpflanze: Cola acumináta u. a. Colaarten.

Familie: Sterculiacéae (Kakaobaumgewächse).

Heimat: Guineaküste, Togo, Kamerun.

Kulturländer: Westindien, Südamerika, Asien.

Handelssorten: Rote K., die größeren und beseren, und weiße K., kleiner und weniger wirksam.

Beschreibung: Das Handelsprodukt ist der Same, der zumeist in seine zwei Samenlappen zerfallen ist. Diese Samenlappen sind 2,5 bis 4 cm lang, 1,5 bis 3 cm breit, eiförmig, fest, außen dunkelrot-graubraun, im Innern zimtfarbig. Die Außenseite ist gewölbt, die Innenseite flach. Der Bruch ist glatt. Der Geruch ist muffig, Geschmack ist bitterlich, zusammenziehend.

Bestandteile: Koffeïn, Theobromin, Kolarot, Kolanin.

Wirkung und Verwendung: Wirken allgemein anregend (tonisch) und werden darum von den Eingeborenen genossen, um Strapazen leichter ertragen zu können. Es werden aber in der Heimat nur frische Samen als sogenannte Kaukola gebraucht, während man nach Europa nur getrocknete Samen exportiert, die insbesondere neuerdings zu Kolawein und -tabletten verarbeitet werden.

Anwendung: Als Anregungsmittel zumeist nur die fertigen Präparate, Tabletten z. B. Aber man kann auch die gemahlenen Samen mit Zucker gemischt, täglich 1 Teelöffel voll, genießen.

* Semen Cucúrbitae = Kürbissamen. Kürbiskerne.

Stammpflanze: Cucúrbita pepo.

Familie: Cucurbitacéae (Kürbisgewächse).

Heimat: Südliches Asien. **Kulturländer:** Ganz Europa.

Beschreibung: Die Handelsware bildet nur der von der weißen zähen Samenschale befreite Samen, der meist graugrünlich gefärbt ist und flache Form besitzt. Der Geruch ist eigenartig, der Geschmack ölig.

Bestandteile: Fettes Oel, Harz.

Wirkung und Verwendung: Wirken wurmwidrig und gehören zu den ältesten Bandwurmmitteln (Taenifugum).

Anwendung: Sie werden in Mengen von 50 bis 100 g in zerhacktem Zustande morgens nüchtern genommen, nachdem am Abend vorher ein Hering verzehrt wurde.

* Semen Cydóniae.
Quittensamen, Quittenkerne.

Stammpflanze: Cydónia vulgáris.

Familie: Rósaceae, Poméae (Rosengewächse, Abt. Apfelgewächse).

Heimat: Ursprünglich Persien, Afghanistan, Turkestan.

Kulturländer: Ganz Mitteleuropa, aber nicht im Norden.

Handelsware: Rußland und die Türkei liefern sehr schleimreiche Samen, die deutsche Ware kommt hauptsächlich aus Württemberg und Franken, auch Spanien liefert die Droge.

Beschreibung: Es sind die scharfkantigen, getrockneten Samen, meist miteinander verklebt, die violetbraune Samenschale ist vielfach mit einem weißgrauen Ueberzug bedeckt. Sie sind Apfelkernen ähnlich, letztere sind aber nicht verklebt. Geschmack schleimig und beim Kauen bittermandelartig.

Bestandteile: In der Samenschale sehr viel Schleim, im Kern Emulsion und Amygdalin.

Wirkung und Verwendung: Der Quittenschleim = Mucilágo Cydóniae dient hier und da zu Augenwässern, meist zu kosmetischen Zwecken, auch als Schlichte in der Weberei.

Anwendung: Zu Augenwasser übergießt man 1 Teelöffel der abgewaschenen Samen mit ¼ Liter siedendem Wasser, erhitzt noch 10 Minuten und wäscht die Augen lauwarm aus.

Die reifen Früchte **Fructus Cydóniae** kommen als Quittenäpfel und Quittenbirnen in den Handel. Frisch sind sie ungenießbar, aber eingemacht werden sie vielfach in der Bäckerei verwendet. In manchen Gegenden Deutschlands wird Sírupus Cydóniae auch medizinisch verwendet, wegen seiner adstringierenden Wirkung. In Scheiben geschnittene, getrocknete Quitten = Quittenschnitzel = Fructus Cydóniae siccáti werden als Spezifikum gegen weißen Fluß gebraucht.

Anwendung: Gegen weißen Fluß werden die Quittenscheiben mit wenig Wasser zu einem Kompott verkocht, von dem man morgens und abends je 2 Eßlöffel voll verzehrt.

* Semen Foenugraéci, seu Foéni Graéci. D. A. 6. Kn.
Bockshornsamen. Griechischer Heusamen.

Stammpflanze: Trigonélla foenum graecum.

Familie: Papilionacéae (Schmetterlingsblütler).

Heimat: Nordwesten Indiens bis nach Kleinasien.

Kulturländer: Indien, Aegypten, Marokko, Südfrankreich, Mähren, Thüringen, bei Erfurt.

Beschreibung: Die reifen, hellbraunen, graugelben bis graurötlichen, harten Samen sind flach, rautenförmig (verschoben viereckig) oder unregelmäßig gerundet, unter der Lupe feinkörnig punktiert und auf beiden Seiten mit einer tiefen Furche versehen. Geruch stark unangenehm, Geschmack schleimig und bitter.

Bestandteile: Fettes und ätherisches Oel, Schleim, Cholin und Trigonellin.

Wirkung und Verwendung: Zu erweichenden Umschlägen, in der Tierheilkunde als hustenlinderndes Mittel (Expéktorans), sowie zur Beförderung der Freßlust der Tiere.

Anwendung: Zu erweichenden Umschlägen erhitzt man das Pulver mit mäßig Wasser zum Kochen, tut den Brei in Leinenbeutel, die man so heiß als vertragen wird, auflegt.

Semen Heliánthi = Sonnenblumensamen.
Sonnenrosenkörner.

Stammpflanze: Heliánthus ánnuus.

Familie: Compósitae (Zusammengesetztblütige, Körbchenblütler).

Heimat: In ganz Europa und Rußland.

Beschreibung: Die 8 bis 15 mm langen Samen sind ausgeprägt dreikantig von grauer bis schwarzer Farbe, vielfach gestreift. Die zähe Samenschale umgibt einen weichen, weißen Samenkern von eigenartigem Geruch und öligem, etwas adstringierendem Geschmack.

Bestandteile: Fettes Oel, Gerbstoffe, Helianthin.

Verwendung: Als Futter für exotische Vögel (Papageien, Kakadu) sowie zur Gewinnung des fetten Oeles (Oleum Helianthi).

* Semen Lini. D. A. 6.
Leinsamen, Flachssamen.

Stammpflanze: Linum usitatíssimum.

Familie: Linacéae (Leingewächse).

Heimat: Wahrscheinlich das Mittelmeergebiet und Vorderasien.

Kulturländer: Indien, ganz Rußland, Deutschland, Algier, Aegypten, Nordamerika.

Handelsware: Die größte Menge kommt von Indien und Rußland.

Beschreibung: Die länglich eiförmigen, flachgedrückten, hell- bis rotbraunen Samen sind glänzend, am Rande scharfkantig, an einem Ende abgerundet, am andern zugespitzt, unter der Lupe feinwarzig. Die spröde Samenschale umschließt einen weißlichen oder etwas grünlichen Samenkern. Geruchlos, von schleimigem, öligem Geschmack.

Bestandteile: Die Samenschale enthält einen farblosen, in Wasser löslichen Schleim, der Samenkern das fette Oleum Lini. Es beträgt bis 35 %. Ferner ist ein dem Amygdalin verwandter Körper vorhanden, das Linamarin, das bei seiner Spaltung Zucker und Cyanwasserstoffsäure liefert. Kommt hauptsächlich beim keimenden Samen vor.

Die nach dem Abpressen des Oeles zurückbleibenden bräunlichgrauen Rückstände kommen als Leinkuchen, Placénta Séminis Lini, D. A. 6, in den Handel. Die gepulverte Placenta heißt Farína Séminis Lini.

Wirkung und Verwendung: Innerlich als hustenlinderndes Mittel in Form von Aufgüssen, ferner zu erweichenden Umschlägen für Geschwülste; hierzu wird auch die Farína Séminis Lini verwendet. Placénta Séminis Lini findet Verwendung als Viehfutter.

Anwendung: Gegen Husten wird 1 Eßlöffel der ganzen Samen mit ¼ Liter Wasser zu einem Schleim gekocht, den man durchgeseiht stark mit Kandis süßt und warm in Anteilen trinkt. Zum Aufziehen von Geschwülsten verwendet man den gemahlenen Leinsamen, nicht den gemahlenen Leinkuchen in der gleichen Weise wie oben den griechischen Heusamen.

* Semen Myristicae, Nuces moschátae. D. A. 6.
Muskatnuß, Mazisnüsse.

Stammpflanze: Myrística fragans.

Familie: Myristicacéae (Muskatgewächse).

Heimat: Molukken.

Kulturländer: Sumatra, Zelebes, Java, Bandainseln, Westindien, Brasilien, Afrika (Siérra Leone).

Handelssorten: Als beste gelten die Bandanüsse, die über Makassar und Singapore in den Handel kommen, und zwar in mit Teer gedichteten, innen gekalkten Fässern von 30 bis 60 kg Inhalt. Südamerikanische Nüsse sind heller und gleich den rotbraunen, kantigen, westindischen Nüssen von schwachem Aroma. Wilde Muskatnüsse, Papua- oder männliche Muskatnüsse genannt, werden von Neu-Guinea in den Handel gebracht. Sie sind viel länger und laufen spitz zu, auch sie haben geringeres Aroma. Hauptstapelplätze sind Amsterdam, New York, London. Aufbewahrung gut verschlossen und trocken.

Beschreibung: Es sind die getrockneten, vom Samenmantel = Arillus und der Steinschale befreiten und dann vielfach gekalkten Samenkerne. Sie sind stumpfeiförmig, seltener eikugelig, bis 3 cm lang und bis 2 cm dick, durch Kalk hellgrau bis weiß bestäubt, netzig, runzelig. Entfernt man den Kalk, so ist die Oberfläche bräunlich. Der Querschnitt ist gelblichweiß und braun marmoriert. Geruch kräftig würzig, Geschmack würzig, schwach bitter. Das Kalken wird vor allem zum Zwecke der Konservierung vorgenommen.

Um die Samen zu gewinnen, werden die Fruchtwand und der Samenmantel der Steinfrucht entfernt und die Steinschalen nach längerem Erhitzen über Feuer mit Holzhämmern zerschlagen, wobei die Samen herausfallen.

Bestandteile: Aetherisches Oel und 20 bis 40 % Fett, ferner Eiweiß, Stärke, Farbstoff, Gerbsäure.

Wirkung und Verwendung: Ein bekanntes Küchengewürz, das auch bei der Likörfabrikation Verwendung findet. Die medizinische Verwendung ist gering (hauptsächlich die Präparate Oleum Nucístae, Oleum Myristicae aethéreum, siehe diese).

* Macis = Macis, Muskatblüte, Macisblüte.

Stammpflanze: Myrística fragrans.

Familie: Myristicacéae (Muskatnußgewächse).

Heimat: Molukken.

Kulturländer: Molukken, Ostindien, Südamerika.

Handelssorten: Banda-Macis (die echte Sorte) gibt ein gefärbtes alkoholisches Filtrat. Bombay-Macis (von Vorderindien) Farbe mehr rötlich. An der Spitze zusammengedreht. Padua-Macis (auch Papua) ist kleiner als die echte und von mehr gelber Farbe. Außerdem sortiert man nach ganzen und zertrümmerten Samenmänteln und nach der Farbe.

Beschreibung: Macis ist der Samenmantel = Arillus der echten Muskatnuß. Er stellt ein viellappiges, zähes Gebilde von orangeroter Farbe vor, ist flachgedrückt, dünn, brüchig, hornartig, mattglänzend, von gewürzhaftem Geruch und brennend gewürzhaftem Geschmack. Das Pulver ist je nach Abstammung (von der Handelsware) feuriggelb bis orangerot.

Bestandteile: Fettes und ätherisches Oel, wie bei Semen Myrísticae.

Wirkung und Verwendung: Wirkt blähungswidrig und wird außer als Gewürz als Karminativum (blähungtreibendes Mittel) gebraucht.

Anwendung: Als blähungswidriges Mittel nimmt man ¼ Teelöffel des Pulvers am besten mit kaltem, schwarzem Kaffee.

* Semen Nápi.
Raps, Rübsen, Reps. Kohlsaat.

Stammpflanze: Brássica campéstris = Rübsen, Brássica napus = Raps.
Familie: Cruciférae (Kreuzblütlergewächse).
Heimat: Asien.
Kulturländer: Pfalz, Baden, Schlesien.
Beschreibung: Die langen, schmalen Schoten enthalten kleine schwarze oder braune, runde, glatte und glänzende, am Keimling mit einem graublauen Punkt versehene, innen gelbgrünliche Samen. Geruchlos, von süßlich öligem Geschmack.
Bestandteile: Fettes Oel und Spuren ätherischen Oeles.
Wirkung und Verwendung: Hauptsächlich zur Gewinnung von Oleum Rapae und als Vogelfutter.

* Semen Nigéllae = Schwarzkümmel.

Stammpflanze: Nigélla satíva.
Familie: Ranunculacéae (Hahnenfußgewächse).
Heimat: Levante, Damaskus.
Kulturländer: Thüringen.
Beschreibung: Eiförmige, drei- bis vierkantige Samen, außen mattschwarz, bis 2,5 mm lang. Geruch besonders beim Reiben an Kampfer erinnernd, Geschmack scharf und würzig.
Bestandteile: Fettes Oel, ätherisches Oel, Nigellin.
Wirkung und Verwendung: Wirkt blähungswidrig und fördert die Milchsekretion (Milchabscheidung), weshalb es als Bestandteil von Milch- und Nutzenpulvern in der Tierheilkunde angewendet wird. Auch gegen verschlagene Winde und endlich zu Schnupftabak findet die Droge Anwendung.
Anwendung: Als blähungswidriges Mittel wird 1 Eßlöffel der Droge mit ¼ Liter Wasser gekocht und morgens nach dem Frühstück getrunken. Als Milchabsonderungsmittel wird ein gleicher Absud abends vor dem Schlafengehen getrunken.

* Semen Papáveris. D. A. 6.
Mohnsamen, Mohnsaat, Magsamen.

Stammpflanze:
Familie:
Heimat:
} Siehe bei Fructus Papaveris.

Beschreibung: Es sind die reifen, weißlichen oder bläulichgrauen Samen. Sie sind nierenförmig und unter der Lupe netzigrunzelig. Arzneilich sollen nur die weißen Samen verwendet werden. Mohnsamen sind geruchlos und schmecken mild und ölig.
Bestandteile: Bis 50 % fettes, trockenes Oel und Emulsin.
Wirkung und Verwendung: Arzneilich zu Oelemulsionen, technisch zur Gewinnung von Óleum Papáveris, ferner als Vogelfutter und in der Bäckerei. (Der blaue Mohn.)

Semen Persicárum = Pfirsichkerne.

Stammpflanze: Prunus pérsica.
Familie: Rosacéae — Prunéae (Pflaumengewächse).
Heimat: Persien.
Kulturländer: Frankreich, Spanien.
Beschreibung Unseren Pflaumenkernen ähnliche Samen, nur erheblich größer, aber kleiner als Mandeln. Den zweiteiligen Kern umgibt eine braune Samenschale. Der Geruch ist nicht hervortretend, der Geschmack milde, an Bittermandeln erinnernd.

Bestandteile: Fettes Oel und Amygdalin.

Verwendung: Pfirsichkerne werden zur Gewinnung des fetten Oeles gebraucht, das als Ersatz des fetten Mandelöls dient; die Preßrückstände werden gemahlen als Mandelkleie gehandelt, da sie, wie die echte Mandelkleie, bei Berührung mit Wasser ebenfalls Bittermandelöl entwickeln. Neuerdings die geschälten und gemahlenen Samen zu Marzipanersatz (Persipan).

* Semen Phaséoli, Fabae albae = Weiße Bohnen.

Stammpflanze: Phaséolus vulgáris.

Familie: Papilionacéae (Schmetterlingsblütler).

Heimat und Kulturländer: Die ganze gemäßigte Zone.

Beschreibung: Die allgemein als Gegenstand des Kolonialwarenhandels dienenden Bohnen kommen für den Drogisten nicht in Betracht, sondern neben den bereits unter Cortex behandelten Bohnenhülsen nur das aus ihnen gewonnene Bohnenmehl = Fabae albae pulverátae, Farína Fabárum, Semen Phaséoli pulverátum. Es ist von gelblichweißer Farbe, eigenartigem Geruch und eigenartig fettigem Geschmack. Da durch Milben sehr leicht heimgesucht, erfordert es eine gutgeschlossene Aufbewahrung an trockenem Ort.

Bestandteile: Stärkemehl, fettes Oel, Legumin.

Wirkung und Verwendung: Wirkt verteilend und wird darum zu Umschlägen bei Zahn- und anderen Geschwüren verwendet; außerdem auch als Nahrungsmittel.

Anwendung: Das Bohnenmehl wird in dichte Leinenbeutel getan und so heiß als möglich aufgelegt.

* Semen Psyllii.
Flohsamen.

Stammpflanze: Plantágo psyllium.

Familie: Plantaginacéae (Wegebreitgewächse).

Heimat: In Südeuropa an sandigen Meeresküsten.

Kulturländer: Südfrankreich, Ostindien.

Beschreibung: Die 2 bis 3 mm langen und bis 1½ mm breiten Samen sind glänzend schwarzbraun, auf der einen Seite gewölbt, auf der anderen ausgehöhlt, also schildförmig. Sie sind geruchlos und haben einen schleimigen Geschmack.

Bestandteile: Schleim und Gummi.

Wirkung und Verwendung: Innerlich als einhüllendes Mittel, technisch zum Steifmachen (Appretieren) von Seide, Wäsche und Hüten, der Schleim auch als kosmetisches Mittel.

Anwendung: Als einhüllendes Mittel bei Erkältungen der Luftröhre wird ½ Teelöffel der Droge gewaschen, mit ⅕ Liter siedendem Wasser übergossen und aufgekocht, stark gesüßt, in Anteilen getrunken. Für die Kosmetik stellt man aus gemahlenem Samen mit dem 4—5fachen siedenden Wasser einen steifen Schleim her, den man mit Glyzerin versetzt, abends aufbrüht, um besonders empfindliche Haut geschmeidig zu machen.

* Semen Quércus, Glandes Quércus.
Eicheln.

Stammpflanze:
Familie:
Heimat:
} Siehe bei Cortex Quercus.

Handelsware: Die Eicheln finden meist geröstet und pulverisiert Verwendung und heißen dann: Glandes Quercus tóstae pulveratae = Eichelkaffee. Hierbei geht die Stärke in Dextrin über, während zugleich brenzliche Produkte entstehen, die den gebrannten Eicheln einen kaffeeähnlichen Geruch verleihen.

Beschreibung: Die aus den beiden Keimblättern bestehende Droge ist bräunlichgrau, längsfurchig, plankonvex. Geruchlos, Geschmack bitter und herb.

Bestandteile: Ueber 30 % Stärkemehl, fettes Oel und Gerbsäure.

Wirkung und Verwendung: Eichelkaffee findet bei skrofulösen und schwächlichen Kindern, namentlich wenn sie an Durchfall leiden, Verwendung, auch als Kaffeeersatzmittel und zur Herstellung von Eichelkakao. Der eingedampfte Auszug führt den Namen Eichelkaffee-Extrakt = Extráctum Glandum Quercus. Er bildet mit Zucker und Kakao den Eichelkakao.

Anwendung: Bei Skrofulose macht man nach Art der Kaffeebereitung einen Aufguß, den die Kinder an Stelle des Kaffees, ohne Milch, aber gesüßt, trinken; hinterher Mehlsuppen.

* Semen Sabadíllae = Sabadillsamen. D. A. 6.

Fälschlich auch **Fructus Sabadillae, Läusesamen, Läusekörner.**

Stampflanze: Schoenocanlon officinále.

Familie: Liliacéae — Colchicéae (Liliengewächse — Zeitlosengewächse).

Heimat: Mexiko, Guatemala, Venezuela.

Beschreibung: Die fast nur von wildwachsenden Pflanzen gesammelten Samen sind von der Fruchtschale befreit. Sie sind länglich, am oberen Ende zugespitzt, ca. 10 mm lang, bis 2 mm dick, unregelmäßig kantig, mit einer glänzenden dunkelschwarzbraunen Samenschale umgeben. Im Innern weiß bis graublau. Geruchlos, Geschmack kratzend, bitterlich. Kommen über Karrakas nach Hamburg.

Bestandteile: Veratrin neben einer Reihe anderer Alkaloide.

Wirkung und Verwendung: Wirken antiparasitisch besonders gegen Läuse und werden dafür meist in Form von Sabadillessig = Acétum Sabadíllae angewandt.

Anwendung: Zwar ist die Anwendung des Sabadillessig üblicher, aber man kann auch eine Abkochung von 1 Teelöffel Samen in ½ Liter Wasser zum Kopfwaschen verwenden.

* Semen Sinápis albae. Semen Erúcae.
Weißer Senf.

Stammpflanze: Sínapis alba.

Familie: Cruciférae (Kreuzblütler).

Heimat: Europa, Asien.

Kulturländer: Thüringen, Württemberg, Holland, England, Rußland und Kleinasien.

Beschreibung: Die kugeligen kleinen Samen sind mattgelb, mit feinen Grübchen versehen, ohne Geruch, von öligem und danach scharf beißendem Geschmack. Sie liefern ein gelbes Pulver, das mit Wasser angerührt keinen stechenden Geruch entwickelt.

Bestandteile: Bis 30 % fettes Oel, einen Eiweißkörper = Myrosin und das scharfe Sinalbin, das bei Gegenwart von Wasser in Zucker, saures schwefelsaures Sinapin und Sinalbinsenföl zerfällt.

Wirkung und Verwendung: Ganze, weiße Senfkörner als magenstärkendes Mittel und als Gewürz zum Einmachen von Gurken, das Pulver zur Bereitung von Speisesenf.

* Semen Sinápis (nigrae). D. A. 6.
Schwarzer oder grüner Senf.

Stammpflanze: Brássica nigra.
Familie: Cruciférae (Kreuzblütler).
Heimat: Südöstliche Mittelmeerländer.
Kulturländer: Holland, Italien, Böhmen, Deutschland, England und Amerika.

Handelsware: Als bester gilt holländischer Senf, kleine dunkle Körner. Russische und Thüringer Ware ist weniger wertvoll. Auch italienischer Senf von Apulien und Sizilien hat Bedeutung.

Beschreibung: Ungefähr kugelige, bis 1½ mm im Durchmesser große Samen, deren hell- bis dunkelrotbraune, am Keimling blaugrün punktierte Samenschale unter der Lupe stark netzig-grubig erscheint. Der Samenkern ist grünlichgelb. Schwarzer Senf ist geruchlos, mit Wasser zerstoßen riecht er aber nach ätherischem Senföl. Geschmack anfangs mild ölig und schwach säuerlich, dann brennend scharf. Gepulverter Senf ist grüngelb mit rotbraunen Teilchen (Samenschale) durchsetzt.

Bestandteile: Bis zu 30 % fettes Oel, Sinigrin, auch myronsaures Kalium genannt, und das eiweißartige Ferment Myrosin. Bei Gegenwart von Wasser wirkt das Myrosin auf das Sinigrin ein und es entsteht das ätherische Senföl sowie Traubenzucker und Kaliumbisulfat. Die Samen enthalten ferner Sinapin und die Sinapinsäure.

Wirkung und Verwendung: Zur Oelgewinnung, Zusatz zu Speisesenf und medizinisch zur Bereitung von Senfteig, Senfpflaster, auch als Zusatz zu Bädern bei Blutstörungen.

In Indien, Südrußland (bei Sarepta), Nordafrika wird die Brassica juncea, der russische oder Sareptasenf angebaut. Die hellbraunen Samen werden geschält und vom Oel befreit und die Preßkuchen darauf gepulvert. Das **Sareptasenfmehl** ist gelb und gibt, wie schwarzer Senf, mit Wasser angerührt den Geruch nach ätherischem Senföl. Wird hauptsächlich in der Senf- oder Mostrichfabrikation verwendet.

Anwendung: Bei Gliederschmerzen legt man einen aus 1 Eßlöffel der gemahlenen Droge und wenig heißem Wasser bereiteten Brei auf. Zu Fußbädern, bei infolge Erkältungen ausbleibender Menses, nimmt man 100 g Senfmehl, streut über die in einer Wanne stehenden Füße und gießt starkwarmes Wasser darüber. Dauer des Bades 15 Minuten, abends vor dem Schlafengehen. Die in Form fabrikfertiger Spezialitäten auf den Markt kommenden Menstruationsmittel sind ja bekanntlich nach der K. V. Verz. C verboten.

* Semen Strýchni = Strychnossamen.
Krähenaugen, Brechnüsse. D. A. 6.

Stammpflanze: Strychnos nux vómica.
Familie: Loganiacéae — Strychnacéae (Strychnosgewächse).
Heimat: Vorderindien (Ceylon), Hinterindien, Nordaustralien.
Handelssorten: Bombay, Kochin, Kalkutta. Die erste ist die beste.

Beschreibung: Die Samen sind scheibenförmig, 20—25 mm breit, 3—5 mm dick und nahezu kreisrund; meist etwas verbogen, auf der einen Seite vertieft, dicht behaart, von graugelber bis grünlichgrauer Farbe. Das Gefüge ist hornartig zähe. Geruchlos, Geschmack (!) sehr bitter.

Bestandteile: Strychinin, Bruzin, Loganin (Alkaloide), Igasursäure.

Wirkung und Verwendung: Wirken appetitanregend, nervenberuhigend und werden daher in Form der Tinctúra Strychni als Anregungsmittel verwendet, mehr aber zur Gewinnung von Strychnin (†) und seinen Salzen.

Gesetzliche Bestimmungen: A. V. B. Gift Abteil. II.

Semen Tónca, Fabae Tonca. Tonkabohnen.

Stammpflanze: Dípteryx odoráta, ein Baum.

Familie: Papilionacéae (Schmetterlingsblütler).

Heimat: Guayana (Südamerika), Venezuela.

Handelssorten: Als beste Ware gilt die schwarze holländische sogenannte Angosturabohne. Die englischen Tonkabohnen, von Englisch-Guayana kommend, sind kleiner, außen braun, nicht schwarz, im Innern weißlich und selten kristallisiert.

Beschreibung: Die holzige Hülse enthält einen bohnenartigen Samen. Dieser ist bis 5 cm lang und bis etwas über 1 cm breit, an den Enden stumpf, außen schwarz, fettglänzend, netzaderig gerunzelt, nicht selten mit weißen Kristallen bedeckt. Zwischen den Samenlappen sind häufig kleine Kristalle (Kumarin). Geruch vanilleähnlich und an Heu erinnernd, Geschmack würzig bitter.

Bestandteile: Kumarin und Fett, auch Stärke.

Wirkung und Verwendung: Zu Parfümerien, zu Tabakbeizen, Riechkissen und zur Herstellung der Waldmeisteressenz.

Anwendung: Zur Bereitung einer sogenannten Maiweinessenz werden die zerstampften Samen im Verhältnis von 1:19 mit Weißwein ausgezogen.

* Gallae. D. A. 6. Gallen, Galläpfel.

Entstehung: Gallen entstehen dadurch, daß gewisse Insekten — Gallwespen oder Blattläuse — vermittels ihres Legestachels Eier in das zarte Zellgewebe von Blattknospen, Blättern, Früchten oder Fruchtbechern legen. Durch Zellwucherung entstehen aus diesen Verwundungen kugelige oder blasige Gebilde, Gallen genannt, in denen sich die Larven entwickeln, nähren und verpuppen.

Heimat: Ostgebiet des Mittelmeeres, Kleinasien, Syrien, Persien, Ungarn, Dalmatien, Halbinsel Krim und Ionische Inseln, China, Japan.

Handelssorten: Man unterscheidet:

1. Aleppo-, türkische oder levantinische Gallen oder Galläpfel, Gallae halepénses, Gallae túrticae. Sie entstehen durch den Stich und die Eiablage der Gallwespe, Cynips tinctória, in die frischen Triebe und Blätter der strauchartigen Quércus infectória (Familie Fagacéae, Buchengewächse). Der Stich ruft eine bedeutende Anschwellung hervor, in der die Larve sich allmählich entwickelt, worauf das junge Insekt durch ein gerades zylindrisches Bohrloch die Galle verläßt. Die Galläpfel stellen kugelige, selten birnenförmige, graugrün bis gelbliche, bis nußgroße Gebilde vor. Die obere Hälfte ist mit spitzen Höckern und Falten unregelmäßig besetzt, die untere Hälfte ist vielfach glatt. Die grünlichschwarzen gelten als die besseren, sie sinken im Wasser unter, die gelblichen schwimmen auf Wasser und haben fast stets ein Schlupfloch. Ihr Bruch ist wachsartig glänzend. In der Mitte der Galläpfel befindet sich ein kugeliger Hohlraum. Die besten

Aleppogallen heißen Jerligallen, ganz kleine ausgelesene heißen Soriangallen. Europäische Gallen stammen von Quercus Cerris und anderen Eichenarten. Sie sind viel kleiner und leichter, und haben keine stacheligen Höcker.

2. Chinesische oder japanische Gallen (Gallae sinénses). Sie entstehen auf ähnliche Weise, wie die Galläpfel, aber durch eine Blattlaus Aphis sinénsis, an den Zweigspitzen und Blattstielen einer im nördlichen Indien, China, Formosa und Japan einheimischen Sumachart, Rhus-semialáta-Familie: Anacardiacéae (Sumachgewächse). Diese Gallen werden, um die junge Brut zu töten, gebrüht.

Sie stellen leichte, bis 8 cm lange und bis 4 cm dicke, hohle Blasen mit kurzen, runden Höckern von der verschiedensten Gestaltung dar. Sie sind mit einem dichten, kurzen, grauen Filz bedeckt. Die Blasenwandung ist spröde, hornartig durchscheinend, Bruch glatt, glänzend. Japanische Gallen sind etwas kleiner und heller als chinesische. Andere Gallen haben einen stark zusammenziehenden Geschmack. Ihr Pulver färbt sich mit verdünntem Eisenchlorid schwarzblau.

Bestandteile: Türkische Galläpfel enthalten 50—70 % Gallusgerbsäure, außerdem Gallussäure, Ellagsäure sowie etwas Zucker und Stärke. Chinesische und japanische Gallen enthalten bis zu 75 % Gallusgerbsäure.

Wirkung und Verwendung: Zur Schwarzfärberei, Gerberei, Tintenfabrikation und zur Gerbsäuregewinnung, auch zu Holzbeizen und die Tinktur gegen Frostbeulen.

Anwendung: Gegen Frostbeulen wird 1 Eßlöffel der gemahlenenen Gallen mit etwa ½ Liter Wasser ausgekocht und mit der Abkochung die betreffende Körperstelle gebadet.

Außer diesen Gallen finden sich noch im Handel:

1. Die ungarischen Knoppern. Es sind die durch den Stich einer Gallwespe unregelmäßig gestalteten Fruchtbecher oder Früchte der Quercus pedunculáta (Stieleiche) und Quercus sessiflóra (mit sitzenden Blüten). Sie enthalten bis 33 % Gerbsäure und werden namentlich in Oesterreich als Gerbmaterial benutzt.

2. Die orientalischen Knoppern = Valonen genannt, sind die Fruchtbecher von Quercus Valónea, Kleinasien, Krim, ionische Inseln. Hauptausfuhrhafen ist Smyrna.

Sie enthalten reichlich Gerbsäure und finden ausgedehnte Anwendung in der Färberei und Gerberei.

* Gossýpium depurátum. D. A. 6.
Gereinigte Baumwolle, Watte, gereinigte Verbandwatte.

Stammpflanze: Gossýpium herbáceum u. a.

Familie: Malvacéae (Malvengewächse).

Heimat: Antillen, im Togogebiet Afrikas, China, Mexiko, Westindien.

Kulturländer: Nord- und Mittelamerika, Brasilien, Peru, Queensland, Abessinien, Arabien, Indien, Ceylon, Ostindien, Südwestafrikanische Kolonie, Kamerun.

Handelssorten für rohe Baumwolle: Nordamerika, Südamerika, Ostindien, Aegypten, Deutsch-Ostafrika, Spanien, Hauptstapelplätze sind Liverpool, Bremen, Hamburg, Havre, Marseille, Dünkirchen, Barcelona, Antwerpen, Rotterdam, Venedig, Genua, Neapel, Triest. In Deutschland konzentriert sich der Handel seit alters her auf Bremen, dessen Baumwollbörse weltberühmt ist.

Beschreibung: Die in ihrem äußeren hinreichend bekannte Watte wird von den kapselartigen Früchten gewonnen, die zur Zeit der Reife aufspringen, so daß die Baumwolle herausdringt und einfach abgenommen zu werden braucht. In geeigneten Maschinen (Egrainiermaschinen) werden die Samen von der anhaftenden Baumwolle befreit. Diese hat im rohen Zustande eine weißliche, rötliche oder gelbliche Farbe, ist sehr fetthaltig und kommt in Ballen gepreßt auf den Weltmarkt. Bei uns wird sie dann auf maschinellem Wege von Unreinigkeiten befreit, durch Benzin und nachträgliches Kochen mit Natronlauge oder Sodalösung vom Fett befreit und endlich gebleicht. Je nach der Abstammung sind die einzelnen Fäden länger oder kürzer, demgemäß also auch die daraus gewonnene Watte mehr oder weniger weich. Sie muß weich, elastisch, vollkommen geruchlos- und geschmacklos sein und darf nach dem D. A. 6 nicht mehr als 0,3 % Asche hinterlassen. Der manchen Verbandswatten eigene sogenannte knirschende Griff wird auf künstliche Weise erzielt. Eine gute Verbandwatte muß, auf ausgekochtes und wieder abgekühltes Wasser geworfen, sich sofort vollsaugen und untergehen, eine nicht genügend entfettete Watte tut das langsamer, weil das Fett der Aufnahme des Wassers hinderlich ist. Eine solche Watte ist für Verbandzwecke nicht geeignet.

Bestandteile: Vorwiegend nur Zelullose.

Verwendung: Als Verbandmaterial hinreichend bekannt.

Drogen von blütenlosen Pflanzen (Kryptogamen-Drogen)

(Siehe Seite 2.)

* **Carragéen, Carragheen, Fúcus críspus, Lichen Carraghéen, Karrageen = Irländisch Moos, Seemoos, Knorpeltang.** D. A. 6.

Stammpflanze: Chondrus crispus und Gigartína mamillósa.

Familie: Rodophycéae (Rotalgen, Rottange).

Heimat: Küste von Irland, sowie von Gibraltar bis zum Nordkap, Nordamerika bei Massachusetts.

Handelssorten: Irländische Ware über Liverpool in Ballen von 200—300 kg, französische über Havre in Ballen von 80 bis 100 kg und amerikanische über Plymouth.

Beschreibung: Der Thallus (siehe bei Lichen islandicus!) ist ungefähr handgroß, gelblich, knorpelig, durchscheinend, wiederholt gabelig verzweigt. Es soll nicht mit Kalkablagerungen besetzt sein und eine gleichmäßige Farbe besitzen. Meist ist es durch die Sonne, mitunter auch durch Chlor oder schweflige Säure gebleicht. In trockenem Zustande geruchlos, beim Aufweichen und Kochen den Seegeruch aufweisend, Geschmack schleimig, salzig. In siedendem Wasser soll es nahezu restlos löslich sein, die Lösung bildet nach dem Erkalten einen ziemlich dicken Schleim.

Bestandteile: Pflanzenschleim (Bassorin), Salze.

Wirkung und Verwendung: Medizinisch als hustenlinderndes Mittel, technisch als Bindemittel für Wasserfarben, sowie in der Buntpapierfabrikation und zur Herstellung marmorierter Buchschnitte.

Anwendung: Als hustenlinderndes Mittel weicht man 1 Eßlöffel der Droge einige Stunden ein, kocht alsdann mit ¼ Liter

Wasser zu einem Schleim, den man stark gesüßt, eßlöffelweise trinkt.

Verwechslungen und Fälschungen: Häufig mit anderen Algenarten, die man aber an der Form und Farbe bald erkennen kann. Außerdem mit den Gebilden von Gigartína mamillósa, die aber mit Wasser befeuchtet sofort schleimig werden.

Fúngus cervínus, Bolétus cervínus — Hirschbrunst.

Stammpflanze: Elaphomýces granulátus.

Familie: Ascomycétes-Tuberacéae (Trüffelpilze).

Heimat: In ganz Europa in Wäldern verbreitet.

Handelssorten: Deutschland deckt seinen eigenen Bedarf an dieser fast obsoleten (veralteten) Droge.

Beschreibung: Die Droge ist der Fruchtkörper obiger Stammpflanze, findet sich namentlich in Humusboden von Nadelbäumen, ist von kugeliger Gestalt, bis walnußgroß, außen genarbt, dunkelrotbraun bis schwarz, innen mit einem von zahlreichen Häuten durchzogenen, umbrafarbenen, leichtstäubenden Pulver gefüllt. Der Geschmack ist fade, Geruch desgleichen, vielfach unangenehm.

Bestandteile: Einen Bitterstoff und eine organische Säure.

Wirkung und Verwendung: Soll auf die Genitalnerven (Geschlechtsnerven) wirken und ist seit alten Zeiten in der Tierheilkunde (Veterinärpraxis) als Brunstmittel in Gebrauch.

Anwendung: Als anregendes Mittel kommen nur die in den Nüssen befindlichen Sporen, ein schwarzbraunes Pulver, in Frage, von denen man jeweils am Tage 1 Teelöffel voll genießt. Die Wirkung ist darum problematisch, weil die Wirksamkeit der Droge schon nach einjähriger Lagerung fast verlorengeht.

* Fúngus Chirurgórum. Wundschwamm.

Stammpflanze: Fomes (Polyporus) fomentárius; vom lat. fomes = Zunder; fomentárius = Zunder liefernd; Polýporus vom griech. polys = viel, póros = Loch.

Familie: Polyporacéae (Löcherschwämme).

Heimat: Mittel- und Südeuropa.

Handelssorten: Hauptsächlich von Ungarn und Böhmen.

Beschreibung: Der auf Buchen-, Eichen- und Birkenstämmen wachsende Pilz wird im August und September gesammelt, von der äußeren harten Rinde befreit. Der innere hell-zimtbraune Teil wird als zusammenhängender Lappen aus dem sogenannten Hut herausgeschnitten, in Wasser eingeweicht, gewaschen und getrocknet. Nun wird er mit Holzhämmern geklopft, bis er sich zwischen den Fingern wie feines Leder ziehen läßt. Der Wundschwamm soll keinen Salpeter enthalten.

Verwendung: Auf blutende Stellen gelegt, stillt er das Blut, er ist ein Haemostátikum (vom griech. haima = Blut und stásis = Stillstand). Mit Salpeter getränkt findet er auch als feiner Feuerschwamm Verwendung.

* Fúngus seu Bolétus igniárius.
Feuerschwamm, Zunder.

Stammpflanze: Fomes (Polyporus) igniárius.

Familie: Polyporacéae.

Heimat: Mittel- und Südeuropa, findet sich an Weiden- und Kirschstämmen usw.

Beschreibung: Ist dem Wundschwamm ähnlich, aber fester, viel dunkler und härter, kann daher nicht zum Blutstillen verwendet werden. Wird in kochender Aschenlauge erweicht, mit Salpeterlösung getränkt, getrocknet und geklopft.

Verwendung: Findet als gewöhnlicher Feuerschwamm Verwendung sowohl in der Pyrotechnik (Feuerwerkerei), als auch neuerdings wieder in Haushaltungen zu besonderen Feuerzeugen.

* Fúngus Láricis, Bolétus Láricis, Agáricus albus = Lärchenschwamm.

Stammpflanze: Polypórus officinális Fries.

Familie: Polyporacéae.

Heimat: Europäisches und asiatisches Rußland.

Handelssorten: Die Hauptmenge kommt von Archangel (Südrußland).

Beschreibung: L. ist der Fruchtkörper genannter Stammpflanze, er wächst ausgekragt an den Stämmen der Lärchen und bildet mitunter Stücke von mehreren Kilo Schwere. Halbkugelig, mit rauher Oberfläche, grau bis weißlichgelb, im Innern nahezu weiß (daher Agaricus albus), sehr porös und spröde. Geruch zumeist muffig, Geschmack anfangs süßlich, hinterher widerlich und stark bitter.

Bestandteile: Scharfe Weichharze, Agarizinsäure.

Wirkung und Verwendung: In kleineren Mengen appetitanregend, in größeren abführend; wird in der Medizin nur selten als Abführmittel (Purgans) und gegen Nachtschweiße der Phtysiker (Schwindsüchtigen) gebraucht, mehr in der Likörfabrikation zu Bitterschnäpsen.

Anwendung: Als Abführmittel wird die gemahlene Droge messerspitzenweise genommen; gegen Nachtschweiß zieht man 10 g der Droge mit ¼ Liter destilliertem Franzbranntwein aus und genießt des Abends vor dem Schlafengehen ein halbes Likörglas.

Gesetzliche Bestimmungen: A. V. B.

D. A. 6 kennt nur Acidum agaricínicum = Agarizinsäure, den Hauptbestandteil, als weißes, geruch- und geschmackloses kristallinisches Pulver, das aber für uns, da zu Verz. A. V. B. außerdem Gift Abt. II gehörend, ohne Bedeutung ist.

* Agar-Agar. Fucus amyláceus. D. A. 6. Agar-Agar. Pflanzengelatine.

Stammpflanze: Gelídium Amánsii und wahrscheinlich auch andere Florideen.

Familie: Rhodophycéae-Floridéae (Rotalgen).

Heimat: Ostasiatische Gewässer.

Handelssorten: Von Ceylon und Japan.

Beschreibung: Die Ceylonhandelsdroge wird aus der Meeresalge dadurch gewonnen, das diese ausgekocht und die erhaltene Gallerte, halb getrocknet, in Fäden geschnitten wird, worauf man weiter gut austrocknet. Diese Fäden sind auf eine Länge von 20—50 cm geschnitten, sie sind weißlich, durchscheinend, sehr leicht und dem Innern eines Gänsekiels (der sogenannten Seele) sehr ähnlich.

Die japanische Sorte kommt in vierkantigen, 20—30 cm langen, 3—4 cm dicken, sehr leichten, gelblichen Stangen in den Handel. Sei führt den Namen Gelatína Japónica, auch Tjen-Tjan. Agar-Agar quillt in kaltem Wasser auf und löst sich in 200 Teilen siedenden Wassers fast völlig zu einer fast farblosen, geruch- und geschmacklosen Flüssigkeit auf, die nach dem Erkalten gallertartig erstarrt. Agar ist geruch- und geschmacklos.

Bestandteile: Schleim und geringe Mengen Salze.

Wirkung und Verwendung: Dient in Ostindien als Nahrungsmittel; die sogenannten indischen Vogelnester sollen zum größten Teil aus dieser und anderen verwandten Algen bestehen. Bei uns als Ersatz für Gelatine in der Küche, außerdem zum Steifmachen (= Appretur) von Geweben, namentlich Seide. Große Verwendung findet sie auch zu Nährflüssigkeiten für Bakterien (= Krankheitserreger).

Anwendung: Zu Appreturzwecken stellt man eine 5 %ige, zu Nährzwecken für Bakterien eine 20 %ige Lösung her, indem man die Droge in dem erforderlichen Wasser einweicht und dann mäßig im Wasserbad erwärmt.

Faex medicinális. Medizinische Hefe. D. A. 6.

Untergärige Bierhefe wird ausgewaschen, entbittert und bei höchtens 40° getrocknet. Mediz. Hefe ist hellbraun von Farbe, hat einen eigenartigen Geruch und Geschmack, und rötet, mit Wasser angefeuchtet, Lackmuspapier schwach.

Verwendung: Zur Herstellung von Pillen oder auch in Substanz gegen Blutkrankheiten, wie Furunkulose.

Anwendung: Zu einer Hefekur, die mindestens 3—4 Wochen fortgesetzt werden muß, verwendet man beides; die Pillen werden nach der auf den Packungen vermerkten Anweisung genommen; das Pulver täglich morgens und abends 1 Teelöffel mit Zuckerwasser.

Fucus vesiculósus = Blasentang.

Stammpflanze: Fucus vesiculósus.

Familie: Fucacéae (Tanggewächse).

Heimat: An den Ufern des Atlantischen und Stillen Ozeans.

Beschreibung: Dunkelbraune, fast schwarze, blasig knorpelige, blattartige Gebilde von dumpfem Geruch und fadem, etwas salzigem Geschmack.

Bestandteile: Jod- und Bromsalze sowie Pflanzenschleim.

Wirkung und Verwendung: Wirkt blutreinigend und findet seit einiger Zeit in mannigfacher Weise Anwendung gegen Hautkrankheiten und auch als Entfettungsmittel.

Anwendung: Als Blutreinigungsmittel kocht man 1 Teelöffel mit ¼ Liter Wasser aus und genießt den Absud im Laufe des Tages. Die Kur muß im Februar oder September während 14 Tage vorgenommen werden. Als Entfettungsmittel genießt man während 4 Wochen täglich ½ Teelöffel der Droge mit Zuckerwasser.

* Képhyr, Kefir.

Beschreibung: Es ist ein fermentartig wirkender (eine Art Gärung hervorrufender) Pilz, der sich als formlose Körner, von orangeroter oder gelblicher Farbe und hornartiger Beschaffenheit erweist. Geruch nach Buttersäure, sein Geschmack ist nicht unangenehm, an Butter erinnernd. Der Pilz hat die Eigenschaft, den Milchzucker in Alkohol und Milchsäure zu zerlegen, und das Kasein zur Ausscheidung in feinflockigster Form zu bringen, wodurch damit hergestellte Getränke leicht verdaulich werden. Zur Erhaltung eines reinen Geschmackes müssen die Kefirkörner zum Zwecke der Entfernung der Buttersäure mit Natriumbikarbonatlösung abgewaschen und wieder getrocknet werden.

Verwendung: Zur Herstellung von Kefirgetränk, auch Kumys genannt. Bei dessen Bereitung verfährt man wie folgt: Ein Eßlöffel voll Kefirkörner, ca. 25 g, werden drei Stunden in lauwarmem Wasser liegen gelassen, das Wasser dann weggeschüttet und die so gewaschenen Kefirkörner in 30° C warme, unabgekochte Milch gebracht, welche sich in in einer Selterswasserflasche befindet, die damit bis zu drei Viertel gefüllt ist. Man läßt diese nun unter zeitweiligem Aufschütteln an einen nicht zu warmen Orte 24 Stunden lang stehen und gießt dann die Flüssigkeit, die den genußfertigen Kefir darstellt, ab. Mit den verbliebenen Kefirkörnern können weitere Mengen Kefir auf die beschriebene Weise erzeugt werden.

Kefir gilt als ein vorzügliches Genuß- und Nahrungsmittel, namentlich für Rekonvaleszenten, Lungen- und Magenkranke.

Yoghurt.

Unter diesem Namen führt sich seit längerer Zeit mehr und mehr ein Nährpräparat ein, das viel Aehnlichkeit mit Kefir besitzt und seit Jahren bereits in der Türkei und Bulgarien im Gebrauch ist.

Es ist eine Art Dickmilch, bereitet aus gekochter Milch durch Behandlung mit einem Ferment, einer Pilzart, die unter dem Namen Maya oder Maia in den Handel kommt. Die Bereitung soll im Orient folgende sein: Gekochte Milch wird langsam auf etwa 50° abgekühlt und das Ferment mit Hilfe einer Spritze unter die gebildete Milchhaut gebracht. Das Ganze wird dann durch Umwicklung mit Tüchern usw. auf nahezu 45—50° Celsius gehalten und nach vier bis fünf Stunden ist die Gärung zu Ende. Die Milch ist nun zu einer gleichmäßigen, puddingartigen Masse geronnen und wird mit Zucker und geriebenem Brot genossen.

Wirkung und Verwendung: Gleich dem Kefir ein hervorragend leicht verdauliches Nährmittel mit ausgesprochen guter Wirkung bei Verdauungsstörungen und Darmfäulnis.

Einmal bei den Gärungserregern, sei hier nur kurz auf die in den Handel kommenden

Weinhefen

verwiesen, mit deren Hilfe man aus zuckerhaltigen Säften weinähnliche Getränke herstellen kann.

Neuerdings macht der folgende Artikel von sich reden, der auch eine Zukunft zu haben scheint:

Indischer Teepilz

auch Jopongepilz, Fungojopon, Kombucha genannt.

Man sagt ihm die gleiche Wirkung nach wie beispielsweise die Bulgaren dem Yoghurt, das dort als Lebenselixier gilt. Es nimmt nicht Wunder, daß sich die Industrie in Deutschland der Zucht des Teepilzes in starkem Umfange angenommen hat.

Es ist erwiesen, daß das aus diesem Teepilz bereitete Getränk sehr wohltuend den gesunden als auch den kranken Organismus zu beeinflussen vermag. Die wirksamen Träger des Getränkes sind wahrscheinlich Stoffwechselprodukte, die schon in homöopathischen Dosen, also in minimalsten Mengen wirksam sind. Bei der durch die Teepilze herbeigeführten Gärung bilden sich unter anderem in erheblichen Mengen Vitamin und Glukolsäure, die ja bekanntlich bei der Zuckerkrankheit als Arzneimittel eine große Rolle spielt. Einwandfrei sind zahlreiche Erfolge besonders bei Gefäßerkrankungen beobachtet worden, wie der Pilz überhaupt u. a. bei Alterserscheinungen aller Art von vortrefflicher Wirksamkeit sein soll.

Die „Pharmazeutische Zeitung" schreibt: Die Kultur kann entweder in einer flachen Schale (möglichst viel Oberfläche) oder in niedrigen Weithalsflaschen (Bodendurchmesser ca. 6 bis 8 cm) erfolgen. Das letztere Verfahren hat den Vorteil, daß sauber aussehende Scheiben von etwa 5-RM.-Stück-Größe sich bilden. Da der Teepilz reingezüchtet im Handel ist, so wird es sich in den meisten Fällen erübrigen, selbst Teepilzkulturen zur Pilzgewinnung anzusetzen.

Ansatzvorschrift und Gebrauchsanweisung: Ein „Pilz" von der Größe eines 5-RM.-Stückes wird in eine flache Schale oder einen tiefen Teller mit glattem Rande gelegt, mit der mattglänzenden Fläche nach oben, und mit einem schwach gezuckerten Aufguß von chinesischem Tee, der völlig erkaltet sein muß, übergossen. Das mit einem flachen Teller oder einer Glasscheibe lose bedeckte Gefäß wird dann an einem warmen Orte (auf einem Schranke in der Küche oder im geheizten Zimmer) für mehrere Tage (3—5, je nach der vorhandenen Wärme) beiseite gestellt. Dann wird der Aufguß vorsichtig abgegossen, durchgeseiht und in verkorkter Flasche zum Genusse kühl aufbewahrt. Der Geruch des Getränkes soll mild aromatisch sein. Man trinke früh und abends ein Weinglas voll. Durch zu langes Stehenlassen sauer riechende und schmeckende Flüssigkeit ist zu verwerfen. Der Ansatzpilz wächst an der Oberfläche der Flüssigkeit bis zum Gefäßrande nach. An seiner Unterseite sich bildende braune Schichten sind verbraucht und müssen entfernt werden, da sie die Zersetzung der Flüssigkeit beschleunigen. Von Zeit zu Zeit, besonders wenn der Pilz zu lange in der Ansatzflüssigkeit gelegen oder zu warm gestanden hat und sauer geworden ist, wäscht man ihn auf einem Siebe wiederholt gut mit kaltem Wasser ab, bevor man ihn mit neuem Teeaufguß übergießt.

Im übrigen gibt die „Drogisten-Zeitung" folgende Richtlinien für die Bereitung des Teegetränkes, die der Drogist bei der B e r a t u n g d e r K u n d s c h a f t verwerten kann. Die Pilzkultur muß stets i m W a s s e r aufbewahrt werden, also mit anderen Worten, der Pilz ist immer feucht zu halten. Das Gefäß für die Teeflüssigkeit darf n i e m a l s a u s M e t a l l sein, vielmehr bedient man sich eines Tontopfes. In einem kleinen Topf wird ein Eßlöffel schwarzer Tee gebrüht, dieser Teeaufguß wird nach dem Erkalten 5 Liter abgekochtem Wasser zugegeben und das ganze in den Steintopf gefüllt. Der Ansatz wird je nach Geschmack überdies mit etwas Zitronensaft (eine halbe oder eine ganze Zitrone) und ½ bis ¾ Pfund Zucker versetzt. Der Zucker ist zur Lebensfähighaltung des Pilzes beziehungsweise zur Vergärung unbedingt notwendig. Die Pilzkultur kommt nun auf die abgekühlte Flüssigkeit. Es ist notwendig, daß die Pilzoberfläche mit der Luft in Berührung kommt, um so durch Gärung die organischen Säuren und den Vitamingehalt zu bilden. Das Gefäß wird mit einem sauberen Stück Leinwand zugebunden und in einen mäßig warmen Raum gestellt. Das jeweilige Abgießen der Teeflüssigkeit geschieht durch Schräghalten des Steinguttopfes. Die Flüssigkeit wird in einwandfreie Flaschen abgefüllt und gut verkorkt. Da die Gärung des Getränkes noch nicht abgeschlossen ist, muß darauf gesehen werden, daß die Flüssigkeit rechtzeitig getrunken wird, um so ein Zerplatzen der Flaschen zu vermeiden. Die Teeflüssigkeit wird in der eingangs beschriebenen Weise ständig ergänzt. Der Teepilz bedarf keiner Ruhepause und büßt nur bei schlechter Behandlung seine Lebensfähigkeit ein. Aeußerlich macht sich dies an einer Braunfärbung und an dem Faltigwerden der Oberfläche bemerkbar. Wenn man nicht einen Ableger, der sich von Zeit zu Zeit an der unteren Seite des Mutterpilzes bildet, zur Hand hat, muß die Pilzkultur durch eine neue ersetzt werden. Bei der Zubereitung der Teeflüssigkeit ist man nicht an schwarzen Tee gebunden, vielmehr können ebenso gut andere Heilkräuter wie Lindenblüten, Waldmeister, Erdbeerblätter, Melissenkraut usw. verwendet werden. Ob sich die Theorie bewährt, bleibt abzuwarten.

* Líchen islándicus. D. A. 6.
Isländisches Moos, Isländische Flechte.

Stammpflanze: Cetrária islándica (Cetrária vom lat. cetra = kleiner Lederschild; der Thallus ist lederartig).

(Mit Thallus bezeichnet man jeden Pflanzenkörper, der keine Gliederung in Wurzel, Achse, Blätter aufweist.)

Familie: Parmeliacéae.

Heimat: Nicht nur auf Island, sondern durch ganz Europa, Sibirien, Nordamerika verbreitet. In nördlichen Gegenden in der Ebene, in südlichen mehr im Gebirge wachsend.

Handelsware: Kommt hauptsächlch vom Harz, Riesengebirge, Thüringer Wald, aber auch von Schweden, Norwegen, Tirol, Schweiz.

Beschreibung: Der bis 10 cm hohe laubartige Thallus ist häutig oder lederartig, auf der dem Lichte zugewendeten Seite weißlichgrün bis olivengrün mit weißlichen Flecken, gabelig gelappt, Ränder gefranst, umgerollt, wodurch röhrige oder rinnige Formen entstehen. Die Unterseite ist grauweißlich oder hellbräunlich, mit zerstreuten, weißen, vertieften Flecken besetzt, beiderseits kahl. Geruch schwach, eigenartig, Geschmack bitter. Mit 20 Teilen Wasser gekocht, liefert die Flechte einen bitterschmeckenden Schleim, der beim Erkalten gelatiniert. Mit Jodlösung entsteht eine blaue Färbung.

Bestandteile: Hauptbestandteile sind 70 % Lichenín = Flechtenstärke und Zetrársäure. Letztere bedingt den bitteren Geschmack der Droge. Man kann den bitteren Geschmack dadurch entfernen, daß man die Flechte mit heißem Wasser übergießt, kurze Zeit stehen läßt und das Wasser wieder abgießt, oder aber, indem man sie mit einer dreiprozentigen Kaliumkarbonatlösung drei Stunden stehen läßt, die Flüssigkeit abgießt, dann mit kaltem Wasser nachwäscht und schließlich trocknet. Die Droge heißt nun Lichen islándicus ab amarítie liberátus (von Bitterstoff befreit).

Wirkung und Verwendung: Die bittere Droge als Magenmittel bei Appetitmangel, auch bei Brustleiden, namentlich bei Lungenschwindsucht. Hierzu eignet sich namentlich die entbitterte Droge.

Anwendung: Als Magenmittel kocht man 1 Teelöffel der geschnittenen Droge mit ¼ Liter Wasser ab und genießt die Abkochung in 3 Anteilen jeweils nach der Mahlzeit. Als Hustenmittel wird 1 Eßlöffel der Droge, wie angegeben, unter Beifügung von einer Messerspitze Natron mit ½ Liter Wasser abgekocht, die Abkochung fortgegossen und die nun entbitterte Droge mit ½ Liter Wasser zu einer zähflüssigen Masse verkocht, die stark gesüßt, eßlöffelweise genossen wird.

*** Lycopódium,** Semen Lycopódii. D. A. 6.
Bärlappsporen, Bärlapp, Bärlappsamen, Hexenmehl, Streupulver.

Stammpflanze:
Familie: } Siehe bei Herba Lycopodii.
Heimat:

Handelsware: Die größte Menge liefert Rußland, deutsche Ware wird aber vorgezogen. Namentlich Rhön, Spessart und Harz liefern die Droge, die durch Ausklopfen der getrockneten Aehren gewonnen wird. Zum Sieben des Lykopodiums benutzt man feinste Florsiebe.

Beschreibung: Es sind die reifen Sporen. Diese stellen ein blaßgelbes, sehr leicht bewegliches, zart und leicht anhaftendes, geruch- und geschmackloses Pulver vor. Lykopodium schwimmt auf Wasser, ohne sich zu benetzen, sinkt aber nach dem Kochen darin unter. In die Flamme geblasen, verpufft es blitzähnlich.

Bestandteile: 50 % fettes, grüngelbes Oel, außerdem geringe Mengen von Phosphaten und anderen Salzen.

Wirkung und Verwendung: Als Streupulver gegen Wundsein der Kinder. Technisch zum Einpudern von Gießformen, damit ein Anhaften der Metallmasse verhindert wird, ferner in der Feuerwerkerei.

Verfälschung und Prüfung: Da Lykopodium teuer ist, kommen Verfälschungen vor, hauptsächlich Schwefel, Gips, Kreide, Magnesia, Bleichromat, Schwerspat, Stärke und Blütenstaub von Fichten, Tannen, Kiefern usw..

Beim Schütteln mit Wasser oder Chloroform fallen alle mineralischen Zusätze zu Boden, Schwefel erkennt man beim Verbrennen einer Probe am Geruch der schwefligen Säure. Stärke färbt sich beim Schütteln mit Jodwasser bläulich. Unter dem Mikroskop unterscheidet man deutlich die Pollenkörner der Pinusarten von den viereckigen, mit einem zierlichen Netzwerk bedeckten Lykopodiumsporen.

Pflanzensäfte.

Rohsäfte — Suci oder Succi, Pflanzenauszüge, eingedickte — Extrácta.

*** Aloe,** Sucus Áloes inspissátus. D. A. 6. Kn.
Aloe.

Stammpflanze: Verschiedene afrikanische Arten der Gattung Aloe, so Aloe socotrína, Aloe vulgáris, Aloe ferox, (welche die Kapaloe liefert), Aloe africána, Sträucher oder Bäume.

Familie: Liliacéae (Liliengewächse).

Heimat: Rotes-Meer-Gebiet und Ost- und Südküste Afrikas.

Kulturländer: Westindien, Barbados, Curaçao, Jamaika, Südafrika.

Handelssorten: Man unterscheidet im Handel zweierlei Aloesorten: nämlich: glänzende Aloe = Aloe lúcida und matte Aloe = Aloe hepática.

Der Unterschied liegt in der Bereitungsweise. Wird beim Eindampfen größere Hitze angewendet, so schmelzen die im Aloesaft enthaltenen Kristalle und bilden eine glasige Masse, die der Aloe lucida ihr glänzendes Aussehen gibt. Bei Anwendung geringer Hitze und häufigem Umrühren während des Eindampfens entsteht die matte Aloe = Aloe hepatica.

Glänzende Aloesorten haben muscheligen, glänzenden Bruch, die Kanten der Bruchstücke lassen Licht durchfallen. Matte Aloesorten haben eine matte helle oder dunkel-leberbraune Oberfläche, matten Bruch und die Kanten lassen kein Licht durchfallen. Das Aloin ist hier kristallinisch vorhanden, in der Aloe lucida amorph.

Zu den glänzenden Sorten gehören außer der offiziellen Kapaloe die türkische oder Sokotrinaaloe. Aloe socotrína, früher auf der Insel Sokotra gewonnen, jetzt meist von Sansibar kommend.

Zu den matten Sorten gehört u. a. die von der Insel gleichen Namens kommende Curaçaoaloe, außen glänzend schwarz, von dunkelbraunem, mattem Bruche. Kommt wenig in unseren Handel.

Als beste matte Aloe gilt die namentlich in England gebrauchte Barbadosaloe, die von Barbados und Jamaika in Kisten, früher in Kürbisschalen (Kalabassen) in den Handel kommt.

Auch Natal- und indische Aloe kommt vor.

Durch Auskochen der schon ausgepreßten Aloeblätter erhält man die sogenannte Roßaloe = Aloe caballína. Sie ist matt, schwarz und stark verunreinigt.

Gewinnung: Die ½ bis ¾ m langen, schwert- bis sichelförmigen Blätter lassen nach dem Abschneiden freiwillig ihren Saft austreten. Man stellt sie zu diesem Zwecke mit der Schnittfläche nach unten. Der Saft wird eingekocht oder an der Sonne eintrocknen gelassen.

Beschreibung: Die Aloe des D. A. 6 ist die sogenannte Kapaloe. Sie bildet glänzende, dunkelbraune Massen, von eigenartigem Geruch und bitterem Geschmack. Sie zerbricht leicht in glasglänzende Stücke mit muscheligen Bruchflächen und in scharfkantige, rötliche bis hellbraune Splitter. Aloe ist in siedendem Wasser etwas trübe löslich, beim Erkalten scheidet sich aber über die Hälfte wieder aus. In Weingeist ist Aloe klar löslich. Zur Herstellung des Pulvers wird Aloe über gebranntem Kalke getrocknet und dann zerrieben.

Bestandteile: Aloeharz, Aloin = ein kristallisierbarer Bitterstoff, Extraktivtsoffe, Spuren ätherischen Oels und Emodin. Die abführende Wirkung der Aloe beruht auf ihrem Gehalt an Emodin und Aloin.

Wirkung und Verwendung: Aloe ist ein drastisches Abführmittel für Menschen und Tiere, außerdem findet sie Verwendung namentlich in der Tierheilkunde bei eiternden Wunden, technisch zur Herstellung brauner Farben für die Färberei und zu Holzbeizen (Mahagonibraun).

Anwendung: Als Abführmitel für Menschen muß es seiner drastischen Wirkung wegen mit Vorsicht genommen werden, und zwar nur von Erwachsenen in Substanz messerspitzenweise des Morgens nach dem Kaffee, oder 25 g auf ¼ Liter destilliertem Franzbranntwein, von dem man dann jeweils am Morgen 1 Likörglas voll nimmt. Wirkung innerhalb 1—2 Stunden. Ein von alters her viel gebrauchtes Mittel war der „Alte Schwede“, ein Gemisch verschiedener Bitterdrogen, den man mit Kornschnaps auszog, und der heute noch auf dem Lande eine große Rolle spielt. In der Technik als Holzbeize verwendet man eine Tinktur aus 1 Teil Aloe mit 9 Teilen denaturiertem Spiritus. Nach dem Beizen mit Ammoniak geräuchert, erhält man Imitationen von Eiche in verschieden dunklen Farben, je nach der Zeit und der Räucherung.

* Catéchu = Katechu. D. A. 6.

Man hat zwei Sorten zu unterscheiden:

a) Catéchu Pegu, Catéchu fuscum = Pegukatechu.

Abstammung: Acácia catéchu und Acácia suma.
Familie: Caesalpiniacéae.
Vorkommen: Britisch-Birma, Ostasien, Siam.
Handelssorten: Bombay oder Pegu, Bengalisches K., Malakka-K., Kamaon-K.

Gewinnung und Beschreibung: Das Kernholz des Baumes wird kleingehackt und mit Wasser ausgekocht, der Auszug in irdenen Töpfen zu Extrakt dick eingekocht und in großen Blättern ausgegossen. Nach dem Erkalten wird das Extrakt an der Sonne weiter ausgetrocknet. Es bildet Kuchen von 20 cm Dicke und 8 cm Breite, die aber meist in unregelmäßige Stücke von muscheligem Bruch zerfallen. Pegu-K. ist von brauner Farbe, am Rande durchscheinend. Geruchlos, von bitterem, hinterher süßlichem, zusammenziehendem Geschmack. Im Wasser zum größten Teil (85 %) löslich.

Bestandteile: Katechugerbsäure, Katechin, Fett, Wachs, Schleim.

Anwendung: Medizinisch als Adstringens (zusammenziehendes Mittel) in Form von Tinktur, die bei Bestrahlung durch Licht leicht zum Gelatinieren neigt, also vor Licht geschützt werden muß. In größeren Mengen aber in der Färberei und Gerberei.

Anwendung: Als Adstringens nur noch selten, obschon ¼ Teelöffel des geriebenen Katechu mit Rotwein getrunken ausgezeichnet wirkt.

b) Catéchu Gambir, Catechu in Cúbulis, Terra Japónica. Gambirkatechu, auch nur Gambir, Würfelkatechu.

Abstammung: Ouroupária gambir.
Familie: Rubiacéae (Krappgewächse).
Vorkommen: Südasien, besonders Sumatra, Penang, Java, China.

Handelssorten: Gambir bulat sind kleine runde Scheiben, meist nur zum Betelkauen; Gambir papua, Tafelkatechu in länglichen Täfelchen, ebenfalls zum Kauen; Gambir paku, Nagelkatechu = Finger-K. bildet lange, zylindrische, schwarze Stücke, die zum Nagelfärben dienen, Gambir dudoor, Würfelgambir ist die bedeutendste Sorte für den europäischen Handel, hellbraun von Farbe; Gelbes Katechu, aus China und Niederländisch-Indien, kommt neben dem Würfelgambir in Betracht. Es ist von gelber Farbe und meist auch in Würfel geschnitten.

Gewinnung und Beschreibung: Dreimal im Jahre werden die Blätter der Pflanze gesammelt, zerstampft und mit Wasser ausgezogen. Die Auszüge werden in eisernen Pfannen eingedickt und in flache Holzkästen ausgegossen und dort getrocknet. Vor dem völligen Austrocknen zerschneidet man das Gambir meist in Würfel. Je nach der Handelssorte ist es von hellgelbbrauner, brauner oder sogar schwarzer Farbe, stets aber von körnigmuscheligem Bruch. Geruchlos, Geschmack wie der des Pegu. In Wasser weniger gut löslich als Pegu-K.

Bestandteile: Katechin (bis 20 %), Katechugerbsäure, Fett, Wachs.

Anwendung: Einzelne Sorten in der Heimat zum Betelkauen, zur Pflege der Fingernägel, um sie braun zu färben, bei uns in großen Mengen in der Färberei und Gerberei.

* Mánna. D. A. 6.
Manna.

Stammpflanze: Fráxinus ornus, die Mannaesche.

Familie: Oleacéae (Oelbaumgewächse).

Heimat: Nördliches und östliches Mittelmeergebiet (Kleinasien, Balkanhalbinsel), auch in Südtirol und Ungarn.

Kulturländer: Der Anbau der Mannaesche wird hauptsächlich im Norden Siziliens betrieben, namentlich bei Palermo; ferner beschränkt in Kalabrien, Dalmatien und einigen griechischen Inseln.

Gewinnung: Im Juli und August werden acht bis zehn Jahre alte Bäume mit einem Messer horizontal bis eben auf das Holz angeschnitten, und zwar nach und nach von unten nach oben. In den Spalt steckt man einen Strohhalm oder läßt den ausfließenden Saft, der anfangs braun ist, nach kurzer Zeit aber weiß kristallinisch wird, über Blätter laufen. Der Saft erstarrt und hängt entweder frei aus der Wunde herab = beste Sorte, oder er trocknet an der Rinde ein, so noch immer eine gute Sorte gebend, während die von der Erde aufgelesene Manna minderwertig ist.

Beschreibung: Die Manna des D. A. 6 wird als Manna cannelláta Röhrenmanna bezeichnet. Sie besteht aus gerundeten, flachen oder rinnenförmigen, kristallinischen, trokkenen Stücken. Diese sind blaßgelblich, innen weiß und lösen sich leicht in Wasser. Manna riecht schwach nach Honig und schmeckt süß. Die gemeine Manna, Klumpenmanna, Manna commúnis, seu Manna Gerácea seu Manna calabrína, aus alten Stämmen gewonnen und vom Erdboden aufgelesen, bildet eine weiche, klebrige, mit Rindenstücken verunreinigte und mit helleren und härteren Stückchen durchsetzte Masse. Sie schmeckt weniger süß, etwas schleimig und kratzend.

Bestandteile: Hauptbestandteil ist bis 80 % Mannazucker = Mannit, eine Zuckerart, die nicht gärungsfähig ist, außerdem Zucker, Schleim.

Wirkung und Verwendung: Manna ist ein mildes Abführmittel.

Anwendung: Als mildes Abführmittel wird ein Sirup von 1 Teil Manna mit 5 Teilen Wasser hergestellt und davon für Kinder ½ bis 1 Teelöffel, für Erwachsene 1 Eßlöffel jeweils eingenommen.

Gesetzliche Bestimmungen: A. V. B.

* Opium, Laúdanum = Opium, Mecónium. D. A. 6.

Stammpflanze: Papáver somníferum u. a. Varietäten (Schlafmohn).

Familie: Papaveracéae (Mohngewächse).

Heimat: Mittelmeergebiet.

Kulturländer: Die gesamten Länder des Morgenlandes.

Handelssorten: Smyrna (auch levantinisches oder kleinasiatisches), Persien, Aegypten, Ostindien, Amerika, Australien und endlich Europa. Offizinell ist kleinasiatisches, meist über Smyrna zu uns kommendes Opium. Man unterscheidet folgende Qualitäten: 1. Malatia (12 % Morphin), 2. Boghaditsch, 3. Yorli, 4. Chaüe, 5. Salonika, 6. Karahissar, 7. Adett, 8. Chinpucti, 9. So So (die geringste Sorte), Stapelplätze sind Smyrna, Konstantinopel, Imid, Tarabison, an denen das Opium auch auf Reinheit kontrolliert und der Morphiumgehalt festgestellt wird.

Gewinnung und Beschreibung: Geerntet wird zweimal im Jahr, und zwar im Frühjahr und im Herbst, die Herbsternte ist wesentlich reicher. Die etwa 1 m hohen Pflanzen, die bis zu 30 Kapselfrüchte tragen, werden an der unteren Hälfte dieser Kapseln vor der Reife mit einem etwas gekrümmten Messer, in Ostindien Nusthur genannt, angeschnitten. Aus der oder den Schnittstellen tritt ein weißer, alsbald bräunlich werdender Milchsaft aus, der spätestens in 24 Stunden abgenommen werden muß. Dieser Saft wird dann mit hölzernen Keulen bearbeitet, in handtellergroße etwa 700 g schwere Brote umgeformt und mit Mohnblättern umhüllt. Kleinasiatisches Opium wird meist auch noch, um ein Zusammenbacken zu verhindern, mit kleinen Früchten einer Rumexart bestreut. Im Produktionsgebiet werden die Kuchen in kleine Säcke, und diese werden in sog. Kuffen, das sind kleine Körbe, gepackt. Gelangen aus ganz Kleinasien vorwiegend nach Smyrna, dem Hauptausfuhrhafen, zum kleinen Teil auch nach Konstantinopel, werden dort umgeformt und in blechausgeschlagene Kisten mit einem Nettogehalt von 70—75 kg verpackt. Das Innere der Kuchen ist braun bis schwarz, körnig. Sie enthalten bis 40 % Feuchtigkeit, sind von muffigem, betäubendem Geruch und eigenartigem, stark bitterem Geschmack (!).

Bestandteile: Opiumbasen in reicher Zahl, von denen das Morphium, von dem D. A. 6 12 % verlangt, und das Kodeïn die wichtigsten sind. Daneben seien noch genannt Narzeïn, Narkotin, Thebain, Papaverin, wodurch die Reihe der Opiumalkaloide aber noch lange nicht erschöpft ist. Daneben noch Riech- und Farbstoffe, Zucker, Schleim, Harz, Mineralstoffe, Mekonin und Mekonsäure.

Anwendung: Als Narkotikum, gegen Durchfall und zur Gewinnung der Opiumalkaloide, ferner zu Rauchzwecken. Gegen letztgenannte Verwendung wird jetzt allenthalben, auch im Morgenlande, durch Gesetze Stellung genommen.

Gesetzliche Bestimmungen: A. V. B. Gift Abt. II.

Extráctum Cánnabis Índicae = Indisches Hanfextrakt.

Stammpflanze: Cánnabis satíva (índica).

Familie: Urticáceae (Nesselgewächse).

Heimat und kultiviert: Ostindien.

Gewinnung und Beschreibung: In dem Handel kommen zwei Sorten indisches Hanfkraut vor, nämlich die Gunjah oder Ganja über Kalkutta in 1 m langen Bündeln. Von brauner Farbe. Die zweite Sorte wird über Bombay in den Handel gebracht unter dem Namen Bhangair Giaze, in Form zusammengedrückter Blütenschwänze von 2 bis 10 cm Länge. Beide Sorten kommen in Ballen, die man Robbins nennt, zum Export. Aus ihnen stellt man das Extrakt durch Ausziehen mit Alkohol und Abdestillieren des Lösungsmittels her, so daß die Einreihung des Artikels an dieser Stelle gerechtfertigt ist. Es ist mehr oder weniger dickes, dunkelgrünes, in dünner Lösung klares Produkt von narkotischem Geruch und scharfem Geschmack.

Bestandteile: Harze, ätherisches Oel, Kannabinon.

Gesetzliche Bestimmungen: A. V. B., Gift Abteil. II.

Verwendung: Für uns kommt nur die Verwendung des Extraktes als Bestandteil von Hühneraugentinktur in Betracht.

Anwendung: Als Bestandteil der Hühneraugenmittel darum gestattet, weil Extr. Cannabis indicae nur dann zu den rezeptpflichtigen Stoffen gehört, die in Kosmetika verboten sind, wenn es innerlich genommen werden sollte.

Extráctum Fílicis Máris = Farnkrautwurzelextrakt.

Stammpflanze:
Familie: Siehe Rhizoma Filicis.
Heimat:

Gewinnung: Durch Ausziehung (Extrahieren) von grob gepulverten Farnrhizomen mittels Aether, Filtrieren des Auszuges und Abdestillieren des Aethers.

Beschreibung: Ein klares, grünes bis braungrünes, in der Aufsicht braunes, dickliches Extrakt von eigenartigem Geruch und bitterem Geschmack, zusammenziehendem, widerlich kratzendem Geschmack. In Wasser unlöslich, trennt sich beim Stehen in zwei Teile unter Abscheidung von Filizinsäure und muß daher vor der Abgabe **und dem Gebrauch** umgeschüttelt werden.

Bestandteile: Filizinsäure, ätherisches Oel, Farbstoffe.

Wirkung und Verwendung: Wirkt bandwurmwidrig und wird daher als Taenifugum (Bandwurmmittel) sehr geschätzt.

Gesetzliches: Unterliegt auch in Apotheken dem Rezeptzwang und kommt daher für den freien Verkehr und die Angabe der Verwendung nicht in Frage.

*** Extráctum Ligni Campechiáni = Blauholzextrakt.**

Stammpflanze:
Familie: Siehe Lignum Campechiánum.
Heimat:

Handelssorten: Amerikanisches: Sandford, Boston, Gravesand mills, stets in Kisten; französisches in Kartons.

Gewinnung: Durch Eindicken des wässerigen Auszuges von geraspeltem Blauholz und Ausgießen entweder in Kisten von 20 bis 100 kg oder in mit Papier ausgelegte Pappkartons, von ca. ½ kg Nettoinhalt.

Beschreibung: Von glänzend schwarzem, an den Rändern bräunlich durchscheinendem Bruch, leicht hygroskopisch und von eigenartigem Geruch und süßlichem, hinterher kratzendem, zusammenziehendem Geschmack. In Wasser mit brauner Farbe löslich, diese Lösung wird unter dem Einfluß der Luft (infolge des Sauerstoffs) blau.

Bestandteile: Zucker, Gerbstoff und Hämatoxylin, ein Chromogen, d. h. ein Stoff, der erst unter besonderer Einwirkung (hier Sauerstoff) einen Farbstoff entwickelt.

Verwendung: In größten Mengen in der Tintenfabrikation und in der Färberei zum Schwarzfärben.

Anwendung: Nach den in Vorschriftenbüchern vorhandenen Angaben.

*** Extráctum Ligni citrini = Gelbholzextrakt.**

Stammpflanze:
Familie: Siehe Lignum citrinum.
Heimat:

Gewinnung: Durch Einkochen des aus dem geraspelten Gelbholz mit Wasser bereiteten Auszuges.

Beschreibung: Scharfkantige Stücke von muscheligem Bruch, je nach Qualität matt oder glänzend, in Wasser mit gelber Farbe leicht löslich.

Verwendung: In kleineren Mengen zum Eierfärben, in großem Maßstabe in der Färberei.

Anwendung: Siehe Extr. Ligni Campechiáni.

* Extráctum Lígni rúbri = Rotholzextrakt.

Stammpflanze:
Familie: Siehe Lignum rubrum.
Heimat:

Gewinnung: Durch Konzentration des wässerigen Auszuges aus dem geraspelten Rot- oder Fernambukholz.

Beschreibung: Von muscheligem, mattem bis glänzend rotbraunem Bruch. In Wasser trübe löslich.

Verwendung: In der Färberei sowie zur Bereitung von Farblacken.

Anwendung: Siehe Extr. Ligni Campechiáni.

* Extráctum Málti = Malzextrakt.

Gewinnung und Beschreibung: Der wässerige, eingedickte Auszug des Gartenmalzes. Wird Gerste in angefeuchtetem Zustande bei mäßig warmer Temperatur sich selbst überlassen, so beginnt sie alsbald zu keimen. Bei diesem Keimungsprozeß entsteht Diastase, ein Körper, dem die Eigenschaft innewohnt, das Stärkemehl des Gerstenkornes in Zucker umzuwandeln. Im erfahrungsgemäß gegebenen rechten Augenblick unterbricht man den Keimungsprozeß, trocknet die Gerste (was in sog. Malzdarren geschieht) und entfernt dann den Embryo (Keimling). Das nun vorliegende Produkt nennt man Malz. Es wird gebraucht zum Bierbrauen, in geröstetem Zustande auch als Kaffee-Ersatz (Malzkaffee) und endlich zur Bereitung von Malzextrakt. Zu diesem Zwecke wird es geschroten und mit heißem Wasser ausgezogen, der Auszug wird filtriert und im Vakuum zur gewünschten Konsistenz (Dicke) eingedampft (inspissátum) oder fast bis zur Trockne und dann heiße Luft hineingepustet (geblasen) (siccátum). Extr. M. inspissátum bildet eine braune, klare, zähflüssige Masse von eigenartigem Geruch und angenehm süßlichem Geschmack. Extr. siccum bildet die Form eines Schaumes, kommt auch in Kugelform in den Handel, ist porös, von hellbrauner Farbe, hygroskopisch, in Wasser leicht und klar löslich, im Geruch und Geschmack dem Extr. spissum gleich.

Bestandteile: Besteht im wesentlichen aus Zucker (Maltose) mit Spuren von Diastase.

Verwendung findet Malzextrakt medizinisch als vorzügliches Nährmittel für Schwächliche und Rekonvaleszenten, vielfach mit medizinischen Zusätzen, wie Kalk, Eisen, Lebertran usw. Infolge seiner schleimlösenden und hustenlindernden Eigenschaften wird es für sich oder mit Milch oder in Form von Bonbons als Hustenmittel (Expektorans) angewandt.

Anwendung hinreichend bekannt. Es sei nur darauf hingewiesen, daß die einzelnen Arten des Malzextraktes in Form von Spezialitäten (z. B. Biomalz) eine verschiedene Anwendung finden je nach dem Zusatz, so z. B.

rein als Kräftigungsmittel,
mit Kalk als knochenbildendes Mittel,
mit Eisen als blutgebendes Mittel,
mit Lecithin als Nervenkräftigungsmittel.

* Extráctum Píni silvéstris = Fichtennadelextrakt.

Stammpflanze: Zahlreiche Pinusarten.
Familie: Coniférae (Zapfenträger, Nadelhölzer).
Heimat: Gemäßigte Zonen aller Erdteile.
Beschreibung: Gewonnen wird das Fichtennadelextrakt in Deutschland, namentlich in Thüringen und im Schwarzwald

aus den jungen Zweigen zahlreicher Pineen, die zerstampft und mit siedendem Wasser, dem wenig Soda oder Pottasche zugesetzt ist, ausgezogen werden. Nach dem Abpressen wird die Flüssigkeit koliert und über offenem Feuer, neuerdings im Vakuum, eingedickt zu einer zähflüssigen, sirupösen Masse von sehr würzigem Geruch und herbem, aber würzigem Geschmack.

Bestandteile: Außer Extraktivstoffen noch unbekannter Art ätherisches Oel.

Wirkung und Verwendung: Wirkt allgemein anregend (tonisch) und ist seit langer Zeit ein bekanntes Badeingredienz, das namentlich bei nervöser Abspannung hervorragende Dienste leistet.

Anwendung: Auf ein Vollbad rechnet man ¼ Kilo, für Sitzbäder entsprechend weniger. Am besten löst man das Extrakt in wenigen Litern heißen Wassers auf und setzt diese Lösung dem Bade zu. Die Ansätze in der Wanne entfernt man am schnelsten mit einem Lappen mit Terpentinöl oder Sangajol.

* Sucus Ceracórum.
Sauerkirschensaft, Kirschsaft.

Stammpflanze: Prunus cérasus, die Sauerkirsche.

Familie: Amygdaléae — Prunéae.

Kulturländer: In Europa kultiviert.

Gewinnung: Die mit den Steinen zerquetschten Sauerkirschen (Weichseln) werden der Gärung überlassen, danach gepreßt und der Saft filtriert. Zur Haltbarmachung wird er mit 5 bis 6 % Alkohol versetzt. Der Kirschsaft ist dunkelpurpurrot.

Verwendung: Zur Herstellung von Kirschsirup, Sírupus Cerosórum. Zu diesem Zwecke werden sieben Teile Kirschsaft mit dreizehn Teilen Zucker in einem blanken Kupferkessel gekocht.

* Sucus Citri.
Zitronensaft.

Stammpflanze:
Familie:
Heimat:
} Siehe bei Cortex Fructus Citri.

Gewinnung: Die reifen Früchte werden geschält und nach Entfernung der bitteren Samen ausgepreßt, der Saft der Gärung überlassen, dann nach Zusatz von Alkohol oder Talkpulver filtriert und schließlich durch Erhitzen keimfrei gemacht.

Beschreibung: Solchermaßen hergestellter Zitronensaft ist eine schwach gelbliche Flüssigkeit von eigentümlichem Geruch und stark saurem Geschmack. Das spezifische Gewicht des alkoholfreien Saftes beträgt 1,034 bis 1,076 und entspricht einem Gehalt von 6½ bis 7½ % Zitronensäure.

Häufig wird Zitronensaft künstlich unter Zuhilfenahme von Zitronensäure hergestellt, auch wird er vielfach mit Alkohol, Ameisensäure, Benzoesäure konserviert. Alle derartigen Zusätze müssen beim Verkauf deutlich angegeben werden (Nahrungsmittelgesetz).

Wirkung und Verwendung: Zitronensaft findet ungeheure Verwendung zur Bereitung von Limonaden und zu sog. Zitronenkuren.

Anwendung: Zitronenkuren waren einmal als Mittel gegen Rheumatismus sehr in Aufnahme; sie sind zu Unrecht nahezu ganz abgekommen, obwohl ganz gute Erfolge erzielt worden waren. Aus diesem Grunde sei hier angegeben, wie man seinerzeit den Saft angewandt hat. Ungesüßt, also der rein konservierte Saft der Zitrone wurden täglich etwa 80 bis 100 ccm im Laufe des Tages nach der Mahlzeit getrunken. Zu einer Kur gehörten 2½ bis 3 Liter. Während der Kur waren zu meiden alle Kohlarten und Spinat, dagegen war der Genuß von grünem Salat und ähnliches zu empfehlen, weshalb die Kur in den Sommermonaten vorgenommen wurde.

*** Sucus Liquirítiae seu Extráctum liquirítiae.** D. A. 6.
Süßholzsaft, Lakritzensaft, Lakritz, Bärendreck.

Stammpflanze:
Familie: Siehe bei Radix Liquirítiae.
Heimat:

Handelsware: Als beste Sorten gelten die Lakritzensorten von Unteritalien, namentlich von Kalabrien, von denen wiederum die Marke Barraco am geschätztesten ist, ferner sind gute Sorten: Martucci, Pollici, P. S. (= Principe de Salerno), Cassano und andere. Die meiste Ware ist auf einer Seite mit einem Stempel (Ursprung oder Fabrikmarke) versehen. Versand erfolgt in Kisten von 75 bis 100 kg zwischen Lorbeerblättern verpackt. Spanische Ware hat vielfach brenzlichen Geschmack. Französischer Lakritz ist dünn und in Pappschachteln verpackt. Russischer Lakritz kommt in Kisten, mit Eichenblättern als Packmaterial, in den Handel.

Gewinnung: Frische Süßholzwurzeln werden zerschnitten, zu einem Brei zerstoßen und nun in großen Kesseln über freiem Feuer mehrere Stunden lang ausgekocht. Nun wird die Flüssigkeit abgepreßt und geklärt, worauf sie in eisernen oder kupfernen Gefäßen unter beständigem Rühren zur honigdicken Flüssigkeit eingedampft wird. Nach dem Erkalten formt man aus dem Teig runde oder flachgedrückte Stangen, meist bis zu 15 cm Länge und bis 2 cm Durchmesser oder man gießt die heiße Masse in große, flache Kisten. Die Gewinnung geschieht hauptsächlich in Unteritalien, Sizilien, Südspanien, Südfrankreich und Südrußland.

Gereinigter Lakritz, Sucus Liquirítiae depurátus, wird hergestellt, indem man in ein Faß eine Lage ausgewaschenen Strohes, darauf gewöhnliche Lakritzenstangen, dann wieder abwechselnd Stroh und Stangen bis zur Füllung gibt und nun mit kaltem Wasser auffüllt, das über der letzten Lage Lakritz stehen muß. Nach 24 Stunden wird abgezapft, das Faß noch ein- oder zweimal mit Wasser vorsichtig aufgefüllt und die vereinigten Flüssigkeiten zur Extraktdicke eingedampft. Alle Unreinigkeiten bleiben auf dem Stroh zurück. Dieser Sucus Liquirítiae depurátus ist in Wasser klar löslich. Die weiteren sogenannten Sukuspräparate sind Gemische von Sucus Liquirítiae, Amylum, Saccharum und entsprechenden Geschmackszusätzen.

Beschreibung: Süßholzsaft stellt entweder schwarze bis schwarzbraune Stangen, von kurzem, scharfkantigem und stark glänzendem Bruch vor, oder eine ungeformte Masse mit scharfkantigem, matt glänzendem Bruch. Der Geschmack ist süß, hinterher etwas kratzend, aber nicht brenzlig. Im Wasser muß guter Lakritz bis auf 20 % löslich sein. Bleiben größere Rückstände (oft bis zu 50 %), so ist der Lakritz mit Mehl und anderen Stoffen verfälscht. Diese vorbeschriebene Ware führt die Bezeichnung Sucus Liquirítiae crudus.

Wirkung und Verwendung: Lakritz ist ein ausgezeichnetes Mittel gegen Husten und Heiserkeit. Er wird zur Herstellung von Cachou und von Salmiakpastillen, die häufig versilbert werden, verwendet.

Anwendung: Als zur Zeit noch verbotenes Erzeugnis aus Lakritz gilt der sog. dänische Königstrank, für den man die Einzelbestandteile verkaufen kann. Es sind Lakritz, Salmiak und Anisöl. Man zieht 1 Stange = 50 g Lakritz während einiger Zeit mit $^1/_5$ Liter heißem Wasser aus, läßt absetzen, gießt den ziemlich klaren Auszug ab, löst 10 g gereinigten Salmiak darin auf und aromatisiert mit einigen Tropfen Anisöl. Schluckweise, angewärmt getrunken, wirkt das Präparat sehr gut hustenlindernd.

* Sucus Rubi Idaéi.
Himbeersaft.

Stammpflanze: Rubus idaéus.
Familie: Rosacéae — Potentilléae.
Heimat: Europa und Asien, in Wäldern wild.
Gewinnung: Frische, reife Himbeeren werden zerquetscht und in einem lose bedeckten Gefäße bei Zimmertemperatur der Gärung unterworfen, darauf ausgepreßt und filtriert. Soll der Saft längere Zeit aufbewahrt werden, dann muß er entweder durch Erhitzen in zugekorkten Flaschen keimfrei gemacht, oder mit 6 bis 8 % Alkohol versetzt werden. Himbeersaft ist rot.
Verwendung: Zur Herstellung von Sírupus Rubi Idaéi, D. A. 6, und zwar werden hierzu sieben Teile Saft mit 13 Teilen Zucker eingekocht, sowie zu Acétum Rubi Idaéi.

* Sucus Juniperi

siehe bei Fructus Juníperi.

* Sucus Sambuci

siehe bei Fructus Sambuci.

Stärkemehle — Amyla
und
Stärkemehlprodukte und Präparate.

* Amyla (Singular: Amylum) = Stärkemehle.

Stärkemehl ist in zahlreichen Drogen enthalten, jedoch nur ein einziges davon, nämlich das Inulin, die Stärke aus den Alantwurzeln (Inula helénium), bildet einen, wenn auch untergeordneten Handelsartikel der isolierten Stärke aus Drogen. Die für uns in Betracht kommenden Stärken sind zumeist Bestandteile einer Reihe von Pflanzenteilen, die man schlechthin nicht als Drogen bezeichnet. In ihnen sind die Stärkekörnerchen zumeist in den Samen in zahlloser Menge aufgespeichert, seltener in Wurzelteilen.

Gleichviel, wo nun die Stärke sich befindet, wird der stärketragende Teil der Pflanze auf geeigneten Maschinen zerrissen, damit die Stärkekörner freigelegt werden, um nun durch viel fließendes Wasser ausgewaschen werden zu können. Das stärkeführende Wasser wird nach großen Bassins (Sammelbecken) geleitet und dort der Ruhe überlassen, damit die Stärkekörner sich absetzen. Sie bilden dann einen entsprechend gefärbten Schlamm, von dem das überstehende Wasser abgezogen wird. Entweder wird nun dieser Schlamm als zusammenhängende Masse getrocknet und in Stücken gehandelt oder er wird nach dem Trocknen gemahlen und kommt als Pulver in den Handel.

* Amylum Marántae = Marantastärke,
Arrow Root (sprich: ärro-ruth), Pfeilwurzelmehl.

Stammpflanze: Maránta arundinácea.
Familie: Marantacéae (Marantagewächse).
Heimat: Westindien.
Kulturländer: Ostindien, West- und Südafrika.
Handelssorten: Westindisches Arrow Root (bestes), dann folgen Ostindisches A., auch Bombay-A. oder Malabar-A., Brasilianisches A., auch Kassavastärke.

Von der wichtigsten Handelssorte, dem für uns in Betracht kommenden westindischen, unterscheidet man nach den Stapelplätzen oder Ausfuhrhäfen Barbados-, Bermuda-, Damarara-, Jamaika-, St.-Vinzent-Arrow Root, von denen die letztgenannte die beste Qualität ist.

Beschreibung: A. ist reinweiß, aus einem mehr oder weniger leicht zusammengeballten Pulver bestehend, von knirschendem Griff, geruchlos und von fadem Geschmack. Die einzelnen Körner erscheinen unter dem Mikroskop wie übereinandergeschichtete kleine Muscheln.

Verwendung: Als Nährmittel sowie als Mittel gegen Durchfall. Aus ihm stellt man den

Sago

her. Dazu wird vorwiegend die brasilianische Maranta- oder die Kassavastärke verwendet, die in feuchtem Zustande durch Siebe gepreßt und durch Maschinen zu kleinen runden Körnern, dem Sago verum perlátum, verarbeitet wird. Diese sind von gleichmäßiger Beschaffenheit und durchscheinend, da die Stärke beim Trocknen verkleistert ist. Außer diesem echten Perlsago gibt es aber noch einen anderen echten Sago, den

Sago Tapióca = Tapiokasago.

Er besteht aus unregelmäßig zackigen Stücken von weißer Farbe, geruch- und geschmacklos. Man gewinnt ihn aus dem Mark der Sagopalmen, die auf den Sundainseln, den Molukken und Philippinen heimisch sind.

Schließlich gibt es im Handel noch einen

Deutschen Sago auch Kartoffelsago.

genannt, der aus feuchtem Teig von Kartoffelmehl bereitet wird. Er kommt in Form weißer, undurchsichtiger oder rötlicher (gefärbter), gleichmäßiger Körner in den Handel und wird auch als Perlsago = Sago perlátum Germánicum bezeichnet.

Verwendung finden alle Sorten nur als Nahrungsmittel, und zwar als Suppeneinlagen.

Anwendung: Das reine Arrow Root und im Gemisch mit Kakaopulver und Zucker ein viel gefragtes und ausgezeichnetes Mittel, um Süppchen für kleine Kinder herzustellen.

Amylum Máydis = Maisstärke.
Maismehl.

Wird namentlich in Nordamerika aus dem Mais, auch türkischer Weizen genannt, den Samen von Zea Mais L. gewonnen. Es ist ein weißes, knirschendes Pulver ohne Geruch und Geschmack, das in der Fabrikation von Sukuspräparaten (Salmiakpastillen), als Nährmittel sowie zur Bereitung von Puddingpulvern Anwendung findet. Es kommt auch unter dem Namen Hoffmanns Speisemehl, Maizena, Mondamin in den Handel.

Anwendung: Hinreichend bekannt, gilt ganz besonders als Mehlgrundlage zur Bereitung feinster Torten.

* Amylum Oryzae = Reisstärke. D. A. 6.

Reisstärke wird aus minderwertigem und Bruchreis hergestellt, und zwar ist das Verfahren insofern abweichend von der Darstellung anderer Stärkearten, als die stärkemehlführenden Zellen durch Behandeln mit dünner Natronlauge zerstört, aufgeschlossen werden müssen, um zur Stärke zu gelangen. Hergestellt wird sie in England, Belgien, Deutschland (namentlich Salzuflen, Hoffmanns Stärke). Sie ist charakterisiert durch den Zerfall des schichtweise in Fässer oder Kartons gebrachten feuchten Teiges in strahlige, scharfkantige Bruchstücke (Strahlenstärke). Sie ist weiß, matt aussehend, fühlt sich stumpf an und ist geruch- und geschmacklos. Ihr Kleister ist schwach weiß und entbehrt der Klebkraft. Nach dem D. A. 6 ist Reisstärke in Pulverform vor dem Aufbewahren über gebranntem Kalke zu trocknen und dann in gut verschlossenen Gefäßen aufzubewahren.

Verwendung findet sie zum sogenannten Rohstärken (Kaltstärken) der Wäsche, zu Speisezwecken, als Appreturmittel, zu Pudern, technisch zur Bereitung alkoholischer Getränke, dem Arrak, Saki u. a. m.

Mit Borax versetzt als Glanzstärke.

Mit Farbe versetzt als Crêmestärke.

Anwendung: Glanzstärke wie Crêmestärke sind Rohstärken, d. h. die Stärke wird nicht aufgekocht, sondern nur entweder mit kaltem Wasser aufgeweicht und die Wäschestücke eingetaucht, oder, seltener die aufgerührte Stärke mit kochendem Wasser verdünnt.

* Amylum Sólani = Kartoffelmehl.
Kartoffelstärke, Kraftmehl.

Stammpflanze: Sólanum tuberósum.

Familie: Solanacéae (Nachtschattengewächse).

Heimat: Gemäßigte Zone der ganzen Welt.

Handelssorten: Je nach Farbe reinweiß bis grau.

Gewinnung und Beschreibung: Die Knollen unserer Kartoffelpflanzen sind reich an Stärkemehl, das man gewinnt, indem man die Kartoffeln mit Maschinen zerreißt, auf Siebe bringt und hier die Stärkekörner durch Wasser von den Zellulosebestandteilen trennt. Das durchlaufende stärkeführende Wasser bleibt der Ruhe überlassen, so daß sich die Stärke absetzen kann. Der nach dem Fortlaufen des Wassers verbleibende Stärkebrei wird getrocknet, nachdem durch Siebe gerieben, getrocknet und in Säcken à 100 kg gehandelt. Die Kartoffelstärke bildet ein weiches, weißes, glänzendes, knirschendes Pulver ohne besonders hervortretenden Geruch und Geschmack.

Verwendung: In der Küche, weit mehr aber in der Technik als Appreturmittel, in der chemischen Industrie zur Herstellung von Dextrin und Traubenzucker.

Anwendung in der Küche hinreichend bekannt; zu Klebezwecken ganz ungeeignet, da keinerlei Bindekraft.

* Amylum Trítici = Weizenstärke. D. A. 6.

Stammpflanze: Tríticum satívum.

Familie: Graminéae (Grasgewächse).

Heimat: Kultiviert in allen Erdteilen.

Gewinnung und Beschreibung: Während man früher die Weizenkörner zerriß, mit Wasser in eine Gärung übergehen ließ und dann die Stärke herauswusch, ist man heute dazu übergegangen, in der Maische, die aus im Wasser verteilten und zerissenen Körnern besteht, die Stärke mittels Kalkmilch abzuscheiden und von dem teigförmigen Kleber zu trennen. Dieser Kleber, der stark stickstoffhaltig und daher zu Nährzwecken geeignet ist, wird auf Glasplatten gestrichen und bildet nach dem Trocknen gelbliche, durchscheinende Lamellen, die als solche gehandelt werden, oder die gemahlen unter dem Namen Aleuronat in Packungen in den Verkehr kommen. Der Weizenstärketeig kommt in Fässer, in denen er vollkommen austrocknet. Die Hauptdarstellung konzentriert sich in Deutschland auf Halle a. d. S. Weizenstärke ist ziemlich weiß, weicher im Griff als Reisstärke und stumpfer. Die Bruchstücke sind weicher und nicht so scharfkantig als jene. Das Pulver knirscht beim Reiben zwischen den Fingern. Weizenstärke ist geruch- und geschmacklos. Mit Wasser gekocht, erhält man einen bläulich durchscheinenden, ziemlich leicht konsistenten, gut klebenden Kleister.

Verwendung: In größeren Mengen als Appreturmittel, zur Bereitung von Kleister, als Nahrungsmittel, zum Stärken der Wäsche (heiß stärken), medizinisch zu Pudern, Salben usw.

Anwendung: Einen guten Kleister stellt man her, indem man 1 Teelöffel Weizenstärke mit wenig kaltem Wasser gleichmäßig anrührt und $^1/_{10}$ Liter siedendes Wasser zufügt. Mit etwas Borsäure konserviert, einige Zeit haltbar. Gekochte Stärke zum Appretieren von Wäsche ist nichts anderes als ein stark verdünnter Kleister, dem man für weiße Wäsche etwas Ultramarinblau zusetzt. Für Photozwecke stellt man einen Kleister auf kaltem Wege her, indem man ein Gemisch von Weizenmehl mit Arrow Root erst mit wenig kaltem Wasser gleichmäßig anrührt und dann langsam mit verdünnter Natronlauge bis zum Verkleistern verrührt. Das Natriumhydroxyd neutralisiert man unter Vewendung von Lakmuspapier als Prüfmittel auf Neutralität, mit Essigsäure und parfümiert das ganze mit Lavendelöl.

* Farína Amygdalárum. Furfur Amygdalárum. Mandelkleie.

Beschreibung: Es sind die nach der Abpressung des fetten Oeles oder bei der Destillation des ätherischen Bittermandelöles oder des Bittermandelwassers verbleibenden gepulverten Preßrückstände der Mandeln und Pfirsichkerne. Die ganzen Preßkuchen heißen Placénta Amygdalárum.

Wirkung und Verwendung: Die Farina findet Verwendung als mildes, schwach ölhaltiges kosmetisches Waschmittel gegen Hautunreinigkeiten. Häufig erhält sie, um ihre Reinigungskraft zu erhöhen, noch Zusätze von etwas Borax und Sand = Sandmandelkleie.

Vielfach handelt man aber unter dem Namen Mandelkleie nicht gemahlenen Mandelpreßkuchen, sondern ein weißes Pulver, das außer im Geruch nichts mit der echten Mandelkleie gemein hat. Es sind Gemische von Mehl und Seifenpulver, die mit Benzaldehyd aromatisiert sind.

Anwendung findet wirkliche Mandelkleie oder die diesen Namen tragenden Erzeugnisse als Waschmittel an Stelle der Seife bei besonders empfindlicher Haut. Die Produkte werden mit wenig Wasser zu einem weichen Brei angerührt, der am besten abends aufgetragen wird und den man auftrocknen läßt und dann vor dem Schlafengehen abwäscht, um hinterher die Haut noch mit einer Creme zu massieren. Morgens braucht man dann nur klares Wasser.

* Farína Avénae = Hafermehl.

Familie: Gramineae (Grasgewächse).

Stammpflanze: Avéna satíva.

Heimat: In den gemäßigten Zonen aller Erdteile, auch kultiviert.

Gewinnung und Beschreibung: Die enthülsten Samen vom Hafer werden aufs feinste gemahlen und gebeutelt, d. h. durch Haarsiebe getrieben, so daß man ein matt gelblichgraues Mehl erhält, das einen eigenartigen Geruch und eigenartigen, nicht unangenehmen, etwas öligen Geschmack besitzt. Es ist dem Milbenfraß besonders leicht ausgesetzt und erfordert daher eine Aufbewahrung an luftigem, trockenem Ort.

Verwendung: Als ganz hervorragendes Nahrungsmittel, da es vorzüglich zu verdauen ist. Wird vorwiegend auch zu stopfenden Suppen gebraucht.

Anwendung: Um eine gleichmäßige Suppe herzustellen, muß Hafermehl mit kaltem Wasser zu einem Brei angerührt werden, dem man kochendes Wasser zusetzt und dann noch aufkocht. Als Nahrungsmittel kann man das Wasser zum Teil durch Milch ersetzen und Zucker beifügen; als Stopfmittel dagegen muß man beides meiden und nur Salz zusetzen.

* Dextrínum = Dextrin. D. A. 6.

Röstgummi. Kastanienmehl. Leiokome, Leiogomme.

Gewinnung und Beschreibung: Wird aus dem Kartoffelmehl oder anderen billigen Stärkemehlen, z. B. dem der Roßkastanie (daher der Name Kastanienmehl), neuerdings auch aus Maismehl bereitet, indem man die Stärkemehle anhaltend auf etwa 200° C erhitzt, und zwar so lange, bis Jodtinktur die Abwesenheit von unveränderter Stärke erkennen läßt. Ist von weißer oder gelblicher Farbe, knirschendem Griff und leicht hygroskopisch, so daß es gut verschlossen und trocken aufbewahrt werden muß. Es löst sich in heißem Wasser leicht auf und wird aus dieser Lösung durch Alkohol ausgeschieden (gereinigtes D.). Die wässerige Lösung wird durch Jodlösung weinrot gefärbt und verändert Lackmuspapier nicht. Soll es in Form von Körnern erhalten werden, dann ändert sich die Fabrikation, indem das Stärkemehl mit Wasser und Salpetersäure erhitzt wird, so lange, bis auch hier die Jodreaktion ausbleibt. Die zähflüssige Masse wird dann auf Tonplatten ausgestrichen, getrocknet und zerfällt dann in unregelmäßige, scharfkantige, durchsichtige Stückchen von gelber Farbe, die dem Gummiarabikum ähneln. Dieses Produkt heißt Gommeline. Der Geruch ist nicht unangenehm, an frisches Brot erinnernd (Dextrin bildet sich nämlich auch an der Oberfläche frischer Backwaren), der Geschmack ist eigenartig süßlich.

Verwendung: Als wohlfeiler Ersatz für Gummiarabikum fast überall da, wo man dieses gebraucht.

Anwendung: Um eine gleichmäßige, knötchenfreie Lösung zu gewinnen, muß man D. erst mit kaltem Wasser anrühren und dann entsprechend kaltes oder warmes Wasser zusetzen. Man rechnet 1 Teil Dextrin und 2 Teile Wasser. Um Schimmelpilze zu verhindern, füge man 1 % Borsäure zu.

* Sáccharum amyláceum, Sáccharum Amyli.
* Stärkezucker, Traubenzucker, Fruchtzucker.

Gewinnung und Beschreibung: Chemisch ist dieser Zucker dem in den Früchten enthaltenen Traubenzucker identisch = (gleich zusammengesetzt). Man gewinnt ihn zumeist aus Kartoffelmehl im Anschluß an dessen Gewinnung, indem man die Stärke mit Wasser anrührt, mit Schwefelsäure versetzt und längere Zeit erhitzt. Die Schwefelsäure wirkt nur katalytisch, d. h. ohne sich selbst zu zersetzen, bewirkt sie eine Umwandlung. Sie wird durch Zusatz von Kalkmilch gebunden, das Ganze dann durch Knochenkohle filtriert und soweit eingedampft, bis nach dem Abkühlen ein Kristallbrei entsteht. Von diesem preßt man das Flüssige ab, schmilzt den festen Rückstand und gießt ihn in dickwandige Kisten ein. Traubenzucker stellt weiße, zähe Massen von muschligem Bruch vor; er löst sich trübe in Wasser, klar in Alkohol unter Zurücklassung von Unreinigkeiten. Aus dieser alkoholischen Lösung kristallisiert er in wunderbaren, rosenblütenähnlichen Gebilden, dem Sáccharum amyláceum purum.

Mit Wasser zu einem ziemlich zähflüssigen Sirup eingekocht, bildet der gewöhnliche Traubenzucker den stets etwas gelblichen **Stärkesirup,** Kartoffelsirup = Sírupus amyláceus, den man, wie auch den wasserhellen, etwas dünnflüsserigen **Kapillärsirup,** in der Likörfabrikation viel gebraucht. Die letzterwähnte Art bereitet man durch weitere Verdünnung des Stärkesirups und Filtration durch Knochenkohle.

Erhitzt man den Traubenzucker auf 200° C, dann erhält man den **Sáccharum tostum,** Karamel, **Zuckerkouleur,** der mehr oder weniger verdünnt als Farbmittel für Genußmittel aller Art bekannt ist. Als Rumkouleur bezeichnet man einen gebrannten Traubenzucker, der infolge sorgfältiger Bereitung frei ist von Stärke und sich in verdünntem Alkohol vollkommen klar löst. Durch weitere Verdünnung mit Wasser bereitet man aus der dickflüssigen Masse die Tinctúra Sacchari tosti = Zuckertinktur.

Anwendung: Ueberall da, wo man sogenannte ölige Liköre haben will, bei denen ein großer Zusatz von Zuckersirup nicht in Lösung bleiben würde. Stärkesirup hat keine große Süßkraft.

Fette — Ádipes (Axúngiae), Talg — Sébum, Fette Öle — Ólea píngua pflanzlichen Ursprungs.

* Fette und fette Oele.

Man kennt drei Arten Fette, und zwar die festen Fette, z. B. Talg (Sebum), weiche Fette, z. B. Schmalz (Adeps), und flüssige Fette, die fetten Oele, z. B. Olivenöl (Óleum Olivárum). Alle drei Arten enthalten die gleichen Bestandteile, nämlich die Stearin-Palmitin- und Oelsäure, die gebunden sind an Glyzerin. Da Glyzerin chemisch als Alkohol angesehen wird, so bilden also Fette sogenannte Ester.

Palmitin- und Stearinsäure sind feste Körper. Oelsäure (und auch Glyzerin) sind flüssige Körper. Je nachdem nun feste oder flüssige Bestandteile überwiegen, sind die Fette fest, weich oder flüssig.

Außer diesen genannten Bestandteilen enthalten verschiedene Fette noch besondere Abarten von Fettsäuren, je nach ihrer Abstammung, so z. B. das Muskatöl die Myristinsäure, das Erdnußöl die Arachinsäure, die Butter die Buttersäure, das Lorbeeröl die Laurinsäure u. a. m.

Nur kurz sei hier erwähnt, daß man die Fettsäuren von dem Glyzerin trennen kann, und zwar unter Anwendung von gespannten Wasserdämpfen sowie durch Anwendung von Aetzlaugen. Auf dem letzten Wege gelangt man zu alkalischen Verbindungen der Fettsäuren, den Seifen, die als harte Seifen erhalten werden, wenn man Natronlauge nimmt, als weiche Seifen, wenn man Kalilauge nimmt. Auch ohne Anwendung von Wasserdampf und Alkalien tritt eine Zersetzung der Fette und fetten Oele ein, und zwar bei längerem Lagern, besonders unter Luftzutritt. Man sagt dann, die Fette werden ranzig. Solche ranzigen Fette und Oele kann man, wenn die Zersetzung nicht allzuweit fortgeschritten ist, wieder gebrauchsfähig machen, wenn man sie mit einer schwachen Lösung von Natriumbikarbonat behandelt. Diese wandelt die freie Fettsäure um in Seife und durch anhaltendes Waschen kann man die Seife wieder entfernen.

Da auch vor den Fetten und Oelen die Fälscher nicht Halt gemacht haben, so sei in großen Umrissen etwas über die Prüfung im allgemeinen erwähnt, wenn es auch über den Rahmen dieses Buches hinausgehen würde, wollten wir uns in das Detail der Prüfungen vertiefen. Im wesentlichen beruht heute die Prüfung auf der Eigenschaft aller Fette und Oele, bestimmte Mengen Jod aufzunehmen, so daß man an einem Abweichen in bezug auf die Jodaufnahme Fälschungen leicht feststellen kann. Um diese Methode hat sich insbesondere der Chemiker Hübl verdient gemacht, so daß man allgemein von Hüblschen Jodzahlen spricht. Auch eine andere Methode hat Aufnahme gefunden, nämlich die Feststellung des Gehaltes an reinen Fettsäuren. Hier sind es die Reichert-Meißlzahlen, die einen Anhalt gewähren. Jedenfalls sind diese Methoden die gebräuchlichsten zur quantitativen Analyse der Fette und Oele.

Daneben hat man aber auch noch Methoden zur qualitativen Analyse der Fette und Oele, wie wir weiter unten sehen werden.

Man teilt die Oele insbesondere nach ihrem Verhalten zum Sauerstoff ein in trocknende Oele — Firnisöle — und nicht trocknende Oele — Schmieröle —. Das muß man wissen, wenn man die Verwendbarkeit eines Oeles für einen bestimmten Zweck kennen will. Zur Feststellung, welcher Gruppe ein Oel angehört, bedient man sich der Elaidinreaktion. Zu ihrer Ausführung bringt man in ein Probierrohr 10 ccm Salpetersäure und 2 g des betreffenden Oeles, gibt in kleinen Anteilen etwa 1 g Natriumnitrit hinzu und läßt an einem kühlen Orte stehen. Bei der Elaidinprobe bleiben die trocknenden Oele flüssig, die nicht trocknenden (Schmier-) Oele aber müssen nach 4—10 Stunden zu einer butterartigen Masse erstarrt sein.

Daneben sei noch eine zweite qualitative Bestimmungsmethode erwähnt, die uns die wichtigsten Oele erkennen läßt: Es ist die Salpetersäurereaktion: 1 ccm rauchende

Salpetersäure, 1 ccm Wasser und 2 ccm des zu untersuchenden Oeles werden kräftig durchgeschüttelt. Die Gegenwart von z. B. Olivenöl gibt sich durch die hellgrünliche Farbe des Gemisches zu erkennen. Bei Anwesenheit von Sesamöl tritt eine rote, bei der von Baumwollsamenöl eine bräunliche, bei der von Rüböl, Arachisöl und Rizinusöl eine bräunlichgelbe bis blaßrote Färbung ein.

Außer der Einteilung der Oele müssen wir endlich noch eine Einteilung der Fette und Oele nach ihrer Herkunft erörtern. Danach unterscheidet man vegetabilische oder pflanzliche Fette und Oele, animalische oder tierische Fette und Oele und endlich mineralische Fette und Oele. Nach dieser Einteilung müssen wir die Fette und Oele behandeln.

Im Anschluß daran werden wir Körper kennen lernen, die zwar, streng genommen, keine Fette im Sinne der eingangs gegebenen chemischen Zusammensetzungen sind, die aber als fettartige und fettähnliche Körper zu betrachten sind und sinngemäß sich den Fetten anschließen. Es sind das die Wachs- und Paraffinarten, bei denen ebenfalls eine Untergruppierung in solche pflanzlicher, tierischer und mineralischer Herkunft eintritt.

Was die Gewinnung der fetten Oele anbelangt, so sei das Folgende gesagt: Man kennt zwei Methoden, und zwar die Pressung und die Extrationsmethode. Zumeist ist die letztgenannte die Ergänzung zur ersten. Erfahrungsgemäß liefert die Pressung dann am meisten Ausbeute, wenn dabei Wärme angewandt wird, aber kaltgepreßte Oele sind heller, feiner und haltbarer als warmgepreßte Oele, die dunkler, strenger im Geschmack sind und leichter zum Verderben neigen. Auch durch warme Pressung kann man die ölhaltigen Drogen nicht ganz erschöpfen, weshalb man dann zur Extraktion übergeht, d. h. man behandelt die Droge bzw. die Preßrückstände mit einem Lösungsmittel für Oel, und zwar Benzin, Tetrachlorkohlenstoff oder Schwefelkohlenstoff und gewinnt durch Destillation dieses Lösungsmittel nahezu verlustlos wieder. Ist die Ausbeute auch größer, so ist das Resultat doch bei weitem weniger gut als bei der Pressung, denn es gehen durch das Lösungsmittel auch Stoffe in den Auszug über, die der Qualität des Oeles schaden, da sie sich nicht völlig entfernen lassen. Des weiteren sind die bei der Extraktionsmethode verbleibenden Rückstände nicht wie die bei der Pressung verbleibenden zu Viehfutterzwecken verwendbar. Einen Vorteil hat das Extraktionsverfahren allerdings wohl, nämlich die Oele werden schneller verkehrsfertig, weil wässerige, trübende Bestandteile nicht mit extrahiert werden, die bei der Pressung mit in das Oel übergehen und ein längeres Absetzen und schwierigeres Filtrieren zur Folge haben.

* Óleum Amygdalárum. Óleum Amygdalárum dulce expressum verum. D. A. 6. Kn.

Süßes oder fettes Mandelöl.

Stammpflanze usw. siehe bei Semen Amygdalae.

Sowohl die süßen als auch die bitteren Mandeln liefern Óleum Amygdalarum dulce, letztere etwas weniger.

Gewinnung: Vom Schmutze und Bruchstücken befreite süße und bittere Mandeln werden zerrieben und bei gewöhnlicher oder einer 30° C nicht übersteigenden Temperatur langsam ausgepreßt. Die Ausbeute beträgt 30—50 %. Das Oel stellt man mehrere Tage beiseite, wobei sich schleimige Bestandteile abscheiden, sodann wird es filtriert.

Beschreibung: Mandelöl ist klar, hellgelb, geruchlos und von mild öligem Geschmack. An der Luft trocknet es nicht ein und scheidet selbst bei — 10° C noch keine festen Bestandteile aus. Erst bei — 20° C erstarrt es. Dichte 0,911—0,916. Mit Aether, Benzin, Benzol, Chloroform mischt es sich in jedem Verhältnis. 60 Teile absoluten Alkohols lösen in der Kälte einen Teil Mandelöl, in der Siedehitze lösen 15 Teile einen Teil Oel. Da Mandelöl leicht ranzig wird, bewahre man es in möglichst gefüllten Flaschen, vor Licht geschützt, an einem kühlen Orte auf.

Wirkung und Verwendung: Zu Salben und kosmetischen Präparaten, sowie innerlich in Form von Oelemulsionen als reizmilderndes Mittel.

Anwendung: Ueberall da, wo Oel als Einreibemittel gebraucht wird, ist süßes Mandelöl zu empfehlen, so insbesondere zum Einträufeln ins Ohr, zum Einreiben bei geschwollenen Mandeln; man erwärmt das Oel leicht in einem Eßlöffel. Oelemulsion, wie sie hier und da als reizmilderndes Mittel bei Husten gebraucht werden, stellt man her, indem man 1 Messerspitze Tragantpulver mit etwas Alkohol anfeuchtet, mit $^{1}/_{20}$ Liter heißem Wasser anschüttelt, nach dem Erkalten 50 g süßes Mandelöl zusetzt und durchschüttelt, bis die Emulgierung erfolgt ist.

Prüfung: Bringt man in ein Probierrohr 10 ccm Salpetersäure und 2 g Mandelöl, gibt in kleinen Anteilen etwa 1 g Natriumnitrit hinzu und läßt an einem kühlen Ort stehen, so muß das Oel nach 4 bis 10 Stunden zu einer weißen Masse erstarrt sein (trocknende Oele). Werden 1 ccm rauchende Salpetersäure, 1 ccm Wasser und 2 ccm Mandelöl kräftig durchgeschüttelt, so muß ein weißliches, darf aber kein rotes oder braunes Gemisch entstehen (Pfirsichkern-, Erdnuß-, Baumwollsamen-, Mohn-, Sesamöl).

Unter dem Namen Óleum A m y g d a l á r u m d ú l c e G á l l i c u m kommt meist aus Frankreich, das aus Pfirsich- und Aprikosenkernen gepreßte Oel — Ó l e u m S é m i n i s P é r s i c i (siehe später!) in den Handel. Es gilt als vollwertiger Ersatz des aus Mandeln gewonnenen fetten Oeles und wird von Grossisten stets dann als Óleum Amydalárum dúlce abgegeben, wenn nicht ausdrücklich „verum“ verlangt wird.

* Oleum Aráchidis. D. A. 6.
Erdnußöl. Arachidöl.

Stammpflanze: Aráchis hypogaéa, eine krautartige Pflanze.

Familie: Papilionacéae (Schmetterlingsblütler).

Heimat: Tropisches Amerika.

Kulturländer: Spanien, Südfrankreich, Afrika (Deutsche Kolonien), Indien, Tropisches Amerika.

Handelssorten: Afrikanisches, amerikanisches, ostindisches.

Gewinnung: Die geschälten, zerkleinerten Erdnüsse werden erst kalt gepreßt, das ablaufende Oel ist die Ware des D. A. 6. Nach dem Zerkleinern der Preßkuchen werden diese nochmals einer kalten Pressung unterzogen und schließlich werden die Preßkuchen nochmals warm ausgepreßt.

Beschreibung: Das Oel ist hellgelb, geruchlos, von mildem Geschmack. Seine Dichte beträgt 0,912 bis 0,917. Es erstarrt bei —3° bis —7° und trocknet an der Luft nicht ein.

Bestandteile: Ein wichtiger Bestandteil des Erdnußöls ist die Arachinsäure, die in verdünntem Weingeist fast unlöslich ist, auch ihr Kaliumsalz ist schwer löslich.

Wirkung und Verwendung: Das Oel der ersten kalten Pressung findet medizinische Verwendung und als Speiseöl, die zweite kalte Pressung liefert Brennöl, während das durch warme Pressung erhaltene dunklere Oel zur Seifenfabrikation gebraucht wird.

Anwendung: Medizinisch mit Ammoniak zu Einreibungen; zu Einreibungen bei Geschwülsten in gleicher Weise wie Oleum Amygdaláe dúlce.

* Oleum Cacáo seu Bútyrum Cacáo. D. A. 6.
Kakaoöl, Kakaobutter.

Stammpflanze:
Familie: } Siehe bei Semen Cacao.
Heimat:

Beschreibung: Es ist das aus den gerösteten und enthülsten Kakaobohnen unter Anwendung von Wärme gepreßte, blaßgelbliche Fett. Es ist fest, bei Zimmertemperatur spröde, hat kakaoähnlichen Geruch und mild öligen Geschmack. Es darf nicht ranzig riechen. Sein Schmelzpunkt liegt bei 30 bis 35°. Kakaobutter muß in trockenen, gut verschlossenen Gefäßen kühl und vor Licht geschützt aufbewahrt werden.

Eine Lösung des Fettes in zwei Teilen Aether muß klar sein und darf beim Stehenlassen bei 0° erst nach 10 Minuten eine Trübung zeigen. Die sich hierbei bildende kristallinische Masse muß sich bei Zimmertemperatur wieder lösen, im anderen Falle ist Talg, gelbes Wachs oder Karnaubawachs zur Verfälschung benutzt worden. Es kommt filtriert und in Tafeln ausgegossen in den Handel.

Verwendung: In der Schokoladefabrikation, zu feinen Salben, Stuhlzäpfchen und zu kosmetischen Zubereitungen.

Anwendung: Zu Stuhlzäpfchen am besten geeignet, weil das reizloseste Fett von niederem Schmelzpunkt. Entweder rein in Formen gegossen oder als hohle Zäpfchen mit Glyzerin oder anderen medikamentösen Stoffen gefüllt. Stuhlzäpfchen sind zur Zeit noch dem freien Verkehr entzogen.

* Oleum Cócos = Kokosöl, Kokosbutter, Kokosnußöl.

Stammpflanze: Cócos nucífera.
Familie: Palmae (Palmengewächse).
Heimat: Afrika, Südseeinseln, Ostindien.
Handelssorten: Kotschinöl, Westindien, Ceylonöl, Kopraöl.

Gewinnung und Beschreibung: Die allgemein bekannten Kokosnüsse enthalten in unreifem Zustande eine Art Milch, in reifem Zustande dagegen einen weißen Kern, und in diesem etwa 70 % eines Fettes. Um zu diesem zu gelangen, werden die Nüsse von der äußeren bastartigen, faserigen Schicht befreit, die zu allerhand Kokosgeweben verarbeitet wird, während man die Früchte nunmehr zur leichteren Entfernung der Samenschale kocht. Der gewonnene Samen wird entweder an Ort und Stelle gepreßt, oder in zerschnittenem Zustande getrocknet und zur Oelgewinnung unter dem Namen Koprah (= Coprat) nach Europa gesandt. In beiden Fällen gewinnt man das Oel durch Anwendung von Wärme und Druck. Kokosnußöl erscheint als eine weiße, mitunter schwach gelbliche mehr oder weniger feste, teilweise etwas blätterige Masse von nußartigem Geruch und eigenartigem, nicht unangenehmem Geschmack. Sein Schmelzpunkt ist sehr niedrig, nämlich schon bei 20 bis 30° C. Einmal auf 60° C erhitzt, bleibt es selbst nach völligem Abkühlen noch längere Zeit flüssig.

Verwendung: In geringem Umfange zur Bereitung von Pomaden und Crêmes, mehr schon zur Herstellung von Speisefetten (Palmin, Kunerol, Vegetaline usw.), in allergrößten Mengen aber in der Seifenfabrikation zur Bereitung sog. kaltgerührter Seifen. Kokosöl hat die Eigenschaft, auf kaltem Wege, mit Natronlauge zusammengerührt, zu verseifen, und diese Kokosseife wieder hat die Eigenschaft, bis zu 50 % Wasser zu binden, so daß das Kokosöl zur Herstellung billigster, aber auch schlechtester Seifen gebraucht werden kann und leider auch gebraucht wird. Daneben kann man mit ihm aber auch feinste Seifen bereiten.

Anwendung: Als Seifengrundöl nach Vorschriften in Vorschriftenbüchern.

Handelsformen: Oleum Cócois naturále, filtrátum, depurátum.

* Oleum Laúri (expréssum seu unguinósum). D. A. 6.
Lorbeeröl, Lohröl, Lorbeerfett.

Stammpflanze:
Familie: Siehe bei Fructus Lauri.
Heimat:

Handelssorten: Italienisches (Gardasee) und griechisches Oel.

Gewinnung und Beschreibung: Die Lorbeeren enthalten bis zu 31½ % eines fetten Oeles, das, durch warme Pressung gewonnen, sich nach dem Erkalten als eine grünliche, körnige Masse von der Konsistenz eines weichen Schmalzes erweist. Die bessere Gardasorte ist konsistenter als die griechische, die im Sommer nicht selten fast flüssig ist. In Aether und Benzol sowie in 8 Teilen siedendem Weingeist ist Lorbeeröl klar löslich. Der Geruch ist würzig, fast widerlich, stark, der Geschmack fettig, bitterlich. Bei ungefähr 36° schmilzt L. zu einer klaren dunkelgrünen Flüssigkeit. Nicht selten wird L. künstlich bereitet durch Digerieren von Lorbeerenpulver mit Schmalz und Oel, und Färben mit Chlorophyll oder Indigokarmin.

Bestandteile: Laurostearin, Chlorophyll, ätherisches Oel und Laurokamphor.

Prüfung: Gleiche Teile Lorbeeröl und Salzsäure werden zum Sieden erhitzt, nach dem Erkalten durch ein mit Wasser angefeuchtetes Filter gegeben; das auf dem Filter zurückbleibende Lorbeeröl darf nicht entfärbt sein, sonst war es künstlich gefärbt. Das Filtrat mit Ammoniak übersättigt, darf sich nicht bläuen (Kupfer). Die nach dem Erhitzen von Lorbeeröl mit Weingeist zum Sieden erhaltene weingeistige Flüssigkeit wird nach dem Erkalten abgegossen und mit Ammoniak versetzt — sie darf sich nicht braun färben, sonst sind fremde Farbstoffe vorhanden.

Verwendung: Medizinisch selten gegen Geschwüre und Rheumatismus, mehr als Mittel zur Vertreibung von Bremsen bei Tieren.

Anwendung: Bei Rheumatismus mit Ammoniak versetzt zum Einreiben. Bei verhärteten Geschwüren wird mit Lorbeeröl getränkte Watte aufgelegt. Zum Einreiben von Tieren wendet man selten das reine Oel an, vielmehr ein Gemisch aus gleichen Teilen Lorbeer- und Rüböl.

* Oleum Ligni Sinénsis
= Chinesisches Holzöl, Holzöl Tungöl, Wood, Oil.

Stammpflanze: Aleurítes cordáta.
Familie: Euphorbiacéae (Wolfsmilchgewächse).
Heimat: China.
Stapelplatz: Hankau.

Gewinnung und Beschreibung: Aus den nußartigen Früchten gewinnen die Chinesen schon seit Jahrhunderten das Oel auf sehr primitive (unzulängliche) Weise durch Zermahlen mit großen Granitsteinen, die von Ponys in Betrieb gesetzt werden. In einigen Gegenden werden die Nüsse auch zuvor angeröstet, wodurch die äußere Hülle aufplatzt und so deren Entfernung erleichtert. Auch die Oelausbeute soll dann eine reichlichere sein, gibt aber ein minderwertiges, dunkles Oel. Wieder in anderen Gegenden werden die Nüsse vor dem Pressen gedämpft, wodurch man ein helleres Oel erhält. Seit man durch die Preissteigerung für Leinöl zu der vielseitigen Verwendbarkeit des chinesischen Holzöles kam, ging man zur rationellen Gewinnung mit Oelpressen und Maschinen über, so daß Holzöl jetzt ein Welthandelsartikel ersten Ranges geworden ist. Das ziemlich schmutzhaltige Oel wird in Zisternen längere Zeit unter Erwärmen stehen gelassen, damit sich der Schlamm absetzt. Die Handelsware ist in Konsistenz (Beschaffenheit) und Farbe dem Leinöl ähnlich, von strengem Geruch und eigenartigem, kratzendem Geschmack. Holzöl gehört zu den trocknenden Oelen und wird durch Aufnahme von Sauerstoff dick, in dünnen Lagen hart und glänzend. Frisches Holzöl soll giftige Eigenschaften besitzen; so schreibt Flatt im Drogenhändler 1909 Nr. 10, daß das Oel, wenn es in die Augen spritzt, Entzündungen hervorruft, eine Eigenschaft, über die wir Näheres nicht finden konnten, die aber zur Vorsicht mahnt.

Verwendung: Im ausgedehntesten Maße in der Lackfabrikation sowie als Ersatz für Firnis.

* Oleum Lini. D. A. 6.
Leinöl.

Stammpflanze:
Familie: } Siehe bei Semen Lini.
Heimat:

Handelsware: Als beste Handelsware gilt das holländische Oel. In England wird meist ostindischer und ägyptischer Samen verarbeitet, auch Rußland liefert bedeutende Mengen Oel. Diese und die deutschen Oele sind aber geringwertiger als das holländische Produkt.

Gewinnung: Die zerstampften Leinsamen werden kalt (D. A. 6) oder warm gepreßt, hier und da auch mittels Benzin, Schwefelkohlenstoff oder Tetrachlorkohlenstoff extrahiert.

Beschreibung: Kalt gepreßtes (auch kalt „geschlagen" genannt) Leinöl ist gelb, klar, von eigentümlichem Geruch und mildem Geschmack. Dichte 0,926 bis 0,936. Heiß gepreßtes ist gold- bis braungelb, hat üblen Geruch und kratzenden Geschmack. Bei — 16° C ist es noch flüssig. Frisches Leinöl enthält stets Schleim, es muß daher durch längeres Lagern geklärt werden. Leinöl gehört zu den trocknenden Oelen und muß in gut verschlossenen Gefäßen aufbewahrt werden.

Wirkung und Verwendung: Frisch und kalt gepreßtes Leinöl wird zu Genußzwecken verwendet. Sonst findet es Verwendung zur Herstellung von Seifen, namentlich Kaliseife, Salben, Linimenten (mit Kalkwasser gemischt als Brandliniment). Technisch wird es in der Oelmalerei und zur Firnisfabrikation verwendet.

Anwendung: Die damit bereitete medizinische Kaliseife zur Behandlung von Hautunreinigkeiten, indem man die betr. Stellen abends einreibt und morgens abwäscht. Flüchtiges Liniment zum Einreiben bei Gliederreißen und sog. Hexenschuß und Bedecken der betr. Stellen mit Kompressen zum Warmhalten. Das Brandlinement alsbald nach dem Verbrennen, ohne daß sich Blasen gebildet haben, indem man damit getränkte Leinenläppchen auflegt, keine Watte.

Prüfung: Werden 10 g Leinöl durch Erwärmen mit 15 g Kalilauge und 3 g Weingeist verseift, so muß die Seife sowohl in Wasser, als auch in Weingeist klar löslich sein. (Prüfung auf Mineralöle, Harzöle.) Wird die Lösung von 2 g Leinöl in 5 ccm Aether mit 5 bis 10 Tropfen einer (1+49) weingeistigen Silbernitratlösung versetzt und mehrere Stunden lang an einen dunklen Ort gestellt, so darf weder eine Braunfärbung noch ein dunkler Niederschlag entstehen. (Prüfung auf Kruziferenöle.)

Unter dem Namen **Dicköl, Zachöl,** handelt man ein Leinöl, das durch längeres Einblasen von Luft und die dadurch verursachte teilweise Oxydation, zähflüssig geworden ist. Es findet als Bindemittel in der Porzellanmalerei Verwendung.

Oleum Lini album.
Gebleichtes Leinöl.

In dünnen Lagen der Einwirkung von Sonnenlicht ausgesetztes Leinöl verliert allmählich seine gelbliche Farbe, wird weißlich und dabei zähflüssiger. Findet Anwendung als Bindemittel für zarte Kunstmalerfarben.

* Oleum Lini cóctum.
Gekochtes Leinöl, Leinölfirnis, Oleum Lini vernisótum.

Erhitzt man Leinöl einige Zeit auf 250 bis 300°, so wird es dicker, zäh und klebriger und trocknet bedeutend schneller als das gewöhnliche Leinöl. Gekochtes Leinöl führt auch den Namen Leinölfirnis. Vielfach werden beim Kochen Metalloxyde oder Metallsalze, wie Bleiglätte, Mennige, Manganverbindungen zugesetzt. Das Trocknen des Firnisses geschieht unter Aufnahme von Luftsauerstoff, er wird oxydiert.

Verwendung: In der Oelfabrikation, zur Linoleumfabrikation sowie zur Bereitung von Oelkitt.

Das was während des Krieges und auch heute wieder infolge des hohen Preises als Firnisersatz angeboten wird, ist zumeist nichts anderes als eine Kunstharzlösung, die außer dem Namen mit Firnis nicht das Mindeste gemein hat.

* Óleum Nucístae Óleum Myrísticae expréssum.
Muskatnußöl, Muskatbutter.

Óleum Nucis moschátae. D. A. 6.

Abstammung:
Familie: } Siehe bei Semen Myristicae.
Heimat:

Handelsware: Sie kommt teils aus Penang und Singapore in viereckigen, mit Bast oder Schilf umwickelten Blöcken in den Handel. Diese Ware ist sehr unrein. Das in Deutschland gewonnene Produkt ist rein und kommt in mit Stanniol umhüllten Riegeln auf den Markt. Muskatbutter muß kühl und in gut geschlossenen Gefäßen aufbewahrt werden.

Beschreibung: Es ist das durch heißes Auspressen oder durch Extraktion aus den gepulverten Muskatnüssen gewonnene talgartige Fett. Es ist rotbraun, stellenweise mit helleren Partien durchsetzt. Es stellt ein Gemenge von Fett, ätherischem Oel und Farbstoff vor. Geruch und Geschmack nach Muskatnuß. Bei 45—51° C schmilzt es zu einer braunroten, nicht völlig klaren Flüssigkeit. Aus dieser darf sich kein fester Bodensatz abscheiden = Preßrückstände, Stärke, Mineralstoffe. In kaltem Alkohol ist die Muskatbutter zur Hälfte löslich, vollständig in siedendem Alkohol sowie in Aether und Chloroform.

Bestandteile: Myristin, ein festes Fett, ferner flüssiges Fett, ätherisches Oel und ein rotbrauner Farbstoff.

Wirkung und Verwendung: Wirkt hautreizend und findet Verwendung zu Einreibungen, zu Pflastern und Salben.

Anwendung: Für sich allein wird es kaum verwendet und im Gemisch mit anderen Substanzen ist es nach A. V. verboten. Man kann aber dem Publikum empfehlen, selbst Muskatöl 1 Teil mit 3 Teilen Schmalz zu verschmelzen und damit bei Geschwülsten einzureiben, wobei man eine gut verteilende Wirkung beobachten kann.

* Oleum Olivárum = Olivenöl. Baumöl. D. A. 6.

Stammpflanze: Olea europaéa.

Familie: Oleacéae (Oelbaumgewächse).

Heimat: Palästina, Kleinasien.

Kulturländer: Griechenland, Italien, Spanien, Portugal, Südfrankreich, Nordafrika, Peru, Kalifornien, Mexiko, Florida, Südkarolina, Kapland, Südaustralien.

Handelssorten: Jungfernöl, Huile d'Olive surfine (Provencer-, Genueser-, Luccaer-, Nizzaöl), Baumöl, (Gallipoli-, Puglieser-, Bari-, Lecceöl), Fabriköl (Malaga-, Tunis-, Korfu-, Messinaöl). Außerdem die Handelsbezeichnungen Oleum Olivárum superfein, Oleum Olivárum Provinciále, Oleum Olivárum víride seu commúne, Oleum Olivárum album. Oleum Olivárum denaturátum.

Gewinnung und Beschreibung: Die kleinen pflaumenähnlichen eirunden, schwärzlich-roten oder violetten, 1—3 cm langen Steinfrüchte, die Oktober bis Januar evtl. Februar reifen, enthalten das Oel im Fruchtfleische (bis 70 %) und im Kern (10 bis 15 %). Man sammelt die reifen, abgeschlagenen, abgeschüttelten oder abgepflückten Früchte, zermalmt sie in Mühlen und preßt sie aus. Sollen die Früchte der Speiseölgewinnung dienen, so pflückt man sie mit der Hand. Zur Fabriköl- oder Brennölgewinnung werden die Früchte abgeschlagen oder abgeschüttelt. Das aus den reifen Früchten freiwillig austretende feinste Oel nennt man „Jungfernöl". Das Pressen geschieht auf kaltem Wege, und zwar für die besten Oelsorten D. A. 6 zuerst bei schwachem Druck, für die zweiten Sorten dann bei stärkerem Druck. Alsdann preßt man weiter auf Zusatz von etwas heißem Wasser. Zuletzt zerteilt man die Preßrückstände mit vielem Wasser, schöpft das leichtere Fruchtfleisch mittels Haarsieben von den schweren Kernen ab, trocknet über Feuer zum steifen Teig und preßt nochmals, um das letzte Oel zu gewinnen. Das dann noch im Fruchtfleisch enthaltene Oel wird durch Extraktion mit Schwefelkohlenstoff in Extraktoren gewonnen und dient der Seifenfabrikation. Ist die Art der Oelgewinnung auch in den einzelnen Ländern eine verschiedene, so ist im Grunde das Prinzip der Fabrikation das gleiche.

Je nach der Sorte stellt Olivenöl ein goldgelbes, grünliches bis bräunlichgrünes Oel vor, aus dem durch Einwirkung von Chemikalien das weiße Baumöl bereitet wird. Da Olivenöl eine ausgedehnte Verwendung in der Technik findet und hohen Eingangszoll kostet, denaturiert man es durch Zusatz ätherischer Oele, z. B. Nelken- oder Rosmarinöl, um den Eingangszoll zu sparen. Ein solches Oel ist das denaturierte Olivenöl. Bei + 10° C beginnt das Oel zu erstarren und bei 0° C bildet es eine weißliche, krümelige Masse, aus der man durch Abpressen den flüssig bleibenden Teil, das Elaeopten, gewinnt und diesen Teil als Uhrmacheröl zum Oelen feiner Uhren verwendet. Der Geruch ist eigenartig, angenehm, der Geschmack angenehm, bei den geringeren Sorten kratzend. Dichte 0,911—0,914.

Verwendung: Die besseren Sorten als Speiseöle, die geringeren als Schmieröle und in der Seifenfabrikation.

Anmerkung: Unter dem Namen Provenceröl verstand man bislang immer nur ein Olivenöl, das aus der französischen Provence in den Handel kam. Neuerdings, unterstützt durch die Rechtsprechung, ist die Bezeichnung nur als eine Gattungsbezeichnung anzusehen, so daß nicht nur aus der Provence kommendes Olivenöl, sondern auch andere daher kommende fette Speiseöle, z. B. Arachis- und Sesamöl, mit Recht als Provenceröl angesehen werden müssen.

Die Prüfung auf trocknende und andere fremde Oele wird wie bei Ol. Amygdalarum angegeben, vorgenommen.

Oleum Papáveris = Mohnöl. Kn.

Stammpflanze:
Familie:
Heimat: } Siehe bei Semen Papáveris.

Handelssorten: Man unterscheidet zwischen dem besten französischen und dem an Qualität nur wenig nachstehenden deutschen Oel.

Gewinnung und Beschreibung: In den weißen wie blauen Mohnsamen bis zu 30 % eines fetten Oeles, das man in sogenannten Oelmühlen durch Pressung gewinnt. Das durch kalte Pressung gewonnene Oel ist heller und von besserem Geschmack als das durch warme Pressung erhaltene. Die verbleibenden Preßkuchen Placéenta Séminis Papáveris = Mohnkuchen, dienen als Viehfutter, neuerdings in gemahlenem Zustande auch in der Bäckerei. Es ist ein dünnes, hellgelbes, trocknendes Oel, von angenehmem Geruch und mildem Geschmack.

Verwendung: Als Speiseöl, sowie seiner trocknenden Eigenschaften wegen als Bindemittel heller Farben in der Kunstmalerei.

Oleum Pálmae = Palmöl. Palmbutter.

Stammpflanze: Elaeis guineénsis.

Familie: Pálmae (Palmengewächse).

Heimat: An der Westküste Afrikas von Sierra Leone bis zum Kongo.

Kulturländer: Kamerun, Brasilien.

Handelssorten: Von Palmöl (aus Fleisch) = Lagos, Old Calabar, New Calabar, Benin, Braß, Kongo, Accra. Vom Palmkernöl (Oleum Nucum Palmae) kennt man nur eine Sorte. Das Palmöl ist das billigere, das Palmkernöl das teurere Produkt.

Gewinnung und Beschreibung: Die Palme trägt traubenartige Fruchtbüschel bis zu einem Zentner Schwere und zwar bestehen die einzelnen Früchte aus etwa pflaumengroßen ovalen Gebilden, deren fleischige Hülle einen Samen von schwarzer bis schwarzbrauner Farbe enthält. Im Fleisch und Samen ist Oel enthalten. Im Produktionslande gewinnt man nur das Oel des Fleisches durch Pressen, während die Samen nach Europa exportiert werden, um dort durch Pressen oder Extraktion mit Benzin das Palmkernöl zu gewinnen. In neuerer Zeit geht man allerdings auch im Produktionslande dazu über, auch aus den Kernen das Oel zu pressen. Die Preßrückstände, Palmkernkuchen, bilden ein wertvolles Viehfutter, werden aber auch als Fälschungsmittel für Pfeffer gebraucht. Das Oel des Fleisches ist anfangs farblos, nimmt aber bald gelbe Färbung an, das Oel der Samen ist gelbbraun. In beiden Fällen wird das Oel gebleicht, und zwar indem man angewärmte Luft durch das auf 120° C erhitzte Oel treibt, oder indem man das Oel schnell auf 240° C erwärmt oder endlich durch Einblasen von Sauerstoff im sogenannten Körtingschen Apparat. Auch auf chemischem Wege zerstört man die Farbstoffe, so daß das Handelsprodukt nur noch gelbliche oder weiße Farbe besitzt. Palmöl ist von schmalzartiger Konsistenz, besitzt frisch einen milden, an Veilchen erinnernden Geruch, wird aber leicht ranzig und bekommt dann einen strengen Geruch und Geschmack. Es schmilzt bei 30—37° C und ist außerordentlich reich an reiner Fettsäure (Palmitin- und Stearinsäure).

Verwendung findet Palmöl in gereinigtem Zustande zu Speisezwecken, im größten Maßstabe aber in der Toiletteseifenfabrikation, zur Gewinnung von Palmitin- und Stearinsäure, zur Bereitung von Achsenfett für Eisenbahnwagen.

Óleum Persicárum = Pfirsichkernöl D. A. 6.

Stammpflanze: Prunus pérsica und Prunus armeníaca.

Familie: Rosaceae-Pruneae.

Das Pfirsichkernöl entspricht in seiner Gewinnung, der Dichte und anderen Eigenschaften vollständig dem Oleum Amygdalarum.

Verwendung und Anwendung wie bei Oleum Amygdalarum.

Óleum Rápae. Óleum Rapárum, Óleum Nápi. D. A. 6. Rüböl, Rapsöl, Brennöl.

Stammpflanze:
Familie: } Siehe bei Semen Napi.
Heimat:

Handelsware: Außer dem gewöhnlichen Rapsöl, das infolge seines Schleimgehaltes zum Brennen untauglich ist, kommt im Handel auch das Oleum Rápae raffinátum vor, das den Namen Brennöl, Kirchenöl oder Ewiglichtöl führt. Man erhält es, indem man das erwärmte Oel mit ungefähr 1% Schwefelsäure behandelt. Diese zerstört die Schleim- und Eiweißstoffe des Oels, die sich als dunkle Massen ausscheiden. Die Mischung wird nun mit Wasserdampf behandelt, vielfach auch mit einer schwachen Sodalösung ausgewaschen und nach dem Absetzenlassen wird das obenauf befindliche Oel abgezogen. Dieses raffinierte Oel ist blaßgelb, dünnflüssig, hat aber unangenehmen Geruch und unangenehmen herben Geschmack.

Gewinnung: Winter- und Sommerraps werden erst gepulwert, erwärmt und dann durch Pressen vom Oel befreit, — das D. A. 6 verlangt kalt gepreßtes Oel —, auch durch Ausziehen der gepulverten Samen mit Benzin, Schwefelkohlenstoff oder Tetrachlorkohlenstoff und Abdestillieren des Lösungsmittels. Solches Oel ist reiner, da es schleimfrei ist.

Beschreibung: Gelb bis bräunlich, von schwachem Geruch und mildem Geschmack. Es ist ziemlich dickflüssig, hat eine Dichte von 0,906—0,913 und gehört zu den nichttrocknenden Oelen.

Verwendung: Das ausgepreßte Rapsöl wird zu Speisezwecken als sogenanntes Butteröl, außerdem als Schmiermittel und in der Seifenfabrikation benutzt.

Das raffinierte Oel wird als Brennöl benutzt.

* Óleum Rícini, Óleum Pálmae Christi, Óleum Cástoris. D. A. 6.
Rizinusöl, Kastoröl.

Stammpflanze:
Familie: } Siehe bei Semen Ricini.
Heimat:

Gewinnung: Das Oel des D. A. 6 wird aus den geschälten Samen ohne Anwendung von Wärme gepreßt und darauf mit Wasser ausgekocht.

Technisch verwendbares Rizinusöl erhält man durch warmes Auspressen der Samen oder indem man sie mit Wasser auskocht. Auch mit Schwefelkohlenstoff wird das Oel ausgezogen.

Beschreibung: Kalt gepreßtes Rizinusöl ist klar, dickflüssig, blaßgelb und von kaum wahrnehmbarem Geruch und Geschmack. Dichte 0,946—0,966. Bei 0° C wird Rizinusöl unter Abscheidung kristallinischer Flocken trübe, bei niedrigerer Temperatur butterartig. In Essigsäure und absolutem Alkohol ist es in jedem Verhältnis löslich, ebenso in drei bis vier Teilen Weingeist. In Petroläther und Benzin ist es unlöslich. Es ist ein Bindeglied zwischen den trocknenden und nicht trocknenden Oelen.

Handelsware: Als bestes gilt italienisches und französisches Oel, während amerikanisches und ostindisches mehr gelb ist und nur technische Verwendung findet. Italienisches Oel kommt in Blechkanistern à 20 kg, je vier in einer Kiste, in den Handel, die gewöhnlichen Sorten in Fässern zu 150 kg.

Bestandteile: Rizinol- und Rizinusölsäureglyzeride, es enthält aber kein Oleïn.

Wirkung und Verwendung: Rizinusöl ist ein sehr beliebtes Abführmittel, ferner Bestandteil vieler Haarwässer und Haarpomaden. Die gelben Sorten finden Verwendung in der Seifenfabrikation, zum Leder- und Maschinenschmieren, sowie nach Behandlung mit Schwefelsäure (das Produkt heißt Türkischrotöl) in der Türkischrotfärberei.

Anwendung: Als bekanntestes Abführmittel so oder in Kapseln. Man rechnet für Kinder bis 8 Jahren 1 Teelöffel, bis 14 Jahren 1 Eßlöffel; für Erwachsene 1½—2 Eßlöffel. Am leichtesten ist es zu nehmen mit kaltem schwarzem Kaffee. Die Wirkung stellt sich in 1½—2 Stunden ein.

Prüfung: Óleum Ricini prüft man auf heiß gepreßtes Oel oder fremde Oele dadurch, daß ein Gemisch von 3 ccm Rizinusöl, 3 ccm Schwefelkohlenstoff und 1 ccm Schwefelsäure nach dem Schütteln während einiger Minuten nicht schwarzbraun werden darf.

Oleum Sésami = Sesamöl. D. A. 6.

Stammpflanze: Sésamum índicum.
Familie: Pedaliacéae.
Heimat: Ostindien.
Kulturländer: China, Cochinchina, Japan, Aegypten, Südamerika, die Mittelmeerländer, Südfrankreich.

Gewinnung und Beschreibung: Die Sesamsamen sollen 50 bis 70 % Oel enthalten, das man durch Pressen in der Wärme oder Kälte, oder auch nach der Extraktionsmethode gewinnt. Je nach der Bereitungsweise ist es hellgelb bis bräunlich, ziemlich dünnflüssig. Geruch eigenartig. Die hellen Sorten von angenehmem, mildem Geschmack, die dickeren etwas kratzend. Dichte 0,912—0,920. Da es in der Margarinefabrikation eine große Rolle spielt, ist es von Interesse, den Nachweis kennen zu lernen, zumal die Reagentien vielfach in Drogerien gefragt werden. Die Reaktion ist folgende: Wenn man 1 Tropfen Sesamöl mit weingeistartiger Furfurollösung und 3 ccm rauchende Salzsäure 1 Minute lang schüttelt, so färbt sich das Gemisch rot.

Verwendung: Die helleren Sorten als Speiseöl (vielfach als Zusatz zu Olivenöl), in der Margarinefabrikation, sowie zu pharmazeutischen Zwecken. Die dunkleren Sorten in der Seifenfabrikation, als Schmieröl, Brennöl usw.

Anmerkung: Unter dem Namen „Deutsches Sesamöl" kommt ein Oel in den Handel, das durch Pressen aus den Samen von Camelina sativa, dem Flachsdotter gewonnen wird und als Flachsdotteröl bekannt ist. Es wird in Süddeutschland und den Niederlanden bereitet, ist von goldgelber Farbe und strengem Geschmack.

Gummiarten — Gúmmata. Balsame — Bálsama. Gummiharze — Gummi-resínae. Harze — Resínae. Kautschukkörper — Resínae elásticae. Teer — Pix.

* Allgemeines.

Die Gummiarten = Gúmmata quellen entweder freiwillig aus der Rinde der betreffenden Bäume und Sträucher hervor, oder der Austritt muß durch künstliche Einschnitte gefördert werden. An der Luft trocknet die austretende Flüssigkeit zur festen Masse ein. Wenn sich die Gummiarten in Wasser auflösen, so bezeichnet man sie als arabinhaltig, dagegen als bassorin- oder auch zeresinhaltig, wenn sie nur im Wasser aufquellen. Alle Gummiarten werden durch Alkohol gefällt.

Gummiharze = Gúmmi-resínae werden wie die Gummiarten gewonnen. Es sind ursprünglich verschieden gefärbte milchartige Flüssigkeiten, die nach ihrer Eintrocknung ein Gemisch von Harzen mit Gummi, häufig auch mit ätherischem Oel vorstellen. Mit Wasser angerieben geben sie wieder eine milchige Flüssigkeit. Weingeist löst aus ihnen nur den Harzbestandteil und das ätherische Oel, während das Gummi zurückbleibt. Sie lassen sich schwer, meist nur bei großer Kälte pulvern.

Die gewöhnlichen Harze = Resínae werden ebenfalls wie die Gummata gewonnen. Es gibt aber auch solche, die vor langen Zeiten ausgetreten sind und aus der Erde ausgegraben werden. Man nennt sie fossile Harze. Diese sind im Gegensatz zu den anderen Harzen in den bekannten Lösungsmitteln erst nach vorangegangenem Röstprozeß löslich.

Die Harze sind spröde, meist zerreibliche Massen, sie enthalten wenig oder kein ätherisches Oel. Sie haben wie die Gummiresínae verschiedene Farbe, teils sind sie undurchsichtig, vielfach aber auch durchscheinend und durchsichtig. Teils sind sie geruchlos, manche haben auch mehr oder minder angenehmen gewürzigen Geruch. In Wasser sind die Harze unlöslich, in Weingeist oder Terpentinöl oder auch in beiden lösen sie sich bis auf die Verunreinigungen. Wird eine weingeistige Harzlösung in Wasser gegossen, so scheidet sich das Harz in Verbindung mit Wasser als Harzhydrat milchig aus. Die Harze sind schwache Säuren und verbinden sich mit Aetzalkalien zu sogenannten Harzseifen, die in Wasser löslich sind. Auf Zusatz von Säuren scheidet sich das Harz wieder aus. Die Harze schmelzen in der Wärme und verbrennen angezündet mit stark rußender Flamme. Sie lassen sich leicht pulvern.

Die Balsame = Bálsama auch Weichharze genannt, sind meist dünnflüssige Lösungen von Harzen in ätherischen Oelen. Auch sie werden wie die Gummata gewonnen. In Wasser sind sie unlöslich, in Weingeist, Aether, Terpentinöl oder einer dieser Flüssigkeiten sind sie löslich. Beim Stehen an der Luft verflüchtigt sich das ätherische Oel, oder der Balsam verharzt und so können die Weichharze in Hartharze übergehen.

Gummiarten — Gúmmata.

* Gummi arábicum, Gummi Mimósae. D. A. 6.
Arabisches oder Mimosengummi,
Gummiarabíkum.

Stammpflanze: Acácia sénegal und andere Akaziaarten. Stachelige Bäume oder Baumsträucher.

Familie: Leguminósae (Hülsenfrüchtler) — Mimosacéae (Mimosengewächse).

Heimat: Senegambien, Nilgegenden.

Handelssorten: Beste Sorte, arabisches Gummi, ist die unten beschriebene Sorte (D. A. 6) von Kordofan am weißen Nil, über Kairo und Alexandrien in den Handel kommend.

Geziregummi von Kassalla über Massaua (am Roten Meer) nach Triest gehend, sind kleine, fast glashelle, wenig gelbliche Körner.

Suakimgummi (am Roten Meer) sind stark gefärbte, kleine Körner, in Wasser nicht ganz löslich. Auch über Geddah oder Dschidda (Arabien) kommt eine schlechte Sorte Gummi in den Handel.

Die Gummisorten werden erst in Europa nach Größe und Farbe sortiert.

Das **Senegalgummi** (Westküste Afrikas) = **Gummi Senegalénse** ist in seinen Eigenschaften dem echten Kordofangummi ähnlich. Es besteht vielfach aus wurmförmigen Stücken, hat gelbliche bis gelbbraune Farbe, zerbricht aber nicht in kleine Stücke, und da es hygroskopisch ist, backt sein Pulver leicht zusammen. In Wasser ist es oft nicht vollständig, sondern häufig schwach gallertig löslich. Es kommt meist über Marseille in den Handel.

Auch von Nordafrika (Mogadór) (schlechte Sorte), vom Kap und aus Deutsch-Südwestafrika (gute Sorte) kommt Gummi in den Handel.

Asiatische, australische und amerikanische Gummi finden hauptsächlich technische Verwendung. Die besten Sorten sind in Wasser löslich, daher Ersatz für arabisches Gummi, die minderen quellen mehr oder weniger darin auf.

Beschreibung: Gummi fließt nach der Regenzeit aus den Stämmen und Zweigen freiwillig aus und erhärtet an der Luft. Das Gummi des D. A. 6 stellt mehr oder weniger rundliche, weißliche oder wenig gelbliche Stücke von verschiedener Größe vor. Außen sind sie matt und rissig und zerbrechen leicht in eckige, glasglänzende Stücke, mit kleinmuscheligen Bruchflächen. Im doppelten Gewichte Wasser langsam aber klar zu einem hellgelben, stark klebenden, geruchlosen, fade schmeckenden Schleim von schwach saurer Reaktion löslich. Weingeist und Eisenchloridlösung führen den Schleim in eine steife Gallerte über. Arabisches Gummi ist nicht hygroskopisch (wasseranziehend), Pulver backt daher nicht zusammen.

Bestandteile: Arabisches Gummi besteht vorwiegend aus Arabin, einer Verbindung von Arabinsäure mit Kalk.

Wirkung und Verwendung: Medizinisch als Bindemittel für Pillen und zu Emulsionen. Die nicht arzneilich verwendeten Sorten, sogenannte Fabrikgummi, sind ein bekanntes Kleb- und Bindemittel für Etiketten, Briefmarken, Farben, Tuschen, Zündholzmassen; ferner zum Steifen (Appretieren) von feinen Geweben und in der Konditorei.

Anwendung: Da Gummilösung leicht säuert, empfiehlt es sich, zur Lösung Kalkwasser zu verwenden, weil damit ein länger haltbarer Gummischleim erzielt wird, die Auflösung auch rascher erfolgt als in gewöhnlichem Wasser. Man stellt als Klebemittel die Lösung im Verhältnis von 1 Teil Gummi und 2 Teilen Wasser her und zwar am besten, indem man den in einem Gazebeutel befindlichen Gummi an die Oberfläche des Wassers hängt.

Unter dem Namen **Gummi Arábicum resiccátum** bringt eine Leipziger Firma (Gebr. Glaß) ein Gummiarabikum in den Handel, das je nach Qualität ein reinweißes bis gelblichbraunes, kristallinisches Pulver vorstellt. Gewonnen ist das Produkt nach einem patentierten Verfahren, indem man Gummiarabikum in Stücken in Wasser löst, zur Entfernung aller ungelösten Teile und Unreinigkeiten koliert und die absolut klare Kolatur auf heißen Metallplatten ausstreicht und austrocknet. Nachdem erfolgt ein Pulverisieren. Dieses Gummi hat den großen Vorzug, völlig klare Lösungen zu geben und sich beim einfachen Schütteln mit Wasser sofort zu lösen.

Aus den Stämmen der Kirsch- und Pflaumen-, Pfirsich- und Aprikosenbäume, schwitzt das **Kirschgummi** = **Gummi Cerasórum** freiwillig aus. Es ist hellgelb bis rotbraun, ziemlich weich, später spröde, hat unangenehmen Geschmack und ist nur zum Teil in Wasser löslich. Es hat als Hauptbestandteil Kerasin, auch Metarabinsäure genannt, die in Wasser nur quillt, außerdem Arabin. Kirschgummi findet technische Verwendung zu Appreturzwecken als Ersatz für Tragant.

* **Tragacántha.** Gummi Tragacántha. D. A. 6.
Tragant.

Stammpflanze: Zahlreiche Astragalusarten, so Astrágalus adscéndens, verus, créticus, gúmmifer u. a. m., Sträucher und Halbsträucher.

Familie: Leguminósae — Papilionacéae (Schmetterlingsblütler).

Heimat: Kleinasien, Syrien, Armenien, Mesopotamien, Persien, Griechenland.

Handelssorten: Als bester Tragant gilt der weiße, gewellte, Smyrnaer- oder Blättertragant Tragacántha in Fóliis, er kommt vom Innern Kleinasiens. Der Moreatragant, auch griechischer oder Wurmtragant genannt, von Griechenland und Kreta, stellt schmale Streifen oder Fäden vor; er ist weiß und gelb, durchscheinend, auch gelb- bis dunkelbraun.

Syrischer und persischer Tragant sind knollige, kugelige Massen, mit Rindenstücken verunreinigt. Gelb bis braun von Farbe und bitterlichem Geschmack.

Beschreibung: Es ist teils der freiwillig, teils durch in die Stämme gemachte Einschnitte ausfließende und nach drei bis vier Tagen erhärtende Schleim. Tragant ist blattartig, bandartig, sichelförmig, flach, weiß, durchscheinend, oft gestreift, von reinweißer bis dunkelbrauner Farbe. Er ist von hornartiger Beschaffenheit, schwer zu pulvern und bricht kurz. Geruchlos, von fadem, schleimigem Geschmack. Gewöhnliche Tragantsorten sind gelb bis braun. Will man Tragant pulvern, so muß es vorher bei einer 50° C nicht übersteigenden Temperatur ausgetrocknet werden. Mit 50 Teilen Wasser übergossen, quillt Tragant allmählich zu einer etwas trüben, gallertartigen Masse auf, die mit Natronlauge beim Erwärmen auf dem Wasserbade gelb wird.

Bestandteile: Zum größten Teil aus dem in Wasser nur aufquellenden Bassorin bestehend, ferner Stärkemehl und etwas Zucker, aber kein Arabin.

Wirkung und Verwendung: Als gutes Bindemittel für Pastillen und Pillen, zum Appretieren von Geweben, zum Verdicken von Farben, ähnlich wie Gummiarabikum.

Anwendung: Tragantschleim wird bereitet, indem man das Pulver erst im Mörser verrührt und ihm auf einmal unter schnellem Umrühren die 20fache Wassermenge zusetzt. Man kann den Tragant auch erst mit etwas Weingeist durchfeuchten und dann auf einmal die nötige Wassermenge zugeben. Tragantpulver dient zum Bestreuen künstlicher Gebisse, damit sie besser am Gaumen haften = Apollopulver.

Balsame — Bálsama.

* **Bálsamum Canadénse.**
Kanadabalsam.

Stammpflanze: Abies balsámea = die Balsamfichte.

Familie: Coniférae (Nadelhölzer — Zapfenträger).

Heimat: Nordamerika, Kanada.

Beschreibung: Der durch Einschnitte in die Stämme ausfließende terpentinähnliche Balsam ist frisch fast farblos, dickflüssig, klebend, durchsichtig, von würzigem Geruch und bitterem Geschmack. Mit der Zeit wird er zäher und dunkler, an der Luft verdickt er zu einer klaren, harzigen Masse. Er ist in Aether, Benzol, Chloroform und Schwefelkohlenstoff vollständig, in Alkohol, Eisessig und Petroleumäther fast vollständig löslich.

Verwendung: In Amerika medizinisch, bei uns in der Mikroskopie zum Einhüllen mikroskopischer Präparate, auch zum Zusammenkitten von Glaslinsen und in der Porzellanmalerei.

Anwendung: In der Mikroskopie wendet man nicht den reinen Balsam an, sondern mit Azeton verdünnt.

* Bálsamum Copaívae. D. A. 6. Kopaivabalsam.

Stammpflanze: Copaífera Jacquinii, Copaífera Langsdorffii, Cop. guyanensis u. Cop. coriacea.

Familie: Leguminósae (Hülsenfrüchtler) — Caesalpiniacéae.

Heimat: Brasilien, Westindien.

Handelssorten: Der beste D.-A.-6-Balsam ist der dickflüssige Marakaibobalsam, er stammt aus dem Nordwesten Venezuelas. Dünnflüssiger ist der helle Parabalsam (auch Maranhao); er stammt aus den nördlich des Amazonenstromes gelegenen Gegenden Brasiliens und Venezuelas.

Der westindische Balsam (auch Trinidad) ist dick, trübe und hat Terpentingeruch.

Beschreibung: Es ist der aus den Stämmen teils freiwillig ausfließende, meist aber durch Bohrlöcher, in die eine Rinne aus Rinde gesteckt wird, gewonnene Balsam. Manche Bäume liefern über 40 Liter Balsam, der in Gefäßen aufgefangen wird. Der vom D. A. 6 verlangte Balsamum Copaivae ist eine klare, dickliche, gelbliche bis gelbbraune, nicht oder nur schwach fluoreszierende Flüssigkeit von eigenartigem, würzigem Geruch und scharfem, bitterem Geschmack. Der Balsam löst sich in Chloroform, absolutem Alkohol und Essigsäure klar oder nur schwach opalisierend auf, auch ist er in zehn Teilen Weingeist löslich. Dichte 0,920—0,995. Aufbewahrung in gut geschlossenen Gefäßen, vor Licht geschützt.

Bestandteile: Der Balsam besteht aus Harzen, die in ätherischem Oel gelöst sind, und enthält außerdem Bitterstoff.

Wirkung und Verwendung: Der Marakaibobalsam innerlich bei Geschlechtskrankheiten (Gonorrhöe), eine Empfehlung für diesen Zweck darf aber nach dem sogenannten Geschlechtskrankengesetz von 1927 nicht vorgenommen werden. Die anderen Sorten meist technisch in der Lackfabrikation und Porzellanmalerei.

Prüfung: Kopaivabalsam wird vielfach mit fetten Oelen, Harzen, Terpentin und Gurjunbalsam verfälscht.

Erwärmt man 1 g Kopaivabalsam im Trockenschranke bei 105° C vier Stunden lang, so muß nach dem Abkühlen auf Zimmertemperatur ein sprödes Harz zurückbleiben, bleibt die Masse schmierig, dann sind fette Oele oder Paraffin vorhanden. Bei der Erwärmung macht sich Terpentin durch seinen Geruch bemerkbar. Wird eine Lösung von drei Tropfen Kopaivabalsam in 15 ccm Essigsäure mit 1 Tropfen Schwefelsäure versetzt, so darf sich innerhalb einer halben Stunde die Mischung nicht violett färben — Gurjunbalsam.

* Bálsamum Copaívae Ostíndicum, Bálsamum Gurjúnicum. Ostindischer Kopaivabalsam, Gurjun- oder Gardjanbalsam.

Stammpflanze: Dipterocárpus alátus, angustifólius, turbinátus und andere Arten, mächtige Bäume. (Dipterocárpus = griech. = Zweiflügelnuß.)

Familie: Dipterocarpacéae (Zweiflügelnußgewächse).
Heimat: Südasien (Ostindien) und ostindische Inseln.
Beschreibung: Der in ungeheuren Mengen aus den angebohrten Bäumen ausfließende Balsam ist dickflüssig, im auffallenden Lichte grünlichgrau, trübe, im durchfallenden Lichte dunkelrotbraun und klar. Geruch ähnlich wie Kopaivabalsam, Geschmack bitter, aber nicht kratzend. Löslich in Chloroform, Schwefelkohlenstoff und ätherischen Oelen, aber nur teilweise in absolutem Alkohol und Petroläther.
Bestandteile: Aetherisches Oel bis 70 %, Harz und Bitterstoff.
Wirkung und Verwendung: Innerlich bei Geschlechtskrankheiten (siehe Bemerkung bei Bálsam. Copaívae „Wirkung und Verwendung"), äußerlich bei Hautausschlägen, technisch zur Lackfabrikation. Auch dient er zur Verfälschung von Kopaivabalsam.

Da der Balsam in Indien auch den Namen Holzöl = Wood-oil führt, so ist eine Verwechslung mit dem echten chinesischen Holzöl = Wood-oil nicht ausgeschlossen. Näheres siehe unter Oleum Ligni Sinensis.
Anwendung: Bei Hautausschlägen wendet man eine Auflösung (1 : 9) in Alkohol an, die man mittels Pinsel aufträgt und mit Gaze bedeckt. Zum Lösen des Verbandes nach 24 Stunden bedient man sich der Lockerung durch Benzin.

* Bálsamum Peruviánum. D. A. 6.
Bálsamum Indicum nigrum.
Perubalsam. Indischer Balsam.

Stammpflanze: Myróxylon bálsamum, Nebenform Peréírae.
Familie: Leguminósae (Hülsenfrüchtler) — Papilionacéae (Schmetterlingsblütler).
Heimat: Der schmale Küstenstrich der Republik San Salvador (Mittelamerika), die sogenannte Balsamküste.
Gewinnung: Nach der Regenzeit, d. i. im November und Dezember, wird die Stammrinde der Bäume mit einem stumpfen Instrumente an vier Stellen weichgeklopft, es fließt wenig Balsam aus, der in Zeuglappen aufgefangen wird. Die geschlagenen Rindenpartien werden nach fünf oder sechs Tagen mit Harzfackeln kurze Zeit angebrannt, wodurch der Balsam reichlicher fließt und sich vermehrt, nachdem die Rinde nach einer Woche von selbst abfällt oder entfernt wird. Der ausfließende Balsam, der anfänglich gelblich, später braun aussieht, wird immer in Zeugstreifen, die um die Verwundung gelegt sind, aufgesogen und jeweils werden die Streifen gewechselt. Durch nochmaliges Anschwelen (Anräuchern) der verwundeten Stellen erfolgt eine weitere Ausbeute. Fließt kein Balsam mehr aus, so wird eine andere noch unverletzte Rindenpartie in der gleichen Weise behandelt. Da sich an den erschöpften Stellen, die mit Lehm bestrichen werden, wieder neue Rinde bildet, kann ein Baum während 30 Jahren zur Balsamgewinnung benutzt werden.

Die mit Balsam vollgesogenen Lappen und auch die abgefallenen Rindenstücke werden ausgepreßt und in irdenen Töpfen ausgekocht. Der Balsam setzt sich zu Boden, wird vom Wasser getrennt, gereinigt und in Blechgefäßen versandt. Der Perubalsam ist im Baum nicht fertig gebildet, sondern entsteht erst nach der Verletzung und Anschwelung der Rinde als krankhafte Ausscheidung.
Beschreibung: Bálsamum Peruviánum ist eine dunkelbraune, in dünner Schicht klare, bräunlichgelbe, nicht klebende oder Fäden ziehende Flüssigkeit. Löslich in gleichen Teilen Wein-

geist, auch in Chloroform, wenig in Fetten und Oelen, nur teilweise in Aether oder Petroläther. Zwischen den Fingern gerieben klebt er nicht, sondern fühlt sich ölig an. Geruch eigentümlich vanilleartig, Geschmack kratzend, schwach bitter. Der Balsam trocknet an der Luft nicht ein. Dichte 1,145—1,158. Eine Lösung von 3 Tropfen Perubalsam in 10 ccm Weingeist färbt sich nach Zusatz von 1 Tropfen Eisenchloridlösung grün bis olivgrün. Hauptstapelplatz Hamburg, früher London.

Bestandteile: Ueber 60 % ölartiges Zinnameïn (eine Mischung von Benzoesäure-Benzylester und Zimtsäure-Benzylester), ferner freie Zimtsäure, etwas Vanillin und Harz, aber kein ätherisches Oel.

Wirkung und Verwendung: Hauptsächlich äußerlich gegen Krätze und zur Heilung von Wunden sowie bei Frostbeulen. Auch innerlich bei Schwindsucht findet er Verwendung. Seine Verwendung in der Parfümerie, zu Haarwässern und Pomaden sowie zum Ueberziehen billiger Schokoladen ist bekannt.

Anwendung: Da reiner Perubalsam zu kostbar, wendet man bei Krätze ein Gemisch von P. mit Alkohol oder Olivenöl im Verhältnis 1 : 1 an, mit dem man die betreffenden Stellen einpinselt. Bei offenen nach Geschwüren auftretenden Wunden und bei Frostbeulen pinselt man nur mit der Oelmischung ein.

Prüfung: Der teure Balsam wird häufig mit fetten Oelen und Kopaivabalsam oder auch anderen Harzlösungen gefälscht: 1 g Perubalsam muß sich in einer Lösung von 3 g Chloralhydrat in 2 ccm Wasser klar lösen, ist die Mischung trübe, dann liegt Verfälschung mit fetten Oelen vor. Das D. A. 6 läßt noch auf künstliche Balsame, Benzaldehyd, Terpentinöl, künstlichen Perubalsam, Gurjunbalsam und Kolophonium prüfen.

Unter **Bálsamum Peruviánum album** = weißer Perubalsam kommt seit einer Reihe von Jahren ein dem Kanadabalsam in Konsistenz und Farbe ähnliches Produkt aus Früchten des Balsambaumes in den Handel. Von angenehmem Geruch, kratzendem Geschmack. Führt sich mehr und mehr in der Parfümerie ein, ist aber vollkommen wertlos für die Medizin.

Als **künstlicher Perubalsam** = Bálsamum Peruvianum artificiále wird ein aus Tolubalsam und Rizinusöl bereitetes Produkt gehandelt, das vielfach als Fälschungsmittel für den echten Balsam gilt, sich aber durch die grieselige Beschaffenheit von jenem unterscheidet. Man kennt ihn unter dem Namen Perugén.

* Bálsamum tolutánum. D. A. 6.
Tolubalsam.

Stammpflanze: Myróxylon bálsamum Nebenform genúinum, ein Baum.

Familie: Leguminósae — Papilionacéae.

Heimat: Norden von Südamerika.

Beschreibung: Der aus den verwundeten Stämmen als krankhaftes Produkt (siehe auch bei Perubalsam) ausfließende Balsam wird in Kürbisfrüchten (Kalebassen) aufgefangen und an den Hafenorten des Magdalenenstromes in Blechkisten umgefüllt. Frisch ist der Balsam braungelb, zähflüssig, nach einigen Jahren wird aber die ganze Masse im Innern kristallinisch, daher der Bruch rauh. Diese Form ist die Ware des D. A. 6. Sie ist bräunlichgelb und kann nach dem Austrocknen zu einem gelblichen Pulver gerieben werden. Geruch fein, würzig, vanilleartig, Geschmack schwach säuerlich, etwas kratzend. Löslich in Weingeist, Chloroform, Kalilauge, wenig in Schwefelkohlenstoff und Petroläther. Die weingeistige Lösung rötet blaues Lackmuspapier und wird durch Eisenchloridlösung grün gefärbt.

Bestandteile: Hauptbestandteil an 80 % Harz, Zimtsäure, Benzoesäure, Vanillin, Zimtsäure- und Benzoesäure-Benzyläther.

Wirkung und Verwendung: Zu Parfümeriezwecken, Räucherpulvern, auch zu feinen Lacken für Sukuspräparate.

Prüfung: Verfälschungen mit Kolophonium oder anderen Harzen können leicht nachgewiesen werden, da sie sich in Schwefelkohlenstoff lösen, während der Tolubalsam darin fast unlöslich ist. Konzentrierte Schwefelsäure färbt reinen Tolubalsam kirschrot, eine braunschwarze Färbung deutet auf Terpentingehalt.

* Styrax crudus, Bálsamum Styrácis. D. A. 6.
Roher Storax, Styrax.

Stammpflanze: Liquidâmbar orientális, ein der Platane ähnlicher Baum (vom latein. liquidis = flüssig und Ambra = Amberbaum).

Familie: Hamamelidacéae.

Heimat: Kleinasien, Syrien.

Gewinnung: Der Storax ist nicht fertig gebildet, sondern entsteht als krankhafte Abscheidung erst nach einer Verwundung des Baumes. Der Balsam wird durch Auskochung und Pressen der Rinde und des Splintes erhalten und abgeschöpft. Er wird nach Smyrna, Konstantinopel, Alexandria gebracht und gelangt in Fässern oder Kanistern in den europäischen Handel.

Beschreibung: Roher Storax ist eine graue, später mehr braun werdende, trübe, klebrige, zähe, dicke Masse von benzoeähnlichem Geruch. Geschmack würzig und kratzend. In Wasser sinkt er unter. In der gleichen Menge Weingeist löst er sich zu einer graubraunen, trüben, nach dem Filtrieren klaren, sauer reagierenden Flüssigkeit.

Bestandteile: Harz, Styrazin, Zinnameïn, Vanillin, Storesin, Styrol und freie Zimtsäure.

Wirkung und Verwendung: Ein bekanntes Mittel gegen Krätze und Hautkrankheiten, ferner Zusatz zu Räuchermitteln und in der Parfümerie.

Erwärmt man rohen Storax zur Vertreibung des anhängenden Wassers erst im Dampfbad, löst ihn dann in einem Teil Weingeist, filtriert die Lösung und verdampft den Weingeist wieder, so erhält man eine braune Flüssigkeit, den Styrax depurátus des D. A. 6, der in einem Teil Weingeist vollständig löslich ist, fast löslich in Aether, Schwefelkohlenstoff und Benzol, aber nur teilweise in Petroleumbenzin.

Als Styrax calamítus kamen früher die wohlriechenden Preßrückstände der Storaxrinden als braune bröckelige Masse in den Handel. Jetzt stellt er meist eine Mischung von Styrax crudus mit Sägespänen vor. Er findet auch zu Räuchermitteln Verwendung.

* Terebínthina. D. A. 6.
Terpentin.

Stammpflanze: Man unterscheidet trübe, körnige Terpentine als gemeine, und klarbleibende als feine Terpentine.

Bäume, die gemeinen Terpentin liefern, sind: Pinus pináster = die Seestrandkiefer (Frankreich), Pinus larício = die Schwarzföhre (Niederösterreich), Pinus silvéstris = die Föhre,

Kiefer, Kienbaum (Rußland, Deutschland), Pinus austrális = die Besenfichte (Nordamerika) u. a. m.

Bäume, die feinen Terpentin liefern, sind: Lárix decídua = die Lärche (Südtirol), Abies alba = die Edeltanne (Vogesen, Schwarzwald) u. a. m.

Familie: Coniférae (Nadelholzgewächse — Zapfenträger).

Heimat: Europa, Asien, Nordamerika, auch kultiviert.

Handelsware: In Deutschland werden als gemeine Sorten die Terpentine aus Thüringen, ferner französischer, sogenannter Bordeauxterpentin, feiner und dünnflüssiger, sowie österreichische und russische Sorten benutzt. Die amerikanische Ware wird dort meist auf Terpentinöl verarbeitet. Terpentin wird in Fässern versandt.

Die beste Sorte der feinen Terpentine ist der Lärchenterpentin = Terebínthina laricína, der über Venedig in den Handel kam und daher auch Venetianer Terpentin = Terebínthina Véneta heißt. Er ist völlig klar, gelblich, in dünner Schicht fast farblos. Er besitzt einen feineren Geruch wie gewöhnlicher Terpentin und würzig bitteren Geschmack. Leicht und klar, da wasserfrei, in Alkohol, Terpentinöl, Benzin löslich. Beim Schmelzen prasselt er nicht, wie der gemeine, wasserhaltige Terpentin. Man kennt je nach der Sorgfalt bei der Gewinnung eine vollkommen klare und eine trübe Ware.

Auch der Straßburger Terpentin = Terebínthina argentoraténsis von der Weißedeltanne ist ein feiner Terpentin. Er hat zitronenartigen Geruch und sehr bitteren Geschmack.

Gewinnung: Durch Einschnitte oder Anhauen der Bäume werden Verletzungen des Stammes herbeigeführt und in diese Röhren eingesetzt, aus denen nun in untergestellten Gefäßen der Balsam fließt. Durch Schmelzen und Kolieren erhält man den Terpentin rein.

Beschreibung: Das Produkt des D. A. 6 ist der gemeine, trübe Terpentin = Terebínthina commúnis. Er ist honigartig dickflüssig, hat eigenartigen Geruch und bitteren Geschmack. Im Laufe der Zeit trennt er sich beim ruhigen Stehen in eine obere, hell- oder dunkelgelbe und in eine untere, weißliche, körnige Schicht (Kristalle von Abietinsäure). In der Wärme wird er fast klar, beim Erkalten trübt er sich aber wieder. Leicht, aber trübe löslich in Alkohol, Aether, Benzol, Terpentinöl. Seine weingeistige Lösung rötet mit Wasser befeuchtetes Lackmuspapier. Der Terpentin enthält 15 bis 30 % Terpentinöl und 70 bis 85 % Harz. Er ist wasserhaltig.

Bestandteile: Harz, das unvollständig in Terpentinöl gelöst ist. Das Harz ist eine Säure, teils Abietinsäure, teils Pimarsäure. Ferner sind vorhanden Bitterstoff und geringe Mengen Bernsteinsäure.

Wirkung und Verwendung: Zu Pflastern, Salben, Vogelleim, zur Darstellung von Terpentinöl, der Resina Pini und des Kolophoniums, in großen Mengen auch zur Herstellung von Siegel- und Flaschenlack sowie bei der Lackfabrikation (hierzu hauptsächlich Terebínthina Véneta).

Anwendung: Nach den in Vorschriftenbüchern zu findenden Vorschriften.

Gummiharze — Gummi-resínae.

*** Ammoníacum, Gúmmi-resína Ammoníacum.**
= Ammoniakgummiharz. D. A. 6.
(Fälschlich: **Gummi ammoníacum, Ammoniakgummi.**

Stammpflanze: Doréma ammoníacum und andere Arten der Gattung Doréma.

Familie: Umbelliférae (Doldenblütler).

Heimat: Persien, Nordindien.

Handelssorten: Das D. A. 6 verlangt persisches Ammoniakum, das, wie andere Sorten in Massis, in Granis und in Lácrimis vorkommt. Stapelplatz: Ispahan, Buschir und Bombay.

Gewinnung und Beschreibung: Veranlaßt durch nagende Insekten, tritt der Saft aus und erhärtet an der Luft entweder zu Klumpen, Körnern oder Tränen. In den Klumpen sind stets eingeschlossen Tränen in Form von Mandeln; eine solche Ware nennt man mandoliert. Aeußerlich bräunlich, auf der frischen, muscheligen wachsglänzenden Bruchfläche milchig weiß, aber bald bläulich werdend. In der Kälte ist Ammoniakum spröde, weshalb es sich auch nur in der Kälte pulverisieren läßt, nachdem man es zuvor über gebranntem Kalk getrocknet hat. In der Wärme ist es knetbar. Löslich zum Teil in Alkohol, zum Teil in Wasser, die geringeren Sorten sind stark mit Rindenstücken und Sand vermischt. Geruch eigenartig, angenehm, Geschmack bitter, scharf und würzig.

Bestandteile: Harz, Gummi, ätherisches Oel, Ferulasäure.

Wirkung und Verwendung: Innerlich genommen wirkt es nervenberuhigend und wird deshalb auch gegen Hysterie gebraucht; äußerlich zu Pflastern; technisch zu Porzellankitten.

Anwendung: Als Mittel gegen Hysterie in zerriebenem Zustand messerspitzenweise mit Weinbrand abends vor dem Schlafengehen. Zu Porzellankitten nach besonderen Vorschriften.

*** Asa foétida, Gummi-resína Asa foétida,** D. A. 6.
Asant, Stinkasant, Teufelsdreck.

Stammpflanze: Férula asa foétida, Férula foétida, Férula narthex, baumhohe Stauden.

Familie: Umbelliférae (Doldenblütler).

Heimat: Persien, Südasien.

Handelsware: Asant kommt über Bombay in den Handel, und zwar als Asa foétida elécta seu in Granis, seu in Lácrimis, glatte, blaßbräunliche Stücke oder als Asa foétida in Massis. Klumpen, die in ihrer etwas weicheren Hauptmasse mehr oder minder zahlreiche Tränen eingebettet haben. Je mehr Tränen in der Masse, desto besser wird sie geschätzt.

Beschreibung: Es ist das durch Einschnitte in den oberen Teil der Wurzel als Milchsaft ausgetretene und dann erhärtete Gummiharz. Asant besteht entweder aus losen oder verklebten Körnern (in Lácrimis) oder aus größeren Klumpen (in Massis) mit gelbbrauner Oberfläche und weißer, am Rande mitunter brauner Bruchfläche, die bald rot anläuft und allmählich braun wird. Geruch stark knoblauchartig, Geschmack bitter und scharf.

Bestandteile: Harz, Gummi, ätherisches, knoblauchähnliches Oel, Vanillin.

Wirkung und Verwendung: Innerlich als krampfstillendes Mittel, geringe Mengen sind Bestandteil des Curry powder (Zwiebelgeschmack). In der Tierheilkunde gegen Spulwürmer.

Anwendung: Als krampfstillendes Mittel nimmt man eine kleine Messerspitze der pulverisierten Ware abends am besten mit Rotwein oder Zuckerwasser während eines Zeitraumes von 14 Tagen mit jeweils einem Tag Pause zwischen zwei Einnehmetagen.

Um die Asa foétida zu pulvern, wird sie über gebranntem Kalk getrocknet und dann bei möglichst niedriger Temperatur zerrieben. Aufbewahrung in Blech- und Porzellangefäßen.

* Gutti, Gummi-resína Gutti. D. A. 6.
Gummigutt.

Stammpflanze: Garcínia Hanburyi und andere Sorten.

Familie: Guttiférae (Guttigewächse).

Heimat: Siam, Hinterindien, Borneo, Ceylon.

Gewinnung: Durch Einschnitte in die Rinde des Baumes fließt eine gelbliche Milch ab, die man in Bambusröhren füllt, über Feuer trocknet und nach dem Herausstoßen als Röhrengutti in den Handel bringt, oder der abfließende Milchsaft trocknet am Baumstamm ein und wird zu Klumpen vereinigt = Klumpen- oder Schollengutti. Die Ware kommt meist über Singapore und Kanton in den europäischen Handel.

Beschreibung: 3 bis 7 cm dicke, walzenförmige, gestreifte, außen grünlich bestäubte Stücke oder zusammengeflossene, unregelmäßige Klumpen von rotgelber Farbe, die leicht in dunkelzitronengelbe, flachmuschelige, undurchsichtige Splitter zerbrechen. Geruchlos, anfangs ohne Geschmack, danach süßlich und brennend. Mit Wasser angerieben, erhält man eine gelbe Milch. In Weingeist ist Gutti zu $^4/_5$ löslich. Alkalien und Ammoniak färben die wässerige Verreibung feurigrot, dann braun.

Bestandteile: Fast 80 % saures Harz (Gummiguttgelb oder Gambogiasäure genannt) und Gummi.

Wirkung und Verwendung: Es ist innerlich genommen ein drastisches Abführmittel. Der mit Wasser erhaltene, gelbe Rahm als Aquarellfarbe, außerdem zum Färben von Lacken.

Gesetzliche Bestimmungen: Gift Abt. II.

* Myrrha. Gummi-resína Myrrha. D. A 6.
Myrrhe.

Stammpflanze: Mehrere Arten der Gattung Commiphora, besonders von Commiphóra molmol.

Familie: Burseracéae (Balsambaumgewächse).

Heimat: Nordostafrika (Somaliland), rotes Meer.

Handelsware: Früher kam die Myrrhe von Aden aus direkt in den europäischen Handel (nach England); jetzt wird sie meist erst nach Bombay und von dort aus erst nach England eingeführt. Nur die Myrrha eléeta, hellfarbige und große Stücke, finden medizinische Verwendung, während die dunkleren, verunreinigten Stücke = Myrrha in sórtibus technisch verwendet werden.

Beschreibung: Das Gummiharz fließt freiwillig aus den Rissen der Stämme hervor und erstarrt an der Luft zu gelblichen, rötlichen oder braunen, in kleinen Stücken durchscheinenden Körnern oder auch löcherigen Klumpen. Geruch würzig, Geschmack bitter und kratzend, sie haftet beim Kauen an den Zähnen. Myrrhe verbrennt mit leuchtender, rußender Flamme unter Verbreitung eines starken Wohlgeruches. Weingeist löst nur 20 bis 30 % (das Harz), Wasser bis 60 % (Gummi) auf. Zur

Herstellung des Pulvers wird Myrrhe über gebranntem Kalk getrocknet und dann zerrieben.

Bestandteile: Harz, Gummi und ätherisches Oel.

Wirkung und Verwendung: Aeußerlich in Form von Tinktur als adstringierendes (zusammenziehendes) Mittel bei Zahnkrankheiten und bei Wunden, außerdem Zusatz zu Räuchermitteln.

Anwendung: Von der Tinktur werden zum Mundspülen wenige Tropfen in Wasser genommen; zur Wundbehandlung, und zwar für kleine Riß- oder Abschürfungswunden, die Tinktur auf Watte gegossen zum Auflegen.

Prüfung: Da Myrrhe oft mit Bdelliumharz, Kirschgummi und minderwertigen Myrrhensorten verfälscht ist, schreibt das D. A. 6 folgende Prüfung vor:

Versetzt man einige Körnchen Myrrhe mit 1 Tropfen 80 proz. Schwefelsäure und gibt ein Kriställchen Vanillin hinzu, so färbt sich die Säure rot. Die Rotfärbung bleibt beim Verdünnen mit Wasser bestehen.

* Olíbanum. Gummi-resina Olíbanum. Thus. Kn.
Weihrauch.

Stammpflanze: Boswéllia Cartéri und andere Arten. Bäume und baumartige Sträucher.

Familie: Burseracéae (Balsambaumgewächse).

Heimat: Nordöstliches Afrika, Somaliküste und Südostarabien.

Handelsware: Sie kommt teils über das rote Meer und Aegypten, meist aber über Ostindien (Bombay) in den Handel, und zwar die ausgelesene Ware als Olíbanum electum seu in Lácrimis, während verunreinigte, dunklere und verklebte Ware als Olíbanum naturále in Granis gehandelt wird.

Beschreibung: Der Weihrauch fließt teils freiwillig aus der Rinde, teils aus künstlich gemachten Einschnitten aus. Er bildet bis erbsengroße, rundliche bis tränenförmige, weißbestäubte, gelbliche bis bräunliche Körner. Sie geben beim Kauen oder Verreiben mit Wasser eine Milch. Beim Erhitzen bläht sich Weihrauch unter Ausstoßung würziger Dämpfe auf und verbrennt mit leuchtender, rußender Flamme.

Bestandteile: Aetherisches Oel, 50 bis 60 % Harz mit Boswelliasäure, Gummi, Olibanoresén und Bitterstoff.

Verwendung: Räuchermittel im katholischen Gottesdienst, Zusatz zu Räucherkerzchen, Räucherpulvern und zu Pflastern, auch zu Lacken.

Kino.

(Fälschlich: **Gummi Kino = Kinogummi.**)

Stammpflanze: Pterocárpus marsúpium.

Familie: Papilionacéae (Schmetterlingsgewächse).

Heimat: Westafrika und Ostindien (Ceylon).

Handelssorten: Echter Kino nur afrikanischer und ostindischer, kurz indischer genannt, daneben andere Kinosorten mit verschiedener Abkunft, nämlich Bengal- oder Buteakino, australischer Kino, westindischer Kino. Stapelplätze für echten Kino: Bombay und Tellicherry.

Beschreibung: Kino ist der eingetrocknete Saft, der entweder freiwillig aus der Rinde austritt oder durch Einschnitte zum Austreten veranlaßt wurde. Nach anderen Autoren auch durch Auskochen der Rinde gewonnen, was aber deshalb unwahrscheinlich ist, weil dabei das Pektin gerinnen würde. Es bildet kleine scharfkantige Stücke von schwarzbrauner oder dunkelroter Farbe, glasglänzend im Bruch und an den Rändern blutrot durchscheinend. In kaltem Wasser quillt es zu einer Gallerte auf, in heißem Wasser ist es ganz, in Alkohol zum Teil löslich, und zwar mit dunkelrotbrauner Farbe. Sein Geruch ist eigenartig, sein Geschmack stark adstringierend.

Bestandteile: Kinogerbsäure, Kinorot.

Wirkung und Verwendung: Infolge seines Gehaltes an Gerbsäure wirkt es stark zusammenziehend, weshalb es medizinisch als Styptikum (blutstillendes Mittel) und Adstringens gebraucht wird, besonders auch zu Mundwässern. Daneben in großen Mengen in der Färberei und Gerberei.

Anwendung: Besonders zu Mundwässern, die man bei empfindlichem Zahnfleisch anwendet, indem man von der Tinktur dem Mundwasser 5 bis 10 % zusetzt.

Harze — Resínae.

* Resína Acaróidís = Akaroidharz.

Akroidharz.

Stammpflanze: Xantorrhoéa hastílis; X. austrális.

Familie: Asphodeliacéae.

Heimat: Australien (Neuholland).

Gewinnung: Das Harz findet sich in den unteren Teilen der baumartigen Pflanze, und zwar unter der Rinde, nach deren Verletzung es austritt und gesammelt wird. Vielfach wird auch die Rinde ausgekocht, man hat auch die Bäume gefällt und das Holz mitsamt der Rinde ausgekocht, so daß durch diesen Raubbau zur Zeit Mangel an Ware eingetreten ist. Das gelbe Harz kommt von X. hastílis, das rote von X. austrális.

Beschreibung: Bildet unregelmäßige oder rundliche Stücke, ziemlich spröde, von gelber oder roter Farbe, stets bestäubt. In Alkohol leicht löslich, es gibt mit Salpetersäure Pikrinsäure. Das gelbe Harz ist im Handel bekannt als Botanybayharz, das rote als Nutharz.

Verwendung: In der Spirituslackfabrikation.

* Aspháltum = Asphalt, Erdharz, Judenpech.

Vorkommen: Asphalt fand sich in früheren Zeiten nur an den Gestaden und auf dem Wasser des Toten Meeres, man hat aber auch auf Trinidad, im Elsaß und im Staate Oklohama (Nordamerika) Asphalt gefunden. Selten findet sich Asphalt in reiner Form, meist als Bestandteil von Gesteinen, aus denen er durch Ausschmelzen gewonnen wird.

Beschreibung: Asphalt bildet eine schwarze Masse von glänzendem, muscheligem Bruch, die ersten Sorten sind sehr spröde, glasig und meist bräunlich bestäubt. Es ist ein sogenanntes empyreumatisches (brenzlig riechend) Harz. Asphalt löst sich in ätherischen Oelen und Benzin, in Alkohol und Aether nur zum Teil, in Wasser gar nicht.

Handelssorten: Syrischer Asphalt galt bisher als der beste, er kam vom Toten Meer, ist aber heute nahezu aus dem Handel verschwunden; Trinidadasphalt gilt als vollwertiger Ersatz des syrischen Asphalts; amerikanischer Asphalt ist heute der am meisten gehandelte; europäischer Asphalt ist für die Lackfabrikation nicht geeignet, er dient als Straßenbelag. Außerdem kennt man im Handel noch einige andere Harze, die als Rückstände gewonnen werden und unter Bezeichnungen, wie Steinkohlenteerasphalt, Petroleumasphalt und Braunkohlenteerasphalt in den Verkehr kommen.

Bestandteile: Besteht aus zwei verschiedenen Harzen, deren eines durch Aether ausgezogen werden kann und lichtempfindlich ist, so daß es nach Lichteinwirkung in Terpentinöl sowie anderen ätherischen Oelen unlöslich wird.

Anwendung: In der Lackfabrikation; der in Aether lösliche Teil in der Heliographie, da er unter Belichtung für ätherische Oele unlöslich wird. Geringere Sorten als Straßenbelag.

* Bénzoe. Resína Benzoe, Asa dulcis. D. A. 6. Benzoe.

Stammpflanze: Styrax benzóides, ein Baum und andere Styraxarten wie Styrax tonkinénse.

Familie: Styracéae.

Heimat: Hinterindien (malaiische Halbinsel), Siam, Sumatra, Java, Borneo und andere ostindische Inseln.

Handelssorten: Man unterscheidet im Handel die Benzoesorten nach ihrem Gehalte an Benzoesäure oder an Benzoesäure und Zimtsäure.

Zu den nur Benzoesäure enthaltenden Sorten gehört:

1. die Siam-Benzoe des D. A. 6,
2. die Kalkutta-Benzoe, Palembang-Benzoe, Padang - Benzoe.

Zu den zimtsäurehaltigen die Sumatra-Benzoe, die Penang-Benzoe, die letztere selten mehr im Handel.

Gewinnung: Benzoe fließt sowohl freiwillig aus, als auch aus künstlich herbeigeführten Verwundungen. In Siam verfährt man derart, daß man Längsschnitte in die Rinde macht, diese lockert und den Baum sich zwei bis drei Monate selbst überläßt. Das erhärtete Harz wird dann gesammelt. In Sumatra werden die Rinden junger Bäume drei- bis viermal im Jahr kreuz und quer angeschnitten und der ausgetretene, alsbald erhärtete Saft gesammelt.

Beschreibung: In einer gelbbraunen bis braunroten, etwas durchschimmernden Grundmasse sind mehr oder weniger weiße sogenannte Mandeln eingebettet = Bénzoe amygdalóides. Die Ware des D. A. 6 stellt nur solche Mandeln, Bénzoe in Lácrimis, vor. Es sind flache oder gerundete gelblichweiße, braunrote oder gelbbraune, innen weißliche Stücke. Im Munde erweichen sie. Geruch vanilleartig. Bei starkem Erhitzen geben sie stechend riechende Dämpfe ab.

Die Kalkutta- oder Blockbenzoe sind rotbraune, poröse, haarglänzende Massen mit kleinen, hellen Tränen.

Die Palembang-Benzoe ist wohl die billigste Sorte, besteht aus einer rotbraunen Harzmasse mit bis zu 30 % unlöslichen Bestandteilen.

Die Padang-Benzoe ist der vorstehend beschriebenen ähnlich, mit kleinen Mandeln durchsetzt und weniger unrein.

Von Benzoesorten, die auch Zimtsäure enthalten, sind zu nennen:

1. Die Sumatra-Benzoe, große viereckige Blöcke, äußerlich Eindrücke von Matten zeigend. Ihre Grundmasse ist matt graurötlich mit zahlreichen eingesprengten weißlichgelblichen Mandeln.
2. Penang-Benzoe, braune, poröse Massen ohne Mandeln, durch Zusammenschmelzen gewonnen. Sie enthält viele Unreinigkeiten.

Beide Sorten besitzen einen sehr angenehmen, mehr styraxartigen Geruch.

Benzoe mit Weingeist erwärmt und filtriert gibt, in Wasser gegossen, eine milchige Flüssigkeit, die Lackmuspapier rötet.

Ob eine zimtsäurehaltige Benzoe vorliegt, erkennt man daran, daß eine Probe gepulvert und mit Kaliumpermanganatlösung erwärmt, den Geruch nach Bittermandelöl (Benzaldehyd) entwickelt. Benzoesäurehaltige Benzoe bekommt diesen Geruch auch bei längerem Stehen nicht. Im Weingeist ist Benzoe bis auf die Verunreinigungen löslich, dagegen löst sie sich in Chloroform nur sehr wenig, in Aether nur teilweise auf. Konzentrierte Schwefelsäure löst sie mit karminroter Farbe auf, in Wasser gegossen, wird diese Lösung dunkelviolett.

Bestandteile: Hauptbestandteil Harz, Benzoesäure oder auch noch Zimtsäure, ferner Vanillin.

Wirkung und Verwendung: Medizinisch wird nur die Siambenzoe benutzt, namentlich auch zur Gewinnung der Benzoesäure Acidum benzóicum e resína sublimátum (A. V. B.), ferner zu kosmetischen und Räucherzwecken, die Sumatrabenzoe findet hauptsächlich zu kosmetischen und Parfümeriezwecken Verwendung.

Anwendung: In der Kosmetik gebraucht man zum Zwecke der Erzeugung einer feinen, samtweichen Haut ein Gemisch aus Benzoetinktur und Glyzerin zu gleichen Teilen, von dem man jeweils dem Waschwasser 1 Teelöffel zusetzt, und bei dessen Verwendung man Seife durch Mandelkleie ersetzt.

Eine Tinktur, aus Sumatra-Benzoe und vergälltem Branntwein hergestellt, dient in vielen Gegenden als Strohhutlack.

* Copálum, Resína Copal = Kopal.

Vorkommen: In größten Mengen in Ostafrika, Westafrika, Ostindien, Australien, Südamerika.

Handelssorten: Ostafrikanische Kopale (echte Kopale) sind: Sansibar, Mozambique, Madagaskar, Accra, Aera; Westafrikanische Kopale sind: Sierra Leone, Kiesel, Kugel, Angola, Kongo, Benin, Benguella; Asiatische Kopale sind: Manila, der im Gegensatz zu dem geruch- und geschmacklosen afrikanischen Kopal einen angenehmen, schwach würzigen, an Dill erinnernden Geruch und Geschmack besitzt und spirituslöslich ist (unechter Kopal), dann Borneo; Südamerikanischer Kopal: Brasil, der in gelben und rotbraunen, glasigen Stücken vorkommt; Australischer Kopal: Kauri- oder Cowrie-Kopal, der auch in Alkohol zum Teil löslich ist. Er wird auf Neuseeland, den Auckland- und Stewardinseln gewonnen und kann gleich den brasilianischen Kopalen nicht als echter Kopal bezeichnet werden.

Beschreibung: Kopal ist eins der wichtigsten Harze zur Lackfabrikation. Man hat zu unterscheiden zwischen den echten Kopalen, die als fossile (vorsintflutliche) Harze aus der Erde gegraben werden und den unechten Kopalen, die von jetzt lebenden Bäumen gewonnen werden. Während letztere ohne weiteres in den bekannten Lösungsmitteln, wie Terpentinöl, löslich sind, müssen die echten und an sich unlöslichen Kopale erst auf 300—350° C erhitzt, geröstet werden, um löslich zu werden. Kopal bildet verschieden geformte Stücke von hellgelber bis hellbräunlicher Farbe, besitzt ziemliche Härte und glasigen Bruch. Vielfach ist Kopal an der Oberfläche weißlich bestäubt, der Sansibar feingenarbt wie eine Gänsehaut, daher auch sein Name Gänsehautkopal. Das Harz der weichen

Kopale, das sich zwischen Rinde und Stammholz befindet, tritt bei Verletzungen der Rinde aus und erhärtet.

Anwendung findet Kopal bekanntlich als eins der wichtigsten Harze in der Lackfabrikation.

* Dammar, Resína Dámmara. D. A. 6.
Dammar, Katzenaugenharz.

Stammpflanze: Shoréa Wiesnéri und andere Bäume.

Familie: Dipterocarpacéae (Zweiflügelnußgewächse).

Heimat: Ostindien, Hinterindien, südasiatische Inseln.

Handelsware: Als beste Sorte gilt das von Singapore aus in den Handel gelangende harte Harz. Ihm nahe steht in Qualität das Batavia-Dammar. Javaware, die in Kisten von etwa 100 kg in den Handel kommt, hat geringeren Wert. Noch geringer, weil bedeutend weicher und grünlich gefärbt, ist das von Borneo kommende Daging- oder Rose-Dammar.

Beschreibung: Das freiwillig aus den Bäumen getretene und an der Luft erhärtete Harz bildet gelblich- bis rötlichweiße, durchsichtige, tropfsteinartige, birn- oder keulenförmige Stücke von verschiedener Größe. Der Bruch ist muschelig, glasklar. Dammar löst sich vollständig in Chloroform, Benzol, fetten und ätherischen Oelen, Schwefelkohlenstoff, nur teilweise aber in Petroläther, Aether und Weingeist. In Chloralhydratlösung quillt es auf, ohne sich zu lösen. Beim Zerreiben liefert es ein weißes, geruchloses Pulver.

Bestandteile: Dammarólsäure, Dammaresin, etwas ätherisches Oel und Bitterstoff.

Verwendung: Zur Bereitung von Pflastern und in der Lackfabrikation.

Prüfung: Da das Harz mit Kolophonium verfälscht wird, läßt das D. A. 6 hierauf prüfen:

Einen Teil feingepulvertes Dammar läßt man mit zehn Teilen Salmiakgeist unter Umschütteln eine halbe Stunde lang stehen und übersättigt das klare oder nur schwach milchige (opalisierende) Filtrat mit Essigsäure, eine Trübung zeigt Kolophonium an.

* Resína Elémi, Elémi.
Elemiharz

Stammpflanze: Canárium commúne und andere.

Familie: Burseracéae (Balsambaumgewächse).

Heimat: Philippinen, Asien, Afrika, Ostindien, Mexiko.

Handelssorten: Weiches Elemi von Manila; hartes Elemi von Manila, Westindien (Yukatan), Mexiko (Vera Cruz), Brasilien, Afrika, Ostindien.

Gewinnung: Im Jahre zweimal werden die Bäume angeritzt und zum Zwecke der größeren Ausbeute in der Nähe ein Feuer entzündet. Das ausgetretene Harz wird, wenn weich, in Fässer, wenn hart, in Kisten gefüllt. Man unterscheidet zwei Arten.

1. Weiches Elemi bildet dem dicken Terpentin ähnliche, mit kristallinischen Abscheidungen durchsetzte Massen von gelblicher bis grünlichgelber Farbe, fenchelartigem und dillähnlichem Geruch und bitterem, kratzendem Geschmack.

2. Hartes Elemi bildet unregelmäßige Stücke von mattem Aussehen, mit durchsichtigen Schlieren durchzogen und ziemlich spröde. Geruchlos, von brennendem Geschmack. Beide Sorten sind in Alkohol und ätherischen Oelen ziemlich löslich.

Bestandteile: Harz, ätherisches Oel.

Verwendung: Als Rauchmittel, bei uns medizinisch zu Pflastern (besonders das weiche Elemi) und zu Spirituslacken.

Anwendung: In den Pflastern soll E. eine erweichende Wirkung ausüben.

* Resína Laccae, Lacca in Tábulis. Gummilack, Lackharz, Schellack.

Entstehung: Aus den jungen Zweigen von Aleurítes laccífera, Bútea frondósa, Ficus religiósa sowie von verschiedenen anderen Ficus-, Zizyphus- und Mimosenarten — ostindische Bäume und Sträucher —, wird durch den Stich der befruchteten Weibchen der Lackschildlaus (Coccus lacca) ein braunrotes Harz ausgeschieden, das die Tiere und deren Eier einhüllt und allmählich die Oberfläche der Zweige als eine warzige Kruste umgibt. Die mit einer solchen Harzkruste überzogenen Zweige kommen als Stocklack = Lacca in Rámulis, Lacca in Báculis, namentlich von den Gangesländern aus in den Handel. Von den Zweigen abgeklopft, zerfällt der Stocklack in kleinere Körner; diese heißen Körnerlack = Lacca in Granis.

Beschreibung: Stocklack bildet rauhe, außen braunrote Röhren oder Bruchstücke, oft mit noch ansitzenden Zweigstücken. Auf dem Bruche ist er glänzend und von strahligem Gefüge. Stock- und Körnerlack sind geruchlos, beim Erwärmen entwickeln sie aber einen angenehmen Geruch. Der vor dem Ausschlüpfen der jungen Schildläuse gesammelte Lack ist reicher an Farbstoff als der nach dem Ausschlüpfen gesammelte. Eine sehr gute, farbstoffreiche, infolgedessen dunkelfarbige, braune oder schwarzbraune Sorte kommt von Siam, während von Bengalen eine gelbe bis gelbrote, farbstoffarme Sorte kommt, die wenig geschätzt ist.

Bestandteile: Stocklack enthält 70—80 % Harz, dann einen karminartigen Farbstoff (Kokkusrot), Wachs und Pflanzenleim. Der Körnerlack enthält meist etwas weniger Farbstoff, da dieser zum Teil durch Abwaschen der Körner mit verdünnter Lauge entzogen wurde.

Verwendung: Die Anwendung zur Herstellung von einzelnen Lacken und seine Verwendung zu Zahntinkturen ist sehr beschränkt. Wichtig ist der Stocklack aber deswegen, weil er das Ausgangsmaterial für die folgenden Handelsprodukte bildet.

Wird der Körnerlack geschmolzen, so bildet er eine blutrote Masse, die, auf Blech ausgegossen, den Blutlack, Rubinschellack = Lacca sanguínea bildet. Er ist ca. 4 bis 5 mm dick, in der Durchsicht blutrot und besteht aus den zertrümmerten Tafeln, ist scharfkantig, von hornartigem Bruch. Im Handel kennt man verschiedene Marken, als beste gilt A. C., aber auch G. A. L. ist eine gute Qualität.

Diesem Rubinschellack wird zum Zwecke der Gewinnung von

Schellack = Lacca in Tábulis

der rote Farbstoff durch Ausziehen mit schwacher Sodalösung entzogen. Aus dieser Lösung wird durch Alaun in Gestalt eines schön roten Farblackes der Lacklack, Indischer Lack, Lack dye abgeschieden. Dieser Lacklack stellt blauschwarze Täfelchen vor, die ein violettrotes Pulver geben. Mit Alkalien erhält man aus Stocklack eine rote, mit Zinnchlorid eine scharlachrote Farbe, die zum Färben des englischen Militärtuches dient.

Der vom Farbstoff befreite Stocklack wird nun in wurstförmige Säcke gefüllt und diese vorsichtig am Feuer erwärmt. Der geschmolzene Lack tritt durch die Poren heraus und wird auf Pisangblätter oder Metallbleche tropfenartig aufgegossen und bildet so den Knopflack, wegen seiner Form so genannt. Er ist je nach der Dicke der einzelnen Stücke, dem Grad der Entfärbung und der Sorgfalt bei der Bearbeitung von verschiedener Farbe und Güte. Im Handel unterscheidet man im wesentlichen die Marken: Superior, A. A. I., A. I., B. L. I., II, III.

Um nun den eigentlichen Schellack zu gewinnen, wird die aus den Säcken austretende Harzmasse auf mit heißem Wasser gefüllte Tonröhren ausgestrichen.

Nach dem Erkalten springt er in dünnen Blättern ab. Nach seiner Farbe wird der Schellack in hellblond, blond, hell-, mittel- und dunkelorange sortiert. Die hellen Sorten, besonders lemonorange, gelten als die besseren Qualitäten. Schellack wird über Kalkutta nach London und Hamburg in Kisten à 70 kg, die mit Sackleinwand bedeckt sind, versandt.

Bestandteile: Bis 90 % Harz, etwas Kokkusrot, 4 % Wachs und 3 % Pflanzenleim.

Verwendung: Zur Lackfabrikation, namentlich Spirituslacke und Polituren werden daraus gefertigt, ferner zu bengalischen Flammen, in der Siegellackfabrikation (hierzu eignet sich besonders der Knopflack) und zu Kitten. Die alkalische Lösung des Harzes findet Verwendung zum Steifmachen der Hüte (Wasserfirnis) und durch Teerfarben gefärbt als Lederappretur.

Für manche Zwecke eignet sich gewöhnlicher Schellack wegen seines Wachs- und geringen Farbstoffgehaltes nicht, er wird daher raffiniert. Um den Wachsgehalt zu entfernen, digeriert man gemahlenen Schellack mit Benzin, worin das Harz unlöslich ist. Nachdem schmilzt man den Schellack wieder, gießt auf Tafeln aus, zertrümmert die Masse und erhält so den wachsfreien Schellack — Lacca in Tábulis deceráta.

Das Bleichen des Schellacks, d. i. die vollständige Entziehung seines Farbstoffes, wird bewirkt durch Entfärbung seiner heißen Lösung in Natronlauge mit unterchlorigsaurem Natrium und Zugabe einer Mineralsäure, welche das Harz ausfällt. Dieses wird ausgewaschen und kommt in seidenglänzenden, weißen Strängen in den Handel. Da solcher Schellack, Lacca alba = weißer Schellack an der Luft leicht oxydiert, bröckelig, gelb und in Weingeist fast unlöslich wird, muß er unter Wasser aufbewahrt werden.

Prüfung: Der teuere Schellack wird oft mit Kolophonium verfälscht. Zur Prüfung hierauf pulvert man ihn fein und zieht ihn mit Aether durch häufiges Umschütteln mehrere Stunden aus. Es lösen sich etwa 5 % (die Wachsbestandteile) des Schellacks. Bleibt beim Verdampfen des filtrierten Lösungsmittels ein größerer Rückstand (da Kolophonium und andere ähnliche Harze löslich sind), so liegt eine Verfälschung vor.

* Mastix, Resína Másticbe = Mastix. D. A. 6.

Stammpflanze: Pistácia lentíscus, ein Baum.
Familie: Anacardiacéae (Sumachgewächse).
Heimat: Nordafrika und Syrien.
Kulturländer: Ausschließlich die Insel Chios und einige kleinere Ionische Inseln.

Handelsware: Der Mastix kommt über Konstantinopel und Smyrna sowohl ausgelesen = elegiert, als auch in sórtibus, das sind die verunreinigten und zusammengeflossenen Körner, in den Handel.

Beschreibung: Es sind die aus Einschnitten in die Rinde ausgeflossenen und an der Luft eingetrockneten Harztropfen. Mastix bildet rundliche, seltener birnförmige bis erbsengroße, gelbliche, außen bestäubte, durchsichtige, spröde Körner, die beim Kauen zu einer weißen, wachsartigen Masse erweichen. Geruch etwas würzig, Geschmack würzig bitterlich, beim Erhitzen entwickelt das Harz einen angenehmen Geruch. Mastix ist in Aether und ätherischen Oelen ganz, in kaltem Alkohol nur zu $^{9}/_{10}$ löslich, in heißem Alkohol ist er völlig löslich, beim Erkalten scheidet sich ein Teil wieder aus.

Bestandteile: Mastixsäure gegen 90 %, ein in kaltem Alkohol lösliches Harz, und Mastizin ungefähr 10 %, ein in kaltem Alkohol unlösliches Harz, sowie etwas ätherisches Oel.

Wirkung und Verwendung: Im Orient als erfrischendes Kaumittel. Außerdem wird er dort mit Zucker zu Konfitüren verarbeitet, ferner wird er einem Getreidebranntwein, „Racki" genannt, zugesetzt, der, mit Wasser verdünnt, als Weinersatz getrunken wird. Bei uns dient das Harz zur Herstellung von Lacken (Bilderlack, Negativlack), zu Kitten (Porzellankitt, Zahnkitt), auch als Zusatz zu Räucherpulvern sowie zu Verbandzwecken und in der Theaterpraxis.

Anwendung: Zu der Befestigung von Verbänden wendet man eine Auflösung von 1 Teil Mastix in 6 Teilen Aether an, die besonders im Krieg unter dem Namen „Mastisol" bekannt war. Die gleiche Lösung wird in der Theaterpraxis zum Befestigen von Bärten benutzt. In letzterem Falle entfernt man die Bärte und Reste des Harzes durch Anfeuchten mit Weingeist.

Unter dem Namen indischer oder Bombaymastix kommt ein Produkt in den Handel, das von Pistácia cabúlica in Afghanistan stammt. Es sind größere oder kleinere rot- oder gelbbräunliche Massen, in die auch hellere Tränen eingebettet sind. Beim Erwärmen riechen diese Körner terpentinartig.

Eine Verfälschung mit Sandarak ist an der vollständigen Löslichkeit des Mastix in Terpentinöl zu erkennen, während Sandarak nur teilweise löslich ist, weiterhin aber auch daran, daß ein solches Gemisch beim Kauen spröder ist.

* Resína Pini. Resína Burgúndica. Resína alba. Resína flava, Gemeines Harz. Fichtenharz. Burgunder Harz. Weißes Harz. Gelbes Pech. Galipot.

Familie: Coniférae (Nadelholzgewächse, Zapfenträger).

Abstammung: Verschiedene Pinus- (Kiefer, Fichte, Föhre) und Abiesarten (Tanne), namentlich Pinus pináster, die Seestrandfichte.

Heimat: Europa (namentlich Frankreich, Rußland), Asien, Nordamerika.

Gewinnung und Beschreibung: Der aus den verwundeten Bäumen ausfließende Terpentin trocknet durch Verdunstung und Verharzung des darin enthaltenen Terpentinöls ein und bildet das gemeine Harz Resína commúnis. Es sind stark verunreinigte, anfangs klebrige, später spröde Stücke von weißgelber bis rötlicher Farbe. Das in Frankreich von der Seestrandfichte gewonnene Harz heißt Galipot, es bildet bröcklige, gelblichweiße bis goldgelbe, meist noch weiche Klumpen, von angenehmem Terpentingeruch und bitterlichem Geschmack. Amerikanisches Harz ist braun.

Kocht man Galipot zum Zwecke der Gewinnung von Terpentinöl mit Wasser, so nimmt es etwas Wasser auf, und wenn es koliert ist, heißt das erkaltete Produkt, das weißlich trübe ist, weißes Harz oder weißes Pech = Pix alba seu Resína alba. Dieses ist spröde und nimmt bei längerem Schmelzen durch Verdampfen des Wassers und des Restes von Terpentinöl eine durchsichtige gelbe Farbe an, gelbes Harz, gelbes Pech = Resína seu Pix flava.

Bestandteile: Terpentinöl bis zu 10 % Prozent und Harzsäuren: Pimarsäure, Abietinsäure, Pininsäure sowie geringerer oder größerer Wassergehalt.

Verwendung: Fichtenharz findet ausgedehnte technische Verwendung als Zusatz zu Lacken, in der Seifenfabrikation, zu Kitten und Siegellacken, wie auch medizinisch zu Pflastern und Salben.

* Colophónium.
Kolophonium. Geigenharz.

Man erhält es bei der Destillation des Terpentinöls aus dem Terpentin oder dem Fichtenharz, und zwar als Rückstand, wenn alles Oel und Wasser abdestilliert ist. Es stellt hellgelbe, gelbbraune bis rotbraune, glasartige, durchsichtige, oberflächlich bestäubte, spröde Harzmassen von grobmuscheligem, glänzendem Bruch vor. Es ist fast geruch- und geschmacklos, leicht löslich in Alkohol, Aether, Chloroform, Schwefelkohlenstoff und Essigsäure aber in Petroläther und Benzin nur teilweise löslich, Kali- und Natronlauge lösen es zu Harzseife. Kolophonium schmilzt zu einer zähen klaren Flüssigkeit, bei stärkerem Erhitzen stößt es schwere, weiße, würzig riechende Dämpfe aus. Kolophonium kommt in sehr schlechten Fässern von Amerika in den Handel.

Bestandteile: Zum größten Teil aus Abietinsäure (Harzsäure).

Verwendung: Zu Pflastern, Salben, Firnissen, Kitten, Harzseifen, Harzessenz, Harzöl, zum Auspichen von Bierfässern. Beim Löten der Metalle dient es als Reduktionsmittel. Seine Verwendung zum Schmieren der Geigenbogen ist bekannt.

Anwendung: Sein Gebrauch beim Löten, wobei das gepulverte Harz auf die Lötstellen ausgestreut wird, beruht darauf, daß das in der Hitze des Lötkolbens geschmolzene Harz sich bildendes Metalloxyd auflöst, so daß das Lötmetall die Lötfläche miteinander verbinden kann.

Unterwirft man Kolophonium der trockenen Destillation, so erhält man unter anderen Produkten die sogenannte Harzessenz oder den Harzspiritus und das Harzöl, die, mit Terpentinöl gemischt, als Pinolin oder Terpentinessenz Ersatzmittel für das teuere Terpentinöl vorstellen.

* Resína Sandáraca. Sandaraca.
Sandarak.

Stammpflanze: Callítris quadriválvis, ein Baum (quadrivalvis = vierklappig).

Familie: Coniférae-Cupressinéae (Zypressengewächse).

Heimat: Algier, Atlasgebirge.

Beschreibung: Das entweder freiwillig oder infolge von Einschnitten aus dem Stamm ausfließende und an der Luft eintrocknende Harz bildet tropfenförmige, länglichrunde, gelbliche, weißbestaubte, durchscheinende Körner oder Stengelchen von glasglänzendem Bruch. Beim Kauen erweicht Sandarak nicht, sondern er zerbröckelt. (Unterschied von Mastix!) Sandarak verbreitet beim Erhitzen einen angenehmen Geruch und hat bitter würzigen Geschmack. In Alkohol, Aether vollständig, in Terpentinöl, Schwefelkohlenstoff nur teilweise löslich. Kommt von Mogadór, über Frankreich und Triest in den Handel.

Bestandteile: Etwas Bitterstoff, ätherisches Oel und zum größten Teil Harzsäuren: Primarsäure, Sandarakolsäure, Kallitrolsäure.

Verwendung: Zusatz zu Räuchermitteln, zu feinen Lacken, das Pulver dient als sogenanntes Radierpulver.

Anwendung: Radierte Papierstellen werden mit Sandarakpulver eingerieben und können wieder beschrieben werden, ohne daß die Tinte ausläuft.

* Sanguis Dracónis. Resína Dracónis. Drachenblut.

Stammpflanze: Cálamus (Daemónorops) draco, eine Rottangpalme.

Familie: Palméae (Palmengewächse).

Heimat: Ostindien, China.

Gewinnung: Das Harz tritt freiwillig aus den schuppigen Beerenfrüchten des Baumes und erhärtet sofort. Nachdem man es in der Sonne oder durch Wasserdämpfe erweichen ließ, wird es in Stäbchen von etwa 15 mm Dicke von glattem, muscheligem Bruch (die beste Sorte) oder in ca. 3—5 cm dicke Rollen, mit körnigem Bruche (geringere Sorte), oder endlich in Kugeln und Brote geformt. Die langen Formen sind mit Palmblättern umhüllt und mit starken Grashalmen zusammengehalten. Eine geringere Sorte erhält man, wenn man die zerquetschten Früchte mit Wasser auskocht. Die Ware kommt von Batavia und Singapore aus in den Handel.

Beschreibung: Das Harz ist außen braunschwarz, innen dunkelrot, gibt ein hellrotbraunes Pulver, löst sich leicht bis auf die Verunreinigungen in Alkohol, Aether und Oelen, zum größten Teil auch in Alkalien. Es schmilzt in der Hitze und riecht dabei würzig.

Außer dieser echten, ostindischen Resina Draconis kommen noch andere Sorten vor, die aber kaum in den europäischen Handel gelangen; zu nennen sind von diesen: Kanarisches Drachenblut, stammt von Dracaéna draco, dem Drachenbaum, Familie Liliacéae. Hier fließt das Harz aus den verwundeten Stämmen aus.

Amerikanisches, auch Kartagena-Drachenblut genannt, stammt von Pterocárpus draco, Familie Leguminósae-Papilionacéae und ist dem Kino ähnlich.

Bestandteile: Harz und etwas Benzoesäure.

Verwendung: Zusatz zu Pflastern und Farbzusatz zu Lacken und Polituren.

* Súcinum. Súccinum. Resína Súccini. Bernstein, Agtstein, gelbe Ambra.

Stammpflanze: Die vorweltliche Pínites sucinífera.

Familie: Coniférae (Nadelhölzer).

Heimat: Ostseeküste, Ostpreußen, Samland und Livland.

Gewinnung: Bernstein muß ursprünglich, ähnlich dem Fichtenharz, weich gewesen sein, da häufig darin Insekten, Pflanzen und Pflanzenteile eingeschlossen sind und erst im Laufe der Jahrtausende durch die Berührung mit Wasser seine gegenwärtige Form und Eigenschaft angenommen haben. Er wird gewonnen durch Graben in den Strandbergen, durch Schöpfen und Fischen am Strande, durch Baggern im Meere und auch bergmännisch, namentlich bei Palmnicken.

Beschreibung: Bernstein gehört zu den fossilen Harzen. Man bezeichnet als fossile oder Erdharze harzige im Erdboden vorkommende Stoffe, die zum Teil als Harze vorweltlicher Pflanzen, zum Teil als Verharzungsprodukte des Erdöls zu betrachten sind. Bernstein sind größere oder kleinere rundliche oder stumpfeckige, sehr harte Stücke mit rauher Oberfläche. Farbe weißlichgelb, gelb, grünlich, rötlich bis braun, zum Teil durchsichtig, zum Teil durchscheinend. Der Bruch ist muschelig, opalartig bis glasglänzend. Spez. Gewicht 1,05 bis 1,1. Mit Wollenzeug gerieben wird er negativ elektrisch. Unlöslich in Wasser, auch Alkohol, Aether, Terpentinöl lösen ihn selbst in der Wärme nur zu $^1/_5$ auf. Nach dem Rösten (einer trockenen Destillation) bildet er spröde, dunkelbraune, gelblich bestäubte Stücke, dem dunklen Kolophonium ähnlich, das Bernsteinkolophonium = Colophónium Súcini. Dieses ist in den genannten Lösungsmitteln löslich. Bernstein verbrennt mit leuchtender, stark rußender Flamme unter Entwicklung eines gewürzhaften Geruches. Handelsplatz: Danzig und Königsberg.

Bestandteile: Verschiedene Harze, Bernsteinsäure und flüchtiges Oel, Schwefel.

Verwendung: Die großen, schönen Stücke zu Schmuckgegenständen aller Art, der Abfall und die kleineren Stücke zu Bernsteinlack, zu Räucherungen, zur Darstellung des Bernsteinöls und der Bernsteinsäure.

Bei der trockenen Destillation des Bernsteins erhält man Bernsteinsäure und ätherisches Bernsteinöl, während in der Retorte 70 % Rückstand, eben das Bernsteinkolophonium, zurückbleiben.

Teer — Pix.

* Pix Líthanthrácis. D. A. 6.
Steinkohlenteer.

Gewinnung: Wird als Nebenprodukt bei der Herstellung des Leuchtgases aus den Steinkohlen gewonnen.

Beschreibung: Er ist eine braunschwarze bis schwarze, dickflüssige Masse von eigentümlichem, stark brenzligem (= empyreumatischem) naphthalinähnlichem Geruche und alkalischer Reaktion. Im Wasser nur ganz wenig löslich, in absolutem Alkohol und Aether teilweise, fast völlig aber in Chloroform oder in Benzol.

Bestandteile: Der Steinkohlenteer enthält hauptsächlich Benzol, Toluol, Xylol, Phenol (Karbolsäure), auch enthält er Anilin und Toluidin und Naphthalin, ferner Anthrazen.

Verwendung: Er ist das Ausgangsmaterial für die Herstellung des Benzols = Steinkohlenbenzin, der meisten Teerfarbstoffe, der Karbolsäure u. a. m.

Unterwirft man den Steinkohlenteer der Destillation, so bleibt in der Retorte eine nach dem Erkalten harte, schwarze Masse von muscheligem Bruch zurück. Diese führt den Namen Steinkohlenpech oder Steinkohlenasphalt und wird in der Dachpappen- und Lackindustrie verwendet.

Außerdem kennt man noch ein schwarzes Braunkohlen- und Petroleumpech als Rückstände bei der Gewinnung von Paraffin und der Reinigung des Rohpetroleums.

* Pix líquida. D. A. 6.
Holzteer.
Pix navális — Schiffsteer. Pix betulína seu Oleum Rúsci — Birkenteer.

Abstammung: Nach dem D. A. 6 sollen zur Gewinnung namentlich das Holz aus Pinus silvéstris und Larix sibírica, Bäume (Fichten, Lärchen), verwendet werden. Auch die Hölzer von Laubbäumen, namentlich Buchenholz, finden Verwendung.

Familie: Coniférae — Abietinéae.

Heimat: Europa, Asien, Nordamerika.

Gewinnung: Man erhält Holzteer einmal in besonderen Teerschwelereien: Abfälle von Holz, Wurzelstöcke usw. werden mit Rasen zugedeckt und durch eine Oeffnung entzündet, das Holz glimmt — schwelt und die hierbei entstehenden Produkte fließen in ein unter einem Roste stehendes Gefäß ab und aus diesem durch ein Rohr in ein außen stehendes Faß. Meist aber gewinnt man ihn bei der trockenen Destillation des Holzes, als Nebenprodukt bei der Holzessigfabrikation sowie bei der Holzkohlenbereitung.

Beschreibung: Er ist eine dicke, ölige, braunschwarze, in dünner Schicht durchscheinende, etwas grießige Flüssigkeit von saurer Reaktion. Er ist schwerer als Wasser, besitzt einen aufdringlichen, brenzligen, an Kreosot erinnernden Geruch und bitteren, brennenden Geschmack. In absolutem Alkohol ist er klar löslich. Schüttelt man einen Teil Holzteer mit zehn Teilen Wasser, so löst er sich nicht darin auf, färbt aber das Wasser gelb. Dieses riecht und schmeckt nach Teer und reagiert sauer (Aqua Picis).

Bestandteile: Holzteer ist im wesentlichen eine Lösung von Pech in Kohlenwasserstoffen. Er enthält u. a. Benzol, Toluol, Xylol, Paraffin, Phenol (Karbolsäure), Kresol. In Buchenholzteer ist statt Karbolsäure Kreosot vorhanden.

Verwendung: Aeußerlich (Teerseife, Teersalbe) gegen Hautausschläge, technisch zum Haltbarmachen von Holz — hier wirkt namentlich die Karbolsäure und das Kreosot fäulniswidrig.

Anwendung: Teerseife als Mittel gegen Hautausschläge wird an Stelle anderer Seife derart verwendet, daß man abends die betr. Stellen einseift, den Schaum eintrocknen und über Nacht wirken läßt.

Unterwirft man den Holzteer der Destillation, so destilliert sogenanntes Teeröl oder Pechöl ab, während als Rückstand eine schwarze, nach dem Erkalten feste, harzige, an den Kanten etwas durchscheinende Masse verbleibt. Dieses Produkt ist das Schiffspech, Schwarzpech oder Schusterpech, Pix navális, Pix nigra.

Schiffspech dient als Zusatz zu Pflastern, hauptsächlich aber zum Kalfatern der Holzschiffe (d. i. das Auskitten der Fugen der Schiffsplanken mit Werg und Schiffsteer oder Schiffspech) und zum Teeren der Schiffstaue. Der Birkenteer, Pix betulína, Oleum Rusci, D. A. 6, durch trockene Destillation der Rinde und Zweige von Bétula verucósa und Bétula pubéscens, Familie Betulacéae gewonnen, wird in der Lederfabrikation insbesondere zur Bereitung des Juchtenleders gebraucht und ähnlich wie Pix liquida bei Hautausschlägen und bei Frostschäden.

Goudron = Gudron.

Ein Braunkohlenteer, aus dem durch fraktionierte Destillation Paraffin und die übrigen Produkte erhalten werden. Es ist eine fast schwarze, zähflüssige, klebrige Masse von penetrantem (unangenehmem) Geruch. Es ist ein empyreumatisches Harz mit hohem Gehalt an konservierenden Bestandteilen. Nicht zu verwechseln mit dem unter gleichem Namen von Frankreich angebotenen Haarpflegemittel.

Wird im wesentlichen im Saalebecken bei Halle gewonnen und gebraucht als Konservierungsmittel für Holz, das fortgesetzter Feuchtigkeit ausgesetzt ist.

* Ichthyólum = Ichthyol.

Gewinnung: Durch trockene Destillation eines bituminösen (teerhaltigen) Schiefers mit Ueberresten von Fischen, wie er sich namentlich in der Nähe von Seefeld in Tirol findet. Es bildet eine zähe, braune Flüssigkeit von widerlichem Geruch. Das Handelsprodukt wird aus diesem Rohprodukt (dem Rohöl) durch Behandeln mit Schwefelsäure, wobei sich Ichthylsulfosäure bildet, und Neutralisieren mit Ammoniak erhalten, so daß man auch den Bezeichnungen Ammónium ichthyólicum, Ammónium sulfoichthyólicum begegnet. Der Geruch dieses Produktes ist weniger unangenehm als der des Rohproduktes.

Bestandteile: Schwefelhaltige Produkte, Chinolin, Pyridin, organische Säuren.

Anwendung: Aeußerlich in Form von Salben und Seifen gegen Hautausschläge und rheumatische Leiden.

Kautschukkörper — Resínae elásticae.

* Cautschuc, Gummi elásticum, Resína elástica. D. A. 6. Kautschuk, Federharz.

Stammpflanze und Familie: Kautschuk stammt von Pflanzen, Bäumen und Schlinggewächsen aus den Familien der Moracéae (Maulbeergewächse), Euphorbiacéae (Wolfsmilchgewächse), Apocynacéae (Hundstodgewächse) und Asclepiadacéae (Seidenpflanzengewächse). Der im D. A. 6 angegebene Parakautschuk stammt von Hevéa brasiliénsis, Hevéa guyanénsis, Familie: Euphorbiacéae. Ficus elástica, Familie: Moracéae, liefert ostindischen Kautschuk.

Heimat: Nordbrasilien, nördliches Südamerika (Peru, Bolivia, Kolumbia), Westafrika (Kamerun), Ostafrika, namentlich das tropische Afrika, Madagaskar, in Asien: Assam, Penang, Singapore, Java, Borneo.

Kulturländer: Fast alle Tropenländer, namentlich aber die Malaiische Halbinsel (Hinterindien).

Handelssorten: Südamerikanische: Peru, Ceara, Matto, Grosso, Mangebeira, Bolivia, West India. Afrikanische: Westafrikanische, Ostafrikanische. Ostindische: Assam, Java, Sumatra, Borneo. Unter Dead Borneo kommt eine Kautschukart in den Handel, die eine poröse, zähbrüchige, jede Elastizität entbehrende Beschaffenheit besitzt und in der Gummiwarenfabrikation vielfach als Füllmittel dient.

Gewinnung: Diese ist sehr verschiedenartig. Die Bäume usw. werden angebohrt und der ausfließende Milchsaft in untergestellte oder unterhalb der Schnittflächen angebrachte Gefäße aufgefangen. Geringe Sorten Rohkautschuk erhält man, wenn der austretende Milchsaft direkt in Gruben geleitet wird, woselbst er eintrocknet, oder in denen man den Milchsaft durch Pflanzensäure (Zitronensaft) zum Gerinnen bringt, das Gerinnsel preßt und trocknet. Eine bessere Sorte wird erhalten, wenn der Milchsaft mit Wasser verdünnt, und der sich oben abscheidende dicke Rahm nach dem Abgießen mit Wasser gewaschen und an der Sonne oder im Rauch getrocknet (geräuchert) wird.

Die wertvollste Kautschuksorte, den Paragummi, gewinnt man, indem man den Milchsaft in dünner Schicht auf eine Form (Tonflasche, Kugel oder große Holzspatel) aufstreicht oder diese in den Saft eintaucht und über ein stark rauchendes Feuer so lange hin und her bewegt, bis der Kautschuk gerinnt und dann eintrocknet (Räuchern). Diese Operation wird so lange fortgesetzt — oft kommen über 100 Schichten übereinander —, bis der Ueberzug 5—6 cm Dicke erreicht hat. Der Ueberzug wird dann abgezogen. Man sieht die weißlich- bis dunkelgrauen Schichten, die durch schwarze Linien getrennt sind.

Der Rohkautschuk enthält Wasser, Sand, Lehm, Blätter, Rinde, auch die sogenannten Kautschukharze. Durch ein umständliches Reinigungsverfahren, wobei er durch Walzwerke geschickt und schließlich entwässert wird, werden die Verunreinigungen mit Ausnahme der Kautschukharze entfernt.

Beschreibung: Je nach der Gewinnungsart ist der Kautschuk grau, bräunlich bis schwarz, er ist elastisch, unlöslich in Wasser und Weingeist, leicht löslich in Schwefelkohlenstoff, Benzol, Chloroform, am besten in Kautschuköl, das man bei der trockenen Destillation des Kautschuks gewinnt. Bei 0° verliert der Kautschuk seine Elastizität, bei 50° wird er weich, bei 120° beginnt er zu schmelzen und bei 180° ist er flüssig oder halbflüssig. Nach dem Erkalten bleibt diese Masse schmierig. Kautschuk verbrennt mit stark rußender Flamme unter Entwickelung eines sehr unangenehmen Geruches.

Bestandteile: Kautschuk ist im wesentlichen ein Kohlenwasserstoff. Außer diesem Kautschukkohlenwasserstoff finden sich in jedem Kautschuk neben Eiweißstoffen und Verunreinigungen noch die Kautschukharze, die bei schlechten Sorten bis zu 40 % betragen. Im Paragummi sind sie sehr gering.

Weitere Verarbeitung: Wertvoll wird Kautschuk erst durch das sog. Vulkanisieren. Es besteht in einer Aufnahme von Schwefel durch erhitzten Kautschuk oder aber der Schwefel wird dem Kautschuk dadurch einverleibt, daß man den Kautschuk in eine Lösung von Chlorschwefel in Schwefelkohlenstoff eintaucht. Der Schwefel wird dabei chemisch gebunden und der vulkanisierte Kautschuk bewahrt nun bei den gewöhnlichen Temperaturen (sowohl in der Kälte als auch in der Wärme) seine Elastizität, er klebt nicht mehr und ist auch in seinen früheren Lösungsmitteln, wie Benzol, Chloroform, Schwefelkohlenstoff, nicht mehr löslich, auch Säuren greifen ihn nicht an. Gefärbt wird vulkanisierter Kautschuk, der grau aussieht, mit Zinkweiß, Goldschwefel, Zinnober, Mennige, Ocker, Ruß. Auch beschwert wird Kautschuk zum Schaden seiner Güte mit Kreide, Gips, Schwerspat, Bleioxyd u. a. m. Beim vulkanisierten Kautschuk unterscheidet man Weichgummi und Hartgummi (Ebonit). Letzteren erhält man, wenn man dem Kautschuk bis zu 50 % Schwefel einverleibt, wobei noch andere Füllstoffe, wie Gips, Kreide, Schwerspat und Farbstoff zugesetzt werden. Hartgummi ist hornartig, spröde und läßt sich wie Horn verarbeiten (drechseln, polieren).

Verwendung: Die Verwendung des Kautschuks ist eine ungeheure. Für uns kommt hauptsächlich in Betracht seine Verwendung zur Herstellung von Kautschukheftpflaster, Gummischläuchen, Saugern, Plättchen, Ringen, Gummistoff, Eisbeuteln und zur Lackfabrikation. Ebonit zur Herstellung von Hartgummiröhren aller Art, Hähnen usw. Die größte Verwendung findet Kautschuk in der Automobil- und Fahrradindustrie und zur Herstellung von Ballonstoffen.

Unter **Kaugummi,** der in der Nachkriegszeit eine so ungeheure Aufnahme gefunden hat, und den man benutzt, um sich das Rauchen abzugewöhnen, hat man ein Produkt zu verstehen, dessen Grundlage der Kautschuk ist. Es ist nachgewiesen, daß die ständige Verwendung von Kaugummi gesundheitsschädlich ist, weil die Mundschleimhäute in einer ungesunden Arbeit angestrengt werden.

Bezüglich der **Aufbewahrung** von Waren aus Weichgummi, wie wir deren zahlreiche in unseren Geschäften haben, sei bemerkt, daß diese vor allem nicht in zu hoher Temperatur und möglichst vor Luft geschützt aber auch nicht zu kalt zu geschehen hat. Am besten an kühlem, feuchtem Ort (im Keller), in gut schließenden Blech- oder Holzkästen. In gewissen Abständen, um ein Sprödewerden zu verhindern, reibt man Gummiwaren mit verdünntem Glyzerin ab. Auch die Aufstellung eines offenen Gefäßes mit Ammoniaklösung (Salmiakgeist) in den Aufbewahrungsbehältern hat sich für die Erhaltung der Elastizität der Weichgummiwaren als empfehlenswert erwiesen.

Nicht unbemerkt sei, daß sich Kautschuk in Masse mit dem Messer leicht schneiden läßt, wenn man das Messer vor dem Schneiden in Wasser taucht.

Künstlicher oder synthetischer Kautschuk: Als Ausgangsstoffe dienen zu seiner Herstellung unter anderen Verbindungen, die im Steinkohlenteer vorkommen, z. B. Parakresol und Phenol, und außerdem Alkohol und Azeton, die sich durch Gärung aus Stärke herstellen lassen, also Rohstoffe, die in Deutschland in großen Mengen gewonnen werden können. Der aus Isopren gewonnene Kautschuk steht dem natürlichen chemisch sehr nahe. Durch Zugabe verschiedener Harze und Eiweißstoffe sucht man den künstlichen Kautschuk in seinen physikalischen und chemischen Eigenschaften dem Naturkautschuk anzugleichen. Wenn so die wissenschaftliche Herstellung des künstlichen Kautschuks gelöst ist, so kann er bisher doch nicht mit dem Naturprodukt in Wettbewerb treten, da dieser billiger ist und bessere physikalische Eigenschaften aufweist.

Regenerate nennt man die aus altem Gummi hergestellten Produkte, die in vielen Fällen den neuen Kautschuk zu ersetzen vermögen und während des Weltkrieges ausgedehnte Verwendung fanden.

* Gutta Percha. D. A. 6.
Guttapercha.

Stammpflanze: Paláquiumarten.

Familie: Sapotacéae (Guttaperchagewächse).

Heimat: Ostindien (malaiische Halbinsel) und das ostindische Inselgebiet. Hier werden die Bäume auch kultiviert.

Gewinnung: Früher wurden die Bäume gefällt und aus Einschnitten der Milchsaft erhalten (Raubbau). Heutzutage werden die Bäume nur durch Einschnitte und Abdecken der betreffenden Rindenschicht angezapft. Der ausfließende Saft wird in Gefäßen aufgefangen und gerinnt wie Kuhmilch. Das schwammige Gerinnsel wird unter warmem Wasser durchgeknetet und, in Blöcke zu 10 bis 20 kg geformt, als Rohguttapercha in den

Handel gebracht. Gereinigt wird Rohguttapercha, die mit Holz, Steinchen, Rindenstückchen verunreinigt ist, dadurch, daß man sie zerschneidet oder zerreißt, in siedendem Wasser erweicht, und zu Bändern auswalzt. Darauf werden die Bänder in Späne zerschnitten und diese und die entstandenen Fasern aufs neue erweicht und als breiige Masse durch Siebe gepreßt, worauf der Brei durch Walzen wieder zusammengeknetet wird.

Beschreibung: Guttapercha stellt lederähnliche, bräunliche, graubraune, rötlich-gelbe oder fast weißliche Stücke von ca. 5 bis 8 mm Dicke vor. Bei gewöhnlicher Temperatur zähe und unelastisch (Unterschied von Kautschuk), in der Wärme plastisch (formbar) und weich werdend. Erkaltet nimmt sie wieder sofort ihre frühere Zähigkeit an. Leicht löslich in Chloroform, Schwefelkohlenstoff, in warmem Benzol und Terpentinöl. In Wasser, verdünnten Säuren und Alkalien und kaltem Alkohol unlöslich. An der Luft oxydiert sie allmählich — sie wird brüchig, ebenso wirkt Sonnenlicht schädigend auf sie ein.

Auch Guttapercha kann durch Zusatz von Schwefel vulkanisiert und in Hartguttapercha verwandelt werden, genau wie Kautschuk.

Gebleichte Guttapercha = Percha depuráta alba in Bacíllis wird hergestellt, indem man gereinigte Guttapercha in 20 Teilen warmen Benzols löst und mit der doppelten Menge Alkohol mischt. Die Guttapercha scheidet sich blendend weiß aus, wird in Stengelchen geformt und unter Wasser, dem je 10 % Glyzerin oder Weingeist zugesetzt sind, aufbewahrt. Durch Auswalzen reiner Guttapercha erhält man das gelbbraune, durchscheinende, nicht klebende Guttaperchapapier = Percha lamelláta = Gutta percha foliácea. Aufbewahrung vor Licht geschützt in Zimmertemperatur, da sie auch in der Kälte leicht brüchig wird. Da auch gewöhnlich Guttapercha von Luft und Licht zersetzt wird, muß sie in Wasser, dem 10 % Alkohol oder Glyzerin zugesetzt ist, aufbewahrt werden.

Bestandteile: Guttapercha ist ein Kohlenwasserstoff, der „Gutta" heißt und bis 80 % der Handelsware ausmacht, daneben enthält sie noch Fluavil und Alban, Farbstoff, Salze, Fett und flüchtiges Oel.

Verwendung: Gutta Percha in bacíllis heute nur noch selten zum Ausfüllen hohler Zähne (Zahnkitt) und zu künstlichen Gebissen. Guttaperchapapier zu Umschlägen, bei denen die Verdunstung möglichst verhütet werden soll. Die Guttapercha findet in Form von Flaschen Verwendung zur Aufbewahrung von Flußsäure. Sie wird zum Isolieren von elektrischen Leitungsdrähten (Kabel), sowie zu verschiedenen Kitten (Hufkitt) benutzt.

Anwendung: Eine Auflösung von gereinigter Guttapercha 1,0 in Chloroform 9,0 findet unter dem Namen Traumatizin, ähnlich wie Kollodium zum Verschließen kleiner Wunden, Verwendung.

Ätherische Öle.

* Ólea aethérea = Ätherische Öle.

Im Gegensatz zu den fetten Oelen sind ätherische Oele vollkommen flüchtig. Sie sind enthalten in allen riechenden Pflanzenteilen, und zwar in sog. Oeldrüsen. Die Menge an ätherischem Oel ist verschieden, sie schwankt zwischen Milligrammen bis 50 und noch mehr Gramm im Kilo. Danach und nach der Feinheit des ätherischen Oeles richtet sich auch die Gewinnung, die wir weiter unten kennen lernen werden.

Aetherische Oele sind Erzeugnisse des Lebensprozesses der Pflanzen, die sie nicht weiter zur Ernährung benötigen, deren Zweckbestimmung aber teilweise darin besteht, Insekten anzuziehen oder abzuhalten. Sie sind mehr oder weniger leichtflüssig, stark lichtbrechend, in der Farbe verschieden, von farblos bis zum ausgesprochenen Gelb, Grün, Blau. Das spezifische Gewicht bleibt unter 1,0 mit ganz wenig Ausnahmen. Im Wasser sind ätherische Oele nur in Spuren löslich, leicht dagegen im absoluten Alkohol, Aether, Chloroform, die meisten auch in fetten Oelen und Fetten. Sie sind nicht verseifbar. Obwohl bei jeder Temperatur flüchtig, sieden die meisten ätherischen Oele erst über 100° C.

Nicht alle ätherischen Oele sind in den Pflanzen fertig gebildet, sondern einige entstehen erst aus anderen in der Pflanze enthaltenen Bestandteilen durch chemische Umsetzung (siehe Bittermandelöl, Senföl). Alle ätherischen Oele besitzen die Eigenschaft, sich unter Einfluß des Sauerstoffs der Luft, namentlich in Gegenwart von Licht, zu verändern, zu verharzen und dadurch zu verderben. Daraus folgt für die Praxis ihre Aufbewahrung in braunen gut verschlossenen Flaschen.

Ueber die genaue chemische Zusammensetzung uns zu verbreiten ist aus praktischen Gründen überflüssig. Nur auf *einen* Bestandteil und auf *eine* Gruppe ätherischer Oele sei hingewiesen. Dieser *eine* Bestandteil fast aller ätherischen Oele ist das *Terpen*, eine Verbindung, die ohne Geruch, bei den meisten Arten gewissermaßen nur als Verdünnungsmittel des riechenden Bestandteils anzusehen ist. Da also ätherische Oele ohne dieses Terpen stärker im Geruch, aber auch weniger leicht verderblich und dazu noch in schwächerem als absolutem Alkohol besser löslich sind, so ist die Industrie mehr und mehr dazu übergegangen, ätherische Oele *terpenfrei* zu liefern. Die angegebene Gruppe ätherischer Oele, die kurz erwähnt werden soll, sind die Aldehyde, von denen der *Benzaldehyd*, das ätherische Bittermandelöl, das bekannteste ist. Solche Aldehyde erfordern einen strengen Abschluß der Luft, da sich aus ihnen die wertloseren Pflanzensäuren bilden.

Da man im Laufe der Zeiten die genaue Zusammensetzung vieler Oele kennen lernte, so ist nichts natürlicher, als daß man sie auch auf künstlichem Wege darstellt, wodurch man zu den sog. *synthetischen ätherischen Oelen* gelangt, die in vielen Fällen die Naturprodukte vollkommen ersetzen. Namentlich Blumengerüche, die man nicht in Form ätherischer Oele, sondern in Form der weiter unten zu erwähnenden Extraits kennt, ahmt man durch *synthetische Riechstoffe* nach, allerdings mit größerem oder geringerem Erfolge. Mit wenig Ausnahmen ist der Geruch eines solchen Erzeugnisses von ermüdender Wirkung auf die Nerven, für empfindliche (sensible) Personen sogar mitunter *abschreckend*, so daß an dieser Stelle vor dem *ausgiebigen* Gebrauch gewarnt sei.

Wenn wir auch weiter oben sagten, daß wir die genauere Kenntnis der chemischen Zusammensetzung, weil unnötig, übergehen wollen, so müssen wir doch noch kurz bemerken, daß die meisten ätherischen Oele Kohlenwasserstoffe sind, und nur wenige noch Sauerstoff und eine noch geringere Zahl Schwefel enthalten (Senföl z. B.). Man teilt die ätherischen Oele daraufhin ein in *sauerstoffreie* und *sauerstoffhaltige ätherische Oele*. Das ist wichtig für die

Prüfung der ätherischen Oele auf Verfälschungen.

Keine Warengruppe ist mehr der Fälschung von jeher ausgesetzt gewesen als gerade diese. Wie Prof. Gildemeister mitteilt, ist es nicht immer Bosheit und Gewinnsucht gewesen, die zu fremden Zusätzen verleiteten, sondern vielfach irrige Ansichten. Meist ist aber Gewinnsucht die Triebfeder, die zu Zusätzen fremder Bestandteile veranlaßt. Als solche kommen in Frage billige ätherische Oele bei den teueren, fettes Oel, Alkohol und neuerdings die aus einigen Oelen abgeschiedenen Terpene. Man hat nun eine Anzahl Methoden ausgearbeitet, die aber, wenn sie einfach sind, nicht zuverlässig erscheinen, und wenn sie zuverlässig sind, zu umständlich und schwierig sind, um in einem drogistischen Laboratorium angewandt werden zu können. Das Beste ist und bleibt der Bezug von vertrauenswürdigen Häusern, von denen wir gerade in Deutschland eine ganze Reihe haben, denn in der Industrie der ätherischen Oele nimmt Deutschland die erste Stelle ein. Der Vollkommenheit wegen seien die wesentlichsten einfachen Proben erwähnt.

Fettes Oel ist am leichtesten zu erkennen, denn während ein auf weißem Papier durch reines ätherisches Oel hervorgerufener Fettfleck infolge der Flüchtigkeit des Oels bald verschwindet, hinterläßt ein mit fettem Oel versetztes ätherisches Oel einen bleibenden Fettfleck.

Alkoholzusatz nachzuweisen ist schon schwieriger. Man bedient sich seit alten Zeiten besonders zweier Methoden, und zwar der sog. Tanninprobe und der Fuchsinprobe. Die Tanninprobe, von Hager entdeckt, beruht darauf, daß Tannin (sog. kristallisiertes Tannin, das man in Teigform aus Spritzen mit feiner Oeffnung auspreßt und so als kleine Nadeln erhält) in reinen Oelen seine Form behält, also nicht zusammenballt, während es bei Anwesenheit von nur wenig Alkohol sofort zusammenballt und sich beim Schütteln an die Glaswandung des Reagenzglases anlegt. Die Fuchsinprobe ist nicht für alle Oele anwendbar; sie versagt bei sauerstoffhaltigen Oelen. Die Probe beruht darauf, daß Fuchsin sich in reinen (sauerstofffreien) Oelen nicht löst, wohl aber in Alkohol. Sie wird vorgenommen, indem man ein Körnchen Fuchsin in Watte einhüllt, diese in ein enges Reagenzglas, auf dessen Boden sich ein wenig des ätherischen Oeles befindet, einschiebt und nun auf ca. 90° C erhitzt. Ist Alkohol zugegen, so verdampft er und bringt das Fuchsin zur Lösung, so daß sich die Watte rot färbt.

Der Nachweis billiger Oele gelingt auf einfache Weise nur dann, wenn das reine Oel ein sauerstoffreies, das zur Verfälschung dienende ein sauerstoffhaltiges Oel war, was ja allerdings zumeist der Fall ist. Dann kann man sich der sog. Jodprobe bedienen, die darauf beruht, daß reine (sauerstofffreie) Oele mit Begierde unter Verpuffen Jod aufnehmen, auf Zusatz sauerstoffhaltiger Oele aber die Reaktion schwächer oder gar nicht auftritt. Bei der Prüfung verfährt man derart, daß man wenige Tropfen des Prüfungsobjekts auf ein Uhrschälchen gibt und ein Körnchen Jod hineinfallen läßt.

Der Nachweis von Terpenen, die zum Zwecke der Verfälschung beigefügt sind, ist noch schwieriger, da ja jedes Oel selbst Terpen enthält und eine charakteristische Reaktion für diese Gruppe noch nicht bekannt ist. Hier kann nur das spezifische Gewicht oder die Geruchs- und Geschmacksprüfung in Anwendung kommen. Beide Prüfungen stehen für den Praktiker obenan, sie setzen jedoch eine große Erfahrung voraus und sind daher nicht von jedermann zu gebrauchen. Den Geschmack eines ätherischen Oeles prüft man, indem ein Tropfen des betreffenden Oeles mit 10 g feinstem Puderzucker aufs innigste verrieben und von diesem Oelzucker ein wenig in Wasser gelöst wird. Trinkt man von diesem Wasser, so wird man fremden Geschmack oder zu geringe Ausgiebigkeit bald wahrnehmen. Auf den Geruch prüft man, indem man einen Tropfen in 10 g absoluten Alkohols auflöst, auf Reagenzpapier träufelt und dieses unter die Nase hält. Es empfiehlt sich, in allen Fällen, in denen man die Nase zu Untersuchungszwecken benötigt, vor der Prüfung einmal in einen ganz verdünnten Salmiakgeist zu riechen, weil dadurch die Geruchsnerven angeregt werden und besser auf andere Gerüche reagieren.

Die Gewinnung der ätherischen Oele geschieht auf folgendem Wege:

Die Pressung ist nur bei wenigen, und zwar den ätherischen Oelen der sog. Agrumenfrüchte (Zitrone, Orange, Bergamotte) und zwar auch nur bei den Schalenölen, möglich. Diese Schalen weisen zahlreiche Oelzellen auf, die man bereits mit dem bloßen Auge erkennen kann. Preßt man diese Schalen (wie man das als Kind gewiß oft mit Apfelsinenschalen machte) mit der Außenseite nach außen gebogen, so zerreißt man die Oelzellen und das Oel spritzt heraus. Zum Pressen bedient man sich der menschlichen Hand oder geeigneter Maschinen. In beiden Fällen wird das austretende Oel von Schwämmen aufgesaugt, die man dann abpreßt, um das Oel einige Zeit der Ruhe zu überlassen, worauf es alsbald filtriert wird. Diese Schalenöle, deren Hauptproduktionsgebiete in Italien (Sizilien) liegen, kommen als Messinaer Essenzen in kupfernen, innen verzinnten, unten abgerundeten Behältern von verschiedener Größe, den sog. Ramiéren, in den Handel.

Die Destillation ist der am meisten gebräuchliche und auch der älteste Weg der Gewinnung pflanzlicher Riechstoffe. Das Verfahren beruht darauf, daß siedendes Wasser Dampf entwickelt und dieser die flüchtigen Bestandteile, auch solche, die erst bei höherer Temperatur als der des Wassers sieden, mit sich fortreißt (Adhäsionswirkung). Wird der Dampf verdichtet, so werden auch die ätherischen Oele verdichtet und das Destillat erscheint als eine trübe Flüssigkeit, in der das Oel in ganz kleinen Tröpfchen suspendiert ist (schwebt), um sich ganz allmählich oben oder unten abzusetzen. Das Destillat wird in sog. Florentiner Flaschen aufgefangen. Es sind das Flaschen von verschiedener Größe, bei denen wenig über dem Boden ein Rohr abgeleitet ist, das S-förmig gebogen ist und bis zur Höhe von $^4/_5$ des Glases führt. Das ätherische Oel setzt sich, wenn leichter als Wasser, oben ab und das Destillationswasser unten und letzteres läuft dann durch das Rohr ab. Diese Destillationswässer enthalten auch dann, wenn alles Oel abgesetzt ist, noch mehr oder weniger ätherisches Oel gelöst. Sie kommen entweder als Aquae destillátae = destillierte Wässer in den Handel, wie z. B. Aqua Naphae, Aqua Rosae oder man setzt Kochsalz zu (Aussalzen der ätherischen Oele), wodurch das in Lösung befindliche Oel noch abgeschieden und gewonnen wird. Früher bediente man sich bei der Destillation, wie auch heute noch in Frankreich bei der Lavendelölgewinnung und in Bulgarien bei der Rosenölgewinnung, der direkten Feuerung, bei uns aber nur der Destillation mit gespannten Wasserdämpfen. Man erhält damit mehr Ausbeute und ein feineres Oel als nach der alten Methode. Eine Schilderung des Destillationsvorganges und der Apparate erübrigt sich an dieser Stelle.

Die Extraktionsmethode führt sich immer mehr und mehr ein. Als Extraktionsmittel bedient man sich flüchtiger Lösungsmittel, zur Zeit namentlich des Benzins. Anwendung finden diese und die noch folgenden beiden Methoden nur bei solchen Riechstoffen, die in so kleinen Mengen und so zarter Beschaffenheit vorhanden sind, daß sie durch Destillation nicht gewonnen werden können. In kurzen Zügen ist die Gewinnung folgende: In großen Zylindern werden die Blüten längere Zeit unter Einwirkung des Lösungsmittels gelassen, wodurch sowohl die ätherischen Oele als auch sog. Pflanzenwachs mitgelöst werden. Je nach dem Material wird eine Blütenmenge wiederholt ausgezogen oder mit einem Auszug immer neue Blüten extrahiert. Das Extrakt wird nun anfangs der Dampfdestillation bei gewöhnlichem Luftdruck, später im Vakuum unterworfen. Die so erhaltenen Blütenextrakte heißen konkrete Oele = Essences concrétes. (Die Franzosen wie auch die Italiener bezeichnen die ätherischen Oele als „Essenzen".) Durch Behandlung mit Alkohol trennt man die alkohollöslichen Bestandteile von den nicht alkohollöslichen. Das erhaltene, nunmehr wachsfreie Produkt nennt man Blütenextrakt = Extrait aux fleurs.

Die Enfleurage ist die zweite Methode der Gewinnung feiner Blumengerüche, und zwar solcher, die gar keine Erwärmung vertragen können. Als Aufnahmemittel der Riechstoffe bedient man sich eines Fettes, namentlich eines mit besonderer Sorgfalt bereiteten Schweineschmalzes, dem man zur Erhöhung der Konsistenz Rindertalg zusetzte und das man in flachen Kästen in etwa 3 mm Höhe auf Glasplatten (den sog. Chassis) ausgießt und auf das Fett die vom Kelch befreiten Blütenkronen aufstreut (enfleriser, daher die Bezeichnung Enfleurage). Derartige Kästen werden zu 35 bis 40 Stück übereinander in Kammern aufgestellt und verbleiben darin so lange, bis das Fett den Blumenduft aufgenommen hat, was etwa 24 bis 72 Stunden dauert. Man legt nun neue Blüten auf und fährt so fort, bis das Fett mit Blumenduft erfahrungsgemäß gesättigt ist, was bis zu 30mal geschieht. Das so gewonnene wohlriechende Fett nennt man „Pomade" (pomades). Es kommt in diesem Zustand aber nicht in den Handel, sondern wird in geeigneten Apparaten zu Fäden (ähnlich wie Fadennudeln) gepreßt, die man mit Alkohol schüttelt. Der Alkohol nimmt den Riechstoff zum größten Teil auf und kommt als Extrait aux fleurs in den Handel. Je nachdem man viel vder wenig Alkohol verwendet, unterscheidet man Extrait triple, double, simple. Das nach der Alkoholbehandlung verbleibende Fett besitzt noch Blumenduft, wenn auch in geringerer Menge; es kommt als „französische Blumenpomade" für Haarpflegezwecke in den Verkehr.

Die Maceration (Mazeration) ist das dritte und letzte Verfahren der Gewinnung feinster Blumengerüche, bei dem man als Vehikel nicht Fett, sondern ein Oel, zumeist bestes Olivenöl, gebraucht, in das man die von den Kelchen befreiten Blüten einträgt, nach geraumer Zeit neue Blüten nach Entfernung der alten, extrahierten einträgt und das mehrmals wiederholt, bis das Oel genügend angereichert ist. Das erhaltene Produkt heißt Huile françaíse, Huile parfumée oder Huile antique. Es kommt entweder so als Haarpflegemittel in den Handel oder man schüttelt es mit Alkohol, um auf diesen den Blumengeruch zu übertragen, wodurch man wieder ein Extrait erhält.

Schließlich seien der Vollkommenheit wegen noch zwei weitere, aber weniger gebräuchliche Methoden erwähnt, nämlich die pneumatische Methode und die Infusionsmethode.

Die pneumatische Methode beruht darauf, daß man in hohen Zylindern auf Sieben Blüten aufschichtet und eine indifferente Gasart (Kohlensäure) hindurchpreßt, die den Blumenduft mit fortreißt. Das so geschwängerte Gas leitet man durch Alkohol, der den Duft aufnimmt und Extrait bildet.

Die Infusionsmethode ähnelt der Enfleurage und Mazeration insofern, als Fett oder Oel angewendet wird, ersteres geschmolzen, letzteres erwärmt. Man trägt die Blüten ein und beläßt sie eine Zeitlang darin. Auch die so parfümierten Fette werden mit Alkohol behandelt und der Rückstand als „corps épuisé" an Seifenfabriken zur Bereitung feiner überfetteter Seifen verkauft.

Aufbewahrung der ätherischen Oele. Die ätherischen Oele sind zumeist die Produkte, aus denen durch Oxydation die bereits behandelten Balsame und Harze entstehen. Sie haben eine besondere Neigung, Sauerstoff aufzunehmen und verharzen dann, weshalb sie also vor Luftzutritt zu schützen sind. Erfahrungsgemäß vollzieht sich dieser Oxydationsprozeß um so schneller, je mehr die Oele dem Licht ausgesetzt sind. Aus diesem Grunde ist also die Aufbewahrung in braunen Flaschen notwendig. Ein einmal verharztes Oel ist nur selten mehr zu restaurieren; allenfalls kann man es mit einer Anschüttelung mit Magnesia (Magnesia usta) probieren, wodurch sich Magnesiaseife bildet. Ein gutes Konservierungsmittel ist Alkohol, jedoch beachte man, daß mit Alkohol gemischte ätherische Oele nie als rein verkauft werden dürfen, sich zum anderen aber auch nicht mit fetten Oelen mischen lassen.

Die Anwendung der ätherischen Oele ist eine vielseitige. Billige Oele dienen in der Industrie als Lösungs- und Verbindungsmittel, bessere als Geruchs- und Geschmacksmittel oder als Geruchs- und Geschmackskorrigentia. Einzelheiten darüber werden wir bei den betreffenden Oelen finden.

Oleum Absínthii = Wermutöl.

Abstammung: Aus dem frischen vor der Blüte gesammelten Kraut von Artemísia absinthium destilliert, besonders in Nordamerika, und zwar in New York, Michigan, Nebraska, Wisconsin, früher auch in Frankreich, dort ist die Gewinnung des Oels und der Anbau von Wermut durch Gesetz vom Jahre 1912 verboten.

Beschreibung: Dicklich, von dunkelgrüner oder dunkelblauer Farbe, spezifisches Gewicht 0,925—0,955, in 2 bis 4 Teilen 80 proz. Alkohol löslich. Geruch streng; Geschmack bitter, würzig.

Bestandteile: Thujon.

Verwendung: Nur selten in der Branntweinfabrikation zur Bereitung des Absinth, der in der Schweiz und in Frankreich seiner nervenzerrüttenden Eigenschaften wegen verboten ist.

* Oleum Amygdalárum amarárum = Bittermandelöl.

Abstammung: Das Bittermandelöl ist nicht fertig gebildet, sondern es entsteht erst aus dem in den Samen verschiedener Steinobstsorten enthaltenen Amygdalin, das bei Gegenwart von Wasser unter der Einwirkung des in den Kernen ebenfalls vorhandenen Emulsins in Bittermandelöl, Blausäure und Zucker zerfällt. Dieses Amygdalin ist enthalten in den bitteren Mandeln, Pfirsich-, Aprikosenkernen, in geringen Mengen auch in unseren Kirsch- und Pflaumenkernen. Den erstgenannten Samen wird durch Pressung das fette Oel entzogen, der verbleibende Preßkuchen wird mit Wasser übergossen und das entwickelte ätherische Oel durch Dampf überdestilliert, wobei die Blausäure, da flüchtig, mit übergeht.

Beschreibung: B. ist anfangs farblos, später gelblich werdend, stark lichtbrechend, vom spezifischen Gewicht 1,045 bis 1,060. In 90prozentigem Alkohol ist es in jedem Verhältnis löslich, 70prozentiger Alkohol löst in 1 Teil ½ Teil Oel. Der Geruch ist charakteristisch, kräftig, der Geschmack ölig, würzig, eigenartig. B. ist ein sog. Aldehyd, und zwar Benzaldehyd, aus dem sich durch Aufnahme von Sauerstoff Benzoesäure bildet. Aus diesem Grunde verlangt B. eine vor Luftzutritt geschützte Aufbewahrung, und zwar, da die Oxydation bei hellem Licht weniger lebhaft eintritt, in weißem Glas. Man nehme nur ganz kleine Flaschen, da bereits der mit der Luft eingeschlossene Sauerstoff oxydierend wirkt. Verfälscht wird B. am meisten mit dem künstlich bereiteten Benzaldehyd, der, wenn chlorhaltig, durch die Silberreaktion leicht erkannt werden kann. Vorkommende Verfälschungen mit Mirbanöl erkennt man an der Löslichkeit im Wasser. Vom echten B. lösen sich zwei Tropfen in 120 g Wasser vollkommen, ist M. zugegen, so bleiben kleine Tröpfchen ungelöst.

Außer dem natürlichen Oel kommt im Handel auch ein Oleum Amygdalárum amarárum artificiále D. A. 6 = künstliches Bittermandelöl = Benzaldehyd vor, das nach geheimgehaltenem Verfahren bereitet wird, zumeist aus Toluol. Dichte 1,046 bis 1,050. Es gleicht in allen Teilen dem natürlichen Oel, ist aber frei von Blausäure. Als natürliches Bittermandelöl bezeichnet man oft genug auch das sogenannte Mirbanöl (siehe unten).

Da Bittermandelöl nur im blausäurefreien Zustande dem freien Verkehr überlassen ist, so sei darauf hingewiesen, daß man wenige Tropfen des Oels mit Ferrichlorid prüft. In ein Reagenzglas gibt man einige Tropfen Liquor Ferri sesquichlorati mit einem Tropfen Acidum hydrochloricum und fügt einige Tropfen des Bittermandelöls zu. Ist Blausäure vorhanden, dann entsteht ein Niederschlag von Berliner Blau.

Bestandteile: Benzaldehyd und evtl. Blausäure.

Verwendung: Das blausäurefreie in der Parfümerie, namentlich das künstliche zur Parfümierung von Seifen.

Für die Paxis: Um die durch Luftzutritt leicht eintretende Oxydation des echten Bittermandelöls wie auch des Benzaldehyds zu Benzoesäure zu verhindern, setzt man 10 % Weingeist zu.

Oleum Mirbáni, Esséntia Mirbáni = Mirbanöl. Mirbanessenz.

Das beim Bittermandelöl erwähnte Fälschungsmittel ist kein ätherisches Oel im Sinne des Wortes, sondern durch Einwirkung von Salpetersäure auf Benzol erhaltenes Nitrobenzol. Es ist eine gelbliche, stark lichtbrechende Flüssigkeit vom spezifischen Gewicht 1,160 bis 1,200, von bittermandelähnlichem Geruch und brennendem Geschmack. Es ist stark giftig.

Verwendung: Als Parfüm für technische Oele, auch zur Seifenfabrikation und zur Parfümierung von Schuhcremes und ähnlichem, sollte aber zu den letzterwähnten beiden Zwecken seiner Giftigkeit wegen besser nicht verwendet werden.

Bemerkung: Da M. wiederholt als Abortivum (Mittel zur Vernichtung keimenden Lebens) verwandt wurde, so sei man in der Abgabe besonders vorsichtig, vor allem verzichte man Privatpersonen gegenüber nie auf den polizeilichen Erlaubnisschein, um jederzeit den Nachweis des Verkaufs zu „erlaubten" Zwecken darzutun.

Gesetzliche Bestimmungen: Gift Abt. II.

Oleum Angélicae = Angelikaöl. D. A. 6.

Abstammung: Aus den Wurzeln und Samen von Archangelica officinális gewonnenes ätherisches Oel.

Beschreibung: Nur das aus Wurzeln bereitete Oel ist die Ware des D. A. 6; es ist gelblich bis bräunlich, von würzigem Geruch und kräftig würzigem, brennendem Geschmack. Dichte 0,848 bis 0,913.

Das Samenöl ist weniger fein, leicht verharzend und meist gelb gefärbt.

Bestandteile: Phellandren.

Prüfung: Das D. A. 6 läßt auf Weingeist nach der Fuchsinprobe (siehe Einleitung äth. Oele) prüfen.

Verwendung: In der Likörfabrikation.

* Oleum Ánisi = Anisöl. D. A. 6.

Abstammung: Von den Früchten von Pimpinélla anísum.

Handelssorten: Oleum Ánísi Rússicum, Ol. A. Germánicum.

Beschreibung: Ein farbloses, stark lichtbrechendes Oel von angenehmem Geruch und angenehmem, brennend süßem Geschmack. Bei +19° bis +15° erstarrt es zu einer weißen, aus lamellenartigen Kristallen (Anethol) bestehenden Masse (Stearoptén), die einen zweiten flüssigbleibenden Teil (das Eleoptén) einschließt. Seine Dichte: 0,929 bis 0,989.

Bestandteile: Anethol, Anisketon u. a.

Verwendung: Als schleimlösendes Mittel bei Husten (Anistropfen) sowie in der Likörfabrikation und in der Feinbäckerei, auch zur Aromatisierung von Sukuspräparaten.

Prüfung: 1 ccm Anisöl muß sich in 3 ccm 90 prozentigem Alkohol lösen, Lackmuspapier darf durch diese Lösung nicht verändert werden. Nach Zusatz von 7 ccm Wasser darf das Gemisch durch 3 Tropfen verdünnte Eisenchloridlösung nicht violett gefärbt werden (Phenole). Auf Weingeist läßt D. A. 6 mit der Fuchsinprobe (siehe Einleitung zu äth. Oele) prüfen. Blei und Kupfer wird nachgewiesen, indem man 5 ccm Oel mit 5 ccm Wasser, das mit 1 Tropfen verdünnter Salzsäure versetzt ist, kräftig durchschüttelt und mit 3 Tropfen Natriumsulfidlösung versetzt, es darf keine dunkle Färbung eintreten.

* Anethólum = Anethol.

Anethol ist das Stearoptén des Anisöles, das sich bei +15° C abscheidet und durch Zentrifugieren vom Eleoptén befreit wird. Es schmilzt bei +21° bis +22° und stellt weiche, kristallinische

Massen vor, die vornehmlich des reineren Geschmackes wegen in der Likörfabrikation gebraucht werden.

Unter Anisöl versteht das D. A. 6 auch das Óleum Ánisi stelláti = Sternanisöl usw.

Oleum Ánisi stelláti = Sternanisöl.

Abstammung: Aus den im südlichen China, besonders Tonkin, geernteten Sternanisfrüchten durch Destillation gewonnen.

Beschreibung: Eine farblose oder nur schwach gelblich gefärbte, stark lichtbrechende Flüssigkeit, Dichte 0,929 bis 0,989, bei +15° bis +19° zu einer eisartigen, blätterigen Masse erstarrend. In neun Teilen 90prozentigem Alkohl klar löslich. Der Geruch ist angenehm, an Anis erinnernd, nur feiner, der Geschmack anfangs scharf, dann milder, süßlich, kühlend. Fälschungen mit Anisöl sind erkennbar am Geruch und Geschmack, mit Alkohol am spezifischen Gewicht. Das meiste Oel wird in Hamburg noch rektifiziert, als Originalprodukt kommt es in Zinnkanistern von runder Form in den Handel.

Bestandteile: Anethol (Aniskampfer) bis zu 90 %, Pinen, Phellandren u. a.

Verwendung: In der Likörfabrikation, Feinbäckerei und zur Aromatisierung von Sukusfabrikaten (Salmiakpastillen).

* Oleum Aurántii = Pomeranzenöl.

Man unterscheidet im Handel zwei vollkommen voneinander unterschiedliche Pomeranzenöle, und zwar:

I. Oleum Aurántii amárum seu Oleum Pericárpii Aurántii = bitteres Pomeranzenöl.

II. Oleum Aurántii dulce seu Oleum Portugállicum = süßes Pomeranzenöl, Apfelsinenöl, Portugalöl.

Abstammung: I. Durch Pressung aus den Schalen der bitteren Pomeranze gewonnen. II. Auf die gleiche Weise aus den Apfelsinenschalen. Von beiden Oelen kennt man auch Destillate, die aber geringwertig sind und nur zu Verfälschungszwecken, selten zum Zwecke der Aromatisierung, höchstens noch als Seifenparfüm Anwendung finden.

Beschreibung: I. Gelblichgrün, dünnflüssig, vom spezifischen Gewicht 0,848 bis 0,852, Geruch angenehm, würzig, erfrischend, Geschmack bitter, würzig. II. Farbe gelb, spezifisches Gewicht 0,850, Geruch und Geschmack würzig, süßlich, an Apfelsinen erinnernd. I. Ist in 10 bis 15 Teilen Alkohol von 90 %, II. bereits in acht Teilen löslich. I. Verpufft lebhaft, II. weniger lebhaft mit Jod. Beide Oele sind Verfälschungen ausgesetzt, hier entscheidet vor allem Geruch und Geschmack. Beide kommen in sogenannten Ramiéren in den Handel, zumeist über Messina; sie gehören zu den sogenannten Agrumenölen (Oele von Citrusarten), die man unter dem Namen Messinaer Essenzen zusammenfaßt.

Bestandteile: Zitral, Limónen in beiden Oelen; nur in wechselnder Menge derart, daß das süße Oel mehr Limónen enthält.

Verwendung: In der Parfümerie, selten als Aromatikum in der Likörfabrikation und in der Feinbäckerei.

Terpene beider Oele als Naturprodukt der vorstehend genannten Form. Verwendung nur als Seifenparfüm.

Die Olea Aurántii destilláta beider Arten sind farblos, im Geruch und Geschmack schwächer und dienen außer zur Fälschung vorstehender Oele als Seifenparfüms.

* Oleum Bergamóttae = Bergamottöl.

Abstammung: Aus den Fruchtschalen von Citrus bergámia, einer Aurantiazee Südeuropas, namentlich Siziliens, gewonnen.

Beschreibung: Es ist das durch Pressung gewonnene Oel, das zu den sogenannten Messinaer Essenzen gehört und von Reggio gehandelt wird. Ein mehr oder weniger lebhaft grün gefärbtes Oel, das nach Schimmel & Co. ursprünglich stets braun ist, aber durch seine Aufbewahrung in kupfernen Gefäßen eine grüne Farbe annimmt und nur so in den Handel kommt, und zwar in Ramiéren (siehe Einleitung Kapitel „Aetherische Oele"). Es ist ziemlich dünnflüssig, von würzigem, kräftigem, erfrischendem Geruch und bitterem Geschmack. Spez. Gewicht 0,883 bis 0,886. Es ist eines der viel gefälschten ätherischen Oele, weshalb seine Prüfung notwendig erscheint. Ein unverfälschtes Oel muß in der Hälfte seines Gewichts 90prozentigen Alkohols löslich sein. Außerdem mache man die Tanninprobe (siehe Einleitung) auf Alkoholzusatz. Da namentlich gern andere Fruchtschalenöle, so das durch Destillation der abgepreßten Bergamottschalen gewonnene Oel zum Verschneiden genommen wird, schüttele man mit Kalilauge. Nur reines Bergamottöl löst sich klar auf.

Bestandteile: Limonen, Linalool, Linalylazetat.

Verwendung: Eines der wesentlichsten Bestandteile der Eau de Cologne sowie von Haaröl und anderen Kosmetizis.

Oleum Betulíni = Birkenknospenöl.

Abstammung: Von den jungen Trieben (Blattknospen) der weißen Birke Bétula alba.

Beschreibung: Ein schwach gelbes, stark lichtbrechendes Oel von angenehmem Geruch und scharfem Geschmack.

Verwendung findet B. nur in der Kosmetik zur Bereitung von sogenanntem Birkenhaarwasser.

Pix Juníperi, Óleum Juníperi empyreumáticum, Óleum cadínum. D. A. 6.
Wacholderteer, Kadeöl, Wacholderteeröl.

Abstammung: Aus dem Holz des Wacholderstrauches.

Beschreibung: Das durch trockene Destillation gewonnene Produkt ist ein empyreumatisches Oel oder besser ein Teer von dunkelbrauner Farbe, ölig-dicklich; Geruch teerartig, an Wacholder erinnernd. In Aether und Chloroform vollkommen, in Alkohol und Petroläther nur teilweise, in Wasser nur spurenweise löslich.

Bestandteile: Enthält neben unwesentlichen Bestandteilen eine Reihe Phenole.

Verwendung: Das bereits den Römern bekannte Produkt war ehedem ein geschätztes Desinfektionsmittel in der Wundbehandlung; heute gebraucht man es zum gleichen Zweck in der Veterinärpraxis bei Abschürfungen der Haut.

* Oleum Cajepúti = Kajeputöl.

Abstammung: Aus jungen Zweigen oder Blättern von verschiedenen Melaleúcaarten, die namentlich auf den Molukken, und zwar den Inseln Derany, Burie und auf den Bandainseln vorkommen.

Beschreibung: Kajeputöl ist ein schwach gelbliches oder farbloses Oel. Ein grün gefärbtes Oel verdankt seine Farbe geringen, von den Destilliergeräten stammenden Mengen Kupfer, die man durch Rektifikation unter Zuhilfenahme von Chemikalien entfernt. Sein spezifisches Gewicht beträgt 0,919 bis 0,930. In 80 prozentigem Alkohol ist es zu gleichen Teilen löslich. Mit Jod tritt eine lebhafte Erhitzung ein. Der Geruch ist angenehm, an Kampfer erinnernd, der Geschmack würzig, brennend, hinterher kühlend. In den Handel kommt das Oel entweder in kupfernen Ramiéren oder in bauchigen Glasflaschen, verpackt in Bambuskisten.

Bestandteile: Zineol, Terpineol, Pinen.

Verwendung: Früher viel als krampfstillendes, schweißtreibendes Mittel, heute als Mittel gegen Zahnweh. K. ist als bestes, dem freien Verkehr überlassenes Zahnwehmittel zu bezeichnen.

Anwendung: Als Zahnwehmittel verwendet man das reine Oel, mit dem man ein Wattebäuschchen tränkt, das man in die ausgetrocknete Zahnhöhle drückt. Handelt es sich um Zahnschmerzen, die nicht von hohlen Zähnen kommen, sondern durch Erkältung hervorgerufen sind, steckt man mit einem Tropfen Oel getränkte Watte ins Ohr.

* Oleum Cálami = Kalmusöl. D. A. 6.

Abstammung: Aus den ungeschälten Rhizomen (oder deren Rinden) von Acórus cálamus durch Destillation gewonnen.

Beschreibung: Kalmusöl ist gelb bis braungelb, wenn von der Rinde gewonnen, mitunter grünlich, in allen Fällen aber dicklich. Dichte 0,954 bis 0,965. In 90 prozentigem Alkohol sind zwei Teile des Oeles löslich, an der Luft in Gegenwart von Licht besonders leicht oxydierend und verharzend, wodurch es sirupös und unbrauchbar wird, weshalb es mit besonderer Sorgfalt aufzubewahren ist. Der Geruch ist kräftig, vom Kalmus her bekannt; der Geschmack bitter, würzig, brennend.

Bestandteile: Kalameon, Asaron, Eugenol, Terpen.

Verwendung: Kalmusöl wird als magenstärkendes Mittel (Stomachikum) gebraucht, vornehmlich aber in der Likörfabrikation zu Bitterschnäpsen.

* Oleum Cámphorae, Oleum camphorátum = Kampferöl, Camphoröl.

Abstammung: Es ist das Nebenprodukt der Kampfergewinnung, und zwar das Eleopten, während Kampfer das Stearopten ist. Seine Gewinnung konzentriert sich vor allem auf Japan, namentlich auf Formosa.

Beschreibung: Kampferöl kommt erst seit 1884 in dem deutschen Handel vor, es hat sich seitdem bedeutend eingeführt. Das rohe Kampferöl ist ein Gemisch von mehreren Bestandteilen, aus dem man durch fraktionierte Destillation drei verschiedene Oele von verschiedener Zusammensetzung und verschiedener Verwendungsweise herstellt. Es sind dies

I. Leichtes Kampferöl (Oleum Cámphorae leve), bei ca. 175° siedend, spezifisches Gewicht 0,895 bis 0,900.

II. Schweres Kampferöl (Oleum Cámphorae ponderósum), bei 240 bis 300° siedend, spezifisches Gewicht 0,900 bis 0,920.

III. Blaues Kampferöl (Oleum Cámphorae coerúleum), der nach Gewinnung des Oeles Nr. II verbleibende Rest.

Die ersten beiden Oele sind farblos oder gelblich, das letztere blaugrün gefärbt, dickflüssiger.

Allen drei Oelen wohnt ein würziger, kräftiger Geruch und Geschmack inne.

Bestandteile:

I. Pinen, Kampfer, Phellandren.
II. Safrol, Eugenol, Terpineol.
III. Sesquiterpenalkohole.

Verwendung:

I. Als Ersatz für Terpentinöl in der Lackfabrikation. Hat den Vorzug geringerer Feuergefährlichkeit (45° C gegen 33° C Terpentinöl).
II. Als Seifenparfüm, namentlich für billige Seifen.
III. Als Bindemittel für Seifenparfüms und Lösungsmittel für Kautschuk.

Das Oleum camphorátum des D. A. 6 (dem freien Verkehr entzogen) ist eine Auflösung von Kampfer in fettem Oel.

*** Cámphora = Kampfer, Kampfer, Kamphor.** D. A. 6.

Abstammung: Cinnamómum cámphora.

Familie: Lauracéae = Lorbeergewächse.

Heimat: Chinesische Küste, japan. Inseln, besonders Osten Formosas.

Kulturländer: Formosa, Madagaskar, Aegypten, Kanarische Inseln, Deut-Ostafrika, Algier, Ceylon, Kalifornien.

Handelssorten: Nur japanischer, da die anderen Produktionsstätten noch zu wenig hervorbringen.

Gewinnung und Beschreibung: K. befindet sich fertig gebildet in den Spalten des Holzes, vornehmlich aber in dem in den unteren Teilen des Baumes, besonders dem Stamm- und Wurzelholz enthaltenen ätherischen Oele, dessen Stearopten er ist. Am reichsten sind Bäume von 40 bis 50 Jahren und auch dann nur im Winter. Das Holz wird zerkleinert und in zur Zeit noch sehr primitiven (einfachen) Destillationsanlagen destilliert. Aus dem Destillat scheidet sich der Kampfer dann ab und kommt mit einem Gehalt von etwa 20 % Oel als grauweißliche und grünliche körnige Masse in den Handel als Rohkampfer, und zwar in Holzbottichen von 80 kg Inhalt (Tubbs von Japan) oder in mit Bleiblech ausgeschlagenen Kisten von 50 bis 60 kg Inhalt (Formosa). Früher kam nur dieser Rohkampfer nach Europa und Amerika, um dort raffiniert zu werden, heute beginnt man auch in Japan und Hongkong diese Arbeit vorzunehmen. Der Hauptstapelplatz für Kampfer ist Amoy.

Die Raffinierung wird vorgenommen durch Zentrifugieren und durch Sublimation aus Glasretorten, die in einem Sandbad stehen und mit einer Haube bedeckt sind, deren in der Mitte befindliches Loch durch einen Zapfen geschlossen ist. K. sublimiert und setzt sich an den von kalter Luft bestrichenen Hauben an, so die uns bekannte Brotform — Kampferbrote — bildend. Bedeutende Kampferraffinerien befinden sich in Hamburg. Kampfer ist heute ein Monopolartikel der japanischen Regierung.

Kampfer sind farblose oder weiße kristallinische Stücke oder ein weißes kristallinisches Pulver. Er ist bei jeder Temperatur flüchtig, brennt mit stark rußender Flamme, auf Wasser geworfen dreht er sich im Kreise, löst sich aber nur wenig darin (1 : 1000), leicht dagegen in Aether, Chloroform, Schwefelkohlenstoff, Weingeist, Fetten und ätherischen Oelen. Sein spezifisches Gewicht beträgt bei 15° 0,985 bis 0,995, sein Schmelzpunkt 175°. Der Geruch ist kräftig würzig, der Geschmack scharf brennend, etwas bitter, hinterher kühlend.

Um K. zu pulverisieren, besprengt man ihn mit wenig Weingeist und reibt in der Reibschale. Solchen K. nennt man geriebenen Kampfer — Cámphora trita.

Verwendung: In der inneren Medizin als Anregungsmittel = Excitans; äußerlich als hautreizendes Mittel bei gichtischen Schmerzen; gegen Ohrenschmerzen; als Mottenmittel, zur Bereitung von Zelluloid und rauchschwachem Pulver.

Anwendung: Als Anregungsmittel in Form von Kampferwein (A. V. B.). Aeußerlich als Einreibemittel in Form von Spiritus Camphoratus. Gegen Ohrenschmerzen, indem man 1 Körnchen K. in Watte einhüllt, die man in das Ohr einführt.

Unter

Borneo-Kampfer.

hat man ein aus den Stämmen eines auf Borneo und Sumatra heimischen Baumes gewonnenes Produkt zu verstehen. Es bildet keinen Gegenstand des allgemeinen Handels, sondern wird in den Produktionsländern selbst fast ganz verbraucht.

Cámphora synthética.
Synthetischer Kampfer.

Er ist in allen seinen Eigenschaften dem echten Kampfer gleich und darf nach dem D. A. 6 an Stelle dieses verwendet werden. Sein Schmelzpunkt darf nicht unter 170^{0} liegen.

* Oleum Carvi = Kümmelöl. D. A. 6.

Abstammung: Aus den Früchten von Carum carvi durch Destillation erhalten.

Handelssorten: Der Qualität nach deutsches (Ostpreußen), holländisches, norwegisches Oel.

Beschreibung: K. ist farblos oder nur wenig gelblich, wird aber bald durch Sauerstoffaufnahme dunkler und dann minderwertiger. Dichte 0,903 bis 0,915; mit 90 prozentigem Alkohol ist es in jedem Verhältnis mischbar, daher kann man an Trübungen sowie auf Zusatz von Jod fremde, namentlich Terpentinöle erkennen. Mit Jod verpufft es zum Unterschied von jenem nicht. Der Geruch ist charakteristisch; der Geschmack ist kräftig würzig, und zwar um so angenehmer, je weniger von den leichter siedenden Bestandteilen (siehe unten) vorhanden sind. Das aus den Absiebseln des Kümmels, der Kümmelspreu, gewonnene Kümmelspreuöl ist wesentlich geringer, von aufdringlichem Geruch und kratzendem Geschmack.

Bestandteile: Karven (Limonen), Karvol (Karvon).

Verwendung: Medizinisch als magenstärkendes Mittel (Stomachikum) oder gegen Blähungen (Karminativum), sowie in ausgedehntem Maße in der Likörfabrikation, wo zumeist das Karvon mit bestem Erfolg Anwendung findet. Das Kümmelspreuöl wie auch das Karven (als Nebenprodukt der Karvonbereitung) werden als Parfüm für billige Seifen gebraucht.

Anwendung: Als Magenmittel wie gegen Blähungen nimmt man 2 bis 3 Tropfen auf Zucker oder in Zuckerwasser.

* Oleum Caryophýlli = Nelkenöl. D. A. 6.

Abstammung: Aus den Gewürznelken durch Destillation gewonnen, und zwar sowohl im Heimatland als neuerdings in Hamburg und Miltitz.

Beschreibung: Frisch bereitetes Oel ist von fast farbloser oder gelblicher Farbe, es wird aber bald bräunlich und dicklich, Dichte 1,039 bis 1,065, löslich in 2 Teilen 70 prozentigen Alkohols, in 90 prozentigem Alkohol und 80 prozentiger Essigsäure in jedem Verhältnis. Häufige Verfälschungsmittel sind neben dem aus Nelkenstielen destillierten Oel namentlich Zedernholz- und Sassafrasöl; die beiden letzteren sind in Essigsäure nicht löslich, ersteres ist am Geruch erkennbar, aber schwer, weshalb Bezug von nur guten Firmen anempfohlen sei. Der Geschmack ist würzig, scharf brennend; der Geruch eigenartig, kräftig.

Bestandteile: Eugenol (auch Nelkensäure genannt), Karyophyllén.

Prüfung: Schüttelt man 0,5 ccm Nelkenöl mit 10 ccm Wasser, das auf etwa 50° erwärmt ist, so darf die Lösung Lackmuspapier nicht röten. Die nach dem Abkühlen filtrierte Lösung darf sich nach Zusatz von 2 Tropfen verdünnter Eisenchloridlösung höchstens vorübergehend graugrünlich, aber nicht blauviolett färben (Phenole).

Verwendung: In der Parfümerie, Likörfabrikation und gegen Zahnschmerzen, auch zur Abhaltung von Stechmücken und Bremsen und zur Herstellung künstlichen Vanillins.

Anwendung: Gegen Zahnschmerzen infolge hohler Zähne träufelt man einige Tropfen auf Watte, die man in die ausgetrocknete Zahnhöhle eindrückt.

Oleum Caryophýlli Stipítus = Nelkenstielöl.

Abstammung: Aus den Nelkenstielen zumeist in Deutschland durch Destillation bereitet.

Beschreibung: Es ist dem Nelkenöl in allen Teilen, auch dem spezifischen Gewicht, ähnlich, nur von weniger feinem Geschmack und Geruch.

Verwendung: Außer als Fälschungsmittel als billiges Seifenparfüm sowie als Schutzmittel gegen Bremsen, Stechmücken, zu Mottenräucherkerzen.

* Oleum Cássiae = Oleum Cinnamómi Cássiae, Kassiaöl, Chinesisches Zimtöl, Kaneelöl.

Abstammung: Aus der Zimtrinde Chinas durch Destillation auf einfachste Weise gewonnenes Oel.

Beschreibung: Das in runden Kanistern von Zinn in den Handel kommende Oel ist gelb bis gelbbraun, dickflüssig, von kräftigem, würzig süßlichem, brennendem Geschmack, süßlichem Geruch und dem spezifischen Gewicht von 1,055 bis 1,065. Seine Eigenschaft, bei 0 Grad zu einer kristallinischen Masse zu erstarren, war bereits 1670 bekannt. Das Oel ist ein beliebtes Fälschungsobjekt; besonders ist Nelkenöl und Nelkenstielöl von jeher zu Fälschungen benutzt worden. Man erkennt diese Fälschungen an der Löslichkeit. Reines Z. ist in drei Teilen 60prozentigen Alkohols löslich, auf Zusatz von Eisenchloridlösung zu der alkoholischen Lösung entsteht eine Braunfärbung, ist Nelkenöl zugegen, dann entsteht eine grünlichbraune Färbung. Auf Alkohol prüft man mit Tannin. Auf andere ätherische Oele mit Petroleumäther, in dem Z. nicht, andere Oele leicht löslich sind. Unter Einfluß von Luft in Gegenwart von Licht tritt eine Oxydation zu Zimtsäure ein.

Bestandteile: Vorwiegend Zimtsäurealdehyd (bis 90 %).

Verwendung: In der Likörfabrikation und in der Feinbäckerei.

* Oleum Cinnamómi (Ceylánici) = Ceylonzimtöl. D. A. 6.

Abstammung: Aus den Abfällen und den Blättern des Ceylonzimtölbaumes auf Ceylon gewonnen und in Deutschland redestilliert.

Beschreibung: Ein hellgelbes, dickliches Oel von der Dichte 1,018 bis 1,035. Geschmack anfangs brennend, süßlich, hinterher milde; Geruch angenehm würzig, eigenartig. Außer dem natürlichen Oel bringen Schimmel & Co. noch ein synthetisches Zimtöl in den Handel, das in allem dem natürlichen Oel gleicht, nur heller in der Farbe ist. Es besteht aus reinem Zimtsäurealdehyd und ist wie das natürliche Oel vor der oxydierenden Wirkung des Luftsauerstoffs zu schützen.

Bestandteile: Zimtsäurealdehyd bis zu 70 %.

Prüfung: 1 ccm Zimtöl muß sich in 3 ccm 70 prozentigem Alkohol lösen. Auf Blei und Kupfer prüft man wie bei Ol. Anisi angegeben.

Verwendung: Selten zu Parfümerien und in der Branntweinfabrikation.

Oleum Chamomíllae aethéreum = Ätherisches Kamillenöl.

Abstammung: Aus den Kamillen durch Destillation gewonnen.

Beschreibung: Das Oel besitzt in frischem Zustande eine dunkelblaue Farbe (daher Bezeichnung Ol. Chamomíllae coerúleum), die im Laufe der Zeit in Grün und Braun übergeht, aber durch Redestillation wieder blau wird. Sie soll herrühren von einem eigentümlichen Bestandteil, den man als Azulen bezeichnet. K. ist dickflüssig, bei niederer Temperatur salbenförmig, spezifisches Gewicht 0,930 bis 0,940, der Geruch an Kamillen erinnernd; Geschmack ebenso, eigenartig.

Verwendung findet K. nur noch sehr selten medizinisch, als Zusatz zu erweichendem Oel. Zumeist verwendet man da ein Oleum Chamomíllae coctum, einen mit fettem Oel aus Blüten bereiteten Auszug. Auch ein Oleum Chamomíllae citrátum kannte man früher. Es war das zitronenhaltige Kamillenöl, das man durch Destillation von Zitronenschalen mit Kamillen herstellte. Auch diese Oele sind fast obsolet (veraltet).

Gesetzliche Bestimmungen: A. V. B.

Oleum Citri = Zitronenöl, Citronenöl, Limonenöl. D. A. 6.

Abstammung: Durch Pressen von frischen Zitronenschalen gewonnenes Oel. Die Zitronenbäume, die in allen Küstenländern des Mittelmeeres angebaut werden, finden besonders in Süditalien und auf Sizilien ausgedehnte Verbreitung. Der Hauptstapelplatz für die Früchte und das Oel ist Messina, weshalb man, wie beim Bergamottöl, auch vom Zitronenöl als von Messinaer Essenz spricht. Wir verstehen aber unter Zitronenessenz ein mit Alkohol verdünntes, vornehmlich zu Backzwecken bestimmtes Zitronenöl. Z. gehört zu den Agrumenölen. Ein durch Destillation aus frischen Schalen, besonders den bereits abgepreßten Schalen, gewonnenes Oleum Citri destillátum = destilliertes Zitronenöl kommt auch im Handel vor, ist aber minderwertig.

Beschreibung: Reines Zitronenöl ist von hellgelber Farbe, dünnflüssig, spezifisches Gewicht 0,857 bis 0,861, in 90 % Alkohol nicht in jedem Verhältnis, in absolutem Alkohol vollkommen klar und in allen Verhältnissen löslich. Unter Einfluß des Lichts und der Luft verharzt es außerordentlich leicht. Der Geruch ist angenehm, würzig, erfrischend, der Geschmack gleichfalls, hinterher etwas bitter, beide leiden aber durch Verharzen. Z. ist zahlreichen Verfälschungen ausgesetzt, weshalb man den

Artikel nur von einwandfreien Firmen kaufen sollte. Z. kommt in kupfernen, innen verzinnten Ramiéren in den Handel.

Bestandteile: Zitral, Zitronellol, Limonen, Zitren.

Prüfung: 1 ccm Zitronenöl muß sich in 12 ccm 90 prozentigem Alkohol klar oder bis auf wenige Flocken lösen, sonst ist fettes Oel oder Paraffin zugegen. Auf Weingeist prüft man wie in Einleitung äth. Oele angegeben. Nachweis von Blei und Kupfer wie bei Ol. Anisi.

Verwendung findet Z. in ausgedehntem Maße in der Parfümerie (Eau de Cologne) sowie als Gewürz, besonders zum Kuchenbacken (zumeist 1 : 2 mit absolutem Alkohol verdünnt) sowie zur Herstellung der modernen alkoholfreien Getränke. Zu dem letztgenannten Zwecke verwendet man am vorteilhaftesten ein terpenfreies Oel, das besonders reich an Citral ist und sich selbst in verdünntem Alkohol klar löst.

Oleum Citronéllae, Oleum Melíssae Indicum D. A. 6. = Zitronellöl, Citronellaöl, Indisches Melissenöl.

Abstammung: Von einer auf Ceylon, Java, Malakka gebauten Grasart Cymbopogon Winterianus durch Destillation gewonnen.

Beschreibung: Ein in der Durchsicht gelbliches, in der Aufsicht bräunliches, dünnflüssiges Oel von angenehmem, anhaltendem Geruch nach Melissen- und Zitronenöl und balsamischem, brennendem Geschmack. Dichte 0,880 bis 0,896. Reines Oel löst sich in zwei Teilen 80 prozentigen Alkohols vollkommen klar. Nur mäßig opalisierend verbleibende oder auftretende Trübungen rühren von Verfälschungen (namentlich Petroleum) her.

Bestandteile: Zitronellol, Geraniol in wechselnden Mengen, je nach Herkunft, und zwar: Malakka, über Singapore in den Handel kommend: 80 bis 90 % Geraniol, Ceylon 50 bis 60 %, Java 45 bis 50 %.

Prüfung: Auf Kupfer wie bei Ol. Anisi angegeben.

Verwendung: Hervorragendstes Seifenparfüm, auch geeignet als Parfüm zu allen technischen Erzeugnissen, z. B. Fußbodenölen und ähnlichen. Nur selten in der Likörfabrikation.

Oleum Cupréssi = Zypressenöl.

Abstammung: Aus den frischen Zweigspitzen von Cupréssus sempervírens durch Destillation gewonnenes Oel.

Beschreibung: Zypressenöl ist wasserhell, dünnflüssig, vom spezifischen Gewicht 0,880 bis 0,890. Geruch angenehm, würzig, etwas an Terpentinöl erinnernd, Geschmack ölig, kratzend.

Anwendung findet Zypressenöl, mit gleichen Teilen Alkohol verdünnt, als bestes Mittel zur Linderung des Keuchhustens, derart, daß man mit dem Oel getränkte Läppchen an dem Bettchen des Patienten aufhängt. Es sei bemerkt, daß Zypressenöl mit Alkohol verdünnt (weil es eine Lösung ist, die zu Heilzwecken verwendet wird) nicht in Drogerien abgegeben werden darf. Dagegen ist reines Oel dem freien Verkehr überlassen.

Oleum Dracúnculi = Esdragonöl.

Abstammung: Aus frischem Herba Dracúnculi durch Destillation gewonnenes Oel.

Beschreibung: Gelbliches Oel, vom spezifischen Gewicht 0,926, bei +2° zu einer weißen Masse erstarrend, in Alkohol in jedem Verhältnis löslich, auch in Essigsäure in Lösung gehend. Geruch gewürzhaft, Geschmack desgleichen.

Bestandteile: Estragol, Terpen.

Verwendung: Fast nur zum Aromatisieren von Essig, zur Bereitung des Esdragonessigs. Acétum Dracúnculi, Vinaigre de l'Estragon.

* Oleum Eucalypti = Eukalyptusöl. D. A. 6.

Abstammung: Aus den Blättern von Eucalyptus glóbulus und einiger verwandter Eukalyptusarten durch Destillation gewonnenes Oel. Ursprünglich von Australien in den Handel kommend, beteiligen sich jetzt auch Südfrankreich und Kalifornien an der Lieferung, weil der Baum, dessen luftdesinfizierende Wirkung man schätzen lernte, dort in großen Massen angebaut wird.

Beschreibung: Es ist farblos bis gelblich, bisweilen auch blaßgrünlich, von der Dichte 0,905 bis 0,925, in drei Teilen 70 prozentigen Alkohols klar löslich. Sein Geruch ist würzig, sein Geschmack kampferähnlich kühlend, gewürzhaft.

Bestandteile: Eukalyptol, auch Zineol genannt (bis zu 70 %), Eukalypten.

Prüfung: Schüttelt man 1 ccm Eukalyptusöl mit 1 ccm konzentrierter Phosphorsäure kräftig durch, so muß das Gemisch innerhalb einer halben Stunde eine halbfeste oder feste Kristallmasse bilden. Auf Weingeist prüft man nach der Fuchsinprobe wie in Einleitung äth. Oele angegeben.

Verwendung: Innerlich als Desinfiziens bei Asthma, auch Keuchhusten und zu Inhalationen bei allen Halsleiden; äußerlich zur Desinfektion eiternder Wunden sowie zu Einreibungen. Insektenschutzmittel.

Anwendung: Bei Asthma werden 1 bis 2 Tropfen auf Zucker getropft eingenommen; bei Husten tropfenweise einer heißen Zuckerspeise zugefügt; zur Desinfektion kleiner eiternder Wunden 1 : 9 mit Alkohol gelöst. Als Insektenschutzmittel mit Alkohol 1 : 19 gemischt auf die unbedeckten Körperstellen gerieben.

Eucalyptólum = Eukalyptol, Eukalyptuskampfer.

ist der isolierte Bestandteil des Oeles. Eine farblose Flüssigkeit vom spezifischen Gewicht 0,931; von kampferartigem Geruch, unter 0 Grad zu einer eisartigen Masse erstarrend. Findet Verwendung wie das Oel, ist nur wesentlich stärker.

* Oleum Foenículi = Fenchelöl. D. A. 6.

Abstammung: Aus den Früchten von Foenículum vulgáre destilliertes Oel.

Beschreibung: Ein farbloses, höchstens mattgelbes Oel von starkem Lichtbrechungsvermögen, Dichte 0,960 bis 0,970, Erstarrungspunkt nicht unter +5°. 1 ccm Fenchelöl muß sich in 0,5 ccm 90 prozentigem Alkohol klar lösen. Der Geruch ist stark würzig, der Geschmack anfangs süß, dann bitter, kampferartig.

Bestandteile: Fenchon (Stearopten, erstarrend), Anethol, Pinen (die Eleoptene).

Prüfung: Auf Weingeist nach der Fuchsinprobe, wie Einleitung äth. Oele angegeben.

Verwendung: Als Aromatikum, namentlich zur Parfümierung von Salmiakpastillen sowie in der Zuckerbäckerei.

Oleum Gaulthériae = Gaultheriaöl. Wintergrünöl.

Abstammung: Aus Blättern und jungen Zweigen des in Nordamerika heimischen Strauches Gaulthéria procúmbens durch Destillation gewonnen.

Beschreibung: Anfangs farbloses, später rötlich werdendes Oel vom spezifischen Gewicht 1,170 bis 1,180. Geruch eigentümlich, angenehm, Geschmack eigenartig, bitter, würzig. Außer dem natürlichen Oel kommt im Handel noch ein Kunstprodukt vor, das vollkommen farblos, im Geruch und Geschmack nur unwesentlich vom natürlichen Oel unterschieden ist und das spezifische Gewicht 1,187 bis 1,190 besitzt.

Bestandteile: Nahezu reiner Salicylsäuremethylester.

Verwendung: In der Parfümerie, neuerdings vor allem zur Aromatisierung von Lebertranemulsion.

* Oleum Gerànii rósei, Oleum Palmarósae = Geraniumöl, Rosengeraniumöl, Palmarosenöl, Pelargoniumöl.

Abstammung: Aus Blättern verschiedener Geranium- und Andrópogonarten der Mittelmeerländer gewonnenes Oel von wechselndem Wert, je nach Herkunft.

Ostindisches Palmarosenöl und Gingergrasöl sind Oele, die von Andrápogongrasarten stammen, aber als Geraniumöle gehandelt werden.

Beschreibung: Dickflüssige Oele, von gelber bis bräunlicher Farbe, einem spezifischen Gewicht von 0,890 bis 0,905 und einem angenehmen, in den besten Sorten an Rosen erinnernden Geruch. Gute Oele sollen in mindestens 3 Teilen 70prozentigen Alkohols klar löslich sein, was nicht der Fall ist, wenn sie mit anderen ätherischen Oelen oder, wie es mitunter geschieht, mit Kokosöl verfälscht sind.

Bestandteile: Geraniol, Zitronellol und deren Ester.

Verwendung: Die besseren Oele in der Parfümerie, die geringeren namentlich zur Parfümierung der Seifen.

* Oleum Juníperi = Wacholderöl. D. A. 6.

Abstammung: Siehe bei Fructus Juníperi. Im Handel kennt man zwei durch Destillation gewonnene Oele: 1. Wacholderbeeröl = Oleum Juníperi Bacárum oder e Bacis und 2. Wacholderholzöl = Oleum Juníperi e Ligno.

Beschreibung: 1. Wacholderbeeröl, die Ware des D. A. 6, ist farblos, blaßgelblich oder blaßgrünlich, dünnflüssig. Dichte 0,856—0,876. Der Geruch ist eigenartig angenehm, der Geschmack würzig, brennend, etwas bitterlich. Mit einem halben Teil absolutem Alkohol erhält man eine klare, auf weiteren Zusatz von Alkohol trübe werdende Lösung. 2. Wacholderholzöl kommt von Ungarn als wasserhelle Flüssigkeit in den Handel, hat aber selten wirkliches Holzöl, sondern soll vielmehr ein Gemisch von einem Teil Beerenöl mit neun Teilen Terpentinöl sein.

Bestandteile: Kadinen, Pinen.

Verwendung: 1. Medizinisch als Diuretikum (wassertreibendes Mittel) mehr aber in der Branntweinfabrikation (Steinhäger); 2. fast nur in der Volksmedizin zu Einreibungen, wo es gut durch Terpentinöl ersetzt werden kann.

Anwendung: Als wassertreibendes Mittel 2—3 Tropfen auf Zucker oder in Zuckerwasser genommen.

* Oleum Lavándulae = Lavendelöl. D. A. 6.

Abstammung: Aus den frischen Blüten von Lavándula spica durch Destillation bereitet, und zwar in England durch Dampfdestillation, in Südfrankreich durch Destillation über freiem Feuer teilweise noch auf primitivste Weise.

Beschreibung: L. ist farblos oder schwach gelblich, leicht verharzend und dann einen strengen Geruch annehmend. Dichte

0,877—0,890 in drei Teilen 70prozentigem Alkohol klar löslich. Alkohol weist man durch Tannin nach, älteres Oel löst infolge Sauerstoffaufnahme Fuchsin, frisches Oel nicht. Geruch ist eigenartig, angenehm, würzig, erfrischend, Geschmack stark würzig, schwach bitter.

Handelssorten: Der Qualität nach: Barrême. Von Schimmel & Co. in eigenen Anlagen in Frankreich gewonnenes Oel; englisches (Mitcham) und französisches.

Bestandteile: Linalylazetat bis 36 % (D. A. 6 verlangt mindestens 29,3 %), der wichtigste Bestandteil, ferner Linalool, Geraniol, Linaloolester und verschiedene Säuren.

Verwendung: Medizinisch nur selten zu Spiritus Lavandulae D. A. 6, meist in der Parfümerie, geringere Sorten in der Lackfabrikation und Keramik (Tonindustrie).

Oleum Lauri aethéreum = Lorbeeröl, ätherisches.

Abstammung: Aus den Früchten oder Blättern von Laurus nóbilis durch Destillation gewonnen.

Beschreibung: Ein gelbliches Oel, spezifisches Gewicht 0,915 bis 0,935, mit 90prozentigem Alkohol in jedem Verhältnis mischbar. Geruch würzig, kräftig: Geschmack brennend, gewürzhaft, bitter.

Bestandteile: Pinen, Zineol, Lauren, Laurinsäure.

Verwendung: Eine mäßige; namentlich zur Bereitung von Schutzmitteln gegen Bremsen und Stechmücken.

Anwendung: Als Schutzmittel gegen Insekten 1 : 19 mit Alkohol verdünnt zum Einreiben unbedeckter Körperstellen.

Oleum Lémongras, Oleum Andropogónis citráti = Lemongrasöl, Ostindisches Verbenaöl, Nardenöl.

Abstammung: Von dem sogenannten Zitronengras = Andrópogon citrátum in Indien, Java, Ceylon, Mexiko, Jamaika und Brasilien durch Destillation gewonnenes Oel.

Beschreibung: L. ist rötlichgelb bis bräunlich gefärbt, spezifisches Gewicht 0,899—0,903, in drei Teilen 70prozentigem Alkohol löslich. Der Geruch ist würzig, süßlich, zitronenartig; der Geschmack an Zitronen erinnernd.

Bestandteile: Zitral bis 85 %, Geraniol, Limonen, Dipenten.

Verwendung: In der Parfümerie, namentlich der Seifenfabrikation.

Handelssorten: Ostindisches, namentlich Kochinchina. Die anderen Provenienzen kommen für den deutschen Markt kaum in Betracht.

Oleum Ligni Cédri = Zedernholzöl.

Abstammung: Aus dem Holz von Juníperus virgínia auf Florida und im Libanon durch Destillation gewonnen.

Beschreibung: Z. ist farblos, mehr oder weniger dickflüssig, spezifisches Gewicht 0,945—0,960. Der Geruch ist anhaltend, an Bleistifte erinnernd, deren Fassung ja bekanntlich in den besseren Sorten aus Zedernholz hergestellt wird; der Geschmack ist eigenartig, kräftig. Das für optische und mikroskopische Zwecke verwendete Oel ist eingedickt und zähflüssig wie venetianischer Terpentin. Z. verharzt sehr leicht und muß demgemäß vor Luftzutritt bewahrt werden.

Bestandteile: Zedren, Zedernkampfer.

Verwendung: Als Seifenparfüm sowie zum Parfümieren von Zigarenkisten, die nicht aus Zedernholz hergestellt sind. Das eingedickte in der Optik zum Kitten von Linsen, in der Mikroskopie zum Einhüllen von Objekten.

Handelssorten: Oleum Ligni Cedri Florida, Libanon, (eingedickt) spissum.

Oleum Ligni Rhódii = Rosenholzöl.

Abstammung: Aus dem Wurzelholz zweier auf den Kanarischen Inseln wachsenden Windenarten durch Destillation gewonnen.

Beschreibung: R. ist eine anfangs gelbliche, später bräunliche, in Konsitenz dem Kopaivabalsam ähnliche Flüssigkeit von mildem, an Rosen erinnerndem Geruch und kratzendem, gewürzhaftem Geschmack. Nicht selten soll aber unter diesem Namen nur ein mit Rosenöl parfümiertes Gemisch von Sandel- und Zedernholzöl in Verkehr kommen, wie auch aus Schimmelschen Listen hervorzugehen scheint, die bei dem Artikel den Zusatz „Komposition" tragen.

Bestandteile sind noch nicht isoliert worden.

Verwendung: Nur wenig in der Parfümerie, besonders für die Seifenfabrikation.

Oleum Lináloe = Linaloeöl.

Abstammung: Aus dem Holz zweier Brioserazéen Französisch-Guayanas und Mexikos durch Destillation gewonnenes Oel.

Handelssorten: Französisches Cayenne und mexikanisches Oel.

Beschreibung: Ein fast wasserhelles, höchstens ganz schwach gelblich gefärbtes Oel, dünnflüssig, spezifisches Gewicht 0,870 bis 0,895. Geruch eigenartig, an Maiglöckchen erinnernd, Geschmack milde, balsamisch. Löslich in 2 bis 3 Teilen 70prozentigem Alkohol. Gern mit fetten Oelen verfälscht. Besonders charakterisiert durch den Umstand, daß das Oel mit zunehmendem Alter feiner wird.

Bestandteile: Linalool, Geraniol.

Verwendung: In der Parfümerie zur Bereitung von Maiglöckchenextrakt sowie zur Parfümierung feiner Toiletteseifen.

* Oleum Melíssae = Melissenöl.

Abstammung: Aus dem frischen Kraut von Melíssa officinális destilliertes Oel.

Beschreibung: M. ist gelblich, von spezifischem Gewicht 0,894 bis 0,924, stets von etwas saurer Reaktion, in zwei bis drei Teilen 90prozentigem Alkohol löslich. Der Geruch ist angenehm, eigenartig, vielfach an Zitronen erinernd, Geschmack ölig, würzig. Schimmel & Co. schreiben, daß es ein reines Melissenöl nicht im Handel gebe, sondern daß das Oel stets ein über Melissenkraut destilliertes Zitronenöl sei oder daß es aus Zitronellaöl durch fraktionierte Destillation gewonnen werde. Daher auch die auftretende Bezeichnung Zitronenmelissenöl, Oleum Melíssae citrátum.

Bestandteile: Zitrol, Zitronellaaldehyd.

Verwendung: In der Parfümerie, besonders für Seifen.

* Oleum Menthae crispae = Krauseminzöl.

Abstammung: Durch Destillation des frischen Krautes von Mentha crispa gewonnen, in Amerika aus dem Kraut von Mentha víridis.

Handelssorten: Nach der Qualität unterscheidet man deutsches, englisches, amerikanisches und russisches Oel.

Beschreibung: Grünlichgelbes, bald nachdunkelndes und dicker werdendes Oel, spezifisches Gewicht 0,920 bis 0,980. Es ist in jedem Verhältnis in 90prozentigem Alkohol löslich, woran man alle Verfälschungen mit anderen Oelen erkennen kann. Mit Jod verpufft es nicht (zum Unterschied von Terpentinöl). Der Geruch ist mäßig würzig, der Geschmack bitter, scharf, hinterher kühlend.

Bestandteile: Links Karvon (bis 56 %), Pinen, Limonen.

Verwendung: In der Medizin sehr selten, vereinzelt in der Likörfabrikation sowie zur Bereitung von Aqua Menthae crispae (siehe unten).

* Aqua Menthae crispae = Krauseminzwasser.

Das bei der Destillation nach Abscheidung des ätherischen Oeles verbleibende Wasser erscheint infolge gelöster Spuren von Oel stets trübe, es besitzt den charakteristischen Krauseminzgeruch und ist seit alten Zeiten ein Mittel, um schwarzen Stoffen, namentlich Spitzen, den alten Glanz und Farbe wiederzugeben. Man bereitet das auch fertig zu beziehende Wasser künstlich, indem man fünf Tropfen Oleum Menthae rispae mit einem Liter heißen Wassers ausschüttelt und nach dem Erkalten filtriert, oder indem man von einer alkoholischen Lösung des Oeles einige Tropfen dem Wasser zusetzt und durchschüttelt.

* Oleum Menthae piperítae = Pfefferminzöl. D. A. 6.

Abstammung: Aus dem frischen Kraut von Mentha piperíta namentlich in Nordamerika, England, Japan und Sachsen durch Destillation gewonnen.

Handelssorten:

I. Sächsisches, aus den von der Firma Schimmel & Co. in Miltitz bei Leipzig angelegten Pfefferminzkulturen gewonnen.

II. Mitcham, aus den in Mitcham in der Grafschaft Scurrey unweit London gebauten Minzen.

III. Amerikanisches, aus verschiedenen Menthaarten der Union gewonnenes Oel.

IV. Japanisches, das in unverändertem Zustande unter dem Namen Pohoöl gegen allerhand Leiden in den Handel kommt, neuerdings vom Stearopten, dem Menthol, befreit, in Verkehr gebracht wird.

Das russische, französische und italienische Oel spielt für uns keine Rolle.

Beschreibung: Die Handelsprodukte sind das Resultat der Rektifikation des ersten, meist grün gefärbten Destillates. Sie sind farblos oder blaßgelblich gefärbt, stark lichtbrechend, von der Dichte 0,895—0,915. Der Geruch schwankt je nach der Herkunft; der Geschmack ist bei den einzelnen Handelssorten gleichfalls verschieden fein, in allen Fällen brennend, kampferartig kühlend. Da es eines der vielgebrauchtesten ätherischen Oele ist, ist es zahlreichen Verfälschungen, namentlich mit rektifiziertem Terpentinöl, ausgesetzt. Pfefferminzöl gibt im Gegensatz zu diesem mit Jod keine Reaktion. In gleichen Teilen Alkohol von 90 % ist es klar löslich, mit mehr Alkohol trübt is sich; in 5 Teilen 70 prozentigem Alkohol soll es klar löslich sein. Unter Einfluß von Sauerstoff verharzt es leicht, besonders unter Ausschluß des Lichtes, weshalb man es in gut schließenden hellen Flaschen aufbewahrt.

Betandteile: Menthol, Valeraldehyd, Isovaleriansäure, Zineol, Phellandren sowie einige Ester.

Verwendung: Als Aromatikum und Desinflzenz findet es eine ausgedehnte Anwendung sowohl in der Medizin (als Karminativum) als auch in der Kosmetik zu Mund- und Haarwässern und endlich in der Zuckerbäckerei und Likörfabrikation.

* Menthólum = Menthol, Pfefferminzkampfer. D. A. 6.

Handelssorten: Menthólum crudum, recrystallisátum.

Gewinnung und Beschreibung: Beim Oleum Menthae, Jap. lernten wir kennen, daß jedes Pfefferminzöl aus dem flüssigen Eleopten und dem festen Stearopten, eben dem Menthol besteht. Aber nicht alle Oele sind gleichmäßig reich an Stearopten. Besonders arm sind englisches und deutsches, reicher ist amerikanisches, am reichsten japanisches. Während amerikanisches beim Abkühlen unter 0° C Menthol abscheidet, ist japanisches schon bei Zimmertemperatur fest. Aus amerikanischem Oel stellt man, weil nicht lohnend, kein Menthol mehr her, so daß Japan allein den gesamten Markt beherrscht. Man trennt das Eleopten durch Abpressen oder neuerdings durch Zentrifugieren vom Menthol, das dann als Rohmenthol in den Handel kommt. Es wird durch mehrmaliges Umkristallisieren (aus Alkohol) gereinigt.

Menthol bildet spitze, spröde, farblose Nadeln, löslich in Weingeist, Chloroform, Aether, fetten und ätherischen Oelen, nur spurenweise löslich in Wasser. Es ist bei jeder Temperatur flüchtig, sublimierbar und schmilzt bei 42° bis 44° C. Der Geruch ist erfrischend, scharf, der Geschmack anfangs brennend, hinterher kühlend. Menthol muß sich vollkommen trocken anfühlen und darf beim Pressen zwischen glattem, weißem Papier auf diesem keine Flecke zurücklassen.

Verwendung: Medizinisch äußerlich zu schmerzlindernden Einreibungen, innerlich als hustenstillendes Mittel, zu Bonbons (Mentholdragees) sowie in ganz kleinen Gaben gegen das Erbrechen Schwangerer. Ferner zur Bereitung der Mentholstifte sowie in der Kosmetik zu erfrischenden Haarwässern.

Anwendung: Zu schmerzlindernder Einreibung, die nebenbei nach der K. V. dem freien Verkehr entzogen ist, verwendet man eine 1- bis 2prozentige alkoholische Mentholllösung (Spiritus Mentholi), oder eine 3- bis 5prozentige Verreibung mit einer Salbengrundlage (Balsamum mentholi = Mentholbalsam). Gegen das Erbrechen Schwangerer verwendet man eine Verreibung von 2 g Menthol mit 48 g Zucker, wovon die Schwangere jeweils eine Messerspitze voll einnimmt.

* Oleum Myrísticae aethéreum, Oleum Mácidis. Muskatnußöl, Mazisöl. D. A. 6.

Abstammung: Durch Destillation aus der Muskatblüte und den Muskatnüssen gewonnenes Oel.

Beschreibung: Anfangs farblose oder nur schwach gelbliche, bald rötlichgelb werdende Flüssigkeit von der Dichte 0,860 bis 0,925. In drei Teilen 90prozentigem Alkohol löslich. Geruch kräftig, gewürzhaft; Geschmack anfangs milde, hinterher brennend scharf. Die von der Mazis und den Muskatnüssen gewonnenen Oele sind miteinander identisch in allen Teilen.

Bestandteile: Myristikol, Myristizin, Myristizinsäure, Pinen, Dipenten.

Verwendung: In der Likörfabrikation und Parfümerie.

* Oleum Néroli, Oleum Naphae. Oleum Aurántii Florum = Orangenblütenöl, Neroliöl.

Abstammung: Aus den noch uneröffneten Blüten der in Südfrankreich, Spanien, Süditalien und Zentralamerika angebauten bitteren Pomeranzen und Apfelsinen durch Destillation gewonnen.

Handelssorten: 1. Oleum Néroli petále, das feinste Oel aus den vom Kelch befreiten Blüten destilliert, nur selten im Handel zu finden.

2. Oleum Néroli Bigarade, die Handelsware aus Blüten, denen man Blätter und teilweise sogar Fruchtschalen beimengt.

3. Oleum Néroli petit grains, aus einem Gemisch von Blüten, Blättern und kleinen unreifen Früchten, namentlich in Paraguay hergestellt.

Beschreibung: N. ist anfangs gelblich, später braunrot werdend, spezifisches Gewicht 0,870—0,880, löslich in 1½—2 Vol. 80 prozentigem Alkohol. Geruch eigenartig, stark, angenehm süßlich, Geschmack bitterlich, würzig. Seines hohen Wertes wegen vielfachen Verfälschungen ausgesetzt, über die vor allem der Geruch entscheidet.

Bestandteile: Linalool, Limonen, Geraniol, Linalylazetat.

Verwendung: In ausgedehntestem Maße in der Parfümerie, in der Likörfabrikation sowie zum Aromatisieren von sonstigen Genußmitteln.

Bei der Destillation des Oels erhält man als Nebenprodukt das

Aqua Florum Aurántii, Aqua Naphae. Orangenblütenwasser.

Es ist stets von suspendiertem Oel etwas trübe und kommt in verschiedener Konzentration als duplex und triplex in sogenannte Estagnons, namentlich von Cannes und Grasse aus in den Handel. Vielfach stellt man es aber auch nach Art des Rosenwassers her, indem man wenige Tropfen Neroliöl mit heißem Wasser schüttelt. Ein derartiges Produkt ist aber nicht identisch mit dem bei der Destillation gewonnenen Präparat, weil dieses einen in Wasser löslichen Stoff enthält, der im Oel nicht vorhanden ist.

Verwendung: Als Aromatikum in der Parfümerie sowie in der Kuchenbäckerei. In der Medizin als nervenberuhigendes Mittel.

Oleum Orígani Crétici = Spanisch Hopfenöl.

Abstammung: Aus dem frischen Kraut von Oríganum-Arten durch Destillation gewonnen.

Beschreibung: Man hat zu unterscheiden zwischen dem helleren Smyrnaer und dem dunkleren Triester Oele. Das letztgenannte ist die eigentliche Handelssorte, erscheint anfangs goldgelb, bald braun bis schwarz werdend, und besitzt einen an Thymian erinnernden Geruch. Das Smyrnaer Oel dunkelt nur wenig nach und ist milder im Geruch. Geschmack beider Oele ist brennend. Spezifisches Gewicht des Triester Oels 0,920 bis 0,980, des Smyrnaer Oels 0,915—0,945.

Bestandteile: In beiden Karvakrol, und zwar im Triester Oel bis 85 %, im Smyrnaer bis 60 %, daneben noch in beiden Zymol und im Smyrnaer Linalool. Der Wert ist bedingt im Karvakrolgehalt.

Verwendung: Vorwiegend als Zahnschmerzmitel (wirksamer Bestandteil von Kropps Zahnwatte).

Anwendung: Bei hohlen Zähnen wird ein wenig Watte damit getränkt und in den ausgetrockneten Zahn eingedrückt.

* Oleum Pátchouli = Patschuliöl.

Abstammung: Zumeist aus dem getrockneten Kraut der Patschulipflanze durch Destillation gewonnen.

Beschreibung: Eine gelblich bis dunkelbraune, dicklich ölige Flüssigkeit von spezifischem Gewicht 0,970 bis 0,995. Der Geruch ist durchdringend, widerlich, Geschmack herbe, kühlend, nur in Verdünnung angenehmer. Das Oel ist in allen Verhältnissen in 80prozentigem Alkohol löslich.

Bestandteile: Patschulikampfer, Kadinen und als riechendes Prinzip angeblich Patschulen.

Verwendung: In der Parfümerie, in der es in außerordentlicher Verdünnung als Fixiermittel für andere Gerüche dient.

Oleum Petrae = Petroleum, Steinöl.

Petroleum als Gegenstand des Drogenhandels ist nicht zu verwechseln mit dem in Nordamerika (Pennsylvanien) gewonnenen Leuchtpetroleum. Es tritt in Oberitalien, Galizien, Rumänien, in geringen Mengen auch in Hannover aus der Erde als eine, mit vielem Schmutz gemischte, blau schillernde Masse, deren bei 90° C siedende Anteile in den Handel kommen. Spez. Gewicht 0,750—0,850, in der Durchsicht gelblich, rötlich oder weiß, in der Aufsicht blau fluoreszierend. Im Geruch ähnelt es dem Brennpetroleum. Das italienische Petroleum ist vielfach von roter resp. rötlicher Farbe, man schätzt es besonders hoch, jedoch hilft man sich in der Regel dadurch, daß man gewöhnliches Petroleum mit wenig Alkannawurzel rot färbt.

Oleum Piméntae = Pimentöl.

Abstammung: In Deutschland aus den Pimentfrüchten durch Destillation bereitet.

Beschreibung: Anfangs hellgelbes, bald braun werdendes Oel von spezifischem Gewicht 1,027—1,055. Geruch an Nelkenöl erinnernd, Geschmack brennend, würzig.

Bestandteile: Eugenol, Sesquiterpen.

Verwendung: Nur selten in der Likörfabrikation, zur Parfümierung von Seifen, zur Bereitung von Bayrum.

Oleum Piméntae acris = Bayöl.

Abstammung: Von den Blättern der in Westindien heimischen Myrtazée Piménta acris und angeblich auch von verschiedenen Laurinéen.

Beschreibung: Pimentöl ist ein gelbes bis gelblich-bräunliches, dünnflüssiges Oel von einem an Nelken erinnernden Geruch und angenehm würzigem, brennendem Geschmack. Spezifisches Gewicht 0,925—0,985. In verdünntem Alkohol ist es nur schwer löslich und scheidet sich bei weiterer Verdünnung teilweise wieder aus.

Bestandteile: Eugenol, Methyleugenol.

Verwendung: Verwendung nur zu Haarwässern, dem sogenannten Bayrum, dessen Bereitung ursprünglich auf St. Thomas heimisch war, seit Jahren aber allerwärts vorgenommen wird. Infolge der mangelhaften Löslichkeit des B. in stark verdünntem Alkohol sind schwach alkoholische aber genügend ölhaltige Bayrums nicht denkbar. Das terpenfreie Oel ist leichter löslich.

* Oleum Rosae = Rosenöl. D. A. 6.

Abstammung: Aus den frischgepflückten Blütenblättern verschiedener Rosenarten in Bulgarien durch Destillation über freiem Feuer, in Deutschland mittels Wasserdampf erhalten.

Handelssorten: Bulgarisches und sächsisches resp. deutsches Oel. Das erstgenannte wird in der Gegend von Kanzanlik und Karlowa, in den Tälern der Tschunda und Strema (Nebenflüsse der Maritza), in ganz gewaltigen Mengen, bis 2500 kg (5000 bis 6000 kg Rosenblüten = 1 kg Oel) gewonnen und über Kazanlik in flachen, runden, ganz verzinnten Kupferflaschen = Estagnons, seltener in kleinen, nur wenige Gramm enthaltenden, mit Gold verzierten Glasflaschen gehandelt. Das deutsche Rosenöl, eine Spezialität der Firma Schimmel & Co. in Miltitz bei Leipzig, wird aus den Blättern frischer Rosen auf eigenen Plantagen gewonnen. Es ist in jeder Beziehung dem bulgarischen überlegen. Frankreich, obwohl um Cannes und Grasse viel Rosen bauend, stellt kein Rosenöl her, sondern versendet die Blüten als solche oder verwendet sie zur Bereitung von Parfüms und Rosenwasser.

Beschreibung: Rosenöl ist eine Flüssigkeit von mattgelber Farbe, Dichte 0,848 bis 0,862, bei Temperaturen unter 24° C kleine spießige Kristalle von Stearopten ausscheidend, die allmählich das ganze Oel erstarren lassen und bei höherer Temperatur wieder schmelzen. Der Geruch ist unverdünnt streng, der Geschmack balsamisch, scharf. In 90 prozentigem Alkohol ist nur das Eleopten, der Träger des Geruchs, löslich, während das Stearopten sich ausscheidet. Infolge seines hohen Preises muß Rosenöl als eins der beliebtesten Fälschungsobjekte bezeichnet werden, und zwar sind es nicht nur andere ätherische Oele, wie Palmarosen-, Geranium- und ähnliche Oele, sondern auch Walrat, Paraffin und dergleichen. Die einfachste und billigste Prüfung ist immer die Feststellung eines reinen Rosengeruchs, und da bei der Kostspieligkeit des Objektes und der doch immerhin geringen Menge, die in Drogengeschäften von dem Artikel gebraucht wird, von einer eingehenden chemisch-physikalischen Untersuchung keine Rede sein kann, verzichten wir auf die Wiedergabe der zahlreichen Prüfungsmethoden. Wie bereits wiederholt in diesem Kapitel, bei dem es sich fast nur um Vertrauensartikel handelt, geben wir auch hier den Rat, nur von einwandfreien Firmen zu kaufen.

Bestandteile: Geraniol, Zitronellod, Nerol, Linalool, Zitrol und einige andere Alkohole.

Verwendung: findet R. in der Parfümerie, in der Medizin als Geruchs- und Geschmackskorrigens und in der Feinbäckerei, allerdings in Form von Rosenwasser = Aqua Rosae — Aqua Rosárum, daß das D. A. 6 durch Schütteln von wenigen Tropfen Rosenöl mit warmem, destilliertem Wasser bereiten läßt. Man erhält Rosenwasser aber auch als Nebenprodukt bei der Oeldestillation.

* Oleum Rasmaríni, D. A. 6. Oleum Anthos. Rosmarinöl.

Abstammung: Durch Destillation aus dem blühenden Rosmarinkraut gewonnen, besonders in Frankreich, Dalmatien und Spanien.

Beschreibung: R. ist farblos, mitunter gelblich oder grünlichgelb; von der Dichte 0,895—0,915. Geruch kräftig, an Kampfer erinnernd; Geschmack gewürzhaft, bitter, hinterher kühlend. Es kommt, wenn auch selten, vor, daß sich ein fester Bestandteil absetzt. Das Oel soll sich in ½ Teil 90prozentigem Alkohol lösen. Es ist Gegenstand zahlreicher Verfälschungen, besonders mit Terpentinöl, dessen Zusatz man am besten an dem lebhaften Verpuffen des Oels, dem Jod zugesetzt wurde, erkennt. Rosmarinöl erwärmt sich ohne Verpuffung nur schwach mit Jod.

Handelssorten: Der Qualität nach französisches (bestes), Dalmatiner oder italienisches und spanisches Oel.

Bestandteile: Pinen, Zineol, Borneol, Kamphor, Kamphen.

Verwendung: Medizinisch selten zu Salben, als Läusemittel (Antiparasitikum), in Mengen von 10—20 g tödlich wirkend. In größten Mengen als Seifenparfüm und als Denaturierungsmittel für Oele zur Seifenfabrikation, um deren zollfreie Einfuhr zu ermöglichen.

Anwendung: Als Läusemittel in 5prozentiger alkoholischer Lösung.

* Oleum Ruscí = Oleum betulínum empyreumáticum = Birkenteer,

Rohes Birkenteeröl.

Abstammung: Ein Produkt der trockenen Destillation des Birkenholzes.

Beschreibung: Eine dickflüssige, schwarzbraune Masse von durchdringendem Geruch, der an Juchtenleder erinnert. Löslich in absolutem Alkohol, Aether, Chloroform.

Bestandteile: Eine Reihe verschiedener Phenole, Kreosot u. a.

Verwendung: Nur selten zur Bereitung von sogenanntem Juchtenaroma zur Imitation von Juchtenleder.

Aus dem Rohöl bereitet man das Oleum betulínum rectificátum = Gereinigtes Birkenteeröl, ein gelbliches, bald nachdunkelndes Oel, von strengem, nicht unangenehmem Geruch. Es wird gleich dem rohen Oel angewandt.

* Oleum Sabínae = Sadebaumöl.

Das von Juníperus Sabína durch Destillation gewonnene Oel sei nur deshalb erwähnt, weil sein Verkauf in Drogerien nicht gestattet ist. Es gehört zu den Giften; seine Abgabe ist mit strenger Zuchthausstrafe belegt.

Gesetzliche Bestimmungen: A. V. B. Gift Abt. II.

Oleum Sántali = Sandelöl. D. A. 6.

Im Handel kommen eine ganze Reihe Sandelholzöle vor, von denen aber nur das ostindische, aus dem Holz des Stammes und der Wurzeln von Sántalum album durch Destillation gewonnene Oleum Sántali Ostíndicum nach dem D. A. 6 offizinell ist.

Beschreibung: S. ist eine farblose bis blaßgelbe, dickliche Flüssigkeit, Dichte 0,968 bis 0,980, löslich in fünf bis sieben Teilen 68prozentigem Alkohol, unter Einfluß von Licht und Sauerstoff oxydierend und zum Teil trübe Lösungen gebend. Der Geruch ist eigenartig angenehm, würzig, der Geschmack unangenehm kratzend, bitter.

Handelssorten: Ostindisches, westindisches, australisches, afrikanisches Oel und Makassaröl von Niederländisch-Indien. Sie stammen zumeist von anderen Sántalumarten.

Bestandteile: Santalol (wirksamer Bestandteil), bis 95 % (aber so viel nur im ostindischen Oel), Santalen, Santal, Santalon u. a. m.

Verwendung: Das ostindische, in der Medizin als hervorragendes Diuretikum bei Blasenleiden, die anderen als Parfüm in der Seifenfabrikation. Da der Wert des Oeles von dem Santalolgehalt abhängig ist, dessen Feststellung aber in einem drogistischen Laboratorium Schwierigkeiten begegnet, sei man in der Wahl von Lieferanten vorsichtig.

Gesetzliche Bestimmungen: A. V. B.

Oleum Sássafras, Oleum Rádícis Sássafras. Sassafrasöl.

Abstammung: Aus dem Sassafrasholz durch Destillation gewonnen.

Beschreibung: S. ist gelblich oder rötlichgelb, dicklich, spezifisches Gewicht bei 25° 1,065 bis 1,075. Geruch eigenartig, nicht unangenehm; Geschmack würzig, brennend. Mit Jod gibt es keine Reaktion zum Unterschied von dem zu Fälschungszwecken benutzten Terpentinöl.

Handelssorten: Deutsches und amerikanisches Oel.

Bestandteile: Safrol (bis 80 %), Pinen, Kampfer, Eugenol. Das Safrol fanden Schimmel & Co. 1885 auch im Kampferöl, aus dem sie es isolierten und als Denaturierungsmittel für Oele in den Handel brachten.

Verwendung: Fast nur als Parfüm in der Seifenfabrikation.

* Oleum Serpýlli = Feldkümmelöl, Quendelöl.

Abstammung: Aus dem blühenden Kraut von Thymus serpyllum durch Destillation gewonnen.

Beschreibung: Von goldgelber Farbe, spezifisches Gewicht 0,890 bis 0,920. Geruch sehr gewürzhaft, Geschmack balsamisch, scharf. Mit Weingeist in jedem Verhältnis mischbar, zum Unterschied von Terpentinöl, das häufig zu Fälschungen dient, mit Jod nicht verpuffend.

Bestandteile: Zineol, Karvakrol, Thymol.

Verwendung: In geringem Umfange in der Parfümerie.

* Oleum Sinápis aethéreum = Ätherisches Senföl.

D. A. 6.

Abstammung: Aus dem schwarzen Senf mit geringem Zusatz von weißem Senf. Im Senf ist das Oel nicht fertig gebildet, sondern es bildet sich erst bei Gegenwart von Wasser aus dem Myrosin und der Myronsäure oder dem myronsauren Kalium. (Siehe bei Sem. Sinapis nigrae.)

Beschreibung: Anfangs wasserhelle, beim Lagern gelblich werdende, stark lichtbrechende Flüssigkeit, spezifisches Gewicht 1,018 bis 1,025, leicht flüssig und zu Tränen reizend. Geruch eigenartig, Geschmack (!) brennend scharf. Auf die Haut gebracht, wirkt es blasenziehend. Mit 90 prozentigem Alkohol in jedem Verhältnis mischbar, löslich in zehn Teilen verdünntem Alkohol, in 160 bis 200 Teilen Wasser, ferner in allen flüchtigen Flüssigkeiten.

Die Ware des D. A. 6 ist das synthetische Allylsenföl. Es ist dem durch Destillation gewonnenen Oel gleich, besitzt eine Dichte von 1,015 bis 1,020 und muß mit einem halben Volumen 90 prozentigen Alkohols eine klare Lösung geben.

Bestandteile: Isosulfanallyl und Spuren von Schwefelkohlenstoff.

Gesetzliche Bestimmungen: A. V. B. Gift Abt. II.

Verwendung: Zur Bereitung von Spíritus Sínapis sowie zum Schärfermachen von Mostrich (Senf).

Oleum Spicae = Spicköl, Spieköl.

Abstammung: Von einer in Südfrankreich wachsenden Lavendelart Lavándula spica durch Destillation gewonnen.

Beschreibung: Farbloses oder gelblichgrünes Oel, spezifisches Gewicht 0,905 bis 0,920. Geruch an Lavendel und Rosmarin erinnernd, nur weniger fein, Geschmack brennend scharf. Löslich in drei Teilen 70 prozentigem Alkohol, vielfach verfälscht mit Terpentinöl, ja sogar mitunter nur ein mit Lavendel parfümiertes Terpentinöl. Beide Fälschungen sind an der mangelnden Löslichkeit erkennbar.

Bestandteile: Kamphen, Zineol, Linalool, Kampfer.

Verwendung: Selten in der Parfümerie für billige Seifen, mehr als Bestandteil von Einreibungen, in der Porzellanmalerei.

* Oleum Terebínthinae = Terpentinöl. D. A. 6.

Unter dem Namen Terpentinöl kommen eine Reihe ätherischer Oele von Nadelhölzern in den Handel. Einige davon sind von so bedeutendem Interesse für Industrie und Technik, daß man wohl behaupten kann, Terpentinöl sei das wichtigste aller ätherischen Oele. Die Gewinnung ist eine verschiedene und soll in folgendem bei jedem einzelnen Oel besonders kurz geschildert werden.

Handelssorten: I. Amerikanisches Terpentinöl. Aus dem Terpentin verschiedener Pinusarten durch Destillation mit Wasserdampf gewonnen, und zwar im östlichen Nordamerika von Florida bis Nordkarolina. Man gewinnt aus etwa fünf Barrels Rohterpentin nur einen Barrel Terpentinöl; der Rückstand ist das Kolophonium des Handels.

II. Französisches Terpentinöl. Aus den Nadeln und jungen Trieben der zwischen Bayonne und Bordeaux vorkommenden Seestrandkiefer (Pinus pináster). Es ist von dem amerikanischen Oel abweichend im Geruch, der feiner ist. Das Oel verschwindet mehr und mehr vom deutschen Markt, da die Produktion geringer, der Bedarf in Frankreich größer wird.

III. Deutsches oder Polnisches Terpentinöl, auch Kienöl genannt. Es wird im östlichen Deutschland, in Rußland und Schweden aus den harzreichen Wurzelstöcken der Kiefer, Pinus silvéstris, durch trockene Destillation gewonnen, wodurch es den unangenehmen Geruch und eine gelbe Farbe besitzt. Seit längerer Zeit kommt es nach Behandlung mit Kalkmilch in rektifiziertem Zustande in den Handel, ist heller, von weniger penetrantem (durchdringendem) Geruch. Schon heute dient es vielfach als Fälschungsmittel für amerikanisches Terpentinöl, ist aber erkennbar durch folgende Reaktion: Uebergießt man ein erbsengroßes Stück Kaliumhydroxyd in einem Probierrohr mit 3 ccm frisch destilliertem Terpentinöl, so darf nach 4 Stunden weder das Kaliumhydroxyd noch die Flüssigkeit gelbbraun oder braun gefärbt sein.

IV. Indisches Terpentinöl. Es wird aus dem Holz der im Gebiet des Himalaja ausgedehnte Wälder bildenden Pinus longifólia destilliert und kommt neuerdings als Konkurrent des amerikanischen Terpentinöls in ausgedehntem Maße auf den Markt. Sein Geruch ist angenehm, dem französischen ähnlich.

V. Edeltannenöl = Oleum Pini silvéstris, Oleum Abíetis, durch Wasserdampfdestillation aus den Nadeln und jungen Zweigen der Edeltanne Pinus alba oder

Abies pectináta gewonnen. Farblos, von angenehmem, balsamischem Geruch. Spezifisches Gewicht 0,867 bis 0,886.

VI. Tannenzapfenöl = Oleum Templínum aus den neuen Zapfen der Edeltanne durch Wasserdampf destilliert. Farblos, spezifisches Gewicht 0,851 bis 0,860. Geruch angenehm, an Zitrone und Pomeranze erinnernd.

VII. Latschenkieferöl — Krummholzöl = Oleum Pini Pumiliónis. Aus den Nadeln und jungen Zweigspitzen der Latschenkiefer, Pinus pumílio, durch Wasserdampfdestillation gewonnen. Gelblichgrün, selten farblos, spezifisches Gewicht 0,860 bis 0,875. Geruch kräftig, balsamisch, erfrischend. Die außerdem im Handel vereint vorkommenden griechischen, österreichischen und sibirischen Terpentinöle sind für uns von untergeordneter Bedeutung.

Beschreibung: T. ist eine farblose oder nur schwach gelblich gefärbte leicht bewegliche Flüssigkeit von angenehmem, je nach Herkunft verschiedenem Geruch und scharfem, kratzendem Geschmack. Dichte 0,855 bis 0,872, in 12 ccm 90 prozentigem Alkohol klar löslich. Fälschungen mit Petroleum oder Schwerbenzin geben keine klare Lösung.

Bestandteile: In allen Oelen als Hauptbestandteil Pinen, daneben in III Silvestren in größerer Menge, in V und VI Limonen, in VII Phellandren und Kadinen.

Verwendung: I, II, III und IV in der Industrie zur Herstellung von Lacken und zur Verdünnung von Farben für Anstrichzwecke. V, VI und VII in der Parfümerie zur Bereitung von Tannenduft als Zimmerparfüm.

Medizinisch wird nur das vom D. A. 6 verlangte rektifizierte Terpentinöl = Oleum Terebínthinae rectificátum verwendet, und zwar seltener innerlich, mehr zu Inhalationen bei Erkrankungen der Luftwege. Altes, verharztes Terpentinöl wird bei Phosphorvergiftung als Gegenmittel angewendet.

* Oleum Thymi = Thymiánöl. D. A. 6.

Abstammung: Aus der blühenden, besonders in Südfrankreich, Algier, Spanien heimischen Thymianpflanze Thymus vulgáris durch Destillation gewonnen.

Beschreibung: Eine farblose, gelbliche oder nur schwach rötliche Flüssigkeit, die bald braun wird, sich aber durch Rektifikation wieder entfärben läßt. Dichte mindestens 0,895. Das rohe Oel von rotbrauner Farbe ist nur selten Gegenstand des Handels. Löslich in drei Teilen 80 prozentigem Alkohol, Geruch angenehm, würzig, Geschmack brennend scharf.

Bestandteile: Thymol, Karvakrol (nach dem D. A. 6 20 bis 25 %), daneben Zymol, Pinen, Linalool.

Verwendung: Medizinisch zu Inhalationen bei Erkältung der Atmungsorgane, in der Seifenfabrikation und zur Bereitung von Thymol.

Das Stearopten

Thymólum = Thymol. Thymiankampfer. D. A. 6.

gewinnt man in Form mehr oder weniger großer, farbloser, meist an der Oberfläche weißer Kristalle aus dem ätherischen Oel des Ajovankümmels, den Früchten einer Umbellifere, die in Ostindien und in der Levante angebaut wird. Thymol ist ein vielgebrauchter Bestandteil von Mundwässern, namentlich beliebt wegen seiner desinfizierenden Wirkung. Es ist in verdünntem Alkohol leicht löslich.

Oleum Unónae, Oleum Anónae = Ylang-Ylangöl, Orchideenöl,

Abstammung: Aus den Blüten der in Südostasien heimischen, auf Manila kultivierten Canánga odoráta durch Destillation gewonnen.

Beschreibung: Anfangs nur wenig gelblich, später bräunlich werdend. Oelig, spezifisches Gewicht 0,940 bis 0,955. Geruch angenehm, besonders in großer Verdünnung. Bei seiner Kostbarkeit viel verfälschtes Oel, dessen Bezug nur von ersten Häusern anzuraten ist. Die feinste Marke ist rektifiziert, wobei nur die ersten Anteile als Ylang Ylangöl unter der Marke „Sartorius" durch Schimmel & Co. in den Handel kommen, während der Rest als Canangaöl = Oleum Canángae odoratae gehandelt wird. Außerdem bringen Schimmel & Co. ein synthetisches Ylang Ylang in den Handel, das einen vollwertigen Ersatz des Naturproduktes bildet.

Bestandteile: Kadinen, Linalool, Geraniol sowie Benzoë- und Essigsäureester der letzten beiden Bestandteile.

Verwendung: Nur in der Parfümerie.

Oleum Vitis vinéferae = Weinhefeöl.

Weinfuselöl, Kognaköl.

Abstammung: Aus Weinhefe durch Destillation gewonnenes Produkt, das eine in sich abgeschlossene chemische Verbindung, den Önanthäther = Aether oenánticus vorstellt, der wohl auch in den meisten Fällen künstlich bereitet unter obigem Namen in den Handel kommt.

Beschreibung: Weinhefeöl wie Önanthäther bilden eine farblose, dünne Flüssigkeit, die unter Einwirkung des Lichts eine dunklere gelbe Farbe annimmt. Geschmack brennend, widerlich, nur in starker Verdünnung an den Geruch nach Kognak erinnernd.

Verwendung: Zur Bereitung von Essenzen, zur Herstellung von Kognakverschnitt.

Oleum Zingíberis = Ingweröl.

Abstammung: Aus den Rhizomen von Zíngiber officinále durch Destillation gewonnen.

Beschreibung: Ein farbloses oder nur schwach gelblich gefärbtes Oel, dünnflüssig, spez. Gewicht 0,875 bis 0,885; unter Luftzutritt leicht verharzend, in Alkohol schwer löslich. Der Geruch ist eigenartig, kräftig, der Geschmack würzig, nicht brennend.

Bestandteile: Kampher, Phellandren, Zingiberen, Borneol, Zitrol, Zineol.

Verwendung: In der Likörfabrikation.

* Cumarínum = Kumarin. Cumarin.

Kumarin ist der Geruchsstoff einer ganzen Reihe von Drogen, so des Waldmeisters, des Steinklees und der Tonkabohnen. Die letzteren enthalten so viel davon, daß ehedem der Artikel aus ihnen hergestellt wurde. Heute gewinnt man K. auf synthetischem Wege aus Salicylaldehyd unter Einwirkung von Essigsäureanhydrit und Natriumazetat in der Wärme.

Beschreibung: K. bildet farblose, glänzende Blättchen (Lamellen) oder Säulen von angenehmem, gewürzhaftem, am Weichselholz so bekannten Geruch und bitterem Geschmack. In Wasser ist K. nur schwer löslich, leicht dagegen in Alkohol, ätherischen und fetten Oelen. Da K. unter Einwirkung des

Lichts eine Veränderung (Polymerisation) erleidet und eine gelbe, geruchlose Verbindung (Hydrokumarin) bildet, ist es vor Licht zu schützen.

Nicht selten ist es verfälscht mit Azetanilid, worüber nur der Schmelzpunkt, der 69 oder 70° C betragen soll, Auskunft gibt.

Verwendung findet K. in ausgedehntestem Maße sowohl in der Parfümerie, als auch in der Branntweinfabrikation, besonders auch zur Bereitung einer Maitrankessenz.

* Heliotropinum = Heliotropin, Piperonál.

Heliotropin ist der Geruchsstoff, der allgemein unter dem Namen Heliotrop bekannten Gartenpflanze, wenigstens ist er mit dem Geruch dieser Blume identisch.

Früher bereitete man H. aus dem Peperin, dem Bestandteil des Pfeffers, der diesem seine Schärfe verleiht. Heute geht man von dem in zahlreichen ätherischen Oelen, besonders im Sassafrasöl enthaltenen Safrol aus, das man in Isosafrol umwandelt, woraus man durch Oxydation Heliotropin erhält.

Beschreibung: H. bildet farblose Kristalle von eigenartigem, in der Verdünnung an Heliotrop erinnerndem Geruch und brennend würzigem Geschmack. Es schmilzt bei 35—36° C und ist in allen flüchtigen Lösungsmitteln sowie in fetten Oelen leicht löslich, wenig in Wasser. Es muß vor Licht geschützt werden, da es sonst gelb oder braun wird und an Geruch einbüßt.

Verwendung: In der Parfümerie.

Jonónum = Jonon.

Gewinnung und Beschreibung: Jonon ist eine sehr komplizierte chemische Verbindung, die man unter Verwendung alkalischer Reagentien aus der Zusammenwirkung von Zitral (siehe dieses) und Azeton gewinnt. Es steltl eine fast farblose, ölige Flüssigkeit vor von ausgesprochenem Zedernholzgeruch. Erst in bedeutender Verdünnung tritt der liebliche Veilchengeruch auf.

Verwendung: In ausgiebigstem Maße in der Parfümerie zur Bereitung von Veilchenextrakt.

* Moschus artificiális = Künstlicher Moschus.

Der enorme Preis des Moschus, die darin begründeten Fälschungen und die Unentbehrlichkeit des Moschus als Parfüm und Geschmackskorrigens brachten es mit sich, daß man nach Ersatzmitteln suchte. Das riechende Prinzip des natürlichen Moschus, das Muskon, analysierte man und erhielt dadurch Fingerzeige für eine Bereitung von künstlichem Moschus. Die im Handel befindlichen künstlichen Moschusarten sind keineswegs in der Zusammensetzung identisch, es sind zwar alles Derivate (Abkömmlinge) des Toluols, aber in der Ausgiebigkeit doch verschieden. Erfinder des künstlichen Moschus ist der Berliner Chemiker Baur, daher auch die bekannte Bezeichnung Moschus Baur.

Beschreibung: Künstlicher Moschus bildet kleine, seidenglänzende Nädelchen von schwach schmutziggelber Farbe. In Wasser ist er unlöslich, auch in Alkohol löst er sich wenig, dagegen löst er sich bis zu 50 % in Benzylbenzoat, und eine solche Lösung kommt in der Parfümerie zur Anwendung. Künstlicher Moschus ist zahlreichen Verfälschungen ausgesetzt; insbesondere mit Antifebrin. Einzige Prüfungsmethode ist Kontrolle der Ausgiebigkeit.

Verwendung: In der Parfümerie, zur Aromatisierung von Mundpillen.

* Terpineólum = Terpineol.

Terpineol ist das Produkt der Einwirkung von verdünnter Schwefelsäure auf Terpinhydrat, einem weißen, kristallinischen Stoff, der sich aus Terpentinöl bildet, wenn dieses mit säurehaltigem Wasser zusammen längere Zeit steht.

Beschreibung: Terpineol ist eine farblose, ölige Flüssigkeit. In konzentriertem Zustande ist der Geruch nicht angenehm, an Terpentinöl erinnernd, in der Verdünnung dagegen von ausgesprochenem Fliedergeruch. Es ist in 80prozentigem Alkohol leicht löslich, ebenso mischbar mit fetten und ätherischen Oelen.

Verwendung findet Terpineol in der Parfümerie, besonders zur Herstellung von sogenannten Fliederparfümen.

* Vanillínum = Vanillin. D. A. 6.

Vanillin ist das riechende und schmeckende Prinzip der Vanillefrüchte, aus denen es früher auch gewonnen wurde. Vanillin war der erste Riechstoff, den man synthetisch darstellen lernte, und zwar aus dem Kambialsaft der Koniferen bzw. aus dem in diesem enthaltenen Koniferin, einem Glykosid, (d. h. einem Körper, der bei der chemischen Zersetzung Glukose [Traubenzucker] liefert). Heute bereitet man es aus dem Eugenol bzw. Isoeugenol, das in dem Nelkenöl, aber auch in dem weit billigeren Nelkenstielöl enthalten ist.

Beschreibung: Vanillin bildet farblose oder schwach gelblich gefärbte Kristallnadeln, die sich in allen bekannten Lösungsmitteln, in Spuren in kaltem, mehr in heißem Wasser, lösen und bei 81—82° C schmelzen. Die wässerige Lösung wird auf Zusatz von Ferrichlorid satt blau. Es ist wohl infolge der ausgedehnten Anwendung, zahlreichen Verfälschungen ausgesetzt, namentlich mit Antifebrin, Benzoesäure und Zucker. Am einfachsten prüft man die Ausgiebigkeit.

Verwendung findet Vanillin in der Parfümerie, mehr in der Feinbäckerei, Zuckerwarenfabrikation, Branntweinfabrikation, auch zum künstlichen Kristallisieren von geringen Sorten Vanille.

Drogen aus dem Tierreiche.

a) Ganze Tiere.

* Canthárides = Spanische Fliegen. D. A. 6.

Kanthariden, Blasenkäfer.

Abstammung: 1. Lytta vesicatória. 2. Mylábris Cichórei.

Familie: Meloidae.

Vorkommen: 1. Süd- und Mitteleuropa, besonders Ungarn und Südrußland. 2. China.

Handelssorten: 1. Ungarische und russische. 2. Chinesische.

Beschreibung: In den Monaten Juni—Juli schüttelt man vor dem Sonnenaufgange die noch erstarrten Käfer von den Bäumen, um sie alsbald in Glasflaschen durch Aether, Benzin, Chloroform oder ähnliches zu töten und an der Sonne oder bei einer 40° nicht übersteigenden Temperatur zu trocknen. Zehn Teile frische Kanthariden geben vier Teile trockene. Die 1,5 bis 3 cm langen Käfer sind 5—8 mm breit, auf der ganzen Oberfläche metallisch smaragdgrün oder goldgrün glänzend. Abweichend sind die chinesischen Kanthariden, die von brauner Farbe und kleiner sind. Selten besteht die Droge aus ganzen

Käfern, die meist mehr oder weniger zertrümmert sind. Der Geschmack (!) ist anfangs nicht bemerkbar, bald aber brennend; der Geruch ist stark unangenehm. Sie sind gut getrocknet und in gut geschlossenen Gefäßen aufzubewahren und dürfen nicht nach Ammoniak riechen.

Bestandteile: Kantharidin.

Wirkung und Verwendung: Spanische Fliegen wirken äußerlich blasenziehend, weshalb sie viel zu Pflastern und Salben Anwendung finden. Die chinesischen sind im allgemeinen stärker im Gehalt an Kantharidin und werden deshalb zur Gewinnung dieses Alkaloides gebraucht.

Gesetzliche Bestimmungen: A. V. B. Gift Abt. II.

* Coccionélla = Koschenille.

Abstammung: Coccus Cacti, die Nopalschildlaus.

Familie: Coccidéae (Schildläuse).

Heimat: Mexiko.

Kulturländer: Mexiko, Mittelamerika, Westindien, Kanarische Inseln, Ostindien, Java.

Handelssorten: Als beste Sorte gilt die schwärzliche Hondurasware, deren erste Ernte Zakatilla genannt wird und am meisten geschätzt ist. Als zweite Sorte wird die schwarze, mexikanische Koschenille von Veracruz genannt. Diese beiden kommen auch grau in den Handel. Ihre Verpackung erfolgt in Seronen (Ochsenhäuten). Die schwärzliche oder auch silbergraue Teneriffaware (Kanarische Inseln) wird in Säcken gehandelt und endlich die wenig geschätzte, schwarze und farbstoffarme Javasorte in Blechkisten. Kaum in den Handel kommt noch die wilde, sogenannte Waldkoschenille (Granilla), sie besitzt geringen Farbstoffgehalt.

Gewinnung: In den Kulturländern werden befruchtete Weibchen der Nopalschildlaus auf verschiedene Kaktuspflanzen, namentlich Opuntia coccionellífera, Familie: Cactacéae angesiedelt. Hier vermehren sich die Tierchen bald in ungeheurer Zahl, und zwar bringen die Weibchen fast ausschließlich wieder ungeflügelte Weibchen hervor und nur vereinzelte geflügelte Männchen. Die Tiere wachsen rasch heran, werden wieder befruchtet und schwellen bis zur Erbsengröße an. In diesem Zustande werden sie mit Pinseln von den Pflanzen abgekehrt — einige bleiben zur Weiterzüchtung an den Pflanzen — und nun getötet. Wendet man hierzu Wasserdämpfe an oder taucht man sie rasch in siedendes Wasser, so erscheint die Koschenille nach dem Trocknen schwärzlich (Coccionélla nigra), tötet man sie auf heißen Blechen, so erscheint sie nach dem Trocknen silbergrau (Coccionélla grísea), weil dabei das in Spuren in der Koschenille enthaltene Wachs austritt und an der Oberfläche weißlich erstarrt. Man kann im Jahre mehrere Male ernten. Auf 1 kg Koschenille sollen 15 000 Tierchen gehen.

Beschreibung: Koschenille sind fast eiförmige, oben gewölbte (konvexe), unten flache oder ausgehöhlte (konkave), querrunzelige schwarze, purpurrote oder silbergraue Körnchen, die zerrieben ein rotbraunes Pulver geben.

Bestandteile: Hauptbestandteil ist der rote Karminfarbstoff, Carmínum, eine schwache Säure, die mit Alkalien schön rote, bis violette Lösungen gibt, sowie Spuren einer Wachsart.

Verwendung: Zusatz zu Mundwässern, Zahnpulvern, zur Darstellung des Karmins, in der Färberei, zu roter Tinte und zu sogenannten Lackfarben (Wiener, Florentiner Lack).

Prüfung: Verfälschungen mit Bleischrot, Steinchen, Tonkügelchen lassen sich leicht dadurch nachweisen, daß man eine Probe mit Chloroform schüttelt. Die Kochenille schwimmt, die Verfälschungsmittel sinken zu Boden.

b) Tierteile und Tierabsonderungen.

* Ambra, Ambra gríseae. Amber, Graue Amber.

Abstammung: Physéter macrocèphalus, der Potwal, ein Fischsäugetier.

Familie: Cetácea (Wale).

Vorkommen: Südsee.

Beschreibung: Es ist eine vom Potwal ausgeschiedene graue, wachsartige Masse, die sich in kleineren oder größeren Klumpen (bis 50 kg schwere sind gefunden worden), auf dem Meere schwimmend oder auch im Darme des Tieres befindlich (vielleicht eine Art Gallenstein oder unverdaute Speisereste), vorfindet. Innen ist die Amber weißlich marmoriert, sie besitzt einen widerlichen, nur in der Verdünnung angenehmen Geruch und löst sich leicht in Alkohol, Aether und Oelen. Kommt von Madagaskar und Java aus in den Handel.

Bestandteile: Flüchtiges Oel, Ambrafett = Ambrain und etwas Benzoesäure.

Verwendung: In Form von Tinktur, die mit dem Alter immer feiner wird, als Zusatz zu feinen Parfüms. Aufbewahrung in gut verschlossenen Gefäßen.

Castóreum. Bibergeil.

Abstammung: Castor fiber, der Biber.

Familie: Rodéntia (Nagetiere).

Heimat: An Flußufern Kanadas und Sibiriens, früher auch im nördlichen Europa und Deutschland.

Handelsware: Das Castóreum Sibíricum seu Moscovítikum ist bedeutend wertvoller als das Castóreum Canadénse.

Beschreibung: Beide Geschlechter besitzen unter der Haut am Bauche zu beiden Seiten des Afters zwei zusammenhängende Beutel. Die Beutel des kanadischen Bibers sind 5—8 cm lang, birnenförmig, runzelig, dunkelbraun und kahl. Sie bestehen aus vier Häuten, von denen sich die äußeren derben schwer ablösen lassen. Die im Beutel befindliche Bibergeilmasse ist frisch salbenartig, später trocken, zerreiblich, dunkelbraun. Auf der Schnittfläche ist sie glänzend. Geruch eigentümlich durchdringend, widerlich. Geschmack bitter, würzig, etwas scharf.

Die Beutel des sibirischen oder russischen Bibers sind glatt, fast eiförmig, 6—10 cm lang. Die Außenhäute lassen sich leicht abziehen, die Bibergeilmasse ist auf der Schnittfläche glanzlos, von mehr erdiger Beschaffenheit und hat viel stärkeren Geruch.

Bestandteile: Harz, ätherisches Oel und das Fett Kastorin.

Wirkung und Verwendung: Nervenanregend und krampfstillend (Antispasmódikum) sowie in der Parfümerie.

Gesetzliche Bestimmungen: A. V. B.

* Colla Piscium, Ichthyocólla. Hausenblase, Fischleim.

Abstammung: Acipénser stúrio, der Stör; Acipénser huso, der Hausen; sowie einige andere Arten der Gattung.

Familie: Pisces — Microstómata (Kleinmäuler).

Heimat: Kaspisches und Schwarzes Meer und die in diese mündenden Flüsse.

Handelsware: Als beste gilt die russische von Petersburg oder Nischnij-Nowgorod in den Handel kommende, und zwar in erster Linie Salianski-, Beluga- und Somovyware und danach Assetowa und Premislowoi. Nordamerikanische (Hudsonbai), brasilianische und ostindische, auch deutsche und englische Fischblasen sind minderwertig, wie überhaupt die Blasen aller Fische, die im Meere gefangen werden. Alle die letzteren Blasen haben einen mehr oder minder starken Fischgeruch.

Gewinnung: Die Fische steigen im Frühjahr zur Laichzeit in großen Mengen in die Wolga, den Don, den Dnjepr auf und werden namentlich in Rußland gefangen. Der Rogen der Fische liefert den bekannten Kaviar, die Schwimmblasen aber werden aufgeschnitten, sorgfältig gewaschen, auf Brettern aufgenagelt, und wenn sie halb trocken sind, wird die äußere, unbrauchbare Haut abgezogen, die innere, weiße aber nochmals aufgespannt und in der Sonne fertiggetrocknet. So erhält man die Blätterhaubenblase = Colla Píscium in Fóliis. Auch in Ringeln, in Annulis, Fäden, in Filis und als Bruch, in Fragméntis sowie in Lyraform kommt sie in den Handel. Die Bearbeitung (Braken genannt) wird namentlich in Petersburg vorgenommen. Auch gebleicht wird Hausenblase durch schweflige Säure — dadurch verliert sie aber an Wert — oder durch Eingraben der Blasen von im Winter gefangenen Fischen in Schnee. Die Blasen werden dann erst im Frühjahr bearbeitet und erscheinen weißer.

Beschreibung: Gute Hausenblase ist weißlich, hornartig durchscheinend, trocken, hart und zäh, biegsam, nur in der Richtung der Fasern zereißbar, auf der Oberfläche meist glatt, ohne Geruch und von sehr schwachem, fadem Geschmack. Gegen das Licht gehalten, scheint Hausenblase mit prachtvoll blauem Lichte durch — sie opalisert. Je prächtiger sie opalisiert, desto besser ist die Qualität. In kochendem Wasser und kochendem, verdünntem Weingeist ist sie bis auf 3 % löslich, beim Erkalten entsteht eine Gallerte.

Bestandteile: Bis 70 % Tierleim.

Verwendung: Hauptsächlich zum Schönen (Klären) von Wein und Bier. Medizinisch zur Bereitung von sogenanntem englischem Pflaster, in der Küche zu Gallerten, ferner mit Ammoniakgummi und Mastix zusammen als Porzellankitt

Anwendung: Man stellt zum Klären eine Auflösung von 10 g Hausenblase in 1 Liter siedendem Wasser her, und fügt die noch lauwarme aber noch flüssige Lösung unter Umrühren der zu klärenden Flüssigkeiten zu. Die Gerbstoffe des Weines bringen die Hausenblase zum Koagulieren (Gerinnen), und beim Absetzen reißt das Gerinnsel die trübenden Bestandteile mit zu Boden.

* Cornu Cervi = Hirschhorn.

Die in der Horndrechslerei abfallenden Drehspäne des echten Hirschhorns kommen als Cornu Cervi raspátum in den Handel und bilden ihres reichen Stickstoffgehaltes wegen in Verbindung mit anorganischen Salzen einen wertvollen Blumendünger. Sie enthalten auch Leim und wurden früher mitunter als Zusatz zu Brusttee gebraucht.

Unter Luftzutritt geglüht, erhält man das gebrannte Hirschhorn = Cornu Cervi ustum, das fast nur aus reinem phosphorsaurem Kalk besteht. Früher war es ein vielgebrauchtes Volksmittel, das heute durch phosphorsauren Kalk ersetzt ist.

Unter Abschluß der Luft erhitzt, destilliert ein übelriechendes Oel über, das Hirschhornöl = Oleum animále foétidum. Es besteht aus zwei Anteilen, einem wässerigen und einem teerartigen. Der Geruch ist unangenehm, brechenerregend. Verwendung als Bremsenvertreibungsmittel.

Anwendung: Die Hornspäne werden als Blumendünger entweder auf die Oberfläche der Erde des Blumentopfes gestreut oder leicht untergeharkt; sie verfaulen allmählich, und der Nährstoff gelangt zu den Wurzeln.

* Larvae Formicárum, Ova Formicárum = Ameisenlarven, Ameiseneier.

Abstammung: Die Larven oder Puppen der Waldameise Formíca rufa.

Gewinnung und Beschreibung: Die Waldameise, die in Laubwaldungen lebt und dort bis 1 m hohe Bauten aufführt, wird durch Einstechen mit Stöcken aufgestört und flieht, wobei jede eine Larve auf dem Rücken trägt. Man legt um den Bau herum weiße Tücher, welche die Tiere anziehen und auf die sie die Larven ablegen, um wieder neue zu holen. Sind genug Larven angesammelt, so werden sie zusammengeschüttet und durch trockene Wärme für den Handel vorbereitet. Es sind mehr oder weniger große ovale Gebilde, deren gelbliche bis bräunliche Haut das bereits entwickelte Insekt umschließt. Der Geruch ist eigenartig, nicht unangenehm.

Handelssorten: Deutsche und russische.

Verwendung: Als Fischfutter und Vogelfutter.

* Mel = Honig. D. A. 6.

Abstammung: Apis mellífica, die Honigbiene und andere.

Familie: Apidéae.

Vorkommen: Europa, Afrika, Asien, Nordamerika, Brasilien, Australien, Ostindien.

Handelssorten: Nach der Form unterscheidet man 1. Scheibenhonig, der in Waben in den Handel kommt; 2. Laufhonig (auch Jungfernhonig), der freiwillig aus den Waben austritt; 3. Schleuderhonig, der mittels Zentrifugen ausgeschleudert wird; 4. Preßhonig, der ausgepreßt wird. Nach der Herkunft kennt man im Handel: deutschen, spanischen, österreichisch-ungarischen, französischen Honig. Dann folgen vom Ausland: Kuba (Havanna), Mexiko, Chile (Valparaiso), Peru, Kalifornien. Honig ist ein Vertrauensartikel, den man nur von bewährten Häusern beziehen sollte, denn selbst die chemische Untersuchung gibt heute nicht immer ein klares Bild davon, ob der Honig garantiert rein ist.

Beschreibung: Honig ist der süße Saft, den die Arbeitsbienen erzeugen, indem sie die Zuckerbestandteile von verschiedenen Blüten aufnehmen, in der Honigblase umarbeiten und dann zum Zwecke der Ernährung des Bienenvolkes in den Wachszellen, Waben genannt, ablegen. Die einzelnen Zellen werden dann nach der Füllung von ihnen mit Wachs verschlossen. Er kommt in den Handel entweder in der Wabe (Wabenhonig), mehr aber von dem Wachs, der gesondert gehandelt wird, getrennt. Frisch ist der Honig goldgelb bis braungelb, durchscheinend, in der Konsistenz eines dicken Sirups. Er geht mit der Zeit, besonders in der Kälte, in eine mehr oder weniger feste, körnig-kristallinische, undurchsichtige Masse, von weißlichgelber bis bräunlicher Farbe über. Der Geruch ist eigenartig, würzig, und wechselt wie der Geschmack je nach der Abstammung. Der Geschmack ist angenehm süß und würzig, er ist davon abhängig, von welchen Blüten der Honig vornehmlich gesammelt wurde. Er ist am angenehmsten, wenn vom Klee und den Lindenblüten, duftig, wenn von Heide, und streng, wenn er von Nadelhölzern gesammelt wurde. In Wasser ist er nicht völlig klar löslich. Die Lösung reagiert schwach sauer und wird nach Zusatz einiger Tropfen Gerbsäurelösung sofort deutlich getrübt. Die filtrierte wässerige Lösung darf beim Vermischen mit 1 Teil Salmiakgeist (fremde Farbstoffe) in der Farbe nicht sofort verändert werden. 5 ccm dieser Biniglösung dürfen durch einige Tropfen Salzsäure nicht sofort rosa oder rot gefärbt werden. (Azofarbstoffe.)

Bestandteile: Vorwiegend reiner Fruchtzucker, Wasser, ätherische Oele, Ameisensäure, Eiweiß, Farbstoff.

Wirkung und Verwendung: Ist ein ausgezeichnetes Nahrungsmittel und Expektorans (schleimlösendes Mittel), weshalb er auch medizinisch zu Bonbons verwendet wird.

* Moschus.
Moschus. Bisam.

Abstammung: Moschus moschíferus und andere Moschustierarten.

Familie: Artiodáctyla (Paarzeher).

Heimat: Hochebene Tibets und Chinas sowie Südsibiriens.

Gewinnung und Beschreibung: Die geweihlosen, kleinen hirschähnlichen, männlichen Tiere tragen zwischen dem Nabel und der Rute ein kleines Drüsenbeutelchen. Dieses wird den erlegten Tieren mit der Bauchhaut, an der es sitzt, abgenommen und an der Luft oder in künstlicher Wärme getrocknet. Die Beutelchen sind bei den verschiedenen Tieren verschieden gestaltet:

1. Das tibetanische oder chinesische Moschustier besitzt einen fast kreisrunden, 3 bis 4 cm großen Beutel. Auf der dem Bauche zugewendeten Seite ist er flach und kahl, auf der nach außen gekehrten Seite ist er gewölbt, mit dicken, steifen, gelblichen Haaren besetzt, die alle nach der Mitte gerichtet sind, woselbst sich zwei kleine Oeffnungen befinden. Am äußeren Umfang sind die Haare meist kurz abgeschnitten. Die Wandung des Beutels besteht aus einer äußeren, starken Muskelhaut und einer inneren dünnen Haut. Von dieser wird die Moschussubstanz eingeschlossen. Frisch ist sie salbenartig; trocken stellt sie eine dunkelbraune, krümelige, fettglänzende, Klümpchen enthaltende Masse von höchst starkem, eigenartigem Geruch und etwas bitterem, scharfem Geschmack vor. Diese Moschusbeutel wiegen 15 bis 45 g. Lat. Moschus Tonquinénsis seu Sinensis.

2. Das russische oder sibirische Moschustier besitzt einen größeren, mehr länglich ovalen oder birnenförmigen Beutel. Dieser ist sehr platt, auf der unbehaarten Bauchseite schmutzig gelbbraun und gerunzelt. Die kurzgeschnittenen Haare der Außenseite sind grau. Der im Beutel befindliche Moschus von hellbrauner Farbe wird nach längerem Lagern fest oder körnigpulverig. Geruch schwächer wie beim Tonkinmoschus, etwas an Urin und Pferdeschweiß erinnernd. Gewicht der Beutel 15 bis 30 g. Lat. Moschus Sibíricus seu Cabardínus.

Handelsware: Der Tonkinmoschus, der aus Tonkin und der chinesischen Provinz Szechuan stammt, kommt über Kanton zu uns in den Handel. Seine Verpackung erfolgt in Kästchen, die innen mit Bleifolie ausgelegt und außen mit bunter Seide überzogen sind — sie heißen Catties, und zwar enthalten sie meist 25 in Seidenpapier eingewickelte Beutelchen. Die kabardinischen Moschusbeutel werden von Petersburg aus in Blechkisten zu 2 bis 6 kg Inhalt verpackt in den Handel gebracht. Beide Sorten werden dann nochmals in Holzkisten eingesetzt.

Außer diesen Hauptsorten gibt es auch noch Yünnanmoschus, meist in China verwendet, Taupimoschus, ferner Assam- oder bengalischer Moschus, die Beutel sind dem Tonkinmoschus sehr ähnlich; auch aus Nordamerika kommt von der Bisamratte ein Moschusprodukt in den Handel. Die Handelsware wird ferner nach dem Zustand beim Verkaufe folgendermaßen bezeichnet: Die Moschusbeutel mit Moschusinhalt heißen: Moschus in Vesícis = Moschus in Beuteln, der ausgemachte Moschus, d. i. der aus den Beuteln entnommene Moschus heißt Moschuse Vesícis und die leeren Moschusbeutel, die einen Handelsartikel für sich bilden, sind die Vesícae Moschi.

Bestandteile: Der Träger der Moschusgeruches ist das Muskon, ein farbloses, dickes Oel, das in Alkohol in jeder Menge löslich ist. Völlig trockener Moschus ist geruchlos; wenn man ihn befeuchtet, nimmt er allmählich seinen Geruch wieder an, noch schneller, wenn man etwas Ammoniak zusetzt. Aufbewahrung kühl in gut geschlossenen Gefäßen.

Wirkung und Verwendung: Früher medizinisch als starkes Anregungsmittel, jetzt ausschließlich, und zwar in verschwindend kleinen Mengen in der Parfümeriefabrikation. Moschus hat, in kleinsten Mengen zugesetzt, die Eigenschaft, andere Gerüche (Veilchen, Heliotrop usw.) festzuhalten (zu fixieren). Auch ist Moschus Bestandteil vieler Witterungspräparate beim Fang von Raubzeug.

Verfälschungen und Prüfung: Moschusbeutel werden oft teilweise durch die Drüsenöffnung ihres Inhalts beraubt und dafür Bleischrot, kleine Steinchen, getrocknetes Tierblut eingefügt. Vielfach wurden auch aufgeschnittene und dann wieder fein zugenähte Beutel angetroffen. Solche Beutel sind immer verdächtig. Nach dem Aufschneiden eines Moschusbeutels prüfe man den Inhalt stets auf seine krümelige Beschaffenheit und leichte Zerreiblichkeit. Hierbei fallen die Verfälschungen mit Steinchen usw. von selbst auf. Beim Verbrennen einer kleinsten Menge Moschus auf dem Platinblech darf kein Horngeruch auftreten (Blut).

Künstlicher Moschus, Moschus artificiális, seu Tonquinól sind gelbliche Nadeln von äußerst starkem Moschusgeruch, der namentlich nach Zusatz von etwas Ammoniak auftritt. Chemisch stellt er Trinitro-Butyltoluol vor. Auch dieses Produkt, das etwas in Weingeist löslich ist, wird in der Parfümerie gebraucht.

* Ossa Sépiae.
Weißes Fischbein. Sepiaknochen.

Abstammung: Sépia officinális = der Tintenfisch.
Familie: Cephalopóda (Kopffüßler).
Heimat: Mittelländisches und Adriatisches Meer.
Beschreibung: Es sind die 10 bis 25 cm langen und in der Mitte bis 9 cm breiten Rückenschalen des Tieres, die, da leichter

wie das Meerwasser, nach der Verwesung des Tieres von den Wellen ans Land gespült werden. Sie sind weiß, länglich-eiförmig, beiderseits flach gewölbt, nach dem Rand dünner werdend, auf der Rückenseite glänzend, hornartig und sehr hart, auf der unteren Seite porös und leicht zerreiblich.

Handelsware: Die Ossa Sépiae werden nach der Größe gehandelt, maióra, média, minóra.

Bestandteile: Kristallinischer, kohlensaurer Kalk.

Verwendung: Zum Schleifen und Polieren feiner Hölzer, ferner zu Gußformen für kleinen Goldguß und Zusatz zu Zahnpulvern. Kleine Stücke für Ziervögel zum Wetzen der Schnäbel.

Unter dem Namen Sepia kommen die Beutel des Tintenfisches, die mit einem braunen Farbstoff gefüllt sind, in den Handel.

* Spóngiae marínae = Meerschwämme.

Der Schwamm, obwohl einer unserer wichtigsten Handelsartikel, gehört zu jenen Objekten, die in bezug auf die Beschreibung der Gewinnung etwas stiefmütterlich behandelt werden, weshalb wir hier von der Gepflogenheit, uns kurz zu fassen, ein wenig abweichen müssen.

Das, was wir als Schwamm kennen, ist das aus hornartigen Fäden bestehende Gerüst eines niederen Seetieres, Euspóngia officinális. Es findet sich in fast allen warmen Meeren, namentlich an seichteren Stellen, selten lose, meist auf Gestein festgewachsen. Seine Gewinnung ist eine verschiedene, meist geschieht sie durch Taucher. Bei den Tauchern, die ohne die allgemein bekannten Taucherapparate in die Tiefe gehen, besteht die ganze Ausrüstung aus einem Steine, dessen Gewicht den Taucher halten soll, aus einem Netz, in das der Taucher die gesammelten Schwämme tut, und einer Leine, die an den Stein gebunden ist und die Vermittelung des Tauchers mit dem Taucherschiff herstellt. Ehe sich der Taucher in die Tiefe stürzt, schöpft er tief Atem, dann springt er, den Stein in den Händen, kopfüber in das Wasser. Am Boden angelangt, nimmt er den Stein unter den Arm und schreitet, je nach dem auf ihm lastenden Druck des Wassers, mehr oder weniger gebückt in 30 bis 80 Meter Tiefe umher, alles aufraffend, was er findet. Sein Aufenthalt währt 3, höchsten 3½ Minuten, dann ist das Atembedürfnis aufs äußerste gestiegen; der Taucher zieht kräftig an der Leine und wird nun so schnell als möglich heraufgezogen. War die Tiefe, in der der Taucher arbeitete, geringer als 50 m, dann erholt er sich durch rasches und kräftiges Atmen bald wieder. War die Tiefe aber größer als 50 m bis 80 m, so erreicht er die Oberfläche nicht selten in einem ohnmachtsähnlichen Zustande, in dem er vielfach längere Zeit verbleibt. Von etwa 700 griechischen Schwammtauchern an der Küste von Tripolis sollen, wie Fürlong berichtet, jährlich etwa 60 bis 100 dem gewaltsamen Tode erliegen. Vielfach sind nach dem Tauchen alle Glieder wie gelähmt und erreichen erst im Wasser wieder die alte Beweglichkeit. Nach Schwämmen getaucht wird von Sonnenaufgang bis -untergang, vom April bis Oktober, und zwar sowohl bei glühender Hitze wie bei bewegter See. Während des Winters erholen sich dann die Schwammtaucher.

Günstiger gestaltet sich das Tauchen mit dem Apparat, dem bekannten Kautschukanzug und dem Helm, dem durch einen Kautschukschlauch vermittels einer Pumpe Luft zugeführt wird. In dieser Ausrüstung ist es dem Taucher möglich, sich in einer Tiefe von 30 bis 40 m längere Zeit, oft bis zu einer Stunde aufzuhalten. Je größer die Tiefe, desto kürzer gestaltet sich der Aufenthalt am Meeresboden. Bei längerem Verweilen unter Wasser treten Lähmungen der Füße, Unterleibsbeschwerden usw. ein. Aber auch im scheinbar sicheren Taucheranzug fordert die Beschäftigung des Schwammsuchens alljährlich ihre Opfer, da die Leute vielfach allzu kühn und sorglos ihren Beruf ausüben. Erfahrene Taucher sollen an einem Tage etwa 100 bis 150 Pfund Schwämme heraufbefördern.

Eine zweite Art ist die S c h w a m m f i s c h e r e i m i t H a r p u n e n, einem vierzinkigen Instrument mit langer Stange, dessen Anwendung aber nur in seichtem Wasser möglich ist.

Die am wenigsten gefahrvolle Art der Schwammgewinnung, die aber auch nur in ganz seichten Gewässern möglich ist, besteht darin, daß Dampfer auf der Fahrt ein an einem eisernen Rechen befestigtes Netz auf dem Grund nachschleifen und so die Schwämme abreißen, aber auch allerhand wertloses Zeug zutage fördern.

Der Schwamm ist, wenn er an die Oberfläche kommt, mit einem gelblichbraunen Saft, der S c h w a m m - M i l c h = S a r k o d e, gefüllt und an der Oberfläche mit einer braunen Haut überzogen. Um beide zu entfernen, werden die Schwämme der Einwirkung der Sonnenstrahlen ausgesetzt, geklopft und geknetet, wodurch die Schwammilch in Fäulnis übergeht, um dann durch Schlagen und Waschen in Seewasser beseitigt zu werden. Bei dieser Gelegenheit werden auch innerhalb des Schwammes befindliche Gehäuse von Schnecken herausgebracht. Der Schwamm ist nunmehr so weit, daß er, auf Schnüre gereiht, an der Luft getrocknet wird und in den Handel kommen kann. Er hat aber eine so dunkle Farbe, daß er beim Publikum keinen Anklang finden würde, er wird deshalb mehrfach befeuchtet, aufs neue getrocknet und erhält nach mehrfacher Wiederholung dieses Verfahrens schon eine hellere bräunliche Farbe. Seit Jahren bereits ist man dazu übergegangen, die Schwämme noch mehr zu bleichen, bis sie nur noch hellgelb sind. Es geschieht dies auf chemischem Wege, und zwar zumeist unter Anwendung von Kaliumpermanganat, Natriumthiosulfat und Salzsäure. Bringt man den Schwamm in eine Permanganatlösung, so zerstört diese den organischen Farbstoff, indem sie sich selbst zu Mangansuperoxyd reduziert und dem Schwamm eine dunkelbraune Farbe erteilt. Bringt man nun den Schwamm in die Thiosulfatlösung, in der man durch Salzsäurezusatz schweflige Säure entwickelt, so wird das Mangansuperoxyd in farbloses Manganosulfat übergeführt, und dieses läßt sich auswaschen. Anhaltendes Waschen bis zur Entfernung aller Säurereste ist unbedingt nötig. Der Schwamm erscheint nunmehr goldgelb bis vielfach auf einige bräunliche Stellen dort, wo der Schwamm auf dem Felsen aufgewachsen war.

Nur selten besitzen die Schwämme, so wie sie zutage gefördert werden, die Form, die man wünscht. Mißgestaltete Schwämme werden daher mit der Schere beschnitten, frisiert, wie man sagt, teilweise ganz zerschnitten, um kleinere Formate zu erhalten. Dabei sich ergebender Abfall wird, wenn er aus größeren Stückchen besteht, als „T a f e l s c h w a m m" gehandelt, kleinere Stücke aber unter Luftabschluß geglüht und als S c h w a m m k o h l e = C a r b o S p ó n g i a e in den Verkehr gebracht, die ehedem als Spezifikum gegen Skrofeln benutzt wurde.

Nach ihrem Vorkommen teilt man die Schwämme ein in:

1. Griechische Schwämme. Man fischt sie im östlichen Teil des Mittelmeers, und zwar an den Küsten von Dalmatien und Griechenland, bei den Zykladen, an den Dardanellen bis zum Marmarameer, an den Sporadeinseln, Syrien bis zur Nordküste Afrikas.
2. Afrikanische Schwämme: Sie befinden sich an der afrikanischen Küste von Tripolis bis Marokko.
3. Amerikanische Schwämme: An der Küste der Bahamainseln und an der Westküste von Florida.
4. Westindische Schwämme: An der Küste von Kuba.

Stapel- und Handelsplätze für Schwämme sind:

1. Für griechische Schwämme: Smyrna, Triest, Venedig, Genua, Livorno.
2. Für afrikanische Schwämme: Marseille.
3. Für amerikanische Schwämme: Batabano auf Kuba, Abaco auf der gleichnamigen Insel.
4. Für westindische Schwämme: Nassau auf der gleichnamigen Insel.

Handelssorten: Zwar unterscheidet man im wesentlichen die Schwämme nach ihrem Vorkommen, derart, daß die beste Qualität der griechische, dann der afrikanische, der amerikanische und der westindische ist, aber daneben hat man noch eine weitere Einteilung nach der Feinheit des Gewebes und endlich nach bestimmten Formen. So kennt man:

a) Levantiner Schwämme, sehr feinporig und weich, zumeist als Toiletteschwämme benutzt.
b) Zimocca-Schwämme, auch feinporig, mit einzelnen Löchern, aber härter, und darum sehr haltbar und für Badezwecke geeignet.
c) Pferdeschwämme, großporig und als Waschschwämme sowie Tafel- und Fensterschwämme für Schulen geeignet.
d) Gras-Schwämme von Kuba, großporig.
e) Velvets von Kuba, feinporig.
f) Scheepwool von Kuba, großporig.
g) Reef von Kuba, großporig.
h) Hardheads von Westindien, großporig.

Die sogenannten Champignons sind besonders feinporige, weiche und in der Form einem Becherpilz gleichende Levantiner Schwämme, die ganz besonders hohe Preise erzielen, ohne etwa größer als ca. 15 bis 20 cm lang zu sein.

Neuerdings kommen sog. künstliche Schwämme in den Handel, die aus Abfällen und mißgestalteten Schwämmen bestehen und nur von einem Netz umgeben sind, das das Auseinanderfallen der einzelnen Bruchstücke verhindert.

Die griechischen Schwämme werden meist auf Schnüren getrocknet und dann in Kisten verpackt; die Amerikaner auf Schnüre gereiht und in Körben gehandelt; die Afrikaner in feuchtem Zustande in Kisten verpackt, so daß man nur dann die Form erkennen kann, wenn der Schwamm aufgeweicht ist.

Der Einkauf von Schwämmen ist Vertrauenssache und liegt für griechische und afrikanische Schwämme fast nur in den Händen von Griechen, die als Geschäftsleute den Ruf besonderer Verschlagenheit haben. Man sollte daher, um sich vor Nachteilen zu schützen, nur von deutschen Firmen kaufen, die zumeist auch eigene Einkäufer in den Produktionsgebieten haben.

Ehedem erfolgte der Schwammverkauf nach Gewicht, und nicht selten wurden die Schwämme mit Sand beschwert. Das hat heute aufgehört, weil man Schwämme nur nach Stück handelt, ausgenommen die ganz kleinen Schwämme und den Schwammabfall (Spóngiae in Fragméntis), die man nach Gewicht einkauft.

Außer der bereits erwähnten Schwammkohle gibt es im Handel an Schwammfabrikaten noch die

Spóngiae compréssae = Preßschwämme, die in feuchtem Zustande mit Bindfaden umwickelt sind und in Röllchen von etwa 5 bis 8 cm Länge in den Handel kommen und

Spóngiae cerátae = Wachsschwämme, mit weißem oder gelbem Bienenwachs getränkte und gepreßte Schwämme. Sie bilden unregelmäßig geformte flache Tafeln von etwa 3 bis 5 mm Dicke. Beide Arten dienten ehemals zur Erweiterung von Wunden in der Chirurgie, ähnlich den Laminariastiften.

Nun noch einige Worte über die Behandlung der Schwämme. Vor allem verwerflich ist das Brühen der Schwämme mit heißem Wasser. Dadurch wird die Hornsubstanz spröde, der Schwamm hart, brüchig und leicht zerreißbar. Nur wiederholt in kaltem Wasser soll man Schwämme auswaschen. Etwa in ihnen enthaltene Kalkteilchen entfernt man durch Einlegen in eine zweiprozentige Salzsäurelösung und nachfolgendes Kneten und Waschen. Beim Gebrauch mit Seife werden die Schwämme vielfach innen schlüpfrig. Man soll sie dann mit schwacher Sodalösung auswaschen und völlig trocknen lassen, wie denn überhaupt zu empfehlen ist, die Schwämme ab und zu einmal austrocknen zu lassen.

* Zibéthum. Zibet.

Abstammung: Vivérra civétta und Vivérra zibetha, erstere afrikanische, letztere ostindische Zibetkatze.

Familie: Viverrídae (Schleichkatzen).

Heimat: Ostindien, Afrika (Nubien, Aegypten).

Handelsware: Zibet kommt in Zinn- und Blechbüchsen, die afrikanische Ware in Büffelhörnern, in den Handel.

Gewinnung und Beschreibung: Die, den wilden Katzen ähnlichen Tiere werden behufs der Zibetgewinnung gefangen gehalten. Beide Geschlechter besitzen unter dem After einen Drüsenbeutel, in dem sich eine, frisch salbenartige, gelblichweiße, allmählich braun werdende, fettige Substanz, eben das Zibet, befindet. Wöchentlich werden die Beutelchen, die eine Oeffnung haben, ausgedrückt oder mit Hornlöffelchen entleert und das Zibet in Büffelhörner gefüllt, die nach dem Füllen mit Leder zugebunden werden. Zibet hat einen ungeheuer starken, moschusähnlichen Geruch. Es ist fast ganz löslich in heißem Alkohol.

Bestandteile: Schimmel & Co., Leipzig, haben aus dem Zibet 0,1 % Skatol, eine Substanz, die auch im Menschenkot vorkommt, sowie einen moschusartig riechenden Stoff abgeschieden.

Verwendung: In der Parfümerie und als Witterung für Fische und Raubzeug.

* Adeps Lánae anhýdricus, Lanolínum anhýdricum. Wollfett, Lanolin. D. A. 6.

Gewinnung und Beschreibung: Der Schafwolle wird in den Wollwäschereien das Fett durch Behandeln mit Seife und Sodalösung entzogen, die Waschwässer werden der Ruhe überlassen, bis sich oben das braune, sehr unangenehm riechende rohe Wollfett als feste Masse abgeschieden hat. Das Rohfett erfährt weiter einen umständlichen Reinigungsprozeß, wird schließlich in Azeton gelöst und nach dem Abtreiben des Lösungsmittels erhält man das gereinigte, wasserfreie Fett der Schafwolle — Adeps Lánae anhýdricus als eine gelbe, salbenartige Masse von sehr schwachem Geruche. Es schmilzt bei ungefähr 40° C und ist in Aether, Benzol, Petroleumbenzin, Chloroform, Azeton und in siedendem absolutem Alkohol löslich, in Weingeist wenig, und in Wasser unlöslich. Wollfett läßt sich mit dem doppelten Gewichte Wasser mischen, ohne seine salbenartige Beschaffenheit zu verlieren. Wollfett wird nicht ranzig. Unter der Bezeichnung **Lanolínum** = wasserhaltiges Wollfett läßt das D. A. 6 eine Mischung aus 13 Teilen Wollfett, 4 Teilen Wasser und 3 Teilen flüssigem Paraffin als eine gelblich weiße, fast geruchlose, salbenartige Masse herstellen.

Verwendung findet Wollfett als Salbengrundlage, weil es von der Haut ausgezeichnet absorbiert (aufgenommen) wird. Zumeist wird es dann in Form von Lanolincreme, einem Gemisch aus Lanolin, Wasser, Olivenöl, Parfüm gebraucht.

* Adeps súillus = Schweineschmalz.

Axúngia Porci. D. A. 6.

Gewinnung und Beschreibung: Es wird aus dem frischen, ungesalzenen und gewaschenen Zellgewebe des Netzes und der Nierenumhüllung des Hausschweines (Sus domesticus) gewonnen. Es ist von weicher Konsistenz, weiß bis schwach gelblich, von schwachem, eigenartigem Geruch und ebensolchem, aber etwas fadem Geschmack. Nach dem D. A. 6 soll es zwischen 36—42° C zu einer Flüssigkeit schmelzen, die in 1 cm dicker Schicht vollkommen klar und farblos ist. Die pharmazeutisch verwendete Sorte soll vollkommen frei von Salz sein.

Handelssorten: Die gewaltigsten Mengen kommen von Nordamerika in Eimern (Fairbank-Schmalz), während die besten Marken in Schweinsblasen verpackt sind (Blasenschmalz).

Verwendung findet Schmalz als Grundlage zu Pomaden, Salben, zu Genußzwecken und in der Seifenfabrikation. Um es für pharmazeutische Zwecke länger haltbar zu machen, zu konservieren, erwärmt man nach dem D. A. 6 50 Teile Schweineschmalz, 1 Teil Benzoe und 3 Teile getrocknetes Natriumsulfat 2 Stunden lang auf 60° C und filtriert alsdann. Die Zubereitung heißt Adeps benzoátus = Benzoeschmalz. Dieses ist gelblichweiß.

c) Tierprodukte.

* Gluten. Gelatina alba et rubra. D. A. 6.
Leim. Weiße und rote Gelatine.

Gewinnung: Man unterscheidet nach dem verarbeiteten Rohmaterial zwischen 1. Haut- oder Lederleim, 2. Knochenleim und 3. Fischleim. Hautleim hat die größte Klebkraft, Knochenleim steht ihm wenig nach, während die Klebkraft des Fischleimes wesentlich geringer ist.

Für die Fabrikation des Haut- oder Lederleimes kommen als sogenanntes Leimgut die Abfälle der Gerbereien, wie die Häute der Ohren, Köpfe, Füße usw. in Verwendung. Zunächst wird das Leimgut zur Reinigung von anhängenden Fetteilen und zur Erzielung größerer Haltbarkeit in Gruben, den sogenannten „Kalkäschern", 14 Tage bis 2 Monate mit verdünnter Kalkmilch behandelt. Alsdann wird durch Auswaschen mit Wasser und Ausbreiten an der Luft der anhaftende Aetzkalk möglichst entfernt. Nun wird die Hautmasse durch Einwirkung eines Dampfstromes in eine dicke Leimlösung verwandelt. Die Leimlösung wird in hölzernen Kufen geklärt, in die sogenannten Leimtröge abgelassen, woselbst sie zu einer Gallertmasse erstarrt. Diese Masse wird mit Draht in Blätter von gewisser Stärke zerschnitten und diese auf Netzen von Bindfaden getrocknet. Die Bindfadeneindrücke sind im fertigen Produkt sichtbar.

Um Knochenleim zu gewinnen, werden die Knochen zuerst durch Auskochen mit Wasser von Fett (man kann sie auch mit Benzin extrahieren und dieses wieder abdestillieren) und darauf durch Behandeln mit Salzsäure vom phosphorsauren Kalk befreit und der Rückstand nach dem Auswaschen mit Wasser durch gespannten Wasserdampf in Leim verwandelt. Die weitere Behandlung ist die gleiche wie beim Lederleim. Das bei der Leimfabrikation erhaltene Fett wird zur Seifenfabrikation verwendet, während aus der salzsauren, das Kalziumphosphat enthaltenen Lösung durch Zusatz von Kalkmilch das Kalziumphosphat wieder abgeschieden und als präzipitiertes Kalziumphosphat für Düngerzwecke verwendet wird.

Der sogenannte Fischleim (nicht zu verwechseln mit dem Syndetikon oder Fischleim als Spezialität) wird namentlich in den unteren Donaustaaten aus der Haut, den Schwimmblasen, Gedärmen, Gräten der Knorpelfische durch anhaltendes Kochen mit Wasser bereitet. Die in dünne Blätter geschnittene Gallerte wird nach dem Trocknen zusammengerollt.

Beschreibung: Leim kommt meist in Form länglich viereckiger Tafeln in den Handel. Er ist hellgelb bis dunkelbraun, sehr spröde und soll möglichst klar sein. In heißem Wasser löst er sich, in kaltem Wasser jedoch quillt er nur auf. Man beurteilt die Güte eines Leimes danach, daß er nach 24 Stunden wohl stark aufgequollen, aber noch fest und zähe sein soll. Schlechter Leim dagegen ist nach dieser Zeit mehr oder weniger auseinandergeflossen und die Masse riecht unangenehm.

Bestandteile: Glutin (Leimsubstanz) und geringe Mengen Farbstoffe, anorganische Stoffe und peptonartige Verbindungen.

Verwendung: Seine Verwendung ist eine ausgedehnte. Helle Sorten als Weberschlichte, für Leimfarben, zum Leimen von Papier, zum Steifmachen von Strohhüten, zur Herstellung von Hektographenmassen. Die Anwendung des Leimes in Tischler- und Buchbinderwerkstätten ist bekannt. Der Name „Kölner" Leim, sowie andere besondere Stadtnamen in Verbindung mit Leim sind nicht als Herkunftsbezeichnungen aufzufassen, sondern nur als Gattungsname; Mühlhäuser ist eine wesentlich geringere Sorte.

Verschiedene Leimpräparate: Russischer Leim ist ein mit Schwerspat oder Zinkweiß versetzter Leim.

Flüssiger Leim wird erhalten, wenn man in Wasser gequollenen Leim schmilzt und mit Salpeter- oder Essigsäure versetzt. Durch die Säure leidet die Klebkraft, und Farben werden angegriffen, daher ist die Anwendung nicht allgemein.

Chromleim erhält man durch Zusatz von 2% einer gesättigten Kaliumdichromatlösung zu einer 10prozentigen Leimlösung. Er wird in der Photographie wegen seiner Lichtempfindlichkeit beim Pigmentdruck, ferner zum Leimen von Pergamentpapier (zur Fabrikation künstlicher Därme, z. B. für Erbswurst), zum Kitten von Glas, zu Stempeln und anderem mehr verwendet. Wenn man Chromleim dem Sonnenlicht aussetzt, so wird er danach im Wasser unlöslich.

Mundleim, der in Täfelchen in den Handel kommt, wird durch Eindampfen einer Leim- oder Gelatinelösung mit Zucker bereitet. Er wird verwendet, indem man ihn mit Speichel befeuchtet und über das zu klebende Papier streicht.

Gelatine ist eine ganz reine, farblose Sorte Leim. Zu ihrer Darstellung benuzt man frische Hautabfälle, frische Kälberknochen und wendet größte Sorgfalt und Sauberkeit an. Sie vollzieht sich im allgemeinen, wie bei Leim angegeben, nur werden sehr dünne Blätter hergestellt. Gelatine wird auch rot gefärbt mit Anilinrot oder Karminlösung.

Beschreibung: Die Gelatine des D. A. 6 (Gelatína alba = weißer Leim) sind farblose oder fast farblose, durchsichtige, geruch- und geschmacklose, dünne Tafeln von glasartigem Glanze. In kaltem Wasser quillt sie, ohne sich zu lösen, stark auf. Heißes Wasser löst sie zu einer klebrigen, klaren oder opalisierenden Flüssigkeit, die beim Erkalten noch in einer Verdünnung von 1 + 99 gallertartig erstarrt. In Weingeist und Aether ist sie unlöslich. Selbst sehr verdünnte, wässerige Gelatinelösungen geben auf Zusatz von Gerbsäurelösung einen weißen, flockigen Niederschlag.

Handelsqualitäten sind gekennzeichnet durch verschiedenen Aufdruck auf den Paketen. So ist bei weißen Gelatinen die beste Marke Golddruck, dann Silber, Kupfer. Bei roten „Gold extra" und Gold.

Wirkung und Verwendung: Medizinisch in Form von Verbänden, Gelatinestäbchen, Zusatz zu Toilettecremes, zu Gelatinekapseln, in der Küche zu Gallerten, ferner zum Schönen von Wein, in der Photographie zur Herstellung von lichtempfindlichen Platten.

* Oleum Jécoris Asélli. D. A. 6. Kn. Lebertran.

Abstammung: Der Lebertran wird aus den Lebern des Gadus mórrhua = Kabeljau, des Gadus callárias = Dorsch, und des Gadus aeglefínus = Schellfisch, welche zum Geschlechte der Gádidae (Schellfische) gehören, gewonnen.

Verbreitung: Atlantischer Ozean zwischen 40—75° nördlicher Breite. Der Fischfang wird namentlich an der norwegischen Küste, Lofoten, Finmarken und in Nordamerika an den Küsten von Neufundland, Neuschottland und in Neuengland betrieben.

Gewinnung des Lebertrans: Das Oleum Jécoris Asélli des D. A. 6 ist sogenannter Dampftran. Er wird gewonnen, indem die frischen Lebern der Fische von der Gallenblase befreit, sodann durch Waschen mit Wasser gereinigt und darauf in Kessel gebracht werden, die man durch Wasserdampf erhitzt. Das bei möglichst gelinder Wärme gewonnene Oel wird abgeschöpft, zur Klärung unter 0° C abgekühlt, wobei sich die leicht erstarrenden Anteile abscheiden, darauf filtriert und in gut verschlossenen Gefäßen aus Blech aufbewahrt.

Auf andere Weise wird der sogenannte naturelle Tran gewonnen:

Die ungereinigten Fischlebern werden in große, offene Behälter geschüttet und unter ihrem eigenen Druck fließt ein anfänglich helles Oel aus, das, abgeschöpft, geklärt und filtriert, als Oleum Jécoris cítrínum gehandelt wird.

Das abfließende Oel wird allmählich dunkler, da die Lebern in Fäulnis geraten. Schließlich werden diese Lebermassen zur weiteren Gewinnung von Oel noch ausgekocht oder ausgeschmort. Solcher Tran ist braun und heißt Oleum Jécoris fuscum.

Beschreibung: Das Oleum Jécoris Asélli D. A. 6 ist blaßgelb, riecht und schmeckt eigenartig, nicht ranzig. Der Geruch darf auch beim Erwärmen nicht unrein oder gar widerlich hervortreten. Dichte 0,920 bis 0,928. Natureller Tran ist mehr oder weniger hell- bis goldgelb.

Da Lebertran zu den trocknenden Oelen gehört und aus der Luft Sauerstoff aufnimmt, so wird er leicht ranzig. Er muß daher in möglichst gefüllten, vor Licht geschützten Flaschen an kühlem Orte aufbewahrt werden.

Bestandteile: Außer den gewöhnlichen Fettbestandteilen und etwas freier Fettsäure (wodurch es kommt, daß alle Lebertransorten eine mehr oder minder saure Reaktion haben), enthält Lebertran geringe Mengen Gallenstoffe, Cholesterin, Spuren von Jod und Farbstoffe.

Wirkung und Verwendung: Die Wirkung des Lebertrans beruht auf seiner leichten Verdaulichkeit, wodurch er ein Nährmittel von hohem Wert wird. Er findet daher Verwendung bei mangelhaft genährten Kindern und bei Erwachsenen, deren Ernährungszustand gebessert werden soll, namentlich bei Schwindsüchtigen. Die gewöhnlichen Lebertransorten finden auch Verwendung in der Tierheilkunde, äußerlich bei Hautkrankheiten. Die braunen Sorten werden technisch in der Gerberei und zum Einfetten von Lederzeug verwendet.

Anwendung: Lebertran ist infolge seines Jodgehaltes ein vorzügliches Blutreinigungsmittel und Mittel gegen Skrofulose. Man gibt es Kindern je nach dem Alter teelöffel- oder eßlöffelweise entweder für sich, oder auf schwarzem Kaffee oder auch mit Pfefferminzöl aromatisiert. Zur Beseitigung des wenig angenehmen Geschmacks nimmt man vielfach hinterher Pfefferminzkuchen. Erwachsene nehmen doppelte Mengen. Am besten wird Lebertran in den Monaten Oktober bis März genommen. In den Sommermonaten bis Juli nimmt man nur die Hälfte, weil in der Sommerhitze der Lebertran schwer verdaulich ist.

Prüfung: 1 Tropfen Lebertran in 20 Tropfen Chloroform gelöst, muß sich beim Schütteln mit 1 Tropfen Schwefelsäure erst schön violett, dann braun färben — diese Reaktion ist Beweis für die Echtheit (Identität).

Die Prüfung auf nichttrocknende Oele wird, wie in der Einleitung bei den fetten Oelen angegeben, vorgenommen. Läßt man Lebertran bei 0° C stehen, so dürfen innerhalb 4 Stunden feste Teile nicht oder nur in geringer Menge auskristallisieren (fremde Oele, unvorschriftsmäßige Herstellung).

Die Lebertranemulsion ist ein unter Zuhilfenahme von Tragantschleim, Glyzerin und Zuckersirup emulgierter Lebertran, von dem man voraussetzt, daß sie mindestens 40 % Ol. Jécoris Assélli enthält.

Oleum Pedum Tauri = Klauenöl, Klauenfett.

Gewinnung und Beschreibung: Je nach der Abstammung unterscheidet man Ochsen-, Schaf- und Pferdeklauenöl, jedoch ist die Handelsware zumeist ein Gemisch der drei Sorten. Die Klauen werden mit siedendem Wasser behandelt, das Fett wird abgeschöpft, filtriert und kommt dann als eine mehr oder weniger dickliche selbst bei Normaltemperatur in zwei Schichten getrennte Masse in den Handel. Die untere Schicht ist gelblichweiß, kristallinisch, die überstehende klar und gelb bis gelbbraun. Zum Gebrauch muß das Ganze tüchtig durchgeschüttelt werden.

Verwendung findet Klauenöl als Schmiermittel, sein Gebrauch geht jedoch immer mehr zurück.

* **Sebum = Hammeltalg. Sebum ovíle = Talg.** D. A. 6.

Gewinnung und Beschreibung: Der vom Rind und anderen Wiederkäuern gewonnene Talg, auch Unschlitt genannt, wie er in den Handel kommt, wird gewonnen durch Auslassen des rohen Talges. Er bildet eine gelbliche, je nach der Herkunft mehr oder weniger feste Masse von strengem Geruch und Geschmack. Der meiste Talg wird vom Rind gewonnen, er ist der weichste; ihm folgt der Hammeltalg, von festerer Konsistenz, und dann der Ziegentalg als der härteste. Der Schmelzpunkt liegt zwischen 45—50° C. Der unter dem Namen Hirschtalg = Sebum cervínum gehandelte Talg stammt in den seltensten Fällen vom Hirsch, es ist meist ein durch Zusatz von weißem Zeresin gehärteter Rinds- oder Hammeltalg.

Verwendung findet Talg, außer in der Haushaltung, der Industrie und Seifenfabrikation, auch als Mittel gegen Wundlaufen der Füße sowie zur Bereitung von Salicyltalg = Sebum salicylátum.

d) Wachs und Wachsarten tierischen und pflanzlichen Ursprungs.

* Cera = Wachs. D. A. 6.

Abstammung: W. ist das Produkt der Honigbiene Apis mellífica, die sowohl in heißen als auch gemäßigten Zonen vorkommt.

Beschreibung: Zum Zwecke der Aufbewahrung des aus den Nektarien der Blüten gewonnenen Honigs fertigen die Bienen, und zwar die Arbeitsbienen, kunstvolle Bauten aus einzelnen Zellen, die Waben, in die sie den Honig ablegen. Deshalb gehen Gewinnung von Honig und Wachs stets zusammen. Je nach der Herkunft ist das Wachs von hellgraugelber bis dunkelbrauner Farbe, verschieden im Geruch, die besten Sorten angenehm würzig riechend, von körnigem Bruch, an den Zähnen beim Kauen nicht hängen bleibend. W. schmilzt bei 62—66,5° C; seine Dichte liegt zwischen 0,948 bis 0,958. Löslich ist W. in Benzin, Schwefelkohlenstoff, Terpentin- und anderen ätherischen Oelen, in heißem Alkohol; unlöslich in Wasser und kaltem Alkohol. W. ist starken Verfälschungen unterworfen, deren gröbste mit Fetten und Erbsenmehl man leicht erkennt. Erstere daran, daß das W. auf dem Bruch keinen Kreidestrich annimmt, letzteres als Bodensatz beim Schmelzen. Fälschungen mit Zeresin erkennt man daran, daß solches Wachs beim Kneten in der warmen Hand sich schlüpfrig anfühlt.

Bestandteile: Zerin, Melissinsäure, Zerylalkohol, Myrizin.

Handelssorten: Deutsches Wachs, in rohem und filtriertem Zustande, portugiesisches, marokkanisches, Madagaskar, Ostafrika, Chile.

Weißes W., das entweder durch Rasenbleiche (D. A. 6) oder auf chemischem Wege gebleicht wurde und schwach grünlichweiß erscheint (Cera alba). Da es beim Bleichen sehr spröde wird, ist es handelsüblich, ihm bis zu 3 % Schweineschmalz zuzusetzen. Dichte 0,956—0,961, Schmelzpunkt 62—66,5° C.

Verwendung: Das gelbe Wachs wird als Politurmittel, namentlich zur Bereitung von Bohnermassen, sowie zur Herstellung von Wachsstöcken und ähnlichem gebraucht. Das weiße Wachs wird zu Salben verwendet.

* Cera Carnaúba = Carnaubawachs, Karnaubawachs = Zeárawachs.

Gewinnung und Beschreibung: Karnaubawachs ist wie Japanwachs kein Wachs im eigentlichen Sinne, sondern ein Pflanzenprodukt. Es scheidet sich auf den Blättern und Früchten einer in Südamerika, namentlich Nordbrasilien, heimischen Palmenart, Copernícia cerífera, aus und wird gewonnen, indem man entweder die größeren Blätter abschabt oder junge Triebe und Früchte auskocht. Es wird in rohem oder in filtriertem und gebleichtem Zustande gehandelt und bildet große ungeformte Stücke von grauer oder gelblichgrauer Farbe. K. ist außerordentlich spröde, sein spezifisches Gewicht beträgt 0,990, sein Schmelzpunkt liegt bei 81—90 ° C.

Verwendung findet Karnaubawachs in ausgedehntem Maße in der Fabrikation von Bohnermassen, Schuhcremes, in der Kerzen- und Pflasterfabrikation.

Handelssorten: Cera Carnaúba grísea, flava.

* Cera Japónica = Japanwachs.

Gewinnung und Beschreibung: Japanwachs ist kein Wachs im eigentlichen Sinne, da es kein Tierprodukt, sondern ein Pflanzenprodukt ist. Es stammt von verschiedenen Anakardiazéen (Rhus succedánea — eine Sumachart — u. a.), die in Japan, Ostindien, China, Kalifornien heimisch sind.

Die Früchte, deren jeder Baum bis 30 kg tragen soll, enthalten etwa 25 % eines Fettes, das durch Auskochen gewonnen wird. J. ist von gelblicher, fast weißer Farbe, an der Oberfläche stets weiß beschlagen, von körnigem Bruch. Es kommt zumeist in rechteckigen Tafeln von 25 cm Länge, 15 cm Breite und etwa 20—25 mm Dicke in den Handel. Sein spezifisches Gewicht schwankt zwischen 0,990—1,010; es schmilzt bei 45—50 ° C. Sein Geruch ist eigenartig, ranzig.

Hauptexporthafen: Hiogo auf Nipon.

Verwendung findet Japanwachs als Ersatz für Wachs, namentlich in der Kerzenfabrikation.

Cera Sinénsis = Chinawachs, Pe-la.

Gewinnung und Beschreibung: Es wird erzeugt durch den Stich eines Insektes, Coccus, cerîferus, auf den jungen Zweigen eines in China heimischen Baumes, Fráxinus sinénsis. Die Abscheidungen werden gesammelt, geschmolzen, filtriert und kommen als kleine Brote von 10—12 cm Durchmesser in den Handel. C. ist gelblich-weiß, auf dem Bruch reinweiß, kristallinisch, ziemlich schwer (0,970 spezifisches Gewicht) und schmilzt bei 82 ° C. Est ist in seiner Zusammensetzung vom eigentlichen Wachs abweichend, wenngleich es auch Zerylalkohol enthält. Hauptexporthafen Shanghai.

Verwendung findet es nur wenig, hier und da zu den modernen Schuhcremes.

* Cetáceum, Sperma Ceti. D. A. 6. Walrat.

Abstammung: Physéter macrocéphalus, der Potwal.
Familie: Cetácea (Wale).
Heimat: Südsee, kommt aber auch in anderen Meeren häufiger vor.

Gewinnung: In muldenförmigen Höhlungen des mächtigen Schädels und in einem weiteren, den Rücken entlang bis zur Schwanzflosse verlaufenden Kanal befindet sich ein gelbliches Oel, manchmal bis zu 5000 kg. Nach dem Erkalten scheidet sich aus dem Oele ungefähr ein Drittel als feste, kristallinische Masse aus. Durch Abtropfenlassen und Abpressen gewinnt man den flüssigen Teil, der mit Natronlauge und Wasser gereinigt, das Spermazetiöl des Handels vorstellt. Es ist gelblich, hat tranartigen Geruch und findet Verwendung zur Seifenfabrikation und als Schmieröl.

Der feste Teil, der Walrat, wird durch Behandlung mit dünner Sodalösung, die die letzten Spermölreste verseift, gereinigt und gelangt von New York aus in den Handel.

Beschreibung: Es sind weiße, glänzende, im Bruche großblätterig-kristallinische, fettig anzufühlende Stücke. Walrat schmeckt mild und fade, schmilzt bei 45—54° C zu einer farblosen, klaren, schwach, aber nicht ranzig riechenden Flüssigkeit, die auf Papier einen Fettfleck hinterläßt. Walrat ist in Aether, Chloroform, Schwefelkohlenstoff und siedendem Weingeist löslich. Beim Liegen an der Luft wird er gelb, bekommt ranzigen Geruch und reagiert dann sauer.

Bestandteile: Er ist chemisch als eine Verbindung von Palmitinsäure mit Zetylalkohol = Palmitinsäure-Zetylester zu betrachten. Er ist ein Zwischenglied zwischen den Fetten und den Wachsarten.

Wirkung und Verwendung: Zu feinen Salben und Pomaden; er ist ferner ein Bestandteil der sogenannten Wäscheglanzmittel. Walratkerzen werden als Normalkerzen zur Prüfung der Lichtstärke des Leuchtgases benutzt.

Prüfung: Walrat wird oft mit Stearin oder Paraffin verfälscht. Zur Prüfung kocht man Walrat mit Weingeist. Wird die Lösung nicht vollständig klar, dann ist Paraffin zugegen. Aus der heißen weingeistigen Lösung kristallisiert beim Erkalten der ganze Walrat wieder aus. Die nach mehrstündigem Stehen von den Kristallen abgegossene Flüssigkeit darf weder blaues (Stearinsäure) noch rotes Lackmuspapier (Alkali) verändern, noch auf Zusatz der gleichen Menge Wassers einen flockigen Niederschlag (Stearinsäure) geben.

e) Paraffin und seine Verwandten.

* Paraffínum = Paraffin. D. A. 6.

Gewinnung und Beschreibung: Paraffin wird durch trockene Destillation einer besonderen Art von Braunkohle in sogenannten Schwelöfen gewonnen, und zwar durch weiterhin folgende Destillation des dabei gewonnenen Braunkohlenteers, als Rohparaffin, eine braune, schuppige Masse von penetrantem (durchdringend üblem) Geruch. Durch Filtration über Knochenkohle entfärbt man das Rohparaffin und erhält die Handelsware, meist in flachen, rechteckigen Stücken, weißlich durchschimmernd, auch wohl undurchsichtig, von körnigem Bruch, eigenartigem Geruch und Geschmack. Es schmilzt zwischen 45 und 60° C, je nachdem es im Sommer (60° C) oder im Winter (45° C) gewonnen wurde.

Verwendung: In der Kerzenfabrikation sowie zur Herstellung künstlicher Blumen, seltener zur Herstellung von Salben.

Handelssorten: Weichparaffin, Hartparaffin (Paraffínum durum), beide sowohl als deutsche als auch schwedische Erzeugnisse. Das Paraffínum sólidum des D. A. 6 ist kein

Paraffin in vorliegendem Sinne, sondern ein gebleichtes Erdwachs (siehe Zeresin).

Montanwachs = **Braunkohlenbitumen.**

Ein durch Extraktion der Schwelkohle (siehe Paraffin) mittels Benzin oder ähnlichen Lösungsmitteln gewonnenes Produkt von dunkelbrauner Farbe, hohem Fettglanz, bei 80—84° C schmelzend. Es gilt als vollwertiger Ersatz des teureren Karnaubawachses in der Fabrikation von Schuhcreme.

* **Paraffinum liquidum = Flüssiges Paraffin.** D. A. 6
Oleum Paraffini = Paraffinöl.

Gewinnung und Beschreibung: Bei der Gewinnung des Paraffins scheidet sich dieses bei der Abkühlung des Rohparaffinöles in Blättern von einem flüssigen Bestandteil, eben dem Paraffinöl. Dieses ist von dunkelbrauner Farbe, kommt aber nur in gebleichtem resp. durch Knochenkohle entfärbtem Zustande in den Handel. Die Ware des D. A. 6 wird aus den Rückständen der Petroleumdestillation gewonnen. Es ist eine klare, farblose, nicht fluoreszierende, ölartige Flüssigkeit ohne Geruch und Geschmack. Dichte mindestens 0,881. In Wasser und Weingeist unlöslich, löslich in Aether, ätherischen Oelen, Benzin. Das D. A. 6 läßt mit konzentrierter Schwefelsäure auf Abwesenheit organischer Oele prüfen, die sich bei längerem Erwärmen eines Gemisches von Paraffin und Säure im Wasserbade durch Bräunung bemerkbar machen würden.

Verwendung: Paraffinöl wird als feines Schmieröl, besonders für Nähmaschinen und Uhren, ferner zur Bereitung von Salben gebraucht; neuerdings auch innerlich als Gleitöl.

Anwendung: Als Gleitöl bei Neigung zur Verstopfung kommt das Oel unter verschiedenen Namen auf den Markt. Man nimmt des Morgens teelöffelweise ein.

* **Paraffínum sólidum = Zeresin, Bergwachs, Bergtalg.** D. A. 6.

Gewinnung und Beschreibung: Es wird gewonnen aus dem in Rumänien, Galizien und Siebenbürgen bergmännisch geförderten Erdwachs Ozokerit. Dieses stellt dunkelbraune, mit erdigen Bestandteilen gemischte Massen vor, die geschmolzen und filtriert werden und so das gereinigte Erdwachs vorstellen, das man zur Zeit vielfach in der Schuhcrêmefabrikation braucht. Gleich dem Rohparaffin wird dieses Produkt geschmolzen und mit Knochenkohle mehrfach entfärbt, bis ein nach dem Erkalten rein weißes Produkt zurückbleibt, das Paraffínum sólidum des D. A. 6. Es schmilzt bei 68—72° C, ist durchscheinend, fast geruchlos und ohne Geschmack.

Eine andere Sorte gewinnt man nach Art des Paraffins durch trockene Destillation einer Art Braunkohle als durchscheinendes Produkt von niederem Schmelzpunkt als die offizinelle Ware. Das orange Zeresin ist künstlich gefärbt.

Anwendung: Die offizinelle Ware zu Unguéntum Paraffini D. A. 6, die andere Sorte als Ersatz für Wachs zur Fabrikation von Bohnermasse.

* * **Vaselínum album = Weißes Vaselin.** D. A. 6.
Vaselínum flávum = Gelbes Vaselin. D. A. 6.

Gewinnung und Beschreibung: Das eigentliche Vaselin ist ein Nebenprodukt bei der Gewinnung von Brennpetroleum aus dem Rohpetroleum, daher auch der Name Petroleumgelee.

Als solches erscheint es als eine gelbe oder weiße, durchscheinende Masse von der Konsistenz des Schmalzes. Das gelbe Vaselin hat meist eine bläuliche Fluoreszens (wie Petroleum), was man als Beweis der Abstammung vom Petroleum ansehen kann. Die ursprünglich schmutzigbraune Farbe wird durch Filtration entfernt, die gelbe Farbe durch Filtration über Knochenkohle beseitigt. Die meisten Handelsprodukte sind aber kein natürliches Vaselin, sondern als Erzeugnisse bereitet aus Zeresin und dem Oel der Zeresingewinnung. Geruch und Geschmack bei künstlichem Vaselin nicht vorhanden, bei natürlichem schwach an Petroleum erinnernd. Schmelzpunkt 35 bis 45 ° C.

Anwendung: Die technische Sorte als Schmiermittel und Rostschutzmittel, die andere Sorte zur Hautpflege und zu Salben.

* Oleum Vaselini = Vaselinöl.

Gewinnung und Beschreibung: Die als Vaselinöl in den Handel kommenden Produkte sind Nebenprodukte bei der Gewinnung des Brennpetroleums und des Erdwachses. Sie sind von gelber bis brauner Farbe, in allen Fällen von mehr oder minder auffallender blauer bis grüner Fluoreszens und verschiedenem spezifischem Gewicht. Sie kommen unter wechselndem Namen als Spindel-, Vulkan-Maschinenöl in den Handel und sollen frei sein von Säuren, die ihnen von der Reinigung her anhaften können. Ein sogenanntes schimmerfreies Vaselinöl erhält man durch einen geringen Zusatz von Nitronaphthalin zu dem gewöhnlichen Vaselinöl.

Anwendung findet V. als Schmiermittel in der Technik, auch wohl durch Zusammenschmelzen mit Zeresin zur Herstellung technischer Vaseline.

Drogen,

die nur bedingtes Interesse besitzen, in dem Vorstehenden nicht behandelt wurden, aber hier und da in Kräuterbüchern sowie in Preislisten vorkommen.

Lateinisch:	Deutsch:	Verwendung:
Stípites Dulcamárae	Bittersüßstengel	In der Likörfabrikation
Radix Actéae racemósae	Schlangenwurzel,schw.	Gegen Fieber, bei Rheumatismus, Wanzenmittel
,, Cimicifúgae	,,	
,, Aristolochiae long.	Osterluzei, lange	Blutreinigungsmittel
,, ,, rotund.	,, runde	,,
,, Árnicae	Arnikawurzel	Gegen Durchfall
,, Ásari	Haselwurz	Zu Niespulvern
,, Belladónnae	Tollkirschenwurzel	Gegen Würmer
,, Bistórtae	Wiesenknöterich	Gegen innere Blutungen
,, Bryóniae	Zaunrübe	Abführmittel, wassertreib.
,, Cáricis	Sandsegge	Gegen Blasenleiden
,, Cárlinae	Eberwurzel	,,
,, Caryophyllátae	Nelkenwurz	,, Durchfall
,, Cichórii	Zichorienwurzel	Blutreinigungsmittel; geröstet als Kaffee-Ersatz
,, Chínae	Chinawurzel	Gegen Hautunreinigkeiten
,, (Búlbus) Colchíci	Zeitlosenknollen	Gegen Gift †[2] A.V.B.
,, Colómbo	Kolombowurzel	Bei Magenkrankheiten
,, Dictámni	Diptanwurzel	Gegen Epilepsie
,, Ébuli	Attichwurzel	Blutreinigungsmittel
,, Gelsémini	Jasminwurzel, gelbe	Bei Nervenleiden
,, Gínseng	Ginsengwurzel	Anregungsmittel
,, Hellebóri nígri	Nieswurz, schwarze	Starkes Abführmittel †[2]
,, ,, víride	,, grüne	,, †[2]
,, Ipecacuánhae	Brechwurzel	Als Brechmittel A.V.B. †[3]
,, Káva Káva	Kavawurzel	Bei Blasenleiden
,, Méi	Bärenwurzel	Magenstärkend
,, Páeoniae	Pfingstrosenwurzel	Bei Epilepsie
,, Pýrethri Cermánici	Bertramswurzel	Zu Niespulvern
,, Rhéi rhapóntici	Rhapontikwurzel	Abführmittel
,, Serpentáriae	Schlangenwurzel	Wasser- und schweißtreibend
,, Victoriális	Allermannsharnisch	In der Wundbehandlung
Rhizoma Gráminis	Graswurzel	Mildes Abführmittel
,, Hydrástis	Hydrastiswurzel	Blutstillungsmittel A.V.B.
,, Imperatóriae	Meisterwurzel	Magenstärkungsmittel
Túbera aconíti	Eisenhutknollen	Gegen Rheumatismus A.V.B. †[2]
,, Jaláppae	Jalappenknollen	Abführmittel A.V.B.
Búlbus állii satívi	Knoblauch	Blähungstreibendes Mittel
Canélla alba	Zimmt, weißer	Likörfabrikation
Cóstus dúlcis	,,	,,
Córtex Granáti radicórum	Granatwurzelrinde	Bandwurmmittel A.V.B.
,, Hamamélidis	Hamamalisrinde	Hämorrhoidalmittel A.V.B.
,, Juglándis	Walnußschalen	Zu Haarfarben und Beizen
,, Rhóis aromáticae	Sumachrinde	Gegen Bettnässen
Lígnum Quebrácho	Quebrachoholz	Als Gerbmittel
,, Rhódii	Rosenholz	Witterung für Marder
Gémmae Pópuli	Pappelknospen	Zur Herstellung von Pappelsalbe
Fólia Belladónnae	Tollkirschenblätter	Zu Asthmakräutern A.V.B †[2]
,, Bucco	Buccoblätter	Als schweißtreib. Mittel A.V.B.
,, Cócae	Cocablätter	,, Betäubungsmittel A.V.B.
,, Digitális	Fingerhutblätter	,, Beruhigungsmittel fürs Herz A.V.B. †[2]
,, Hénnae	Henna	Als Haarfärbemittel
,, Hyoscýami	Bilsenkraut	Zu Oleum hyoscyami A.V.B. †[2]
,, Jaborándi	Jaborandiblätter	Schweißtreibendes Mittel A.V.B.
,, Laurocerási	Kirschlorbeerblätter	Zur Bereitung des Aqua Lauro cerasi A.V.B. †[2]
,, Mático	Matikoblätter	Wassertreibendes Mittel
,, Strammónii	Stechapfelblätter	Gegen Asthma A.V.B. †[2]
Herba Aconíti	Eisenhutknollen	Nur das darin enthaltene Akonitin A.V.B. †[2]
,, Adiánthi auréi	Goldener Widerton	Schweißtreibend
Chelidónii	Schöllkraut	Wassertreibendes Mittel A.V.B. †[2]

Lateinisch:	Deutsch:	Verwendung:
Herba Agrimóniae	Odermennig	Schweißtreibend
,, Cicútae virosae	Wasserschierling	Gegen Krämpfe A.V.B. † [2]
,, Cochleáriae	Löffelkraut	Gegen Leber- und Nierenleiden
,, Drósera rotundifólia	Sonnentau	Wassertreibendes Mittel
,, Éricae	Heidekraut	Gegen Steinleiden
,, Fumáriae	Erdrauch	,, Gelbsucht
,, Gratíolae	Gottesgnadenkraut	,, Fieber
,, Hyssópi	Ysop	Als Magenmittel
,, Indigofórae	Reng	,, Haarfärbemittel
,, Lactúca virósa	Giftlattich	Gegen Wasser- und Gelbsucht † [2]
,, Lobéliae	Lobelienkraut	Als Brechmittel A.V.B. † [3]
,, Orígani vulgáris	Dostkraut	Gegen Skrophulose
,, Marúbii albi	Andorn, weiß	Als Blutreinigungsmittel
,, Rhóis toxicodéndron	Giftsumach	In der Färberei und gegen Blähungen A.V.B. † [2]
,, Spilánthis oleracéae	Parakresse	Gegen Skorbut
,, Sumitátes Sabínae	Sadebaumspitzen	Zu Abortivzwecken A.V.B. † [2]
,, Turiónes Píni	Fichtensprossen	Als harntreibendes Mittel
Flóres Aurántii oder Flóres Náphae	Orangenblüten	In der Parfümerie
,, Cássiae	Zimtblüten	Als Gewürz
,, Fárfarae	Huflattichblüten	Gegen Husten
,, Kósso	Kossoblüten	Als Bandwurmmittel A.V.B.
,, Paeóniae	Pfingstrosenblüten	,, Antiepileptikum
,, Prímulae	Primelblüten	,, Krampfmittel
,, Trifólii albi	Weißer Klee	Gegen Gicht
Frúctus Anacárdiae	Elefantenläuse	Zu Wäschetinte
,, Cócculi	Kokkelskörner	Gegen Kopfläuse † [2]
,, Cubébae	Kubeben	Als harntreibendes Mittel A.V.B.
,, Papáveris immatúri	Unreife Mohnkapseln	,, Schlafmittel A.V.B.
,, Sórbi aucupárii	Vogelbeeren	,, Abführmittel
Fel Taúri inspissátum	Ochsengalle, eingedickte	In der Aquarellmalerei
Piper lóngum	Langer Pfeffer	Als Fliegengift
Bablah	Bablahschoten	Zum Gerben
Divi Divi	Dividivi	,,
Dolíchos prúriens	Juckpulver	Als gefährliche Spielerei
Kámala	Kamala	,, wurmwidriges Mittel
Myrobalánae	Myrobalanen	Zum Gerben
Sémen Abelmóschi	Abelmuschuskörner	In der Parfümerie
,, Calabáricum	Kalabarbohnen	Als krampfstillendes Mittel A.V.B. † [2]
,, Crotónis	Krotonsamen	Das Oel als Abführmittel A.V.B. † [2]
,, Gossýpii	Baumwollsamen	Das Oel zu technischen Zwecken: Preßrückstände als Viehfutter
,, Ignátii	Ignatiussamen	Zur Alkoloïdgewinnung A.V.B.† [2]
,, Míllii	Hirse	Als Vogelfutter
,, Paéoniae	Pfingstrosensamen	Zu Amuletten beim Zahnen der Kinder
,, Orycae	Reis	Als Nahrungsmittel
,, Rícini	Rizinussamen	Zur Oelgewinnung
,, Staphídis ágriae	Stephanskörner	Gegen Läuse † [3]
,, Strammónii	Stechapfelsamen	Als Narkotikum A.V.B. † [2]
,, Strophánti	Strophantussamen	Verlangsamen den Herzschlag A.V.B. † [2]
,, Strýchni	Krähenaugensamen	Gegen Krampf A.V.B. † [2]
Arraróba	Goapuder	Gegen Hautausschlag A.V.B.
Pásta Guarána	Guarana	Als Anregungsmittel wie Kaffee A.V.B.
Fúcus Amyláceus	Ceylonmoos	Zur Agargewinnung
Laminráriae	Laminariastiele	,, Wunderweiterung A.V.B.
Extráctum Glándes Quércus	Eichelkaffeeextrakt	Als Blutreinigungsmittel
Súcus Daúci	Rübensaft	,, Nahrungsmittel
Óleum Gossýpii	Baumwollsamenöl	Zu Genußmitteln und Seifenfabrikation
,, Núcum Juglándis	Walnußöl	Als Genußmittel
,, Sínapis pínguae	Fettes Senföl	,,
Styrácis	Styrax	Gegen Krätze
Euphórbium	Euphorbium	Zu Pflastern A.V.B. † [2]
Galbánum	Mutterharz	,, A.V.B.
Resínae Ánime	Animeharz	,, Räucherpulvern
Resínae Jaláppae	Jalappenharz	Als Abführmittel A.V.B. † [2]
Háschisch	Haschisch	,, Berauschungsmittel † [2]
Óleum Súcini	Bernsteinöl	,, Hundeschutz

Register.

Die Ziffern beziehen sich auf die Seitenzahlen.

C.

D.

E.

L.

M.

P.

Y.

Z.